U0256806

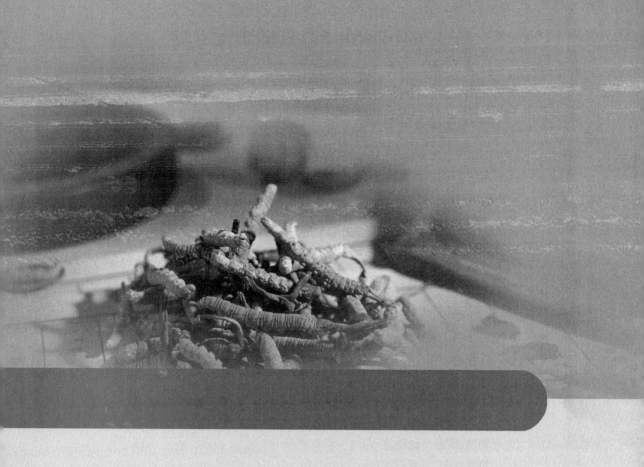

临床常见疾病中医诊疗

黄明霞　谢宝林　邱智兴　主编

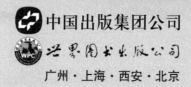

中国出版集团公司

世界图书出版公司

广州·上海·西安·北京

图书在版编目（CIP）数据

临床常见疾病中医诊疗 / 黄明霞, 谢宝林, 邱智兴
主编. -- 广州：世界图书出版广东有限公司,2022.3
ISBN 978-7-5192-8976-8

Ⅰ. ①临… Ⅱ. ①黄… ②谢… ③邱… Ⅲ. ①常见病 –
中医治疗法 Ⅳ. ①R242

中国版本图书馆 CIP 数据核字（2021）第 200345 号

书　　名	临床常见疾病中医诊疗	
	LINCHUANG CHANGJIAN JIBING ZHONGYI ZHENLIAO	
主　　编	黄明霞　谢宝林　邱智兴	
责任编辑	曹桔方	
装帧设计	天顿设计	
责任技编	刘上锦	
出版发行	世界图书出版有限公司　世界图书出版广东有限公司	
地　　址	广州市新港西路大江冲 25 号	
邮　　编	510300	
电　　话	020-84460408	
网　　址	http://www.gdst.com.cn	
邮　　箱	wpc_gdst@163.com	
经　　销	各地新华书店	
印　　刷	三河市嵩川印刷有限公司	
开　　本	787mm×1092mm　1/16	
印　　张	31.25	
字　　数	814 千字	
版　　次	2022 年 3 月第 1 版　2022 年 3 月第 1 次印刷	
国际书号	ISBN 978-7-5192-8976-8	
定　　价	288.00 元	

主编简介

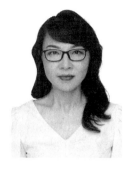

黄明霞，云南省中医医院主任医师、教授。从事临床、教学、科研工作30年。擅长中医及中西医结合诊治急慢性胃炎、胃十二指肠溃疡、胃癌前病变、炎症性肠病、功能性消化不良、腹痛腹泻便秘、胆囊炎、肝炎肝硬化、胰腺炎等疾病。

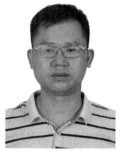

谢宝林，广东省阳春市中医院关节骨病科主任，副主任中医师，广州中医药大学兼职副教授。从事中医骨伤学临床、教学15年，对关节疾病及运动损伤如股骨头坏死、前后交叉韧带损伤的诊断及手术治疗有丰富的经验，擅长髋膝关节置换术及韧带重建手术，对中医药保守治疗骨伤科疾病有独到见解。

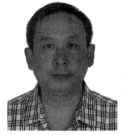

邱智兴，云南省中医医院推拿科副主任医师，云南中医药大学兼职教师。从事推拿科临床工作30年，擅长颈椎病、腰椎间盘突出症、肩周炎、膝关节退行性骨关节炎、软组织疾病及头痛、慢性结肠炎、便秘、痛经等内科、妇科病的推拿治疗。

编　委　会

前　言

中医学是具有中国特色的生命科学,是医学门类的一级学科,是我国人民历经数千年探索、实践和经验总结的瑰宝,有其独特的理论体系和防治疾病的优势,是世界医学乃至世界文明的重要组成部分。随着社会的发展,医学的不断进步,中医诊治疾病的科学原理逐步被人们所认识,为更好地指导临证,提高疗效,我们编写了本书。

本书从临床实用的角度出发,主要对中医常见病症的病因病机、临床表现、诊断与鉴别诊断、辨证论治等进行了系统的阐述。本书内容全面翔实,重点突出,深入浅出,贴近临床,方便阅读,适合中医科医师、实习医师参考阅读。

本书编写过程中,编者尽了最大努力,但由于编写经验不足,若有疏漏或不足之处,希望各位读者批评指正,以期再版时予以改进、提高,使之完善。

目　　录

第一章　内科常见疾病诊疗

第一节　急性上呼吸道感染

急性上呼吸道感染是鼻腔、咽或喉部急性炎症的总称,简称上感。常见病原体为病毒,仅少数为细菌。该病患者不分年龄、性别、职业和地区,某些病种具有传染性,甚至可以引起严重的并发症。该病全年皆可发病,冬、春季节好发。主要通过含有病毒的飞沫传播,亦可由被污染的手及用具传播。多数为散发性,气候突变时则易引起局部或大范围的流行。病毒表面抗原发生变异,则可产生新的亚型,且不同亚型之间无交叉免疫。因此,同一人可在1年内多次发病。有些病毒可以在间隔数年后引起较大范围的流行。

本病的临床表现与中医学感冒、外感发热颇为相似,中医学对本病的论述较为详细。

《素问·骨空论篇》云:"风者,百病之始也……风从外入,令人振寒,汗出头痛,身重恶寒。"此为外感风邪引起感冒的相关论述。《素问·风论篇》亦云:"风之伤人也,或为寒热。"汉代张仲景论述太阳病时,以桂枝汤治表虚证,以麻黄汤治表实证,为感冒辨证治疗奠定基础。"感冒"一词始见于北宋《仁斋直指方·诸风》,该书在"伤风方论"中记载了参苏饮"治感冒风邪,发热头痛,咳嗽声重,涕唾稠黏"。朱丹溪《丹溪心法·中寒二》提出:"伤风属肺者多,宜辛温或辛凉之剂散之。"对后世治疗影响深远。

一、病因病机

中医学认为,该病主要由外感六淫、时行疫毒所致,风、寒、暑、湿、燥、火之邪随季节而来,病者无问长少,皆相染疫,症状相似。多与气候突变、寒温失宜、正气虚弱等因素密切相关。

1.外感风邪、时行疫毒

本病的发生多由风邪或时行疫毒从皮毛或口鼻侵袭人体,使肺卫失和所致。风为六淫之首,往往随时气而入,春季多与热邪合而致病,梅雨季节多与湿邪相合,夏季多与暑邪相合,秋季多与燥邪相合,冬季多与寒邪相合,亦可与时行疫毒合而致病。本病初起多以风寒或风热之邪为主,风热不解或寒邪郁而化热则可呈现热邪犯肺之症状;病邪传里化热,若表证未解,则可见表寒里热之症状;反复感邪或日久未愈,则可由实转虚,亦有体虚感邪者,均可呈现正虚标实之症状。

2.正气亏虚、肺卫不固

气候突变、寒暖失宜、六淫时邪猖獗之时,易于诱发本病。《素问·评热病论篇》载:"邪之所凑,其气必虚。"该病病位在肺卫,病邪由表入里,可涉及他脏,由此而知,正气亏虚、肺卫不固是发病之内因。生活起居不当,寒暖失宜,伤于劳倦,皆可使人腠理不密,营卫失和,体质虚弱,肺卫不固而致体虚感邪。通常,阳虚之人易感风寒之邪;阴虚之人易感风热、风燥之邪;痰湿盛者易感湿邪;湿热盛者易感暑邪。

由上可知,正气亏虚,肺卫不固,加之外感诸邪疫毒,可致肺卫调节功能失常,风、寒、暑、湿等邪或独犯肺卫或合而致病,使卫表不和,营卫失调,正邪相争而致病。

二、临床表现

临床表现有以下类型:

1.普通感冒

俗称"伤风",又称急性鼻炎,以鼻咽部卡他症状为主要表现。起病较急,主要表现为鼻部症状,如喷嚏、鼻塞、流清水样鼻涕,也可表现为咳嗽、咽干、咽痛、听力减退、流泪、味觉迟钝、呼吸不畅、声嘶等症状。严重者可有发热、轻度畏寒和头痛。体检见鼻腔黏膜充血、水肿、有分泌物,咽部轻度充血等。

2.急性病毒性咽炎、喉炎

由鼻病毒、腺病毒、流感病毒、副流感病毒,以及肠病毒、呼吸道合胞病毒等引起。急性病毒性咽炎的临床表现为咽部发痒和灼热感,咳嗽少见。体检见咽部明显充血、水肿,颌下淋巴结肿痛。

急性病毒性喉炎的临床表现为声嘶、讲话困难,可有咳嗽伴有咽痛及发热。体检见喉部水肿、充血,局部淋巴结肿大伴触痛,有时可闻及喉部的喘鸣音。

3.急性疱疹性咽峡炎

由柯萨奇病毒A引起,多发于夏季,儿童多见,成人较少见。临床表现为明显咽痛、发热,病程约1周。体检见咽充血,软腭、腭垂、咽部及扁桃体表面有灰白色疱疹及浅表溃疡,周围有红晕。

4.咽结膜热

主要由腺病毒、柯萨奇病毒等引起。多发于夏季,多由游泳传播,儿童多见。临床表现有发热、咽痛、畏光、流泪等。体检可见咽及眼结膜明显充血。

5.急性咽-扁桃体炎

多由溶血性链球菌,其次为流感嗜血杆菌、肺炎链球菌和葡萄球菌等引起。临床表现为起病急,咽痛明显、畏寒、发热(体温可达39℃以上)等。体检可见咽部明显充血,扁桃体肿大和充血、表面有脓性分泌物,有时伴有颌下淋巴结肿大、压痛,而肺部查体无异常体征。

三、辅助检查

1.外周血象

病毒性感染时白细胞计数正常或偏低,淋巴细胞比例升高;细菌性感染时,白细胞总数和中性粒细胞比例增多,出现核左移现象。

2.病原学检查

因病毒类型繁多,且明确类型对治疗无明显帮助,一般无须明确病原学检查。需要时可用免疫荧光法、酶联免疫吸附法、血清学诊断或病毒分离鉴定等方法确定病毒的类型。细菌培养可判断细菌类型并做药物敏感试验以指导临床用药。

四、诊断与鉴别诊断

(一)诊断标准

(1)可有受凉、过累、体弱、呼吸道慢性炎症等病史。

(2)依据各临床类型的症状和体征。

(3)胸部 X 线检查是否阴性。

(4)特殊情况下可进行细菌培养、病毒分离,以确定病原体。

(二)鉴别诊断

主要是与鼻渊、喘证、哮病、肺痨、肺痈等疾病相鉴别。

五、治疗

(一)辨证分型治疗

1.风寒束表

主症:恶寒重,发热轻,无汗,头痛,肢节酸痛,鼻塞声重,时而流清涕,喉痒,咳嗽,咳痰稀薄色白,口不渴或喜热饮,舌苔薄白而润,脉浮或脉紧。

治则:辛温解表。

方药:荆防败毒散(《外科理例》)加减(荆芥、防风、羌活、独活、柴胡、前胡、川芎、枳壳、茯苓、桔梗、甘草)。

加减:表寒重者,加麻黄、桂枝以加强辛温散寒之力;咳嗽加杏仁、贝母以化痰止咳;若风寒夹湿,加厚朴、苍术、陈皮以祛湿;夹痰浊者可加二陈汤(《太平惠民和剂局方》)以温化痰湿;夹气滞者,可加香附、苏梗以行气;夹食者加保和丸(《丹溪心法》)以消食导滞。

2.风热犯表

主症:身热较著,微恶风,汗泄不畅,头胀痛,咳嗽。痰黏或黄,咽燥或咽喉乳蛾红肿疼痛,鼻塞,流黄浊涕,口渴欲饮,舌苔薄白微黄,舌边尖红,脉象浮数。

治则:辛凉解表。

方药:银翘散(《温病条辨》)加减(银花、连翘、豆豉、牛蒡子、薄荷、荆芥穗、桔梗、甘草、竹叶;鲜芦根)。

加减:头胀痛较甚者,加桑叶、菊花以清利头目;咳嗽痰多者,加杏仁、浙贝母、瓜蒌皮以止咳化痰;咽喉红肿疼痛较甚者,加板蓝根、马勃、玄参以清热解毒利咽;夹湿者,加藿香、佩兰以芳化湿浊;口渴甚者,加生地、天花粉以生津止渴。

3.暑湿袭表

主症:暑天外感,身热,微恶风,汗少,肢体酸重或疼痛,头昏重胀痛,咳嗽痰黏,鼻流浊涕,心烦,口渴或口中黏腻,渴不多饮,胸闷,呕恶,小便短赤,舌苔薄黄而腻,脉濡数。

治则:祛暑解表。

方药:新加香薷饮(《温病条辨》)加减(香薷、鲜扁豆花、厚朴、银花、连翘)。

加减:暑热偏盛,可加黄连、山栀或黄芩、青蒿以清暑泄热;亦可配合鲜荷叶、鲜芦根;湿困卫表,可加豆卷、藿香、佩兰以芳香化湿,清宣卫表;里湿偏重,加白豆蔻、苍术、法半夏、陈皮化湿和中;里热盛而小便短赤者,加六一散、赤茯苓以清热利湿。

4.燥邪犯表

主症:恶寒微热,咳嗽无痰,头身疼痛,鼻燥少涕,口燥咽干,喉痒,舌苔薄白或薄黄而少津,脉浮。

治则:轻宣润燥。

方药:凉燥者、温燥者,杏苏散(《温病条辨》)加减。

加减:恶寒无汗,加荆芥、防风以疏风解表;咽喉肿痛,加板蓝根、射干、玄参以清热解毒利咽;口渴甚,加芦根、生地、天花粉以生津止渴;咳嗽痰黄,加知母、黄芩以清泄肺热。

5.气虚外感

主症:恶寒发热,身楚恶寒,头痛鼻塞,咳嗽痰白,咳痰无力,倦怠乏力,气短懒言,舌淡苔薄白,脉浮无力。

治则:益气解表。

方药:参苏饮(《太平惠民和剂局方》)加减(党参、紫苏叶、茯苓、甘草、前胡、桔梗、枳壳、陈皮、杏仁、川芎)。

加减:汗多或经常感冒,加黄芪、白术、防风以益气固表。

6.阴虚外感

主症:微恶风寒,无汗或微汗,头痛身热,头晕心烦,干咳痰少或痰中带血丝,口渴咽干,手足心热,舌红、苔少或剥脱或无苔,脉细数。

治则:滋阴解表。

方药:加减葳蕤汤(《通俗伤寒论》)加减(玉竹、葱白、桔梗、白薇、豆豉、薄荷、炙甘草、大枣、沙参、麦冬、玄参)。

加减:表证较重者,加荆芥、防风以祛风解表;咳嗽咽干、咳痰不爽者,加牛蒡子、射干、瓜蒌皮以利咽化痰;阴虚明显,咽干口渴者,加沙参、麦冬以养阴生津;心烦较甚伴口渴者,可酌加黄连、栀子、竹叶、天花粉以清热生津除烦。

7.阳虚外感

主症:恶寒重,发热轻,甚则蜷缩寒战,头身疼痛,面色淡白无华,语言低微,鼻塞流涕,四肢不温,咳嗽,咯吐稀薄痰涎,舌淡胖苔白,脉沉细无力。

治则:助阳解表。

方药:麻黄附子细辛汤(《伤寒论》)。

加减:气短乏力,加人参、黄芪以益气;面唇紫黯,加当归、川芎、丹参以活血化瘀。

8.血虚外感

主症:头痛身热,微恶寒,无汗或少汗,面色无华,唇甲色淡,头晕心悸,舌淡苔白,脉细或浮而无力。

治则:养血解表。

方药:葱白七味饮(《外台秘要》)加减(葱白、干葛根、豆豉、生姜、麦冬、干地黄)。

加减:恶寒重者,加苏叶、荆芥解表散寒;发热重者,加银花、连翘、黄芩等以清热解毒;有出血症,加阿胶、藕节、三七、白及清热止血。

(二)中成药治疗

1.板蓝根冲剂

每次 15g,每日 3 次,温开水冲服。适用于风热感冒。预防时行感冒,每日 15g,连服 5 日。

2.银黄口服液

每次 10～20mL,每日 3 次。适用于风热袭表者。

3.银翘解毒片

每次 4～8 片,每日 3 次。适用于风热感冒。

4.抗病毒口服液

每次 10～20mL,每日 3 次。适用于风热感冒。

5.正柴胡饮冲剂

每次 10g,每日 3 次,开水冲服。适用于风寒感冒。

6.小柴胡冲剂

每次 1～2 包,每日 3 次。适用于外感邪在少阳。

7.穿琥宁注射液

肌内注射,每次 40～80mg,每日 3 次;静脉滴注,每次 400～600mg,加入 5％葡萄糖注射液 250～500mL 中,每日 1～2 次。适用于风热感冒。

8.双黄连粉针剂

按每次每千克体重 60mg 稀释后加入 5％葡萄糖注射液 500mL,静脉滴注,每日 1 次。适用于风热感冒者。

9.清开灵注射液

每日 2～4mL,肌内注射;重症患者静脉滴注,每日 20～40mL,用 10％葡萄糖注射液 250mL 或生理盐水注射液 250mL 稀释后使用。适用于上呼吸道感染见有发热者。

10.十味龙胆花颗粒

每次 1 包(每包 3g),口服,每日 3 次。适用于急性扁桃体炎属风热者。

(三)古今效验方治疗

1.三拗汤

组成:麻黄、杏仁、甘草。

服法:水煎服。

功效主治:宣肺解表。主治感冒风邪,鼻塞声重,语音不出,咳嗽胸闷。

2.九味羌活丸

组成:羌活、防风、苍术各 6g,细辛 2g,川芎、白芷、生地黄、黄芩、甘草各 3g。

服法:水煎服。

功效主治:外感风寒湿邪,兼有里热证。主治恶寒发热,肌表无汗,头痛项强,肢体酸楚疼痛,口苦微渴,舌苔白或微黄,脉浮。

3.败毒散

组成:柴胡、前胡、川芎、枳壳、羌活、独活、茯苓、桔梗、人参各9g,甘草5g。

服法:水煎服。

功效主治:散寒祛湿,益气解表。主治气虚外感证,憎寒壮热,头痛项强,肢体酸痛,无汗,鼻塞声重,咳嗽有痰,胸膈痞满,舌淡苔白,脉浮而按之无力。

4.清燥宣肺汤

组方:桑叶10g,杏仁15g,荆芥10g,银花20g,枇杷叶10g,蝉衣10g,钩藤12g,木蝴蝶5g,百部10g,甘草3g。

功效:疏风清热,宣肺利咽。

主治:上呼吸道感染咳嗽,证属风燥袭肺,咽喉不利,肺气失宣。

5.宣肺解毒汤

组成:前胡10g,桔梗10g,牛蒡子8g,连翘15g,僵蚕10g,薄荷15g,芦根10g。

功效:利肺解毒。

主治:上呼吸道感染,症见恶寒发热,咽喉肿痛,咳嗽口干等。

6.张琪经验方

组成:柴胡25g,桂枝15g,黄芩15g,白芍药15g,半夏15g,生石膏75g,甘草10g。

功效:疏解表邪,兼清里热。

主治:外寒里热之重感冒。

7.特效感冒宁

组成:苏叶10g,薄荷10g,藿香10g,防风10g,荆芥10g,金银花10g,苍术10g,黄芪10g,甘草3g。

功效:解邪固表。

主治:感冒时邪,鼻流清涕,咽痛,咳嗽或伴见恶心、大便稀或有发热恶寒,舌苔薄白或微黄腻,脉多浮缓。

8.辛温解表汤

组成:荆芥、防风、紫苏各5g,法半夏、陈皮各9g,忍冬藤、连翘各12g。

功效:辛温解表,兼清郁热。

主治:风寒感冒。

9.茵陈苡仁汤

组成:茵陈蒿15g,黄芩12g,薏苡仁20g,杏仁10g,茯苓12g,泽泻12g,金银花12g,枳壳10g,厚朴6g。

功效:解表化湿,清热和胃。

主治:湿热感冒。

(四)外治

1.针灸疗法

(1)风寒感冒:

取穴:列缺、迎香、支正、风门、风池。

操作:风寒夹湿者,加阴陵泉、尺泽;兼气滞者,加肝俞、阳陵泉,均用泻法;气虚兼感风寒者,加膏肓、足三里;背身疼痛者,加肺俞、大杼用平补平泻法。

(2)风热感冒:

取穴:尺泽、鱼际、曲池、内庭、大椎、外关。

操作:咽喉肿痛者,加少商,用三棱针点刺出血;夹暑热者,加中脘、足三里。

(3)暑湿感冒:

取穴:孔最、合谷、中脘、足三里、支沟。

操作:高热者,加曲池、外关、大椎;恶心欲呕者,加内关;痰多者,加丰隆。

(4)气虚感冒:

取穴:大椎、肺俞、足三里、气海。

操作:夹痰者,加丰隆;恶寒者,加肾俞、关元。

2.穴位敷贴

白芥子、山栀、桃仁、杏仁各20g,吴茱萸、樟脑各10g。研末,和匀,与鸡蛋清、面粉调成饼状,分贴于两侧涌泉穴,再用热水袋加温片刻。24小时取下,如无效,再续贴一次。适用于感冒咳嗽较甚者。

3.穴位注射

柴胡注射液或银黄注射液或鱼腥草注射液2～4mL,上药任取一种,取双侧曲池穴,常规消毒后,用注射器将药物注入穴内,每穴0.5～1mL,每天2次,3日1个疗程。适用于上感热势较高者。

4.推拿

患者取俯卧位,用小鱼际或掌根顺背部两侧膀胱经各擦50次以上,重点在大杼、肺俞、肾俞穴各50次以上。加减:风寒型加推眉弓、攒竹各20次,揉按风池、迎香各20次,以大鱼际或拇指偏峰推拿前臂手太阴经20次,后点掐外关、合谷。风热型加揉按风池、太阳、迎香各20次,点掐少商、商阳、合谷、曲池。手法完毕后令患者做吹气、呵气口形,不作声响,徐徐出气,直至口中唾液增多,口味甘甜为止。每隔2小时1次,每次10分钟,体弱气虚者加点揉足三里、百会。恶心、呕吐者,加揉按内关、中脘、足三里。

5.拔罐

患者取坐位,头前倾,两手支床沿或椅背,裸露背部,在背部督脉和足太阳膀胱经循行部位涂一层薄薄的液状石蜡。采用闪火拔罐法,先吸拔背部大椎穴区,然后手扶罐体,沿督脉循行路线慢慢向下推移到至阳穴区。如伴咳嗽,可加拔两侧肺俞穴区,留罐5～8分钟,每天或隔天治疗1次。除虚体感冒外,均可施用本法治疗。

6.刮痧疗法

取生姜、葱白各10g,切碎和匀布包,蘸热酒先刮擦前额、太阳穴,然后刮背部脊柱两侧,也可配刮肘窝、腘窝。适用于风寒感冒。

第二节　急性气管-支气管炎

急性气管-支气管炎是由生物、物理、化学刺激或过敏等因素引起的急性气管-支气管黏膜炎症。在过度疲乏、受凉,削弱了上呼吸道生理防御功能和在寒冷季节气候突变时容易发病。

急性气管-支气管炎任何年龄均可发病,多为散发,无流行倾向。其发病率极高,是一种常见多发性疾病。常发生于寒冷季节或气候突变时,也可由急性上呼吸道感染迁延不愈所致。一般而言,老年人、幼儿发病率高于成人,北方高于南方,山区高于平原,吸烟者高于不吸烟者,空气污染严重的地方,其发病率同样较高。本病若病情迁延,反复发作者可导致慢性支气管炎、支气管扩张的发生。

本病属中医学"咳嗽""喘证"范畴,而以咳嗽为主。一般认为,有声无痰者为咳,有痰无声者为嗽,因咳兼痰,嗽必有声,故临床上常咳嗽并称。

一、病因病机

中医认为本病病位在肺,与肝、脾有关,久则及肾。主要病机为邪犯于肺,肺气上逆。咳嗽的病因有外感和内伤两大类。外感咳嗽为六淫外邪侵袭肺系;内伤咳嗽为脏腑功能失调,内邪干肺,主要是情志因素所致。不论邪从外入或自内发,均可引起肺失宣肃,肺气上逆作咳。

1.外感侵袭

外感咳嗽为六淫之邪,从口鼻或皮毛而入,侵袭肺系或因吸入烟尘、异味气体,肺气被郁,肺失宣降。多因起居不慎,寒温失宜或过度疲劳,肺的卫外功能减退或失调,以致在天气冷热失常、气候突变的情况下,外邪客于肺导致咳嗽。由于四时主气不同,人体感邪亦有不同,风为六淫之首,邪气多随风邪侵袭人体,故外感咳嗽常以风为先导,夹有寒、热、燥、湿等邪。临床上以风寒多见。

2.内邪干肺

主要是其他脏腑病变涉及肺,致肺卫不固,外邪易侵,内外合邪而发病。可因饮食不当,嗜好烟酒或辛辣助火之品,熏灼肺卫;或情志刺激,肝失条达,气郁化火,气火循经上逆犯肺;或过食肥甘厚腻,脾失健运,痰浊内生,上干于肺。

无论外感或内伤所致的急性气管-支气管炎,均属肺系受病,肺气上逆所致。肺主气,司呼吸,上连气道、喉咙,开窍于鼻,外合皮毛,内为五脏华盖,"朝百脉",为娇脏易受内外侵袭而病,病则宣肃失常,肺气上逆,发为咳嗽。

外感咳嗽与内伤咳嗽可相互为病。外感咳嗽如迁延失治,邪伤肺气,更易反复感邪,而致咳嗽屡作,肺脏亦伤,逐渐转为内伤咳嗽。内伤咳嗽,肺脏有病,卫外不强,易受外邪引发或加重,在气候转冷时尤为明显。久则肺脏虚弱,阴伤气耗,由实转虚。于此可知,咳嗽虽有外感、内伤之分,但两者又可互为因果。

二、临床表现

（一）症状与体征

起病较急,通常全身症状较轻,可有发热。初为干咳或少量黏液痰,随后痰量增多,咳嗽加剧,偶伴血痰。咳嗽、咳痰可延续 2～3 周,如迁延不愈,可演变成慢性支气管炎。伴支气管痉挛时,可出现程度不等的胸闷气促。

在急性期,咳嗽剧烈时,可见呼吸加速或发绀,颈静脉怒张。胸部两侧一般对称,呼吸运动可稍减弱。触诊时,胸部可打到震动感(伴随干性啰音),于痰咯出后消失。叩诊无浊音。主要体征在听诊方面:一是呼吸音稍减低,性质不变;二是啰音,在早期只有大支气管炎症时仅可发现低音调的干性啰音;痰多而较稀时可出现湿性啰音。本病啰音有以下特点:多种多样音调不同的干性、湿性啰音可同时存在;干性啰音分布满肺野;湿性啰音于肺底部较多;啰音出现的部位和时间都不恒定,于咯出痰后可减少或消失,伴有支气管痉挛时,可听到哮鸣音。在慢性期,可只有少许啰音。

（二）并发症

急性气管-支气管炎常见并发症主要有肺炎、慢性支气管炎、支气管扩张。

三、辅助检查

1.外周血常规检查

周围血白细胞计数可正常。由细菌感染引起者,可伴白细胞总数和中性粒细胞百分比升高,红细胞沉降率加快。

2.痰液检查

痰涂片和培养可发现致病菌。

3.胸部 X 线检查

X 线胸片检查大多为肺纹理增强,少数无异常发现。

四、鉴别诊断

诊断急性气管-支气管炎,通常并不困难,但应将气管-支气管炎和呼吸道的其他疾病区别开来,以利于治疗。需与下列疾病相鉴别:

1.流行性感冒

起病急骤,发热,热度较高,全身中毒症状(如全身酸痛、头痛、乏力等)明显,呼吸道局部症状较轻。流行病史、分泌物病毒分离和血清学检查,有助于鉴别。

2.急性上呼吸道感染

鼻咽部症状明显,咳嗽轻微,一般无痰;肺部无异常体征;胸部 X 线正常。

3.肺炎

痰、鼻涕和咽拭子培养可获得致病微生物。红细胞冷凝集试验阳性,肺部 X 线检查可见浸润性片状、斑点状阴影。

4.隐匿在气管或支气管内腔的占位性病变

如支气管肺癌，因其尚不侵犯管腔以外的肺组织，一时未能被普通 X 线检查所发现，由于气道部分受堵，可诱致轻度炎症和相应的症状，咳嗽或排痰。纤维支气管镜检查可做出诊断。

5.以咳嗽为主要症状的支气管哮喘病

此时支气管痉挛尚不明显，一般临床物理检查尚难听到哮鸣音。这样的病例倘若在一段时间内给予抗变态反应和稳定肥大细胞的治疗或可收效。

6.支气管扩张

咳嗽、咳痰反复发作，常较多的反复咯血，合并感染时有大量脓痰；X 线检查见下肺野纹理粗乱或呈卷发状。

7.肺间质纤维化

慢性临床经过的肺部间质纤维化开始阶段只是咳嗽、咳痰，偶感气短，仔细听诊在胸部下后侧可闻爆裂音；血气检查：动脉血氧分压降低；且可逐渐发生杵状指。

8.肺结核

有潮热、盗汗、乏力、咯血及消瘦等症状，痰结核菌及胸部 X 线检查，可明确诊断。儿童应与百日咳、急性扁桃体炎等相鉴别。

9.其他

其他肺部疾病如肺脓肿、麻疹等多种疾病可表现为类似的咳嗽、咳痰表现，应详细检查，以便鉴别。

五、治疗

（一）一般措施

（1）防止感冒，尽可能在气候适宜的环境生活、学习、工作。尽量避免长时间感受过热、过冷、过燥、过湿、虚风贼邪之气候。防止空气污染，避免劳累，防止风寒暑湿燥火外感六淫之邪侵袭，预防本病的发生。

（2）防止患者互相传染，已患感冒的患者要讲究个人卫生，咳嗽、喷嚏时要遮掩口鼻，不要在可能传播病菌的地方吐痰。易感人群在公共场所要躲避咳嗽发热患者，必要时戴口罩。

（3）参加适当的体育锻炼，增强体质，提高呼吸道的抵抗力，减少本病的发生。

（二）辨证分型治疗

一般而言，外感咳嗽起病多较急，病程较短，初期多伴有表证，实证居多，治疗以疏散外邪、宣通肺气为主，一般不要过早使用滋润、收涩、镇咳之药，以免碍邪。

1.风寒袭肺

主症：咳嗽，咳声闷重不畅，痰色稀白，咽痒，常伴鼻塞，流清涕，打喷嚏，发热轻或高而短暂，恶寒重，无汗，头痛，骨节酸痛或咽干痒或鼻涕倒流，舌淡白、苔薄白，脉浮紧。

治则：疏散风寒，宣通肺气。

方药：止嗽散合三拗汤。桔梗、荆芥、紫菀、百部、白前、杏仁各 10g，麻黄、陈皮、甘草各 5g。诸药合用，功可疏散风寒，宣通肺气。

加减：咽干痒者加射干、木蝴蝶、蝉蜕各 10g；风寒夹湿，症见咳嗽痰多，兼有胸脘满闷者加法半夏、苍术各 10g；鼻涕倒流甚者加辛夷、白芷各 10g。

2.风热犯肺

主症：咳嗽，咳声高亢重浊，汗出不畏寒，痰黏难咳，时胸闷痛或痰多黄绿或发热或咽痛或口干苦、便干或喘鸣，舌质略红，舌苔薄黄或略黄腻，脉浮数。

治则：宣肺止咳，清热化痰。

方药：曲氏肺咳方加减。炙麻黄、杏仁、法半夏、橘红、茯苓、瓜蒌皮、浙贝、木蝴蝶、蝉蜕、甘草各 10g。全方功可宣肺止咳、清热化痰。

加减：痰多黄绿者加金荞麦、生石膏各 10g；发热者加柴胡 20g，黄芩 10g；咽痛者加射干 10g；口干苦、便干者加火麻仁 30g；喘鸣者加紫苏叶 10g。

3.风燥伤肺

主症：干咳，连声作呛，喉痒，咽干唇燥，无痰或痰少而黏、不易咳吐，舌质红、干而少津，苔薄白或薄黄，脉浮数。

治则：疏风清肺，润燥止咳。

方药：桑杏汤加减。桑叶、杏仁、浙贝各 10g，南沙参 15g，山栀子、淡豆豉、梨皮各 6g。诸药合用，共奏疏风清肺，润燥止咳之功。

加减：津伤较重者加麦冬、玉竹各 15g；咳甚者加紫菀、百部各 10g；热重者加生石膏、知母各 10g；痰中带血者加白茅根 15g。

4.痰湿蕴肺

主症：咳嗽，咳声重浊，自汗出，略畏寒，鼻涕倒流，痰稀易咳，胸闷口干，痰白黄脓或发热或咽干，舌体偏胖、质淡略黯，舌苔白滑，脉滑或沉。

治则：清热祛湿，化痰止咳。

方药：高氏燥湿顽咳方加减。方中法半夏、陈皮、石菖蒲、紫苏叶、杏仁、荆芥、枳壳、胆南星、天竺黄、瓜蒌皮、前胡、浙贝、甘草各 10g。诸药合用，功可降气化浊、宣肺止咳。

加减：痰多黄绿者加金荞麦、鱼腥草各 10g；发热者加柴胡至 20g；咽痛者加射干 10g；口干苦、便干者去瓜蒌皮，加瓜蒌仁 20g；喘鸣者加紫苏叶 10g。

以上方药，每日 1 剂，分两次温服。

（三）特色专方

1.金沸草散

旋覆花、麻黄、前胡各 9g，荆芥穗 12g，甘草、半夏、赤芍各 3g。上为粗末。每服 9g，水一盏半，入生姜 3 片，红枣 1 枚，煎至 8 分，去滓，温服，不拘时候。本方功用散寒宣肺，化痰止咳。风寒咳嗽，不论久暂，均可用本方。若发热咽痛，加银花、连翘、射干；痰多黏稠，加浙贝母、瓜蒌仁；痰涎清稀、头眩心悸，加桂枝、白术；久咳，加紫菀、百部、枇杷叶；脾虚食少或便溏，加党参、黄芪、白术。

2.苇茎泻白汤

桑白皮、地骨皮、黄芩、桃仁各 15g，冬瓜仁、薏苡仁、鱼腥草各 20g，苇茎 30g，粳米 10g，蛤黛散 10g，甘草 5g。水煎服，日一剂，每日早晚各服 1 次。本方乃泻白散、苇茎汤及蛤黛散三方相合加味而成,功用泻肺火,祛邪热,除痰嗽。主治急性支气管炎属外邪犯肺,化热入里者。若痰多,加瓜蒌仁 15g、天竺黄 10g、浙贝母 15g;兼有喘鸣者,加麻黄 5～10g、葶苈子 15g;痰中带血者,加白茅根 30g、侧柏叶 15g;内热盛,口渴、汗多,加生石膏 30g、知母 15g。

3.清宣肺经汤

桑叶、牛蒡子、川贝母、杏仁各 6g,瓜蒌皮 9g,桔梗 3g,枇杷叶 3 片。水煎服,日 1 剂。本方功用清宣肺经。主治咳嗽,证属外邪初解,肺热尚盛,干咳痰少。

4.辛润理肺汤

带节麻黄、炮姜 4g,杏仁、当归、佛耳草各 10g,桔梗、橘红各 5g,生姜 1 片,炙甘草 6g。水煎服,日服 1 剂。本方功用温润理肺,降逆止咳。主治凉燥束肺,气逆干咳。如喉中燥痒,频咳不止,加炒荆芥 5g、枇杷叶 10g;如咳而遗尿,宜加五味子 3g;如咳引胸痛,宜加郁金 10g、桃仁泥 5g;痰多者,可加姜半夏 5g。病情好转,应逐渐减少辛散之品。

5.宣肺止嗽汤

炙麻黄、桔梗各 5g,杏仁、半夏、前胡、大贝母各 10g,佛耳草 12g,生甘草 3g。水煎服,日 1 剂。本方功用宣利肺气,止咳化痰。主治咳嗽证见咳嗽频频,咽痒则咳或阵发呛咳,气急或咳声不扬,甚至咳延数周,咯吐泡沫黏痰,色白或黄,量少或多,咽部可有急慢性充血证,舌质淡红、苔薄白,脉浮滑。风邪在表,加苏叶 10g、桑叶 10g;寒痰伏肺,加细辛 3g;痰湿上扰,加茯苓 10g、橘皮 6g;肺热内郁,加生石膏 15g、知母 10g;痰热蕴肺,加桑白皮 12g、冬瓜子 10g;阴津耗伤,加南沙参 10g、天花粉 10g。

6.麻杏汤

炙麻黄 2.5g,杏仁 9g,生甘草 4.5g,苏子 9g,炙紫菀 12g,百部 9g,炙白前 6g,炙款冬 6g,海蛤壳 12g,清炙枇杷 9g。水煎服,日 1 剂。本方功用散寒宣肺,顺气化痰。本方适用于肺燥感寒、气失清肃之支气管炎。常用麻黄、杏仁、甘草、前胡、白前、百部、紫菀为基础方,然后加减运用:痰热者加黄芩、厚朴;宣肺通窍加苍耳子;理气化痰加半夏、陈皮;间或配以地龙、鹅管石、海浮石、海蛤壳等化痰平喘之品。

7.解郁宣肺止咳汤

柴胡、黄芩各 12g,半夏、五味子、生姜或干姜、杏仁、枳壳各 10g,细辛、甘草各 6g。水煎服,日 1 剂。本方功用解郁散邪,宣肺止咳。主治外感咳嗽,症见夜间咳甚或昼夜阵咳,吐泡沫清稀痰,病程 1 周以上。春加荆芥、薄荷、防风;夏加香薷、厚朴、陈皮;秋加苏叶、桔梗、前胡;冬加麻黄、桂枝;咳而遗溺者,加黄芪、益智仁;喉痒者,加牛蒡子、蝉蜕;久咳不止者,加罂粟壳、丹参、桃仁。

8.加减止咳汤

苏叶 5～10g,生姜 2 片,半夏 10～15g,麦冬 5～10g,甘草 3～5g,天竺子 5～10g,杏仁 10～20g,乌梅 10～30g。本方不必久煎,可每日三四服。本方功用化痰止咳。本方适用于各类咳嗽,包括风寒、风热之咳嗽以及阴虚劳伤的干咳。本方系加减沈金鳌"一服煎"而制成,方以苏叶祛外感之寒邪。如无寒证,则可去苏叶而代以苏梗,取其与半夏之类相合、宽中化痰,兼能止呕。生姜配苏叶,发散寒邪,兼能化痰止呕。如寒邪颇甚或可去生姜,加以干姜,亦可生姜、干姜同用,以干姜温化寒饮也。半夏化痰,兼去湿邪。麦冬稍减半夏、生姜之燥性,兼能养胃益阴,以土生金也。天竺、杏仁止咳化痰,天竺且具较强之镇咳作用。乌梅酸敛而止咳。运用本方时,如系外感寒邪,可望用苏叶、生姜;如为寒饮,可去生姜,而代以干姜,亦可再加入细辛;如外感温邪,则去苏叶或代以苏梗,去生姜,加入银花;如为内伤而咳,以苏梗代苏叶,重用乌梅、天竺子。

(四)中药成药

1.通宣理肺丸

主要成分为紫苏叶、前胡、桔梗、苦杏仁、麻黄、甘草、陈皮、半夏(制)、茯苓、枳壳(炒)、黄芩。功效解表散寒,宣肺止嗽。用于风寒束表、肺气不宣所致的感冒咳嗽,症见发热、恶寒、咳嗽、鼻塞流涕、头痛、无汗、肢体酸痛。用法:口服,一次1~2丸,一日2~3次。

2.急支糖浆

主要成分为鱼腥草、金荞麦、四季青、麻黄、紫菀、前胡、枳壳、甘草。功效清热化痰,宣肺止咳。用于外感风热所致的咳嗽,症见发热、恶寒、胸膈满闷、咳嗽咽痛;急性支气管炎、慢性支气管炎急性发作见上述证候者。用法:口服,一次20~30mL,一日3~4次;儿童1岁以内一次5mL,1~3岁一次7mL,3~7岁一次10mL,7岁以上一次15mL,一日3~4次。

3.蛇胆川贝液

主要成分为蛇胆汁、平贝母。功效祛风止咳,除痰散结。用于风热咳嗽,痰多气喘,胸闷,咳痰不爽或久咳不止。用法:口服,一次1支,一日2次,小儿酌减。

4.蜜炼川贝枇杷膏

由川贝、枇杷叶、南沙参、茯苓、化橘红、桔梗、法半夏、五味子、瓜蒌子、款冬花、远志、苦杏仁、生姜、甘草、杏仁水、薄荷脑、蜂蜜、麦芽糖、糖浆组成。润肺化痰、止咳平喘、护喉利咽、生津补气、调心降火。适用于伤风咳嗽、痰稠痰多气喘、咽喉干痒及声音嘶哑。用法:口服,成人每日3次,每次一汤匙,小儿减半。

5.双黄连注射液

由金银花、黄芩、连翘组成。清热解毒,清宣风热。用于外感风热引起的发热、咳嗽、咽痛。适用于病毒及细菌感染的上呼吸道感染、扁桃体炎、咽炎、支气管炎、肺炎等。用法:静脉注射,一次10~20mL,一日1~2次。静脉滴注,每次每千克体重1mL,加入生理盐水或5%~10%葡萄糖溶液中。肌注一次2~4mL,一日2次。

(五)外治

1.针灸疗法

(1)体针:取手太阴、阳明经穴为主,以疏风解表,宣肺止咳。主穴:肺俞、列缺、合谷;随证取穴:风寒者,加风门;风热者,加大椎;燥热者,加曲池;鼻塞者,加迎香;咽喉肿痛者,加少商放血。手法:毫针泻法,风热可疾刺,风寒留针或针灸并用或针后在背后腧穴拔火罐。每日1次,10次为1个疗程。

(2)灸法:选取肺俞、大椎、风门、定喘等穴位,隔姜灸或麦粒灸,视病情每次3~5壮不等,每日1次,适用于风寒咳嗽或痰湿咳嗽。

2.其他特色疗法

(1)穴位敷贴法:选肺俞、定喘、风门、膻中、丰隆,用白附子16%、洋金花48%、川椒33%、樟脑3‰制成粉剂。将药粉少许置穴位上,用胶布贴敷,每3～4天更换1次,5次为1个疗程。

(2)穴位注射法:

主穴:肺俞、定喘、风门、大杼。

药液:鱼腥草注射液。

方法:每次选主穴1～2个,酌选配穴。鱼腥草注射液每穴0.5～1mL,隔日穴位注射1次,5～10次为1个疗程。疗程间隔3～5天。

(3)拔罐疗法:

1)外感风寒咳嗽:

主穴:大椎、身柱、风门、肺俞、膻中、孔最。

方法:用1.5～2寸口径之玻璃火罐用闪火法拔大椎、身柱,次用小口径火罐依次拔风门、肺俞、膻中、孔最。拔至局部皮色紫红取下。

2)外感风热咳嗽:

主穴:大椎、身柱、灵台、曲池、足三里。

方法:在上述穴区皮肤常规消毒后,用皮肤针叩刺胸椎3穴,叩至皮色潮红有小出血点,用大小适宜的火罐拔5～10分钟,次日可如上法在膻中、天突刺络拔罐。

(4)耳针疗法:

主穴:平喘、肺、气管、肾上腺、神门、皮质下。

方法:每次取主穴2～3个,留针15～20分钟,每日或隔日1次,也可埋针。

(5)耳压法:

主穴:平喘、肺、支气管、大肠、神门、肾穴。

方法:可选王不留行籽或磁珠贴,两耳交替换压,每3日1次,连用12次为1个疗程,休息7日后可行第2个疗程。为了加强刺激强度及疗效,耳压后,每3～5小时用拇指、食指指腹对压耳穴1次,每次可持续数分钟,以耳朵发热充血为度。

(6)耳穴按摩法:

方法:可行双侧耳屏、耳甲腔按摩,每次数分钟,以局部发热、疼痛为度,每日1～2次,连用12次为1个疗程,休息4～7天后可行第2个疗程。此按摩可由医生进行,患者自己也可进行,即患者用两食指指腹按摩该区域,每次数分钟,可每隔5～6小时进行一次。

(7)磁穴贴敷疗法:

主穴:天突、膻中、肺俞、定喘。

方法:取直径8mm的锶铁氧体,磁场强度300～900Gs,辨证取穴,用胶布将其固定在穴位上。3天后复查一次,15天为1个疗程,每穴5～10分钟,每日1次,每次30分钟。

(8)刮痧疗法

有效穴区:①大椎至至阳;②大杼至肺俞;③天突至膻中;④中府至云门;⑤尺泽至列缺。

方法:胸背部用快刮法,上肢部用快刮加按揉法,中府、云门用角刮法。

第三节　慢性支气管炎

慢性支气管炎(简称慢支)是指气管、支气管黏膜及其周围组织的慢性、非特异性炎症。临床以慢性咳嗽、咳痰为其特征。患者每年咳嗽、咳痰达 3 个月以上,连续 2 年或更长,并除外其他已知原因引起的慢性咳嗽,可诊断为慢性支气管炎。本病是危害人民健康的常见病、多发病,早期症状表现为轻咳,有或无痰,不易引起注意。长期反复发作,可进展为慢性阻塞性肺疾病、慢性肺源性心脏病,因此必须积极防治。2002 年美国一项有关慢性咳嗽、咳痰的调查中显示,17％吸烟者、12.4％戒烟者和 6％不吸烟者均可达到慢性支气管炎的诊断标准。世界卫生组织调查显示 13.9％成年人患有慢性阻塞性肺疾病,其中最主要的原因就是慢性支气管炎。

根据本病的临床表现,慢性支气管炎多属中医学的"咳嗽""喘证""痰饮"范畴,属于易复发性慢性咳喘疾病之一。

一、病因病机

中医学认为,慢性支气管炎的发生和发展,主要与外邪侵袭和内脏亏损有关,特别是与肺、脾、肾等脏腑的功能失调密切相关。

1.外邪侵袭

六淫之邪侵袭肌表或从口鼻而入,内合于肺,久居不去,痰饮滋生,阻塞于肺,肺失宣发与肃降,引起咳喘、咳痰。由于外邪性质的不同,临床有寒、热的差异。外邪侵袭肺系日久从寒化成痰饮,致病特点缠绵难愈。从热化成痰热,痰热互结,气机不畅,而致咳喘。

2.肺脏虚弱

肺主气,司呼吸,开窍于鼻,外合皮毛,为五脏六腑之华盖,其气灌百脉而通他脏。由于肺体清虚,不耐寒热,故称娇脏,内外之邪侵袭后易于为病,病则宣肃失司,以致肺气上逆而致咳嗽、肺气不固则汗出畏寒易感。

3.脾气不足

肺虚日久,"子盗母气"或恣食厚味生冷,损伤脾气,甚或损伤脾阳,脾失健运,水谷无以化生精微,聚湿而生痰饮,痰饮上渍于肺,壅塞气机,肺失宣肃,而致咳嗽痰多气喘,脾脏虚弱则纳呆便溏,气短乏力。

4.肾气虚衰

肺主呼气,肾主纳气,一呼一吸维持气机的升降出入。肺病日久,累及于肾,肾不纳气,气失归藏,则肺气上逆而表现为咳嗽喘促,动则益甚。

总之,本病主要病位在肺,涉及脾肾。早期多由新感失治或迁延,邪恋伤肺,使肺脏虚弱,肺气不得宣肃,故长期咳嗽、咳痰。反复迁延不愈日久易累及脾肾。病情多表现为虚实夹杂、本虚标实之证。正虚早期多以肺气虚为主;日久才可伴有脾脏虚弱,肾气虚衰;逐渐演变为肺胀、喘脱等病症。

二、临床表现

(一)症状

慢性支气管炎的主要临床表现为咳嗽、咳痰、喘鸣及反复呼吸道感染。

1.咳嗽

长期、反复、逐渐加重的咳嗽是本病的突出表现。开始时仅在冬春季节变化剧烈或接触有害气体后发病,夏季或停止接触后咳嗽减轻或消失。病情缓慢发展后,可表现为一年四季均咳,冬春加剧。一般晨间咳嗽较重,白天较轻,临睡前有阵咳或排痰,黏痰咳出后即感胸部舒畅,咳嗽减轻。分泌物积聚、吸入刺激性气体均可诱发咳嗽。

2.咳痰

一般痰呈白色黏液或浆液泡沫状,合并感染时,痰液转为黏液脓性或黄色脓痰,且咳嗽加重,痰量随之明显增多,偶带血。常以晨起排痰较多,晚期患者支气管黏膜腺体萎缩,咳痰量可以减少,且黏稠不易咳出,给患者带来很大痛苦。

3.喘鸣或气短

部分患者支气管痉挛,可引起喘鸣,常伴哮鸣音,可因吸入刺激性气体而诱发。早期常无气短。反复发作,并发慢性阻塞性肺疾病时,可伴有轻重不等的气短。

4.反复感染

寒冷季节或气温骤变时,容易发生反复的呼吸道感染。此时患者气喘加重,痰量明显增多且呈脓性,伴有全身乏力,畏寒发热等。肺部出现湿啰音,查血白细胞计数增加等。反复的呼吸道感染尤其易使老年患者固有疾病的病情恶化,必须予以充分重视。

(二)体征

本病早期多无特殊体征,急性发作期多数患者在背部和肺底部可以听到少许湿性或干性啰音。有时在咳嗽或咳痰后可暂时消失。慢性喘息性支气管炎发作时,可听到广泛的哮鸣音,喘息缓解后则消失。长期反复发作的病例可发现有肺气肿的征象。

三、辅助检查

1.X线检查

早期可无异常。病变反复发作,引起支气管管壁增厚,细支气管或肺泡间质炎症细胞浸润或纤维化,可见两肺纹理增粗、紊乱,呈网状或条索状、斑点状阴影或出现双轨影和袖套征,以下肺野较明显。

2.肺功能检查

早期常无异常。如有小气道阻塞时,最大呼气流速-容积曲线在75%和50%肺容量时,流量明显降低,它比第1秒用力呼气容积更为敏感;闭合容积可增加。发展到气道狭窄或有阻塞时,就有阻塞性通气功能障碍的肺功能表现,如第1秒用力呼气量占用力肺活量的比值减少(<70%),最大通气量减少(<预计值的80%);流速-容量曲线降低更为明显。

3.血液检查

慢性支气管炎急性发作期或并发肺部感染时,可见白细胞计数及中性粒细胞增多。喘息型者嗜酸性粒细胞可增多。缓解期多无变化。血清降钙素原(PCT)在慢性支气管炎急性发作期呈阳性,可以作为慢支急性发作期的特异性监测指标。

4.痰液检查

痰涂片可见革兰阳性菌和革兰阴性菌,痰培养可见肺炎球菌、流感嗜血杆菌、甲型链球菌及奈瑟球菌等。近年来革兰阴性菌感染有明显增多趋势,特别是多见于院内感染的老年患者。涂片中可见大量中性粒细胞,已破坏的杯状细胞,喘息型者常见较多的嗜酸性粒细胞。

四、诊断与鉴别诊断

(一)诊断标准

(1)以咳嗽、咳痰为主要症状或伴有喘息。每年发病持续 3 个月,并连续 2 年以上。

(2)排除肺结核、尘肺、肺脓肿、支气管哮喘、支气管扩张、心脏病、心功能不全、慢性鼻咽疾病等具有咳嗽、咳痰、喘息症状的其他疾病。

如每年发病持续不足 3 个月,但有明确的客观检查依据(如 X 线、肺功能等)支持,亦可诊断。

(二)慢性支气管炎的分期与分型

1.分型

慢性支气管炎据其临床表现可以分为单纯型和喘息型。

(1)单纯型:符合慢性支气管炎的诊断标准,具有咳嗽、咳痰两项症状。

(2)喘息型:符合慢性支气管炎诊断标准,具有喘息症状,并经常或多次出现哮鸣音。

2.分期

按病情进展分为三期。

(1)急性发作期:指在 1 周内出现气短、脓性或黏液脓性痰,痰量明显增加或伴有发热、白细胞计数增高等炎症表现或 1 周内咳嗽、咳痰、喘息中任何一项症状明显加剧。急性发作期患者按其病情严重程度又分为:①轻度急性发作,指患者有气短、痰量增多和脓性痰等三项表现中的任意三项;②中度急性发作,指患者有气短、痰量增多和脓性痰等三项表现中的任意两项;③重度急性发作,指患者有气短、痰量增多和脓性痰等全部三项表现。

(2)慢性迁延期:指不同程度的咳嗽、咳痰或喘息症状迁延不愈 1 个月以上者。

(3)临床缓解期:指经治疗后或自然缓解,症状基本消失或偶有轻微咳嗽和少量咳痰,保持两个月以上者。

(三)鉴别诊断

主要是与哮病、肺胀、肺痨、肺痿等疾病相鉴别。

五、治疗

(一)辨证分型治疗

1.风寒袭肺

主症:咳嗽声重,咳白色稀痰,常伴鼻塞,流清涕,咽痒,头痛,肢体酸痛,恶寒,发热,无汗。

舌质淡红、苔薄白,脉浮或浮紧。

治则:疏风散寒,宣肺止咳。

方药:三拗汤合止嗽散加减(麻黄、荆芥、杏仁、白前、紫菀、百部、陈皮、桔梗、甘草)。

加减:咽痒甚者,加牛蒡子、蝉蜕祛风止痒;若夹痰湿,咳而痰黏,胸闷,舌苔腻者,加半夏、厚朴、茯苓燥湿化痰;表寒未解,里有郁热,热为寒遏,痰黏稠,口渴,心烦或有身热,加生石膏、桑白皮、黄芩解表清里。

2.风热犯肺

主症:咳嗽频剧,气粗或咳声嘶哑,痰黏稠或黄稠,咳痰不爽,口渴,咽痛,鼻流黄涕,头痛,恶风,身热。舌质红、苔薄黄,脉浮数。

治则:疏风清热,化痰止咳。

方药:桑菊饮加减(桑叶、菊花、薄荷、连翘、杏仁、桔梗、甘草、芦根)。

加减:如肺热内盛加黄芩、知母清肺泄热;咽痛加牛蒡子、射干、山豆根清热利咽;热伤肺津,咽燥口干,加南沙参、天花粉清热生津;痰中带血丝者,加白茅根、生地凉血止血。

3.痰湿蕴肺

主症:咳嗽反复发作,咳声重浊,痰多,色白黏腻或稠厚,胸闷,脘痞,呕恶,食少,体倦,大便时溏,舌苔白腻,脉濡滑。

治则:燥湿化痰,理气止咳。

方药:二陈汤合三子养亲汤加减(半夏、茯苓、陈皮、甘草、白芥子、苏子、莱菔子)。

加减:若痰湿重,痰多黏腻或稠厚,胸闷,脘痞,加苍术、厚朴以增强燥湿化痰之力;若寒痰较重,痰黏白如泡沫,怕冷,加干姜、细辛以温肺化痰;脾虚症候明显加党参、白术以健脾益气。症情平稳后可服六君子汤加减以资调理。

4.痰热郁肺证

主症:咳嗽气息粗促或喉中有痰声,痰多,质黏稠或黄稠,咳吐不爽或痰中带血,胸胁胀满,咳时引痛或有身热,渴喜冷饮,舌质红、苔黄腻,脉滑数。

治则:清热化痰,肃肺止咳。

方药:清金化痰汤(黄芩、桑白皮、栀子清、贝母、瓜蒌、桔梗、茯苓、陈皮、甘草、麦冬、知母)。

加减:痰热壅盛者加鱼腥草、金荞麦根、冬瓜仁清化痰热;胸满咳逆,痰涌,便秘者,加葶苈子、大黄泻肺通腑以逐痰;痰热伤津者,加北沙参、天冬、花粉养阴生津。

5.肺阴亏耗证

主症:干咳,咳声短促,痰少黏白或痰中夹血,口干咽燥,颧红,午后潮热,手足心热,盗汗,舌质红,少苔,脉细数。

治则:滋阴润肺,止咳化痰。

方药:沙参麦冬汤(沙参、麦冬、花粉、玉竹、扁豆、甘草、桑叶)。

加减:咳剧加川贝母、杏仁、百部润肺止咳;若肺气不敛,咳而气促,加五味子、诃子以敛肺;潮热,酌加功劳叶、银柴胡、青蒿、鳖甲、地骨皮以清虚热;盗汗,加浮小麦、乌梅以敛汗;咯吐黄痰,加海蛤粉、知母、黄芩清热化痰;痰中带血,加牡丹皮、栀子、藕节清热止血。

6.肺气虚证

主症:久咳,咳声低弱,喘促短气,咳痰稀白,神疲,自汗畏风,易感冒,舌质淡红、苔薄白,脉弱。

治则:补肺益气。

方药:补肺汤合玉屏风散(人参、黄芪、白术、甘草、熟地、五味子、桑白皮、紫菀、黄芪、防风益气固表)。

加减:若咯痰清稀量较多,胸闷气逆,去桑白皮,加干姜、半夏、陈皮、厚朴温肺化饮。

7.肾虚证

主症:喘促日久,气息短促,呼多吸少,动则喘甚;面青唇紫,汗出肢冷,跗肿或干咳,面红,烦躁,口咽干燥,汗出如油。舌质淡、苔薄或黑润,脉细、沉弱;或舌质红、少津,脉细数。

治则:补肾纳气。

方药:金匮肾气丸或七味都气丸(熟地、山药、山茱萸、茯苓、泽泻、丹皮、附子、肉桂、五味子)。

加减:阳虚明显者用金匮肾气丸加补骨脂、仙灵脾、鹿角片温补肾阳。阴虚明显者七味都气丸加麦冬、龟板滋补肾阴。如兼标实,痰浊壅肺,喘咳痰多,气急胸闷,即"上实下虚",治宜化痰降逆,温肾纳气,用苏子降气汤加减。

(二)中成药治疗

1.川贝枇杷露

清热宣肺,化痰止咳。用于风热犯肺证,每次 10mL,每天 3 次,口服。

2.咳喘宁口服液

清热宣肺,止咳平喘。用于痰热郁肺证,每次 10mL,每天 3 次,口服。

3.祛痰止咳颗粒

健脾燥湿,祛痰止咳。适用于痰浊壅肺证,每次 2 包,每天 2 次,口服。

4.固本咳喘片

益气固表,健脾补肾。用于脾虚痰盛、肾气不固证,每次 4～5 片,每天 3 次,口服。

5.百令胶囊

补肺肾,益精气。用于肺肾两虚证,每次 3～5 粒,每天 3 次,口服。

(三)古今效验方治疗

1.六君子汤

组方:人参 10g,白术 10g,茯苓 15g,炙甘草 6g,半夏 10g,陈皮 10g。

服法:水煎服。

功效主治:益气健脾,燥湿化痰。用于脾虚痰湿证。

2.小青龙汤

组方:麻黄 9g,芍药 9g,细辛 3g,炙甘草 6g,半夏 9g,干姜 3g,桂枝 6g,五味子 6g。

服法:水煎服。

功效主治:解表散寒,温肺化饮。用于外寒里饮证。

3.清肺止咳方

组方:北沙参 9g,炒黄芩 9g,天冬 9g,麦冬 9g,甜杏仁 9g,川贝母 9g,白人参 5g,川百合 9g,冬瓜子 9g,瓜蒌皮 9g。

服法:水煎服。

功效主治:清肺化痰,益气止咳。用于咳嗽痰多,口干自汗。

4.气肿方

组成:五瓜龙 30g,太子参 30g,白术 15g,茯苓 15g,甘草 5g,苏子 10g,莱菔子 10g,白芥子 10g,鹅管石 30g。

服法:水煎服。

功效主治:慢性支气管炎,肺气肿,咳喘之缓解期。

(四)外治

1.穴位敷贴

选穴:可取肺俞、脾俞、心俞、肾俞、膈俞、中府、膻中、中脘、气海、关元、足三里、天突、列缺等穴位。常用药物如白芥子、甘遂、细辛、玄胡、苏子等。

操作:将药物研末,加入少许生姜汁调成糊状制成敷贴膏。每次敷贴选 6~8 个穴位。敷贴时间为每年的三伏天:初伏、中伏、末伏各 1 次,每次贴敷时间为 4~6 小时,3 年为 1 个疗程。

2.穴位注射

选穴:主穴为肺俞、定喘,配穴为肾俞、丰隆、曲池。

操作:每次选四穴,每穴注射核酪注射液或胎盘注射液 1mL,共 4mL。每周 3 次,2 周为 1 个疗程。

3.穴位埋线

选穴:定喘、风门、肺俞、脾俞、肾俞。

操作:常规消毒局部皮肤,用 6 号注射针针头作套管,28 号 5cm(1 寸半)长的毫针剪去针尖作针芯,将 0000 号羊肠线 0.5~1cm 放入针头内埋入穴位。每 10 天埋一次,3 个月为 1 个疗程。

4.针灸疗法

选穴:肺俞、定喘、膻中、天突。痰热郁肺证加丰隆、合谷、尺泽;痰湿蕴肺证加脾俞、足三里、中脘、丰隆;虚喘证加脾俞、肾俞、膏肓俞、足三里、关元、气海。

操作:实喘用泻法或平补平泻法,虚喘用补法。每天 1 次,10 天为 1 个疗程。

第四节 支气管哮喘

支气管哮喘,相当于中医的哮病,是一种发作性的痰鸣气喘疾患。发时喉中有哮鸣声,呼吸气促困难,甚则喘息不能平卧。哮是指呼吸时喉间发出的喘鸣音。因哮必兼喘,故又称哮喘。西医学认为,支气管哮喘是由多种细胞包括气道的炎症细胞、结构细胞及细胞组分参与的气道慢性炎症性疾病。这种慢性炎症导致气道高反应性,通常出现广泛多变的可逆性气流受限,并引起反复发作性的喘息、气急、胸闷或咳嗽等症状,常在夜间和(或)清晨发作、加剧,多数患者可自行缓解或经治疗缓解。哮喘发病的危险因素包括宿主因素(遗传因素)和环境因素两个方面。

《内经》虽无哮病之名,但在许多篇章里,都有有关哮病症状、病因病机的记载。如《素问·阴阳别论篇》所说之"阴争于内,阳扰于外,魄汗未藏,四逆而起,起则熏肺,使人喘鸣",即包括哮病症状在内。东汉张仲景《金匮要略·肺痿肺痈咳嗽上气病脉证并治》曰:"咳而上气,喉中水鸡声,射干麻黄汤主之。"明确指出了哮病发作时的特征及治疗,并从病理上将其归属于痰饮病中的"伏饮"证。在《金匮要略·痰饮咳嗽病脉证并治》篇中指出:"膈上病痰,满喘咳吐,发则寒热,背痛腰疼,目泣自出,其人振振身𥆧剧,必有伏饮。"此后还有呷嗽、哮吼等形象性的命名。元代朱丹溪首创哮喘病名,在《丹溪心法》一书中作为专篇论述,并认为"哮喘必用薄滋味,专主于痰",提出"未发以扶正气为主,既发以攻邪气为急"的治疗原则。明代虞抟《医学正传》则进一步对哮与喘作了明确的区别,指出"哮以声响言,喘以气息言"。后世医家鉴于"哮必兼喘",故一般统称"哮喘",而简名"哮证""哮病"。

哮病为一种发作性疾病,属于痰饮病的"伏饮"证,包括西医学的支气管哮喘、喘息性支气管炎、嗜酸性粒细胞增多症(或其他急性肺部过敏性疾患)引起的哮喘。若因肺系或其他多种疾病引起的痰鸣气喘症状,则属于喘证、肺胀等病证范围,但亦可与本文辨证论治内容联系互参。

哮病是中医内科常见病之一,在我国北方更为多见,发病率约为2%。中医对本病积累了丰富的经验,方法多样,疗效显著,不仅可以缓解发作时的症状,且通过扶正治疗,达到祛除宿根,控制复发的目的。哮喘是发达国家中发展最快,受累人群最多的医疗问题之一。其患病率和死亡率呈上升趋势。欧美国家发病率为10%,亚洲国家发病率为5%。全球哮喘患者超过1亿。我国哮喘发病率也呈逐年增加的趋势。哮喘患者对疾病的认知程度非常低,很多患者不知道哮喘的本质是什么。在长期控制、长期治疗的目标认识上,也存在着很多模糊的认识,只有15%的哮喘患者认为哮喘可以长期控制好。调查结果还显示,哮喘的控制水平偏低,只有23%的患者达到了哮喘的控制。这些患者日常的病情监测和管理也做得不好,只有10%左右的患者有自我病情的监测。目前患者对哮喘的认知程度低,在今后工作中应该更好地推广哮喘的规划化治疗,改善哮喘患者日常的治疗水平。

一、病因病机

哮病的发生为痰伏于肺,常由外邪侵袭、饮食不当、情志刺激、体虚劳倦等诱因而触发,以致痰壅气道,肺气宣降功能失常。

(一)病因

1.外邪侵袭

外感风寒或风热之邪,未能及时表散,邪蕴于肺,壅阻肺气,气不布津,聚液生痰。如《临证指南医案·哮》曰:"若夫哮证,亦由初感外邪,失于表散,邪伏于里,留于肺俞。"或因吸入烟尘、花粉、动物毛屑、异味气体等，影响肺气的宣降，津液凝聚，痰浊内生而致哮。

2.饮食不当

过食生冷，寒饮内停或嗜食酸咸甘肥，积痰蒸热或进食海膻发物，以致脾失健运，痰浊内生，上干于肺，壅塞气道，诱发本病。《医碥·喘哮》曰："哮者……得之食味酸咸太过，渗透气管，痰入结聚，一遇风寒，气郁痰壅即发。"故古又有称为"食哮""鱼腥哮""卤哮""糖哮""醋哮"者。

3.体虚病后

素质不强，则易受邪侵。如幼儿哮病往往由于禀赋不足所致，故有称"幼稚天哮"者。若病后体弱，如幼年患麻疹、顿咳或反复感冒、咳嗽日久等导致肺虚；肺气不足，阳虚阴盛，气不化津，痰饮内生或阴虚阳盛，热蒸液聚，痰热胶固，均可致哮。一般而言，素质不强者多以肾为主，而病后所致者多以肺为主。

（二）病机

本病病理因素以痰为主，如朱丹溪说："哮喘专主于痰。"痰的产生主要由于人体津液不归正化，凝聚而成，如伏藏于肺，则成为发病的潜在"夙根"，因各种诱因如气候、饮食、情志、劳累等诱发，这些诱因每多错杂相关，其中尤以气候变化为主。《景岳全书·喘促》曰："喘有夙根，遇寒即发或遇劳即发者，亦名哮喘。"《症因脉治·哮病》亦指出"哮病之因，痰饮留伏，结成窠臼，潜伏于内，偶有七情之犯，饮食之伤或外有时令之风寒束其肌表，则哮喘之症作矣"。进而论之，哮喘"夙根"论的实质，主要在于脏腑阴阳失调，素体偏盛偏虚，对津液的运化失常，肺不能布散津液，脾不能输化水精，肾不能蒸化水液，而致凝聚成痰，若痰伏于肺则成为潜在的病理因素。本病发作时的基本病理变化为"伏痰"遇感引触，痰随气升，气因痰阻，相互搏结，壅塞气道，肺管狭窄，通畅不利，肺气宣降失常，引动停积之痰，而致痰鸣如吼，气息喘促。《证治汇补·哮病》曰："哮即痰喘之久而常发者，因内有壅塞之气，外有非时之感，膈有胶固之痰，三者相合，闭拒气道，搏击有声，发为哮病。"若病因于寒，素体阳虚，痰从寒化，属寒痰为患，则发为冷哮；病因于热，素体阳盛，痰从热化，属痰热为患，则发为热哮；如"痰热内郁，风寒外束"引起发作者，可以表现为外寒内热的寒包热哮；痰浊伏肺，肺气壅实，风邪触发者则表现为风痰哮；反复发作，正气耗伤或素体肺肾不足者，可表现为虚哮。若长期反复发作，寒痰伤及脾肾之阳，痰热耗灼肺肾之阴，则可从实转虚，在平时表现肺、脾、肾等脏气虚弱之候。肺虚不能主气，气不化津，则痰浊内蕴，肃降无权，并因卫外不固，而更易受外邪的侵袭诱发；脾虚不能化水谷为精微，上输养肺，反而积湿生痰，上贮于肺，则影响肺气的升降；肾虚精气亏乏，摄纳失常，则阳虚水泛为痰或阴虚虚火灼津成痰，上干于肺，加重肺气之升降失常。由于三脏之间的相互影响，可致同病，表现肺脾气虚或肺肾两虚之象。在平时亦觉短气、疲乏，并有轻度喘哮，难以全部消失。一旦大发作时，每易持续不解，邪实与正虚错综并见。肺肾两虚而痰浊又复壅盛，严重者肺不能治理调节心血的运行，肾虚命门之火不能上济于心，则心阳亦同时受累，甚至发生喘脱危候。

总之，哮病是一种反复发作、缠绵难愈的疾病。部分青少年患者，随着年龄的增长，正气渐充，肾气日盛，再辅以药物治疗，可以终止发作，而中老年及体弱患者，肾气渐衰，发作频繁，则不易根除；或在平时亦有轻度哮鸣气喘，若大发作时持续不已，可出现喘急鼻扇，胸高气促，张口抬肩，汗出肢冷，面色青紫，肢体浮肿，烦躁昏味等喘脱危候。如长期不愈，反复发作，病由肺脏影响及脾、肾、心，可导致肺气胀满，不能敛降之肺胀重证。

二、诊断

支气管哮喘是由机体内外多种因素共同存在激发形成。大多数患者有遗传性过敏体质，其发病往往有一定的季节性，不仅与饮食、生活和职业等有关，而且与精神因素的关系也相当密切。本病发作通常突然起病和骤然缓解，且病情多数夜间较重。因此，诊断哮喘首先应详细询问病史，了解其发作规律和特点，以便从中寻找有关线索。

（一）临床表现

1.症状

哮喘缓解期或非典型性哮喘，可无明显临床表现。但典型的支气管哮喘，其发作前常有打喷嚏、流涕、咳嗽、胸闷、全身乏力等前驱表现，如不及时处理，可引起支气管弥漫性痉挛，出现发作性伴有哮鸣音的呼气性呼吸困难或发作性胸闷和咳嗽，严重者被迫采取端坐位，并伴有干咳或咳嗽多痰，甚至出现吸气短促、呼气延长而费力、张口呼吸、发绀、大汗、面色苍白等。

2.体征

两肺听诊满布哮鸣音，呼气明显延长，有的可伴有湿啰音或水泡音。长期慢性自幼即有哮喘者可见桶状胸，叩诊过清音，心浊音界缩小等。心率增快、奇脉、胸腹反常运动和发绀常出现在严重哮喘患者中。

（二）实验室检查

痰涂片在显微镜下可见较多嗜酸性粒细胞，血中嗜酸性粒细胞一般在 6％以上，若有感染则白细胞计数及中性粒细胞明显升高，血清中特异性 IgE 较正常人明显升高。

动脉血气分析哮喘发作时一般出现过度通气和低氧血症，表现为呼吸性碱中毒；若重症患者，病情进一步发展，气道阻塞严重可以有缺氧及二氧化碳潴留，表现为呼吸性酸中毒。

（三）特殊检查

1.X 线检查

早期在哮喘发作时可见两肺透亮度增加，呈过度通气状态；在缓解期多无明显异常，如并发呼吸道感染，可以见肺纹理增加及炎性浸润阴影。

2.肺功能检查

（1）肺通气功能检测：在哮喘发作时呈阻塞性通气功能改变，呼气流速指标显著下降，1秒钟用力呼气容积（FEV_1）、1秒率[1秒钟用力呼气量占用力肺活量比值（$FEV_1/FVC\%$）]以及最高呼出气流量（PEF）均减少。缓解期上述指标可逐步恢复，病情迁延、反复发作者，其通气功能可逐渐下降。

（2）支气管激发试验：用以测定气道反应性。常用吸入激发剂为乙酰甲胆碱、组胺等。吸入激发剂后其通气功能下降、气道阻力增加。运动亦可诱发气道痉挛，使通气功能下降。一般用于通气功能在正常预计值的 70％以上的患者。如 FEV_1 下降≥20％，可以诊断为激发试验阳性。

（3）支气管舒张试验：用于测定气道可逆性。有效的支气管舒张药可以使发作时的气道痉挛得到改善，肺功能指标好转。常用吸入型的支气管舒张剂如沙丁胺醇气雾剂、特布他林等。支气管舒张试验阳性诊断指标：①FEV_1较用药前增加≥12%，且其绝对值增加≥200mL；②PEF较治疗前增加60L/min或增加≥20%。

（4）呼气峰流速（PEF）及其变异率测定：PEF可以反映气道功能的变化，哮喘发作时PEF下降，若24小时内或昼夜PEF波动率≥20%，也符合气道可逆性改变的特点。

3.在体特异性变应原检测

哮喘患者大多数伴有过敏体质，对众多的变应原和刺激物敏感。测定变应性指标结合病史有助于对患者的病因诊断、脱离致敏因素的接触及脱敏治疗等。

（1）皮肤过敏原测试：将各种植物性花粉、尘埃、动物羽毛、皮屑、谷物种子、霉菌孢子、蛋类等分别做成相应的抗原诊断液，用皮肤划痕或皮内注射法，测定哮喘患者有无过敏反应。

（2）吸入性过敏原测定：验证过敏原吸入引起的哮喘发作，因该检验有一定的危险性，目前临床应用较少。

三、鉴别诊断

（一）心源性哮喘

心源性哮喘常见于左心衰竭，发作时的症状与哮喘相似，但患者多有高血压、冠状动脉粥样硬化性心脏病、风湿性心脏病和二尖瓣狭窄等病史和体征。阵发性咳嗽，常咳出粉红色泡沫痰，两肺可闻及广泛的湿啰音和哮鸣音，左心界扩大，心率增快，心尖部可闻及奔马律。病情许可做胸部X线检查时，可见心脏增大，肺瘀血征，有助于鉴别。若一时难以鉴别，可雾化吸入β_2肾上腺素受体激动剂或静脉注射氨茶碱缓解症状后，进一步检查，忌用肾上腺素或吗啡，以免造成危险。

（二）慢性阻塞性肺疾病（COPD）

多见于中老年人，可有慢性咳嗽史，喘息长年存在，有急性加重期。患者多有长期吸烟或接触有害气体的病史。有肺气肿体征，两肺或可闻及湿啰音。但临床上严格将COPD和哮喘区分有时十分困难，用支气管舒张剂和口服或吸入激素作治疗性试验可能有所帮助。COPD也可与哮喘合并同时存在。

（三）上气道阻塞

可见于中央型支气管肺癌、气管-支气管结核、复发性多软骨炎等气道疾病或异物气管吸入，导致支气管狭窄或伴发感染时，可出现喘鸣或类似哮喘样呼吸困难，肺部可闻及哮鸣音。但根据临床病史，特别是出现吸气性呼吸困难，以及痰液细胞学或细菌学检查，胸部X线摄片、CT或MRI检查或支气管镜检查等，常可明确诊断。

（四）变态反应性肺浸润

见于热带嗜酸性粒细胞增多症、肺嗜酸性粒细胞增多性浸润、多源性变态反应性肺泡炎等。致病原为寄生虫、原虫、花粉、化学药品、职业粉尘等，多有接触史，症状较轻，患者常有发热，胸部X线检查可见多发性、此起彼伏的淡薄斑片浸润阴影，可自行消失或再发。肺组织活检也有助于鉴别。

四、并发症

支气管哮喘可以并发阻塞性肺气肿、支气管反复感染、气胸、纵隔气肿、支气管扩张、肺源性心脏病等,当出现严重的低氧血症,有时甚至也可致命。

五、治疗

(一)辨证分型治疗

1.发作期

(1)寒哮:

主症:呼吸急促,喉中哮鸣有声,胸膈满闷如塞,咳不甚,痰白不黏或清稀多泡沫,口不渴或渴喜热饮,形寒怕冷,舌质淡红、苔白滑,脉弦紧或浮紧。

治则:温肺散寒,豁痰平喘。

方药:射干麻黄汤加减(射干、麻黄、细辛、半夏、生姜、紫菀、款冬花、五味子、大枣)。

加减:若痰多壅盛,舌苔白厚腻加制厚朴、炒白芥子;外寒里热者,加生石膏、木防己。

(2)热哮:

主症:气粗息涌,喉中哮鸣,胸闷胁胀,咳呛阵作,痰色黄或白,黏浊稠厚,咯吐不利,汗出,口渴喜饮,舌质红、苔黄腻,脉滑数。

治则:清热宣肺,化痰定喘。

方药:定喘汤加减(麻黄、杏仁、桑白皮、黄芩、苏子、半夏、款冬、白果、甘草)。

加减:喘鸣痰涌加葶苈子、地龙。

(3)浊哮:

主症:喘咳胸满,但坐不得卧,痰涎涌盛,喉如曳锯,咯痰黏腻难出。兼次症:呕恶,纳呆,口黏不渴,神倦乏力或胃脘满闷或便溏或胸胁不舒或唇甲青紫。舌象:舌质淡或淡胖或舌质紫暗或淡紫,苔厚浊。脉象:滑实或弦、涩。

治则:化浊除痰,降气平喘。

方药:二陈汤合三子养亲汤加减(半夏、陈皮、茯苓、炙甘草、苏子、白芥子、莱菔子)。

加减:痰盛加葶苈大枣泻肺汤,胸闷加郁金、沉香、川楝子。

(4)风哮:

主症:哮喘反复发作,时发时止,发时喉中哮鸣有声,呼吸急促,不能平卧,止时有如常人。兼次症:咳嗽痰少或无痰,发前多有鼻痒、咽痒、喷嚏、咳嗽。或精神抑郁,情绪不宁;或伴恶风,汗出;或伴形体消瘦,咽干口燥,面色潮红或萎黄不华。舌象:舌质淡或舌质红少津,苔薄白或无苔。脉象:浮或弦细。

治则:疏风宣肺,化痰平喘。

方药:华盖散加减(麻黄、桑白皮、紫苏子、杏仁、赤茯苓、陈皮、甘草)。

加减:外风引发者加蝉蜕、苏叶、僵蚕;胸闷明显者加瓜蒌、薤白、半夏。

2.缓解期

(1)肺虚：

主症：气短声低，咯痰清稀色白，面色白而无华白，平素自汗，怕风，易感冒，每因气候变化而诱发，舌淡苔白，脉细弱或虚大。

治则：补肺固卫，益气固表。

方药：玉屏风散加味（黄芪、白术、防风）。

加减：汗出恶风者，加桂枝、白芍药、姜枣等调和营卫；气阴两虚者，可用生脉散加黄芪、北沙参、玉竹等益气养阴。

(2)脾虚：

主症：平素痰多，倦怠无力，食少脘痞，便溏，面色萎黄不华，舌质淡、苔薄腻或白滑，脉象细软。

治则：健脾化痰。

方药：六君子汤（党参、白术、茯苓、甘草、陈皮、半夏）。

加减：若脾阳不振，形寒肢冷便溏加附子、干姜以振奋脾阳。

(3)肾虚：

主症：平素气短，动则气促，腰酸腿软，劳累后喘哮易发或畏寒肢冷，面色苍白，舌淡苔白，脉象沉细。或颧红，烦热，汗出黏手，舌红苔少，脉细数。

治则：补肾纳气平喘。

方药：金匮肾气丸或七味都气丸（熟地、山药、山茱萸、茯苓、泽泻、丹皮、附子、桂枝、五味子）。

加减：阳虚明显者加补骨脂、仙灵脾、鹿角片温补肾阳。阴虚明显者加麦冬、当归、龟板滋补肾阴。

（二）中成药治疗

1.苏黄止咳胶囊

疏风宣肺，止咳利咽，适用于咳嗽变异性哮喘风哮者。每次 3 粒，每天 3 次，口服，疗程 7～14 天。

2.清咳平喘颗粒

清热宣肺，止咳平喘，适用于哮喘热哮或痰热郁肺者。每次 10g，每天 3 次，开水冲服。

3.百令胶囊

补肺肾，益精气，适用于哮喘缓解期肺肾两虚者。每次 5～10 粒，每天 3 次，口服，疗程 8 周。

（三）古今效验方治疗

1.平喘方

组方：麻黄 5g，杏仁、地龙、川芎各 10g，全蝎 3g（研末冲服）。

服法：水煎服。

功效：痰阻肺络型哮喘。

2.截哮汤

组方:生黄芪 15g,白术 10g,防风 15g,淮山药 20g,胡颓子 15g,牡荆子 15g,鬼箭羽 15g。

服法:水煎服。

功效:哮喘缓解期肺脾气虚型。

3.过敏煎加味

组方:乌梅 15g,五味子、银柴胡、防风、生甘草、光地龙、杭白芍药、苏子各 10g,生黄芪 20g。

服法:水煎服。

功效:风哮患者。

4.自拟咳喘方

组方:蜜炙麻黄、杏仁、半夏、苏子、黄芩、款冬花、桑白皮、防风各 10g,蝉衣 6g,乌梅 12g,甘草 3g。

服法:水煎服。

功效:哮喘急性发作期痰浊阻肺证。

5.新加小青龙汤

组方:炙麻黄、桂枝、细辛、干姜、炙甘草各 5g,半夏、赤芍药、白芍药、五味子、黑附子块(先煎)、桃仁、苏子各 10g,莱菔子 15g。

服法:水煎服。

功效:外寒里饮夹瘀型哮喘。

6.固本平喘汤

组方:党参、山药各 20g,五味子 7.5g,熟地黄、生龙骨、牡蛎各 25g,杏仁、生代赭石各 15g。

服法:水煎服。

功效:气阴两虚证哮喘。

7.止咳定喘汤

组方:蜜炙麻黄、白芥子、葶苈子(布包)、蜜款冬花、清半夏各 6g,光杏仁、蜜橘红各 5g,炙甘草 3g,紫苏子、茯苓各 10g。

服法:水煎服。

功效:痰浊壅肺型。

8.抗过敏方

组方:生黄芪 30g,炒白术、山药、生甘草、净蝉衣、紫草各 10g。

服法:水煎服。

功效:缓解期肺气虚型哮喘。

(四)外治

1.针灸疗法

(1)发作期:

选穴:定喘、肺俞、尺泽、列缺。

操作:风寒者,加风门;风热者,加大椎、曲池;痰热者,加丰隆。每天 1 次,10 天为 1 个疗程。

（2）缓解期：

选穴：肺俞、肾俞、脾俞、定喘、足三里。

操作：肺气虚者，加定喘；肺气虚者，加太溪、阴陵泉；脾虚者，加中脘。用补法，每天 1 次，10 天为 1 个疗程。

2.穴位埋线

选穴：定喘、风门、肺俞、脾俞、肾俞。

操作：常规消毒局部皮肤，可用 6 号注射针针头作套管，28 号 5cm（1 寸半）长的毫针剪去针尖作针芯，将 0000 号羊肠线 0.5～1cm 放入针头内埋入穴位。每 10 天埋一次，3 个月为 1 个疗程。

3.穴位注射

选穴：大椎、足三里、肺俞。

操作：穴位定位后，用一次性 5mL 注射器套 5 号针头，抽取核酪注射液 5mL，在穴位局部行常规消毒后，右手持注射器对准穴位，快速刺入皮下，然后将针缓慢推进（肺俞穴斜刺，足三里和大椎穴直刺），达到一定深度后产生得气感应，回抽针筒无回血，便可将药液注入，每穴注入 1mL。每周 2 次，连用 3 个月，用于哮喘缓解期预防哮喘急性发作。

4.穴位敷贴（白芥子涂法）

选穴：肺俞、脾俞、足三里、定喘、肾俞，痰多加丰隆。

操作：白芥子、延胡索各 20g，甘遂、细辛、半夏各 10g，共为末，加麝香 0.5g，和匀，在夏季三伏天和冬季三九寒，分 3 次，用姜汁调，选穴后用酒精擦去皮肤油脂，将药物置于穴位上，用胶布固定，4～6 小时后弃之，每 10 日敷 1 次，若患者不能耐受，则提前去药。敷贴后有水疱，可用烫伤油外涂，若水疱过大，则到医院处理，勿自行将水疱刺破。

5.推拿疗法

按压：用指端按压尺泽、列缺、合谷、膻中、丰隆等穴位各 20～30 次，每日 1 次。

第五节　支气管扩张

支气管扩张是指近端中等大小支气管由于管壁的肌肉和弹性成分的破坏，导致其管腔形成异常的、不可逆性扩张、变形。本病多数为获得性，多见于儿童和青年，大多继发于急、慢性呼吸道感染和支气管阻塞，患者多有童年麻疹、百日咳或支气管肺炎等病史。临床表现主要为慢性咳嗽、咳大量脓痰和（或）反复咯血。本病根据其临床咳嗽、咳痰、咯血症状表现的轻重不同，多属于中医"咳嗽"（偏重于慢性咳嗽）"肺痈""咯血"的范畴。本病初起多因感受外邪，痰火郁结，内犯于肺，邪热熏灼，出现咳嗽、咯血、咳吐痰涎，病属实证。日久邪热伤正，可出现肺脾气虚或肺肾阴虚，虚火伤络，转为虚证。同时夹有瘀血痰火，表现虚实相兼之证。近年来随着急、慢性呼吸道感染的恰当治疗，其发病率有降低趋势。

一、病因病机

支气管扩张的中医病因主要与体质因素、外邪侵袭及嗜好烟酒等有关。

1.火热

因怒气伤肝,郁久化热;或因平素嗜好吸烟,肺有痰热;或外邪犯肺化热;或饮酒过度,胃中积热,上熏于肺。热甚生火,灼伤肺络,而致出血。

2.痰湿

寒邪犯肺,积寒生湿,聚湿成痰,痰湿阻肺,痰出咳减,旧痰虽一时排出,但湿邪未除,新痰复生。痰浊恋肺,郁而化热,痰热内壅,化毒成脓,脓痰蓄肺,咯出不利,日久积少成多,故时有脓痰排出。

3.阴虚

素体阴虚或病程日久,热灼阴伤,以致肺燥津枯,燥热日益耗阴,其阴难复,肺失清肃,宣降失司,津液不布,而吐痰沫;阴虚火旺,灼伤肺络而出血。肺阴虚亦可涉及脾、肾诸脏,而使之亦现虚损证候。

上述病理因素,可互相转化、影响,以致证情复杂难治。

二、诊断

支气管扩张可发生于任何年龄,但以青少年为多见。大多数患者在幼年曾有麻疹、百日咳或支气管肺炎迁延不愈病史,一些支气管扩张患者可能伴有慢性鼻窦炎或家族性免疫缺陷病史。

(一)症状

典型的症状为慢性咳嗽、大量脓痰和反复咯血。

1.慢性咳嗽、大量脓痰

慢性咳嗽、大量脓痰与体位改变有关,这是由于支气管扩张部位分泌物积储,改变体位时分泌物刺激支气管黏膜引起咳嗽和排痰。常在晨起或夜间卧床转动体位时咳嗽、咳痰量增多。感染急性发作时,黄绿色脓痰明显增多,每日可达数百毫升,如痰有臭味,提示合并有厌氧菌感染。感染时痰液收集于玻璃瓶中静置后出现分层的特征:上层为泡沫,下悬脓性成分,中层为混浊黏液,下层为坏死组织沉淀物。引起感染的常见病原体为铜绿假单胞菌、金黄色葡萄球菌、流感嗜血杆菌、肺炎链球菌和卡他莫拉菌。

2.反复咯血

50%～70%的患者有程度不等的咯血,咯血量与病情严重程度、病变范围有时不一致。部分患者以反复咯血为唯一症状,平时无咳嗽、咳脓痰等症状,临床上称为"干性支气管扩张",其支气管扩张多位于引流良好的部位。

3.反复肺部感染

其特点是同一肺段反复发生肺炎并迁延不愈。常由上呼吸道感染向下蔓延所致,出现发热、咳嗽加剧、痰量增多、胸闷、胸痛等症状。

4.慢性感染中毒症状

反复继发感染可有全身中毒症状,如发热、乏力、食欲减退、消瘦、贫血等,严重者可出现气促与发绀。重症支气管扩张患者由于支气管周围肺组织化脓性炎症和广泛的肺组织纤维化,可并发阻塞性肺气肿、肺源性心脏病,继而出现相应症状。

另外,由于支气管持续的炎症反应,部分患者可出现可逆性的气流阻塞和气道高反应性,表现为喘息、呼吸困难和发绀。

(二)体征

早期或干性支气管扩张可无异常肺部体征,病变重或继发感染时常可闻及下胸部、背部固定而持久的局限性粗湿性音,有时可闻及哮鸣音,部分慢性患者伴有杵状指(趾)。出现肺气肿、肺源性心脏病等并发症时有相应体征。

(三)实验室检查

1.影像学检查

(1)胸部平片:平片对支气管扩张的敏感性较差。早期轻证患者常无特殊发现,以后可显示一侧或双侧下肺纹理局部增多及增粗,而典型的 X 线表现为粗乱肺纹理中有多个不规则的蜂窝状透亮阴影或沿支气管的卷发状阴影,感染时阴影内出现液平面。

(2)CT 扫描:普通 CT 扫描诊断支气管扩张的敏感性和特异性分别是 66% 和 92%,而高分辨 CT(HRCT)诊断的敏感性和特异性均可达到 90% 以上,现已成为支气管扩张的主要诊断方法。特征性表现为管壁增厚的柱状扩张或成串成簇的囊样改变。

(3)支气管碘油造影:是确诊支气管扩张的主要依据。可确定支气管扩张的部位、性质、范围和病变的程度,为外科决定手术指征和切除范围提供依据。但由于这一技术为创伤性检查,现已被 CT 取代。

2.其他检查

有助于支气管扩张的直观或病因诊断的检查:纤维支气管镜可发现出血、扩张或阻塞部位,还可进行局部灌洗做涂片、细菌学、细胞学检查,也可经纤维支气管镜做选择性支气管造影;肺功能测定可以证实由弥漫性支气管扩张或相关的阻塞性肺疾病导致的气流受限。痰液检查常显示含有丰富的中性粒细胞及定植或感染的多种微生物,痰涂片染色及痰细菌培养结果可指导抗生素治疗;白细胞总数和分类一般在正常范围,急性感染时白细胞及中性粒细胞增高。

三、鉴别诊断

1.慢性支气管炎

慢性支气管炎多发生于中老年吸烟患者,多为白色黏液痰,一般在感染急性发作时才出现脓性痰,且多在冬、春季多发,反复咯血少见,两肺底可闻及部位不固定的干湿啰音。

2.肺脓肿

肺脓肿起病急,有高热、咳嗽、大量脓臭痰,X 线检查可见团片状阴影,其中有空腔伴液平面。经有效抗生素治疗后炎症可完全吸收消散。

3.肺结核

肺结核常有低热、盗汗等结核性中毒症状,干湿啰音多位于上肺局部,X线胸片和痰结核菌检查可做出诊断。

4.先天性肺囊肿

先天性肺囊肿多在体检或合并急性感染时发现,X线检查肺部可见多个边界纤细的圆形或椭圆形阴影,壁较薄,周围组织无炎症浸润,胸部CT检查和支气管造影可协助诊断。

5.弥漫性泛细支气管炎

弥漫性泛细支气管炎有慢性咳嗽、咳痰、活动时呼吸困难,一般无大量脓痰,常伴有慢性鼻窦炎,胸片和胸部CT显示弥漫分布的小结节影,大环内酯类抗生素治疗有效。

四、辨证施治

(一)痰热蕴肺

主症:咳嗽胸闷,痰黄黏稠,咯血鲜红或痰中带血或有身热,便秘溲赤。舌苔薄黄或黄腻、质红,脉弦滑数。

治则:清热泻肺,凉血止血。

方药:银翘栀芩汤加减。银花30g,连翘15~30g,黄芩12g,焦山栀12g,丹皮9g,花蕊石12g,白茅根30g,七叶一枝花15g,天葵子15g,金荞麦根30g,仙鹤草30g,桑白皮12g。

方解:方中银花、七叶一枝花、天葵子、金荞麦根具有较强的清热解毒、抗感染作用。如痰及呼气有臭味,痰培养有铜绿假单胞菌或厌氧菌感染时,可加用白毛夏枯草15g或鱼腥草30g;咳痰不爽和气息粗促时,酌用桔梗9~15g、葶苈子12g;如咯血量多难止者,可加十灰散10g,分2次/日冲服。本方组合意在直折病势,但药性多偏于寒凉,对脾胃虚弱的患者,必要时可酌减剂量或稍佐健脾和胃之品,如鸡内金、炒麦芽、法半夏、苡仁、陈皮等。寇焰等应用自拟清热凉血止血中药汤剂辨证论治,以2周为1个疗程观察疗效,结果能有效止血和缓解临床症状,总有效率达93.33%。

(二)肝旺气逆

主症:咳嗽阵作,胸胁苦满或隐痛,咯血鲜红,心烦易怒,口苦而干,咳时面赤。舌质红、苔薄黄,脉弦数。

治则:清肝泻肺,降气止血。

方药:旋覆代赭汤合泻白散、黛蛤散加减。旋覆花(包)12g,代赭石30g(先煎),甘草6g,桑白皮12g,黄芩12g,焦山栀12g,姜半夏9g,藕节9g,丹皮12g,黛蛤散12g(包),仙鹤草30g,夏枯草12g,花蕊石12g(先煎)。

方解:本型患者多有心情不舒、情志郁怒等诱因,发病时间可在春升阳动季节。临床上常须肺肝同治,目的在于清肝以平其火,降气以顺其肺,凡属肝旺气逆而致咯血者均可用此组方治疗。如胸痛胁胀明显者,加瓜蒌皮15g、广郁金10g;大便干结者,加生大黄10g;少寐者加夜交藤30g、合欢皮15g;口干咽燥明显者,宜加鲜石斛30g、玉竹15g或羊乳30g。

(三)气虚失摄

主症:长期卧床不起,体质较为虚弱,久咳不已,痰中带血或纯咯鲜血,并伴有神疲乏力,头晕气喘,心慌心悸。舌质淡胖、苔白,脉细弱无力等。

治则:益气摄血,宁络止咳。

方药:参冬饮、牡蛎散、宁血汤合方化裁。党参15～30g,黄芪30g,麦冬12g,牡蛎30g(先煎),川贝母9g,杏仁9g,阿胶15g(烊冲),北沙参30g,仙鹤草30g,旱莲草15g,生地黄30g,白茅根30g。

方解:临床上气虚失摄型支气管扩张咯血虽为少数,但往往是病情较为深重且易于发生变证的患者,治疗常须大剂量参芪等益气药并用,方能发挥摄血止血的功能。若忽然出现大量咯血、汗出、肢冷、脉微欲绝者,乃属气虚血脱之危候,此时可用独参汤投治,以别直参10g左右煎汤立服,常可见效。待血止及病情稳定时再以益气养血、润肺止咳善后。也可以上方为基础,加上一些健脾理气、凉血活血药,制成膏剂长服,这有助于提高机体免疫功能,增强抵御外邪的能力,减少或抑制支气管扩张症和咯血的复发。

(四)阴虚肺热

主症:咯血停止,但常咳嗽、少痰或见气短、盗汗、低热,胸膺不舒,口舌干燥,五心烦热。舌质偏红黯,苔薄少或乏津,脉弦细带数。

治则:益气养阴,清肺化瘀。

处方:生脉散合百合固金汤加减。太子参30g,麦冬12g,五味子6g,生地黄15g,熟地黄15g,百合12g,当归12g,绞股蓝15～30g,川贝母9g,甘草6g,玄参12g,丹皮12g,赤芍12g。

方解:此多见于支气管扩张症症状的缓解阶段。本方以生脉散益气养阴,用百合固金汤清肺润燥。加上当归、赤芍、丹皮、川贝等药,既可化瘀,又可止咳;如有脾胃虚弱,运化不及,食欲较差者,可减去方中滋腻之药,加用怀山药15g、鸡内金10g、谷麦芽各12g、苡仁15～30g以健脾助运;有明显低热,不一定属阴虚内热,大多数常是由于感染未能控制的缘故,若处理不当,往往有可能再度出现急性复发。因而,有时须选用鱼腥草30g、七叶一枝花15g、金荞麦根30g、虎杖30g等清热解毒类药以控制感染。但要注意的是,若低热确属阴虚所致者,则可酌用银柴胡9g、地骨皮15g、白薇9g等清虚热类药进行治疗。曹世宏教授根据多年临床经验创立以具有养阴润肺、清热化痰、凉血行瘀功效的"支扩宁合剂",临床实践证明支扩宁合剂治疗可以明显降低患者白细胞及中性粒细胞总数,减少致炎性细胞因子 IL-8 和 TNF-α 的释放,对中性粒细胞弹性蛋白酶有较好的抑制作用,其治疗组有效率 93.33%。

第六节 慢性阻塞性肺疾病

慢性阻塞性肺疾病(COPD)是一组以气流受限为特征的肺部疾病,气流受限不完全可逆,呈进行性发展,与肺部对有害颗粒或气体的异常炎症反应有关,是可以预防和治疗的疾病。COPD 主要累及肺部,但也可以引起肺外各器官的损害。COPD 是呼吸系统疾病中的常见病和多发病,患病率和病死率均居高不下。慢性咳嗽、咳痰常先于气流受限许多年存在,但不是所有有咳嗽、咳痰症状的患者均会发展为 COPD。部分患者可仅有不可逆气流受限改变而无慢性咳嗽、咳痰症状。COPD 与慢性支气管炎和肺气肿密切相关。通常,慢性支气管炎是指在排除慢性咳嗽的其他已知原因后,患者每年咳嗽、咳痰 3 个月以上,并连续 2 年。肺气肿则指肺部终末细支气管远端气腔出现异常持久的扩张,并伴有肺泡壁和细支气管的破坏而无明显的肺纤维化。当慢性支气管炎、肺气肿患者肺功能检查出现气流受限,并且不能完全可逆时,则能诊断为 COPD。如患者只有慢性支气管炎和(或)肺气肿,而无气流受限,则不能诊断为 COPD。总之,COPD 不是一个独立存在的疾病,而是由慢性支气管炎、肺气肿这种疾病过程及相互交叉发展最终引起的不可逆性气道阻塞。

COPD 相当于中医学的"肺胀"范畴。肺胀是指多种慢性肺脏病证反复发作,迁延不愈,导致肺脾肾三脏虚损,肺气虚弱致脾失健运,聚湿生痰,壅塞于肺,气道不畅;肺气虚久之肾气亦虚,肾不纳气,而致胸中胀满,不能敛降的一种病证。临床表现为胸部膨满,憋闷如塞,喘息上气,呼多吸少,咳嗽痰多,烦躁,心悸,面色晦暗或唇甲发绀,脘腹胀满等。其病程缠绵,时轻时重,经久难愈。中医称之为"肺胀"。肺气肿一般病程较长,发展缓慢,若不及时治疗,可导致慢性肺源性心脏病。

一、病因病机

(一)病因

1.外邪侵袭

常因重感风寒,邪袭于肺,内则壅遏肺气,外则郁闭皮毛,肺卫为邪所伤,肺气不得宣畅或因风热犯肺,肺气壅实,甚则热蒸液聚成痰,清肃失司,以致肺气上逆作喘。若表寒未解,内已化热或肺热素盛,寒邪外束,热不得泄,则热为寒郁,肺失宣降,气逆而喘。故《景岳全书·喘促篇》说:"实喘之证,以邪实在肺也,肺之实邪,非风寒则火邪耳。"肺虚久病,卫外不固,六淫外邪每易乘袭,诱使本病发作,病情日益加重。

2.饮食不当

恣食肥甘生冷或嗜酒伤中,脾失健运,痰浊内生,上干于肺,壅阻肺气,升降不利,发为喘促。若湿痰久郁化热或肺火素盛,痰受热蒸,则痰火交阻,清肃之令不行,肺气为之上逆。《仁斋直指附遗方论·喘嗽》指出"夫邪气伏藏,凝涎浮涌,呼不得呼。吸不得吸,于是上气促急"。即指痰浊涌盛之喘证而言。如复加外感诱发,可见痰浊与风寒邪热等内外合邪的错杂情况。

3.情志不调

情怀不遂,忧思气结,肺气痹阻,气机不利或郁怒伤肝,肝气上逆于肺,肺气不得肃降,升多降少,气逆而喘。此即《医学入门·喘》所说"惊忧气郁,惕惕闷闷,引息鼻张气喘,呼吸急促而无痰声者"之类。

4.劳欲久病

内伤久咳、支饮、喘哮、肺痨等肺系慢性疾患,迁延失治,痰浊潴留,壅阻肺气,气之出纳失常,还于肺间,日久导致肺虚,成为发病的基础。咳伤肺气,肺之气阴不足,以致气失所主而短气喘促,故《证治准绳·喘》说:"肺虚则少气而喘。"若久病迁延不愈,由肺及肾或劳欲伤肾,精气内夺,肺之气阴亏耗,不能下滋于肾,肾之真元伤损,根本不固,则气失摄纳,上出于肺,出多入少,逆气上奔而为喘。此即《医贯·喘》论所说:"真元耗损,喘出于肾气之上奔……乃气不归元也。"若肾阳衰弱,水无所主,凌心射肺,肺气上逆,心阳不振而致喘,则属虚中夹实之候。此外,中气虚弱,肺气失于充养,亦可导致气虚而为喘。

5.伤肺损脏

肺虚久病,卫外不固,六淫外邪每易乘袭,诱使本病发作,病情日益加重。病变首先在肺,继则影响脾、肾,后期病及于心。因肺主气,开窍于鼻,外合皮毛,职司卫外,为人身之藩篱,故外邪从口鼻、皮毛入侵,每多首先犯肺,以致肺之宣降功能不利,气逆于上而为咳,升降失常则为喘。久则肺虚,肺之主气功能失常,影响呼吸出入,肺气壅滞,还于肺间,导致肺气胀满,张缩无力,不能敛降。若肺病及脾,子盗母气,脾失健运,则可导致肺脾两虚。肺为气之主,肾为气之根,若久病肺虚及肾,金不生水,致肾气衰惫,肺不主气,肾不纳气,则气喘日益加重,呼吸短促难续,吸气尤为困难,动则更甚。心脉上通于肺,肺气辅佐心脏治理、调节心血的运行,阳根于命门真火,故肺虚治节失职或肾虚命门火衰,均可病及于心,使心气、心阳衰竭,甚则可以出现喘脱等危候。

6.痰瘀互患

病理因素主要为痰浊、水饮与血瘀互为影响,兼见同病。痰的产生,病初肺气郁滞,脾失健运,津液不归正化而成,渐因肺虚不能化津,脾虚不能转输,肾虚不能蒸化,痰浊愈益潴留,喘咳持续难已。久延阳虚阴盛,气不化津,痰从阴化为饮为水,饮留上焦,迫肺则咳逆上气,凌心则心悸气短;湿困于中焦,则纳减呕恶,脘腹胀满,便溏;饮溢肌肤则为水肿尿少;饮停胸胁、腹部而为悬饮之类。痰浊潴肺,病久势深,肺虚不能治理调节心血的运行,"心主"营运过劳,心气、心阳虚衰,无力推动血脉,则血行涩滞,可见心动悸,脉结代,唇、舌、甲床发绀,颈脉动甚。心主血而肝藏血,肝主疏泄,为调血之脏,心脉不利,肝脏疏调失职,血郁于肝,则致血瘀之象。痰浊、水饮、血瘀三者之间又互相影响和转化。如痰从寒化则成饮;饮溢肌表则为水;痰浊久留,肺气郁滞,心脉失畅则血郁为瘀;瘀阻血脉,"血不利则为水"。但一般早期以痰浊为主,渐而痰瘀并见,终至痰浊、血瘀、水饮错杂为患。病程中由于肺虚卫外不固,尤易感受外邪而使病情诱发或加重。若复感风寒,则可成为外寒内饮之证。感受风热或痰郁化热,可表现为痰热证。如痰浊壅盛或痰热内扰,闭阻气道,蒙蔽神窍,则可发生烦躁、嗜睡、昏迷等变证。

(二)病机

COPD的发病与外邪侵袭及肺、脾、肾等功能失调有关。多因久病肺虚,痰浊潴留,而致肺不敛降,气还肺间,肺气胀满,每因复感外邪诱使病情发作或加剧。病位初在肺,继则影响到脾肾,后期及心。因肺主气,开窍于鼻,外合皮毛,主表,卫外,故外邪从口鼻、皮毛入侵,首先犯肺,导致肺气宣降不利,上逆而为咳,升降失常则为喘,久则肺虚,主气功能失常。若肺病及脾,子耗母气,脾失健运,则可导致肺脾两虚。肺脾气虚,气不摄血,可咯咳血、吐血、便血等。心主血而肝藏血,肝主疏泄,为调血之脏,心脉不利,肝脏疏调失职,血郁于肝,瘀结胁下,则致癥积。若痰热内郁,热动肝风,可见肉跳、震颤,甚则抽搐或因动血而致出血。肺为气之主,肾为气之根,肺伤及肾,肾气衰惫,摄纳失权,则气短不续,动则益甚。且肾主水,肾阳衰微,则气不化水,水邪泛溢则肿,上凌心肺则喘咳心悸。肺与心脉相通,肺气辅佐心脏运行血脉,肺虚治节失职,则血行涩滞,循环不利,血瘀肺脉,肺气更加壅塞,造成气虚血滞,血滞气郁,由肺及心的恶性后果,临床可见心悸、发绀、水肿、舌质暗紫等症。阳根于命门真火,肾阳不振,进一步导致心肾阳衰,可出现喘脱危候。

病理性质为标实本虚,但有偏实、偏虚的不同,且多以标实为急。本虚以气虚、气阴两虚为主或发展为阳虚;标实以痰、热、瘀为主。在本虚的基础上,痰浊与瘀血交阻,是其主要的病机特点。外感诱发时则偏于邪实,平时偏于本虚。早期由肺而及脾、肾,多属气虚、气阴两虚;晚期以肺、肾、心为主,气虚及阳或阴阳两虚,但纯属阴虚者罕见。正虚与邪实每多互为因果。如阳虚卫外不固,易感外邪,痰饮难蠲;阴虚则外邪、痰浊易从热化,故虚实诸候常夹杂出现,每致越发越频,经常反复发作,甚则持续不已,难期根治。尤其是老年患者,发病后若不及时控制,极易发生变端。

二、临床表现

(一)症状

1.慢性咳嗽

通常为首发症状,部分患者咳嗽伴随终生。初起咳嗽呈间歇性,早晨较重,以后早晚或整日均有咳嗽。少数病例咳嗽不伴咳痰,也有部分病例虽有明显气流受限但无咳嗽症状。

2.咳痰

一般为少量白色黏液痰,偶可带血丝,清晨痰液较多。合并感染时痰量增多,可为脓性,多呈黄色或黄绿色。

3.气短或呼吸困难

早期仅于劳力时出现,后逐渐加重,以致日常活动甚至休息时也感气短,是患者焦虑不安的主要原因,也是COPD的标志性症状。

4.喘息和胸闷

不是COPD的特异性症状。部分患者特别是重度患者或急性加重时可出现。

5.其他

在疾病的临床过程中,特别在较重患者,可能会发生全身性症状,如体重下降、食欲减退、外周肌肉萎缩和功能障碍、精神抑郁和(或)焦虑等,急性加重时部分患者会有发热。

(二)体征

COPD早期体征可不明显。随疾病进展,常有以下体征:

1.视诊

桶状胸。部分患者呼吸变浅,频率增快等。

2.触诊

双侧语颤减弱。

3.叩诊

肺叩诊可呈过清音,心浊音界缩小,肺肝界下降。

4.听诊

两肺呼吸音减弱,呼气相延长,部分患者可闻及干性啰音,两肺底或其他肺野可闻及湿啰音;心音遥远,剑突处心音较响亮。

三、辅助检查

1.肺功能检查

肺功能检查是判断持续气流受限的主要客观指标,对 COPD 的诊断、严重程度评价、疾病进展、预后及治疗反应等均有重要意义。吸入支气管舒张剂后 $FEV_1/FVC\%<70\%$ 者,可确定为持续的气流受限。肺总量(TLC)、功能残气量(FRC)和残气容积(RV)增高,肺活量(VC)减低,表明肺过度通气。肺泡隔破坏及肺毛细血管床丧失可使弥散功能受损,一氧化碳弥散量(DLCO)降低。

2.胸部 X 线检查

慢阻肺早期 X 线胸片可无明显变化,以后出现肺纹理增多、紊乱等非特异性改变;主要 X 线征为肺过度充气:肺容积增大,胸腔前后径增长,肋骨走向变平,肺野透亮度增高,横膈位置低平,心脏悬垂狭长,肺门血管纹理呈残根状,肺野外周血管纹理纤细稀少等,有时可见肺大泡形成。并发肺动脉高压和肺源性心脏病时,除右心增大的 X 线征外,还可有肺动脉圆锥膨隆,肺门血管影扩大及右下肺动脉增宽等。对于明确自发性气胸、肺炎等并发症及与其他疾病(如肺间质纤维化、肺结核等)鉴别有重要意义。

3.胸部 CT 检查

CT 检查可见慢阻肺小气道病变的表现,肺气肿的表现以及并发症的表现,但其意义在于排除其他具有相似症状的呼吸系统疾病。

4.血气检查

对确定发生低氧血症、高碳酸血症、酸碱平衡失调以及判断呼吸衰竭的类型有重要价值。

5.其他检查

慢阻肺合并细菌感染时,外周血白细胞增高,核左移。痰培养可能查出病原菌。

四、治疗

(一)辨证论治

1.外寒内饮证

主症:咳逆喘息不得卧,痰多稀薄,恶寒发热,背冷无汗,渴不多饮或渴喜热饮,面色青晦,舌苔白滑,脉弦紧。

治则:温肺散寒,解表化饮。

方药:小青龙汤加减。

加减:若饮郁化热,烦躁而喘者,加生石膏、黄芩以清郁热;若水肿,咳喘不得卧者,加葶苈子、汉防己以泻肺利水。

2.痰热郁肺证

主症:咳逆喘息气粗,烦躁胸满,痰黄或白、黏稠难咯,或身热微恶寒,有汗不多,溲黄便干,口渴,舌红、苔黄或黄腻,脉数或滑数。

治则:清肺化痰,降逆平喘。

方药:越婢加半夏汤或桑白皮汤加减。

加减:痰热较盛者,加鱼腥草、海蛤壳以清热化痰;痰鸣喘息不能卧者,加射干、葶苈子以泻肺平喘;痰热伤津,口干舌燥者,加花粉、知母、芦根以生津润燥;若腑气不通,大便秘结者,加大黄、芒硝以通腑泄热。

3.痰浊壅肺证

主症:咳喘痰多,色白黏腻,短气喘息,稍劳即著,脘痞腹胀,倦怠乏力,舌质偏淡,苔薄腻或浊腻,脉滑。

治则:健脾化痰,降气平喘。

方药:三子养亲汤合二陈汤加减。

加减:痰多胸满不能平卧者,加葶苈子、桑白皮以泻肺祛痰;若痰浊郁而化热,痰黏不爽者,加黄芩、瓜蒌以清化痰热;若痰浊夹瘀,唇甲紫暗,舌质暗有瘀斑者,加桃仁、丹参、赤芍以活血化瘀。

4.肺脾气虚证

主症:咳喘日久,气短,痰多稀白,胸闷腹胀,倦怠懒言,面色㿠白,食少便溏,舌淡苔白,脉细弱。

治则:补肺健脾,益气平喘。

方药:补肺汤合四君子汤加减。

加减:若痰湿偏盛,咳痰量多,加白芥子、莱菔子、苏子以降气化痰;若气虚及阳,畏寒肢冷,尿少肢肿,加附子、干姜、泽泻以温阳利水。

5.肺肾两虚证

主症:呼吸浅短难续,动则喘促更甚,声低气怯,咳嗽,痰白如沫,咯吐不利,胸闷,心悸,形寒汗出,舌质淡或紫暗,脉沉细无力或结代。

治则:补肺纳肾,降气平喘。

方药:平喘固本汤合补肺汤加减。

加减:如肺虚有寒,怕冷,痰清稀如沫者,加肉桂、干姜、钟乳石以温肺化饮;如兼阴伤,见低热,舌红少苔者,加麦冬、玉竹以养阴清热;气虚血瘀,如口唇发绀,面色黧黑者,加当归、丹参、苏木以活血通脉;如见喘脱危象,急用参附汤送服蛤蚧粉或黑锡丹补气纳肾,回阳固脱。

(二)常用中药制剂

1.补肺丸

功效:补肺益气,止咳平喘。适用于肺气不足。用法:口服,每次 1 丸,每日 2 次。

2.补肺活血胶囊

功效:益气活血,补肺固肾。适用于肺肾两虚证。用法:口服,每次 4 粒,每日 3 次。

(三)综合肺康复治疗

主要包括七个方面:健康教育,呼吸肌功能的锻炼,上下肢功能的锻炼,心理与行为辅导,营养支持治疗,氧疗,传统的功法锻炼。另外中药,针灸,按摩,穴位敷贴,食疗等也可作为综合肺康复的手段。一般6～12周的肺康复可给患者带来良好的收益。

五、预后

本病随病情发展,可出现多种并发症,如呼吸衰竭或慢性肺源性心脏病、心力衰竭等,预后较差。

六、预防与健康指导

1.预防

COPD的预防主要是避免发病的高危因素、急性加重的诱发因素,增强机体免疫力,早期发现与早期干预重于治疗。教育或劝导患者戒烟。注意气候变化,避免风寒外袭,预防感冒、流感及慢性支气管炎的发生。改善环境卫生,做好防尘、防毒、防大气污染的工作。可用冷水洗脸,以加强耐寒能力。坚持腹式及缩唇呼吸锻炼等。

2.健康指导

注意饮食卫生,少食咸甜、肥腻、辛辣食品,慎起居、适劳逸、节恼怒。加强个人劳动保护,消除及避免烟雾、粉尘和刺激气体对呼吸道的影响。可有目的地进行上下肢功能的锻炼,如哑铃操、步行、慢跑、骑自行车及太极拳等传统功法锻炼,以提高运动耐量,改善生活质量。

第七节 呼吸衰竭

呼吸衰竭是指各种原因引起的肺通气和(或)换气功能严重障碍,以致在静息状态下亦不能维持足够的气体交换,导致低氧血症伴或不伴高碳酸血症,进而引起一系列病理生理改变和相应临床表现的综合征。其临床表现缺乏特异性,明确诊断有赖于动脉血气分析:在海平面、静息状态、呼吸空气条件下,动脉血氧分压(PaO_2)<60mmHg,伴或不伴二氧化碳分压($PaCO_2$)50mmHg,并排除心内解剖分流和原发于心排出量降低等因素,可诊为呼吸衰竭。呼吸衰竭按起病缓急分为急性、慢性呼吸衰竭。

中医学无呼吸衰竭这一病名,但对其症状的描述却可上溯至先秦时代。呼吸衰竭的患者多以呼吸困难为主症,轻则呼吸费力,重则呼吸窘迫,属"喘证""痰饮""肺胀""心悸""水肿""惊厥""闭证""脱证"等多种危重症范畴,常表现为喘、厥、痉、闭、脱等特点。中医对本病的研究源远流长,正如《灵枢·五阅五使》篇说:"故肺病者、喘息鼻张";《灵枢·本藏》篇谓:"肺高则上气肩息咳";《灵枢·胀论》篇亦云:"肺胀者,虚满而喘咳。"另隋代巢元方《诸病源候论·咳逆短气候》叙述其发病机制则更为详细:"肺虚为微寒所伤则咳嗽,嗽则气还于肺间则肺胀,肺胀则气逆,而肺本虚,气为不足,复为邪所乘,壅痞不能宣畅,故咳逆短气也。"还可见于明代秦景明在《症因脉治》中亦谓:"肺胀之因,内有郁结,先伤肺气,外复感邪,肺气不得发泄,则肺胀作矣"。可见中医药治疗本病经验丰富。

本病多在肺脾肾虚的基础上感受外邪,故治疗当"急则治其标",以祛邪为主,补虚为辅。本病缓解期中医药治疗效果显著。

一、病因病机

中医学认为本病病位在肺,与脾、肾、心、肝密切相关,以肺、脾、肾、心、肝虚损为本;痰、瘀、热为标。本病的发病诱因较多,常与感受风寒或邪热、情志内伤、疲劳、食用某些食物等有关,致使气道不畅,肺气不降,引动内伏之宿痰毒热而发病。而且本病的发病常由多种疾患引起,其病因亦极为复杂,常见病因有毒热内陷、败血停凝、痰阻气道、肺脾肾虚。

(一)肺脾肾虚

肺脾肾虚为发生慢性呼吸衰竭的重要病理基础,具体有三:

(1)久咳久喘、久患痨瘵、肺胀或痰饮久羁或水饮内停,皆能进一步伤及肺气,肺气虚衰,气失所主,而发生喘促。气不得续,肺气不足,血行不畅,又可导致气虚血瘀,而发生心悸气短,面唇青紫等症。

(2)脾虚失运,聚湿生痰,上凌于肺或久咳、久喘,肺病不愈,影响及脾,脾虚失运,酿湿生痰,上干于肺,肺为痰壅,不得肃降,均可出现喘促、发绀等症。

(3)肺脾久病不愈,穷必及肾,肾虚不能制水,则水湿停聚而成痰饮,痰饮上泛于肺,肺气肃降不利,上逆而作喘。肾司气之摄纳,肾元不固,摄纳失常,则气不归元,上逆于肺,而发为喘促,动则加重,且呼多吸少。

(二)感受外邪

复感外邪是本病反复发作的主要原因。尤其是风寒或湿热之邪。肺虚病久,卫外不固,则邪易乘袭,邪犯于肺则肺气更伤,促使病情恶化。《诸病源候论·咳逆短气候》明确指出:肺胀为"肺本虚,气为不足,复为邪所乘,壅痞不能宣畅,故咳逆短气也",并有"肺虚为微寒所伤,肺虚为微热所客"等不同。同时外感势必触动内伏之痰浊,而致内外合邪,同气相召,互为关联影响,如寒痰(饮)蕴肺者易为风寒所乘,痰热郁肺者易为风热所伤;或见外寒内热、寒痰热化等错杂演变情况。从邪正的关系而言,寒痰(饮)易伤阳气,痰热易伤阴津;而阳气虚者外邪易从寒化,阴虚者外邪易于热化。

(三)痰瘀伏肺

肺系疾病日久不愈,正气虚衰。肺气亏虚,肺主治节失司,水道失于通调而聚湿为痰,脾气虚衰,水谷精微不化其津壅滞生痰,肾气虚弱,气化不利,水湿上泛而为痰饮。痰饮日久,聚于贮痰之器,肺络受阻,血行不畅,瘀渐生成,加之气为血帅,气虚则血运无力,肺虚不能助心行血,血行不利而成瘀。瘀血阻滞气机,气化不利,则进一步加重痰饮的形成,且瘀阻血脉,血不利直接化为水,故痰瘀互为因果,是外邪侵袭人体后肺心病发展过程中形成的病理产物,同时二者又作用于人体,加速疾病的发展。其中痰浊蕴结于肺而致心血瘀阻,痰瘀互结,是本病的关键。痰瘀伏肺是内邪,风寒外袭是外邪,内外合邪造成肺气大伤,而出现诸多症状。因而痰瘀伏肺是肺心病心衰的基本病机。

综上所述,本病为本虚标实、虚实夹杂,本虚是肺脾肾心肝俱虚,标实为痰饮、湿热、瘀血为患。久病肺脾肾心肝俱虚,复感外邪是本病反复发作的主要原因。病位由肺累及脾、肾、心、肝。

二、诊断

呼吸衰竭是气道阻塞,肺泡通气不足,肺内气体弥散障碍,通气/血流比例失调,静-动脉分流等导致的缺氧,伴有或不伴二氧化碳潴留,以及由此产生的酸碱平衡失调,电解质紊乱,神经精神障碍与心力衰竭,临床病情以呼吸困难、发绀、神志障碍为主要表现。

(一)症状与体征

1.呼吸

急性呼衰常为端坐气急,烦闷异常,张口抬肩,呼吸常为深大而急促,如出现呼吸浅慢,节律不整,呼吸停顿常为呼吸中枢受累表现。慢性呼衰则呼吸常浅快,"三凹征"阳性,常取端坐或跪卧,胸腹式交替呼吸,胸腹矛盾呼吸[胡佛征(Hoover 征)]阳性。

临床常见慢性阻塞性肺病,膈肌下降,收缩无力,吸气时由于胸腔负压,膈肌反向移动,致腹壁内陷,呼气时腹壁外凸,提示膈肌疲劳、膈肌萎缩、无力,当伴有 CO_2 潴留(呼吸性酸中毒,呼酸)时则呼吸改变为:$PaCO_2 > 6kPa(45mmHg)$、$< 8kPa(60mmHg)$,呼酸越重,呼吸越深大,呈正相关。但 $PaCO_2 > 8kPa$ 则呼吸不再深大,$PaCO_2 > 10.7kPa(80mmHg)$ 则转为呼吸抑制(CO_2 麻醉状态),故呼酸程度不同时其呼吸征象不同。

2.发绀

皮肤、黏膜因缺氧而苍白,随缺氧加重,唇舌、趾指由红润变为黯红,急性呼衰唇舌多为红绛、黯红色,慢性呼衰则多为黯紫色,称为发绀。此时动脉血还原血红蛋白 $\geq 5g/dL$,故伴有贫血,则发绀可不明显。Ⅱ型呼衰由于 CO_2 潴留致皮肤潮红、多汗、结膜充血、水肿、四肢多温可和发绀并存。

3.神志障碍

由于脑组织耗氧量大,急性呼衰多伴有神志障碍。当 $PaO_2 < 8kPa(60mmHg)$ 时,急性呼衰多因急性脑缺氧而表现烦躁、无意识的活动,甚至狂躁。重度缺氧可引起脑水肿,颅内压升高,如 $PaO_2 < 2.67kPa(20mmHg)$ 脑细胞不能摄氧,可发生不可逆性损害。慢性呼衰患者由于适应和代偿,PaO_2 多在 $\leq 4.67 \sim 5.3kPa(35 \sim 40mmHg)$ 出现意识障碍,如有 CO_2 潴留($PaCO_2 > 8kPa$ 时,多有神志障碍),其临床多表现嗜睡、昏睡、多语、答非所问等。

4.体征

低氧、高碳酸血症,并发感染、充血性心衰均可使心率增快,急性缺氧 $4 \sim 8kPa(30 \sim 60mmHg)$,慢性缺氧 $2.67 \sim 5.33kPa(20 \sim 40mmHg)$ 可致心律失常,低于 $2.67kPa$ 可致心搏骤停。CO_2 潴留常可使血压上升、脉压增大,严重低氧血症可使血压下降,甚至出现休克。由 COPD 引起的慢性呼吸衰竭患者胸部查体,可见肋间隙增宽,桶状胸,呼吸动度减弱,叩过清音,呼吸音减低,双肺低调或(和)高调干啰音,肺底湿啰音。急性呼吸衰竭者多有原发病的体征特点。

5.床边简易监护方法

(1)血氧:取动脉血(勿进气泡)肉眼观测,若动脉血颜色黯于正常动脉血,红于正常静脉血,示轻度缺氧[约 $8kPa(60mmHg)$],提示肺功能不良;若动脉血色和正常静脉血一样,示重度缺氧[约 5.3kPa（40mmHg）]，提示预后不良。取静脉血（勿进气泡）肉眼观测，静脉血与正常静脉血颜色相似，提示心功能好，组织供氧好。若静脉血明显黯于正常静脉血，则示心功能不良或周围循环衰竭，组织明显缺氧。

（2）尿量：饮水不足则尿量少，饮水多则尿量多，是由于血浆渗透压中枢调节抗利尿激素（ADH）分泌所致，由于慢性呼吸系统疾病导致胸膜腔内压升高，回心血量减少，低血压、脱水等病情更严重时，可促使 ADH 分泌增高，而使尿量减少。另外，尿液量还受循环功能影响，心衰、休克时肾灌注量减少而尿量减少，循环改善后则尿量增加。尿量也受肾功能影响，肾功能差时尿少，且尿比重固定，血糖、电解质也能影响尿量，呼吸衰竭时病情复杂，故应全面考虑。

（3）指氧仪：是一种简易的经皮血氧饱和度测定，可判断缺氧程度，当 pH 正常、PaO_2 60mmHg 以上时 SaO_2 为 90%，故常以 SaO_2 90% 作为判断病情好转或恶化的检测标准。

（二）临床监测及实验室检查

1.反映血氧状况的有关指标

（1）动脉血氧分压（PaO_2）：指动脉血液内混合气总压力中氧单独所占的压力，在接近海平面地区，吸空气时正常值为 10.7～13.3kPa（80～100mmHg），通常随年龄增加而下降，75 岁健康人 PaO_2 可低至 9.33～10.0kPa（70～75mmHg）。PaO_2 是反映动脉血氧的敏感指标，可作为低氧血症分级依据。轻度缺氧 PaO_2 6.67～8.53kPa（50～64mmHg），中度缺氧 PaO_2 5.3～6.53kPa（40～49mmHg），重度缺氧 PaO_2≤5.3kPa（40mmHg 以下）。

（2）动脉血氧饱和度（SaO_2）：血红蛋白能够结合氧的最大量称为氧容量。血红蛋白实际结合氧的量称为血红蛋白氧含量，它所占氧容量的百分数即为血红蛋白氧饱和度（简称血氧饱和度）。正常人 SaO_2 为 95.5%～98.0%，从氧的解离曲线可看出，轻度缺氧时血氧饱和度的变化幅度极小，直至氧分压降低到氧解离曲线陡直部分时才急剧下降，因此，SaO_2 能敏感地反映中度或重度缺氧但不能敏感反映轻度缺氧的程度。

（3）动脉血氧含量（CaO_2）：指血液中氧的总量，包括血红蛋白的氧含量和血液物理溶解的氧量。CaO_2 除与 SaO_2 有关外，与血红蛋白（Hb）的多寡更有直接关系，如 Hb 11g% 时其结合氧量为 11×1.34（每克 Hb 结合 1.34mL O_2）×0.95（SaO_2%）=14.003mL，再加上游离氧 95×0.003（PaO_2×0.003）=0.285mL，故每百毫升血含氧 14.288mL，仅相当于静脉血氧含量，而 Hb 15g% 则 CaO_2 为 19.38mL，故贫血时有低氧血症。血红蛋白和 SaO_2 均正常者，CaO_2 约 20mL%，CaO_2 下降可造成组织缺氧。

（4）血氧饱和度 50% 时氧分压（P50）：正常值为 3.55kPa（26.6mmHg）。P50 是反映氧解离曲线的位置，也就是反映血红蛋白亲和力增减的一种方法。P50 大于正常值表示氧解离曲线右移，血红蛋白在肺毛细血管中氧合不全，但向组织放氧增加，具有代偿意义。P50 小于正常值说明氧解离曲线左移，虽有利于肺部氧和血红蛋白结合，但妨碍氧在组织中的释放，若患者有低氧血症，则 P50 的减低会加重组织缺氧。

2.反映肺通气状况的指标

（1）动脉二氧化碳分压（$PaCO_2$）：指动脉血混合气总压力中二氧化碳单独所占的压力，不受年龄影响，正常值 4.67～6.0kPa（35～45mmHg）。$PaCO_2$ 的高低与肺泡通气量成反比，在肺泡通气量 4L/min 之前尤其如此，因此测定 $PaCO_2$ 是临床评价肺通气状态最简单、最确实的指标。

(2)潮气量及肺活量:潮气量正常值约为 10mL/kg,肺活量正常值女性为(3 000±400)mL,男性为(4 000±600)mL,当潮气量小于 5mL/kg,肺活量低于 15mL/kg,应给予辅助呼吸。监测通气量能较早发现由于通气障碍所致的血气变化,使用呼吸流量流速仪床边测定,如每分钟最大肺泡通气量不足 4L[肺泡通气量=(潮气量-无效腔量)×呼吸次数/分],会在静息下出现低氧血症和高碳酸血症。

(3)生理无效腔与潮气量的比值(VD/VT):应用何氏气体分析仪或红外线光谱仪测呼出气的 CO_2 浓度($PECO_2$),再计算出呼出气的 PCO_2($PECO_2$),用重复呼吸法测肺泡 CO_2 浓度($FACO_2$),再计算出肺泡 PCO_2($PACO_2$),则 VD/VT=($PACO_2$-$PECO_2$)/$PACO_2$,正常 VD/VT 为 0.33~0.45,当>0.6 需机械通气。

(4)肺顺应性:系指单位压力所引起的肺容量变化。正常全胸肺顺应性为 $0.1L/cmH_2O$,计算公式:肺顺应性=潮气量÷(最大吸气压-呼气终末压),正常为 $0.2L/cmH_2O$。由于食管内压测定较难,一般多采用胸肺顺应性,使用呼吸机患者,给予不同的潮气量,气道内压力峰值随潮气量的增加而上升,可获得顺应性曲线,由于呼吸动作连续,反映为动态胸肺顺应性。在气流停止时所得的为静态顺应性。当肺水肿、肺不张、肺炎、肺纤维化,肺表面活性物质减少时,肺顺应性降低,使动态静态曲线均右移,如仅动态曲线右移,提示气道阻力增加,见于支气管痉挛或分泌物潴留等。未用呼吸机的呼衰患者可通过呼吸次数、潮气量、肺活量的测定来估价通气能力。

(5)呼吸肌功能测定:应用单向活瓣测定最大吸气压(PI_{max})和最大呼气压(PE_{max})以评价呼吸肌功能,男 PI_{max} 最低值 7.25kPa,PE_{max} 最低值 9.67kPa;女 PI_{max} 最低值 4.84kPa,PE_{max} 最低值 7.74kPa。PI_{max} 小于最低值的 30% 易出现呼衰或需辅助呼吸,并为机械通气能否撤机的指标。而 PE_{max} 可评价咯痰能力的指标,两指标亦可评价呼吸肌疲劳。

3.反映组织供氧状况的指标

(1)混合静脉血氧分压(PvO_2):PvO_2 可判断输送氧和组织供氧,因为 PvO_2 是测定动脉血经组织细胞代谢后,由静脉回入右心形成的混合静脉血的 PO_2(PvO_2),正常 PvO_2(mmHg)=45.6-0.19×年龄(岁)±2.8,PvO_2 降低可判断组织细胞缺氧,亦可提示心功能差。由于此测定需行心导管故应用不广泛,亦可按简易公式推算:PvO_2(mmHg)=1.032 5PvO_2-0.898,其和心导管测定值(r=0.915)呈高度相关,而为临床实用。

(2)动脉血乳酸:正常值 0.4~1.3mmol/L,当持续大于 5mmol/L,血 pH 常小于 7.25,可诊断高乳酸血症和组织缺氧指标。另外,乳酸/丙酮酸大于 9~15 为组织缺氧,有人也观察到 PvO_2 在 28mmHg 以下时,绝大多数病例有高乳酸血症,且均死亡。临床上亦可用阴离子间隙(AG)来判断,当增大到 25~45mmol/L 可考虑为血乳酸增高[Na^+ + K^+ - (Cl^- + HCO_3^-)=AG]。

4.反映肺内分流的指标

(1)静脉-动脉分流:当静脉血流经通气不良的肺泡,不能有效动脉化,与已动脉化的血相混则形成动-静脉分流,一般以分流量和心排出量之比(Qs/Qt)表示,正常(3.65±1.69)%,如肺疾病(如肺不张等肺泡通气不良)而致静-动脉分流增加。

(2)氧合指数(PO_2/FiO_2)：用以判断肺换气功能,氧合指数的正常值＞400,如 ARDS 患者急性呼衰的诊断标准中氧合指数≤26.7kPa(200mmHg),以往特发性肺间质纤维化急性加重(AE-IPF)患者急性呼衰的诊断标准中氧合指数≤30kPa(225mmHg),均表示肺内分流量增加。

(3)肺内分流和解剖分流：静息状态成人每分钟肺通气(V)4L,和肺循环(Q)量 5L,V/Q＝0.8。如呼吸病变使 V 降低则不能使流过肺血液的 Hb 充分氧合,应属右至左的分流,此时 PaO_2 降低,而有 $P_{A-a}O_2$ 增大。此时如吸纯氧 20 分钟可使 $P_{A-a}O_2$ 值恢复,称为肺内分流;如吸纯氧后 $P_{A-a}O_2$ 仍高则属解剖分流,正常人分流量 3％～5％以下,故吸纯氧后 $P_{A-a}O_2$ 不应超过 16×5＝80mmHg,故超过 80mmHg 应属解剖分流。可帮助鉴别低氧血症是否原发于肺疾病,以及分流的程度。

5.反映酸、碱、水电解质失衡的实验指标及判定方法

(1)动脉血二氧化碳分压($PaCO_2$)：$PaCO_2$ 值可反映呼吸性因素对酸、碱的影响,$PaCO_2$＞45mmHg 为呼吸性酸中毒,$PaCO_2$＜35mmHg 为呼吸性碱中毒。

(2)碳酸氢离子(HCO_3^-)：表示血浆中 CO_2 的结合形式,占 CO_2 总量的95％,代表了体内缓冲碱的一个重要部分。实际测得血 HCO_3^- 的量称为实际碳酸氢(AB),在 38℃,PCO_2 5.3kPa,SaO_2 100％条件下测得血浆中所含 HCO_3^- 的量称为标准碳酸氢(SB)。SB 排除了呼吸因素,健康者 SB 近于 AB,正常值为 21～27mmol/L,平均值为 24mmol/L。AB＜SB,提示呼碱;AB＞SB 提示有 CO_2 潴留;AB＝SB 均低于正常为代酸,均高于正常为代碱。

(3)二氧化碳结合力(CO_2CP)：表示在 PCO_2 5.3kPa 下,25℃时血清、血浆或全血所能结合的 CO_2 量,正常值为(50～70)vol％或 22～31mmol/L,受呼吸和代谢因素的影响。CO_2CP 减低提示代酸或呼碱;CO_2CP 升高提示代碱或呼酸。

(4)缓冲碱(BB)：代表具有抗酸能力的一组阴离子,在血浆中的 BB,主要是 HCO_3^- (24mmol/L)和血浆蛋白(17mmol/L),正常值为 41mmol/L;全血 BB 还包括血红蛋白(6.3mmol/L),及少量磷酸盐(1mmol/L),正常值 48.3mmol/L。由于 BB 含量受电解质、pH 及血红蛋白的影响,所以又以标准条件(pH 7.40、PCO_2 5.3kPa)气体平衡后,测得血浆或全血的缓冲碱值称为正常缓冲碱(NBB)。BB 增高为代碱,降低为代酸。

(5)剩余碱(BE)：是实际 BB 与正常 BB 的差数。在 38℃,PCO_2 5.3kPa 条件下,使 1L 血液 pH 滴定至 7.4 时所需的酸或碱量的毫摩尔量,用酸滴定者为正常值,代表剩余碱;用碱滴定者为负值,代表缺失碱,正常值为±3mmol/L。BE＞3 为代碱,＜3 为代酸。

(6)酸碱度(pH)：指溶液内氢离子浓度的负对数,血流 pH 实际上是指没有分离血细胞的血浆 pH。正常值为 7.35～7.45,平均值为 7.40。pH 最大范围为 6.8～7.9,超出这个范围生命就不生存。

(7)呼吸性酸碱紊乱的判定：呼吸性酸碱的改变主要是 H_2CO_3(H_2CO_3＝CO_2＋H_2O,亦＝PaO_2×0.03),阻塞性通气功能减退引起体内 CO_2 潴留,使 H_2CO_3 上升,HCO_3^-/H_2CO_3 比值小于 20,称为呼酸;如呼吸过度引起体内 CO_2 排出过多(如肺间质纤维化、肺水肿等)则使 H_2CO_3 减少,使 HCO_3^-/H_2CO_3 的比值大于 20,称为呼碱。在呼酸或呼碱发生后,肾脏即通过 HCO_3^- 吸收和排泌使 HCO_3^-/H_2CO_3 比值逐步恢复到 20,当 HCO_3^-/H_2CO_3 已有恢复,尚

未达到 20 时,称为部分代偿,已达到 20 则称为完全代偿。部分代偿和完全代偿已有 HCO_3^- 的升高,称为慢性代偿性呼酸;如呼酸发生时间尚短,尚未能代偿时称为急性呼酸。一般肾脏代偿时间,2～4 天部分代偿,5～7 天完全代偿。呼碱则相反,由于 H_2CO_3 呼出过多,使 $HCO_3^-/H_2CO_3>20$,亦有肾脏代偿排出 HCO_3^-,发生部分、完全代偿和急、慢性呼碱。呼碱时常有呼吸浅而减少,CO_2 排出,使 HCO_3^-/H_2CO_3 恢复。呼吸性酸、碱紊乱常并有代谢性酸、碱紊乱,构成二重性,甚至三重性,其判断应依据以下几点:

1)判定合并代碱:

A.实测 HCO_3^-＞预计 HCO_3^-。

B.实测 HCO_3^-＞40mmol/L。

C.潜在 HCO_3^-＞预计 HCO_3^-。

有以上三项之一即为合并代碱。

2)判定合并代酸

A.AG[血 $Na^+-(Cl^-+HCO_3^-)$]＞16mmol/L。

B.实测 HCO_3^-＜预计 HCO_3^-。

有此两项之一即为合并代酸。

注:潜在 HCO_3^-＝实测 $HCO_3^-+\Delta AG(\Delta AG=AG-16)$。预计 HCO_3^- 的计算公式:

急性呼酸 HCO_3^- 预计值(mmol/L)＝[24.7×PCO_2(mmHg)]÷[0.77×PCO_2(mmHg)＋8]

慢性呼酸 HCO_3^- 预计值(mmol/L)＝[24.7×PCO_2(mmHg)]÷[0.3×PCO_2(mmHg)＋26.8]

C.急性呼碱 HCO_3^- 预计值(mmol/L)＝24-0.2[40-PCO_2(mmHg)]

D.慢性呼碱 HCO_3^- 预计值(mmol/L)＝24-0.5[40-PCO_2(mmHg)]

(8)血清解解质测定:呼吸衰竭常伴有酸、碱失衡及水、电解质的紊乱,酸、碱失衡与电解质之间有相互影响的关系。血清钾正常值增高见于肾衰、酸中毒及补钾过多,降低见于应用利尿剂、激素及碱中毒。血清钠正常值增高见于高钠饮食及大量肾皮质激素的应用等。降低见于非钠高渗液应用、低钠饮食及利尿剂应用、大汗、呕吐及泄泻、抗利尿激素(ADH)分泌过多。尿钠排出不减少(＞20～30mmol/L)。血清氯化物正常值增高见于呼碱及代酸,降低见于呼酸及代碱。血清钙(正常值 2.2～2.7mmol/L)碱中毒时可降低。血清镁(正常值 0.8～1.2mmol/L)利尿剂及糖皮质激素长期应用可使其降低。

6.其他

(1)血红蛋白(Hb):长期慢性缺氧患者因继发性红细胞增多而常常增高。

(2)白细胞计数及分类(WBC＋DC):呼衰时并有肺部感染时,革兰阳性球菌感染,WBC计数常增高,N(中性粒细胞)多在 80％以上,严重时有核左移或细胞质内中毒性颗粒;而革兰阴性杆菌感染,WBC 则可正常、降低或增高。老年患者感染,WBC 总数可不高或减低,但常有中性粒细胞升高。

(3)痰液检查:痰量增多,特别是黄色或黄绿色脓性痰,常是感染严重,涂片做革兰染色检查,有时可初步判断病原菌,但应做痰培养,同时做药敏测定,作为选用抗生素的依据。

(4)X 线检查:床边摄片可判断呼吸衰竭患者的病因。如 ARDS、左心衰竭及肺部炎症、肺间质纤维化等均有其 X 线特征。

7.急性呼吸窘迫综合征(ARDS)诊断标准

ARDS 为临床较常见的急性呼衰的一种类型,其诊断标准:

(1)具有可引起 ARDS 的原发疾病:包括肺部疾病如误吸、重症肺部感染(包括流感病毒与肺包虫病等);肺外伤、栓塞(脂肪或羊水)和毒类气体吸入(光气与烟雾等);肺外疾病如外伤、败血症、各种原因的休克、体外循环、大量输库存血、急性胰腺炎、DIC 以及长期高浓度氧($>70\%$)吸入等。

(2)呼吸系统症状:呼吸频数(>28 次/min)或呼吸窘迫。

(3)血气分析:低氧血症,$PaO_2/FiO_2 < 26.7kPa(200mmHg)$。

(4)胸部 X 线征象:包括肺纹理增多,边缘模糊影或大片阴影等肺间质或肺泡性病变。

(5)排除慢性肺疾病和左心衰竭。

凡具备以上(4)项或(1)(2)(3)(5)项者可诊断。

三、鉴别诊断

(一)水电解质失衡引起的神志异常

1.低钠血症

有钠摄入不足或排出过多致低钠血症的病史,表现倦怠、头晕、厌食、定向力消失、视物模糊、肌肉痉挛,需和肺性脑病鉴别,肺性脑病则有 PaO_2 下降、PCO_2 升高,但两病也可并存。

2.低氯血症

有氯摄入不足或排出过多致低氯血症,血氯降低常合并有 HCO_3 升高,即低氯碱中毒。再有躁动不安或多语、神志模糊、错乱等低氯临床表现需和肺性脑病鉴别,飞行脑病则有 PaO_2 降低和 $PaCO_2$ 升高,但两病亦可并存。

(二)脑血管病

脑血管病伴意识障碍者,尤其原有 COPD 患者,常需和肺性脑病鉴别,肺性脑病均有 PaO_2 降低、$PaCO_2$ 升高,故可鉴别,但两病可并存。

(三)心源性哮喘

有心脏病史,可因劳累引起,大多有夜间突然发作者性呼吸困难、憋喘,呈端坐体位,肺听诊哮鸣音、水泡音,血气分析 PaO_2 下降,但 $PaCO_2$ 正常或降低,心电图有 ST-T 改变,心脏 B 超检查可做鉴别。

(四)与其他内科常见病昏迷鉴别

如肝昏迷有肝病史,A/G 比例失调、腹水等,尿毒症有肾病史,BUN、肌酐明显升高,糖尿病昏迷有血糖、酮体增高等。

四、合并症

呼吸衰竭是以呼吸功能严重障碍所致 PaO_2 降低、$PaCO_2$ 增高的临床综合征,常常合并以下病症。

（一）低氧血症

严重低氧血症可致中枢神经、循环、肝、肾等功能不全或衰竭，常为主要死亡原因。

（二）呼吸性酸、碱紊乱

由于呼吸功能障碍引起呼吸性酸、碱紊乱，常并有代谢性和多重性酸、碱紊乱，表现为呼吸、神志、精神的改变及 pH、CO_2CP、HCO_3、CO_2 的改变。

（三）肺性脑病

慢性呼吸道疾病最常见的是慢支、慢阻肺、肺心病引起的慢性 Ⅱ 型呼衰，严重时可表现精神及神经系统障碍、脑疝，其发病除低氧损及脑组织外，CO_2 潴留为关键，急性 CO_2 潴留致脑脊液 pH（CSF-pH）降低所致。正常 CSF-pH 为 7.311 ± 0.026，当 CSF-pH<7.259 则引起意识障碍，即肺性脑病，此时观察脑电图出现慢波。

（四）低渗血症

由于低盐饮食，发热、出汗及利尿剂、肾上腺皮质激素的应用，可导致血电解质含量减少而引起晶体渗透压降低，且呼衰患者又易发生抗利尿激素分泌增高，致水潴留而引起晶体稀释性减少，均能发生低渗血症（血浆渗透压低于 $280mOsm/L$）。

（五）消化道出血

慢性呼衰并发上消化道出血多是由胃肠道严重缺氧引起，亦为常见病死原因。其临床特点为顽固性腹胀、呕血、黑便，血气分析有重度低氧血症。

（六）DIC

多见于重度呼衰，由于缺氧、感染、酸中毒引起，特点是有多系统出血倾向，实验室检查血小板计数低于 $100\times10^9/L$，凝血酶原时间延长 3 秒以上，纤维蛋白原定量 $2g/L$ 以下，鱼精蛋白副凝试验阳性（3P 试验阳性）。

五、治 疗

（一）辨证分型治疗

1.急性呼吸衰竭

（1）痰热壅盛：

主症：喘促气急，喉间痰鸣，痰稠且黄，发热口渴，烦躁不安，时有抽风，口干，舌质红、苔黄厚，脉滑数。

治则：清肺化痰平喘。

方药：清热化痰汤加减（苇茎、薏苡仁、冬瓜仁、麻黄、杏仁、生石膏、甘草、连翘、黄芩、桔梗、鱼腥草）。

加减：热甚者，加黄连、栀子以加强清肺泄热祛湿之力；喘甚者，加葶苈子以助泄肺平喘之力；夹瘀者，加桃仁以化痰通瘀，痰瘀去而喘促可平。

（2）热犯心包：

主症：喘促气急，高热夜甚，谵语神昏，心烦不寐，口干甚渴，舌质红绛，脉细数。

治则：清心开窍。

方药:清营汤加减(水牛角、黄连、生地黄、麦门冬、玄参、丹参、金银花、连翘、郁金、石菖蒲)。

加减:毒热盛者,加黄芩、栀子以加强清心营邪之力;喘甚者,加瓜蒌皮、桑白皮以加强清热祛痰之力;昏迷者,加安宫牛黄丸、至宝丹以加强清热除痰开窍之力;抽搐者,加钩藤、全蝎、蜈蚣以加强祛风、镇痉之功效。

(3)阳明腑实:

主症:发热不恶寒,喘促气憋,腹胀满痛,大便秘结,小便短赤,舌苔黄燥,脉洪数。

治则:清热宣肺泻下。

方药:黄鱼承气汤加减(大黄、枳实、厚朴、芒硝、黄芩、鱼腥草)。

加减:痰热壅盛者加冬瓜仁、瓜蒌皮、金银花、桑白皮清热解毒祛痰;热邪炽盛者加生石膏、知母、黄连助大黄清解三焦邪热之力;皮下出血或瘀斑或胃内抽出咖啡色液体者,加赤勺、桃仁、三七末以活血化瘀止血。

(4)气阴两竭:

症候特点:呼吸微弱,间断不续或叹气样呼吸,时有抽搐,神志昏沉,精神萎靡,汗出如油,舌红无苔,脉虚细数。

治则:益气养阴固脱。

方药:生脉散合炙甘草汤加减(西洋参、麦门冬、生地黄、阿胶、五味子、黄芪、山药、生牡蛎、炙甘草)。

加减:大汗淋漓,汗出如洗者加龙骨、牡蛎、白芍药以加强益气固脱之力;阳脱者,加熟附子、肉桂以加强回阳救脱之力;暴喘下脱,肢厥滑泻者,加黑锡丹以止泄固脱平喘。

2.慢性呼吸衰竭

(1)呼吸功能不全:

1)肺气虚弱,痰瘀互结:

主症:呼吸不畅,喘促短气,喉间痰鸣如锯,语言无力,咳声低微,自汗畏风,口唇青紫或感咽喉不利,口干面红,舌质淡胖、苔白腻,脉细滑。

治则:补益肺气,涤痰祛瘀。

方药:生脉散合三子养亲汤加减(人参、黄芪、麦门冬、五味子、白芥子、苏子、莱菔子、紫菀、款冬、桔梗、川贝母、川芎、甘草)。

加减:兼有阴虚者,加沙参、玉竹以润肺生津;脾虚有寒,吐痰清稀,形寒肢冷者,加干姜、吴茱萸协同人参、黄芪温中回阳救逆。

2)肺脾阳虚,痰瘀内阻:

主症:喘促气急,咳嗽痰多,脘腹胀闷,肢体困重,口淡不渴,纳呆便溏,口唇青紫,舌淡胖、苔白滑,脉濡弱。

治则:温脾渗湿,化痰行瘀。

方药:苓桂术甘汤加减(党参、茯苓、白术、炙甘草、法半夏、陈皮、桂枝、干姜、赤勺、桃仁)。

加减:气虚甚者,加黄芪、玉竹补益中气,养肺润燥;咳嗽痰多者,加薏苡仁、紫菀加强化痰止咳之力;喘甚者,加苏子、白芥子加强肃肺平喘之力。

3）肺肾阴虚，痰郁化热：

主症：呼吸浅促急迫，动则喘甚，痰多色黄，口唇、指甲发绀，耳鸣，腰酸，口干，心烦，手足心热，尿黄，舌质红，脉细数。

治则：滋肾纳气，清热化痰行瘀。

方药：七味都气丸加减（熟地黄、山药、山茱萸、瓜蒌皮、浙贝母、川芎、丹参、牡丹皮、五味子、枸杞子、胡桃肉）。

加减：喘促较甚者，合用参蛤散，以加强益气平喘之力；虚火明显者，加知母、黄柏以加强滋阴降火之力；兼肺阴虚者，合用生脉散以加强润肺养阴之力。

4）肾阳虚衰，痰瘀泛滥：

主症：喘促日久，呼多吸少，心悸气短，动则喘促更甚，汗出肢冷，面青唇黯，精神疲惫，时有下肢或颜面水肿，舌质淡胖、苔白腻，脉沉弱无力。

治则：温肾纳气，祛瘀利水。

方药：金匮肾气丸合真武汤加减（熟地黄、山药、山茱萸、茯苓、泽泻、牡丹皮、熟附子、肉桂、白芍药、白术、丹参）。

加减：肺气虚者，加党参、黄芪以加强温阳益气之力；稍动则喘者，加沉香、枳壳以加强下气平喘之力；痰多者，加白芥子、苏子以加强祛痰、化痰平喘之力。舌质青紫，用赤芍药加强活血消瘀之力。

（2）肺性脑病：

1）痰迷心窍：

主症：嗜睡，蒙眬，甚至昏迷，气促痰鸣，痰涎清稀，舌紫黯、苔白腻，脉细滑。

治则：涤痰开窍。

方药：导痰汤加减（法半夏、陈皮、茯苓、枳实、竹茹、制南星、川贝母、石菖蒲、郁金、甘草）。

加减：湿盛者，加苍术、薏苡仁以加强燥湿祛痰之力；痰多者，加桔梗、川贝母以加强祛痰化痰之力；水肿尿少者，加猪苓、泽泻、沉香、琥珀末以加强益肾利水，温中降气之力。

2）痰火扰心：

主症：神昏谵语，躁动不安，痰黄而稠，呼吸气粗，大便秘结，舌苔黄厚而腻，脉滑数有力。

治则：清热涤痰。

方药：礞石滚痰丸加减（礞石、茯苓、大黄、黄芩、黄连、栀子、制南星、石菖蒲、郁金）。

加减：痰多者，加桔梗、川贝母以加强祛痰化痰之力；痰郁而化热，热象重者，加连翘、鱼腥草以加强清除邪热之力；痰火扰心，夜烦不寐者，加生地黄、夜交藤以加强滋阴降火，除烦静心之功力。

3）肝风内动：

主症：肌肉颤动，手足抽搐，甚至癫痫发作，气粗痰黄，手颤动，舌苔黄腻，脉弦数。

治则：平肝熄风，清热涤痰。

方药：止痉散合清气化痰丸加减（全蝎、蜈蚣、白僵蚕、陈皮、杏仁、枳实、黄芩、瓜蒌仁、制南星、法半夏）。

加减：痰热甚者，加竹茹、黛蛤粉以加强清热化痰之力；神昏谵语者，加石菖蒲、郁金祛痰开窍,醒神;大便秘结者,加大黄、火麻仁通腑泄热。

4)元阳欲脱:

主症:神志昏迷,面唇青黯,气息微弱,汗出如油,四肢厥冷,舌质淡胖,脉微欲绝。

治则:回阳救逆。

方药:人参四逆汤加减(人参、熟附子、干姜、肉桂、甘草)。

加减:气虚甚者,加黄芪、玉竹以加强益气回阳之力;汗出多者,加龙骨、牡蛎、白芍药固涩止汗;发绀明显者,加丹参、川芎以加强行气活血祛瘀之力。

(二)中成药治疗

1.百令胶囊

补肺肾,益精气,适用于呼吸衰竭肺肾两虚者。每次 5～10 粒,每天 3 次,口服,疗程 8 周。

2.痰热清注射液

20mL 加入 5％葡萄糖注射液 250mL 静脉滴注,每日 1 次,用于急慢性呼吸衰竭伴有黄痰者,痰蒙清窍者更适用。

3.参附注射液

20mL 或参芪注射液 20mL 加入 5％葡萄糖注射液 20mL 或 0.9％生理盐水 20mL,静脉推注,用于呼吸衰竭伴有阳虚者。

4.生脉注射液

20～40mL 加入 5％葡萄糖注射液 250mL 静脉滴注,每日 1 次,治疗呼吸衰竭气阴两虚型。

5.复方丹参注射液

30mL 加入 5％葡萄糖注射液 250mL 静脉滴注,每日 1 次,7～14 天为 1 个疗程,适用于呼吸衰竭伴有血瘀者。

(三)古今效验方治疗

1.清肺化痰汤

组方:桑白皮 20g,黄芩 15g,鱼腥草 40g,瓜蒌皮 15g,瓜蒌子 6g,川贝母 10g,杏仁 10g,苏子 10g,制半夏 10g,茯苓 20g,炙甘草 6g,苦杏仁 15g。

服法:水煎服。

功效:清热化痰,止咳平喘。用于呼吸衰竭证属痰热壅肺者。

2.利金汤

组方:党参 10g,黄芪 15g,蛤蚧 5g,麦冬 10g,五味子 3g,白术 10g,茯苓 10g,陈皮 6g,制半夏 10g,紫菀 10g,防风 6g,甘草 6g。

服法:水煎服。

功效:补肺健脾,止咳化痰。用于呼吸衰竭肺脾两虚者。

3.黄鱼承气汤

组方:大黄 15g(后下),枳实 15g,厚朴 15g,芒硝 9g(冲服),黄芩 15g,鱼腥草 30g。

服法:水煎服。

功效:清热祛湿,通腑攻里。适用于邪热壅盛型呼吸衰竭者。

4.参蛤麻杏膏

组方:生晒人参 60g(如用党参,剂量加倍),蛤蚧两对,麻黄(去节)60g,杏仁 100g,炙甘草 50g,生姜 60g,红枣(去核)120g,白果肉 20 枚。

服法:将生晒参另煎,收膏时冲入,蛤蚧去头足研末冲入收膏,余药加水浸泡一宿,浓煎 3 次,去渣,滤取 3 次清汁再浓缩,加入冰糖 500g 收膏,装瓶备用。每日早晚各一食匙,开水冲服。不分男女老幼,常年均可服用。

功效:补肺脾肾气,纳气定喘,宣肺化痰。适用于邪盛正虚型呼吸衰竭者。

5.附苓汤

组方:熟附子 20g,白术 15g,白芍药 15g,猪苓 30g,茯苓 30g,党参 30g,麦冬 30g,芦根 30g,鱼腥草 30g,乌药 12g,丹参 20g。

服法:水煎服。

功效:温阳利水祛瘀,清热豁痰平喘。适用于呼吸衰竭之阳虚痰湿型,有肺源性心脏病呼吸衰竭并心力衰竭者。

6.皱肺五紫汤

组方:人参 6g(或党参 15g),桂枝 9g,五味子 9g,杏仁 10g,款冬花 12g,苏子 12g,紫菀 12g,丹参 15g,沉香 3g,紫石英 15g。

服法:水煎服。

功效:益肺敛气,化痰,祛瘀,平喘。用于肺肾两虚,并有气虚血瘀症者。

7.葶苈五味汤

组方:葶苈子 12g,五味子 20g,附子 5g,赤芍药 5g,白术 5g,干姜 10g,茯苓 25g,益母草 50g。

服法:水煎服。

功效:泻肺利水平喘,温中回阳化痰,兼以活血利气。适用于阳虚水泛型呼吸衰竭。

8.补肾平喘汤

组方:太子参 30g,麦冬 10g,陈皮 10g,姜半夏 10g,炒苏子 15g,地龙 15g,补骨脂 10g,灵磁石 30g,乌梅肉 15g,胎盘 6g,桃仁 10g。

服法:水煎服。

功效:适用于气阴两虚型呼吸衰竭。

(四)外治

1.针灸疗法

选穴:针刺大椎、风门、素髎、人中、肺俞。

操作:点刺,不留针,起针后加火罐。痰多气壅者,加天突、膻中、丰隆。喘而欲脱者,加内关、三阴交,急灸气海、关元穴。

另外肺衰属邪实内闭者,可选人中、素髎、涌泉、人迎、内关、合谷等穴,针刺用泻法。或三棱针点刺十宣放血。肺衰属脏真耗散者,可选百会、关元、气海、神阙、涌泉、绝骨、太冲、足三里等穴,针刺用补法并配合温灸。还可取足三里、人中、肺俞、会阴等穴,中强刺激,反复施针。

2.耳针疗法

取耳穴的脑、交感、肺、皮质下、肾等，先用毫针捻转数分钟，待病情缓解后再行单耳或双耳埋针 24～48 小时，隔日更换。

3.电针疗法

可针鼻区素髎、耳区肾上腺为一组，内关、太冲为一组，两组四穴同时选用，穴位左右以体位方便而定，频率及电流视病情及个体反应而定。用于治疗呼吸衰竭实证昏迷患者。

4.穴位注射

选穴：大椎、足三里、肺俞。

操作：穴位定位后，用一次性 5mL 注射器套 5 号针头，抽取核酪注射液 5mL，在穴位局部行常规消毒后，右手持注射器对准穴位，快速刺入皮下，然后将针缓慢推进（肺俞穴斜刺，足三里和大椎穴直刺），达到一定深度后产生得气感应，回抽针筒无回血，便可将药液注入，每穴注入 1mL。每周 2 次，连用 3 个月。

5.穴位敷贴

选穴：肺俞、脾俞、足三里、定喘、肾俞，痰多加丰隆。

操作：白芥子、延胡索各 20g，甘遂、细辛、半夏各 10g，共为末，加麝香 0.5g，和匀，在夏季三伏天和冬季三九寒，分 3 次，用姜汁调。选穴后用酒精擦去皮肤油脂，将药物置于穴位上，用胶布固定，4～6 小时弃之，每 10 日敷一次，若患者不能耐受，则提前去药。敷贴后有水疱，可用烫伤油外涂，若水疱过大，则到医院处理，勿自行将水疱刺破。

6.鼻喷

用搐鼻散（细辛、皂角、法半夏）合通关散（牙皂、细辛、薄荷、麝香）吹入患者鼻中，使之打喷嚏，以兴奋或苏醒神志，必要时可隔 15～30 分钟重复一次。适用于肺衰邪实内闭者。

7.中药保留灌肠法

阳明腑实者用清肺通腑汤灌肠：大黄 20g（后下），芒硝 20g，枳实 20g，厚朴 20g，公英 30g，虎杖 30g。一次 100mL，保留灌肠，每日 1 次。

第八节　心律失常

心律失常是指心脏起搏和传导功能紊乱而发生的心脏节律、频率或激动顺序异常，主要由高血压性心脏病、心力衰竭、冠心病、病毒性心肌炎、自主神经功能紊乱等多种疾病引起。以心悸、心跳停歇感、胸闷、乏力、眩晕、昏厥、心电图提示各种心律失常为主要临床特征。各类期前收缩、室性或阵发室上性心动过速、心房颤动、房室传导阻滞、病态窦房结综合征等均为心律失常的临床常见类型。心律失常可见于正常人，但大多见于器质性心脏病患者，如心肌炎、冠心病、心肌病、风湿性心脏病、心功能衰竭等，以及洋地黄、奎尼丁等药物中毒。

严重的心律失常可导致猝死，冠心病引发心律失常的猝死率最高，占总猝死患者的 70％～90％，其中以室性心动过速、室颤及传导阻滞引起猝死的发生率最高，严重威胁人类的健康。据统计，中国每年约 60 万人发生心源性猝死，其中绝大多数是由室性心动过速、心室颤动以及心房颤动等恶性心律失常所致；美国每年约 40 万人死于各种恶性心律失常。因此，积极防治心律失常，对提高患者的生存率及生存质量具有重要意义。

本病属于中医学"心悸""怔忡""动悸""虚劳"等范畴。

一、病因病机

（一）病因

1.感受外邪

外邪之中以热毒之邪以及风寒湿热之邪最易犯心，温邪上受，首先犯肺，病邪可以顺传由卫入气，由气入营血，热传心脉，心脉受邪而致病；风寒湿热之邪亦可合而为痹，痹阻经脉、肌肉、关节的病变，在一定条件下也可内犯于心。

2.情志所伤

惊则气乱，恐则气下，平素心虚胆怯，暴受惊恐，易使心气不敛，心神动摇，惊悸不已；除过喜可以直接损伤心之外，大怒伤肝，大恐伤肾，怒则气逆，恐则精却，阴虚于下，火逆于上，亦可动撼心神，而发惊悸；思虑过度，劳伤心脾，不仅暗耗阴血，又使生化之源不足，心失所养，发生心悸；长期抑郁，肝气郁结，气滞血瘀，心脉不畅，心神失养，引发心悸。

3.饮食失调

摄入不足，气血生化乏源，血不养心，心神失养；或食膏粱厚味，煎炸炙煿，蕴热化火生痰，痰火扰心，发为心悸；或烟、酒、浓茶、咖啡等刺激性食物摄入过多及药物服用过量或毒性较强，损及于心，可致心悸。

4.药物影响

服药过量，如使用洋地黄、奎尼丁、阿托品过量或服有毒药物或用药失当或有机磷农药中毒等，均可损及心脏而致心悸。

5.素体本虚

禀赋不足，年老体弱或大病久病诸因导致脏腑亏虚，心失所养；或心阳受损，失其温煦；或虚及脾肾之阳，水湿不得运化，酿痰成饮，上逆于心；或肾阴不足，水不济火，心火独亢等皆可致心悸。

部分患者可随着基础病加重，病程久延，由一脏累及多脏，一损再损，瘀血、痰浊、水气等内生之邪则日复加重，正气愈虚，病势日深，甚则导致心气衰弱，心阳暴脱，阴阳离决而猝死。

（二）病机

1.病理变化

心律失常病理变化为气血阴阳亏虚，心失所养或邪扰心神，心神不宁。本病属于本虚标实，虚实夹杂，在疾病过程中又有虚实相互转化。本虚指心之阴阳气血不足，使心失滋养；标实指血瘀、气滞、痰浊、寒湿等痹阻心脉。本病病位在心，与肝、脾、肾、肺四脏密切相关。如心之气血不足，心失滋养，搏动紊乱；或心阳虚衰，血脉瘀滞，心神失养；或肾阴不足，不能上制心火，水火失济，心肾不交；或肾阳亏虚，心阳失于温煦，阴寒凝滞心脉；或肝失疏泄，气滞血瘀，心血失畅；或脾胃虚弱，气血乏源，宗气不行，血脉凝滞；或脾失健运，痰湿内生，扰动心神；或热毒犯肺,肺失宣肃,内舍于心,血运失常;或肺气亏虚,不能助心以治节,心脉运行不畅,均可引发心悸。

2.病理因素

本病的病理因素为痰浊、水饮、瘀血。情志抑郁,化火生痰,痰火内扰,心神不宁,因乱而悸;水饮上犯,心阳受困,因而作悸;风湿舍心,心络闭塞,心体失健,因痹而悸;瘀血内阻,血循不畅,心阳不振,因遏而悸。痰饮和瘀血是顽固性心律失常的重要病理产物,痰瘀阻滞是本病的中心病理环节,也是致病因素,形成恶性循环。《证治汇补·惊悸怔忡》曰:"人之所主者心,心之所养者血,心血一虚,神气失守,神去则舍空,舍空则郁而停痰,痰居心位,此惊悸之所以肇端也。"《医林改错·血府逐瘀汤所治症目》言:"心跳心慌,用归脾安神等方不效,用此方(血府逐瘀汤)百发百中。"均说明痰饮、瘀血在顽固性心律失常发病中的重要作用。痰瘀内阻之心律失常表现为脉搏节律不匀,除常见结、代、促脉外,往往兼见沉、弦、滑、细、涩诸脉,同时伴有心慌、胸闷、胸痛、呕恶、纳呆、神疲肢困,舌淡胖嫩、边有齿痕或紫暗瘀斑、苔薄白或黄厚腻等症状和体征。具有以上脉症者,即可认为主要病机是痰饮瘀阻。

3.病理转归

心律失常的转归主要取决于本虚标实的程度、邪实轻重、脏损多少、治疗当否及脉象变化情况。患者气血阴阳虚损程度较轻,未见瘀血、痰饮之标症,病损脏腑单一,呈偶发、短暂、阵发,治疗及时得当,脉象变化不显著者,病证多能痊愈。反之,脉象过数、过迟、频繁结代或乍疏乍数,反复发作或长时间持续发作者,治疗颇为棘手,预后较差,甚至出现喘促、水肿、胸痹心痛、厥证、脱证等变证、坏病,若不及时抢救治疗,预后极差,甚至猝死。

二、诊断

(一)主要症状

临床上,心律失常的症状表现依据心律失常的类型、基础心脏病变、合并疾病不同而有差异,最常见的有心悸、怔忡、眩晕、近似晕厥与晕厥。出现晕厥或近似晕厥常是预后不良的表现,其他症状有出汗、疲乏、气短,严重者出现尿失禁等,症状的发生与心律失常导致心脏收缩、排血功能异常及交感神经兴奋有关。

(二)体征

1.一般体征

心动过速发作时部分患者可见到面色苍白、皮肤湿冷;持续性室性心动过速可以见到昏厥。

2.脉搏

心动过速者有脉搏频率加快,期前收缩者有脉搏规律或不规律脱落,心房纤颤者有脉搏短绌,室颤者常不能触及脉搏。

3.心脏检查

心律失常者常有心脏频率与心脏节律的改变,心动过速者表现为心率加快;心动过缓者表现为心率减慢;期前收缩者表现为心搏规律或不规律脱落;传导阻滞者可以表现为心律规则而频率减慢,也可以表现为心率与心律的异常;心房纤颤者表现为心律绝对不规则,脉搏短绌;室性纤颤者表现为心跳消失。

(三)心脏电学检查

1.心电图

该法是诊断心脏疾病特别是心律失常最简单而有效的诊断方法。通过普通心电图检查可以对期前收缩、房扑与房颤、室性心动过速、室扑与室颤及传导阻滞等做出诊断。

2.动态心电图

通过延长记录时间、连续记录方式进行心电学检测,能比普通心电图更有效地捕捉到各类心律失常。

3.心腔内电生理检查

此法公认为大多数快速性心律失常诊断的金标准,适用于心电图检查不能肯定其临床意义的任何心律失常。

三、治 疗

心悸虚证由脏腑气血阴阳亏虚、心神失养所致者,治当补益气血,调理阴阳,以求气血调畅,阴平阳秘,并配合应用养心安神之品,促进脏腑功能的恢复。心悸实证常因于痰饮、瘀血等所致,治当化痰、涤饮、活血化瘀,并配合应用重镇安神之品,以求邪去正安,心神得宁。临床上心悸表现为虚实夹杂时,当根据虚实之多少,攻补兼施或以攻邪为主或以扶正为主。

(一)辨证治疗

1.心虚胆怯证

主症:心悸不宁,善惊易恐,坐卧不安,少寐多梦而易惊醒,食少纳呆,恶闻声响,舌苔薄白,脉细略数或细弦。

治则:镇惊定志,养心安神。

方药:安神定志丸。方中龙齿、朱砂镇惊宁神;茯苓、茯神、石菖蒲、远志安神定志;人参益气养心。

加减:可加琥珀、磁石重镇安神。

2.心脾两虚证

主症:心悸气短,头晕目眩,少寐多梦,健忘,面色无华,乏力,纳呆食少,腹胀便溏,舌淡红,脉细弱。

治则:补血养心,益气安神。

方药:归脾汤。方中当归、龙眼肉补养心血;黄芪、人参、白术、炙甘草益气以生血;茯神、远志、酸枣仁宁心安神;木香行气,令补而不滞。若心悸气短,神疲乏力,心烦失眠,五心烦热,自汗盗汗,胸闷,面色无华,舌淡红少津,苔少或无,脉细数,为气阴两虚,治以益气养阴,养心安神,用炙甘草汤加减。炙甘草汤益气滋阴,补血复脉。方中炙甘草、人参、大枣益气以补心脾;干地黄、麦门冬、阿胶、麻子仁甘润滋阴,养心补血,润肺生津;生姜、桂枝、酒通阳复脉。

加减:气虚甚者加黄芪、党参;血虚甚者加当归、熟地;阳虚甚而汗出肢冷,脉结或代者,加附片、肉桂;阴虚甚者,加麦门冬、阿胶、玉竹;自汗、盗汗者,加麻黄根、浮小麦。

3.阴虚火旺证

主症:心悸易惊,心烦失眠,五心烦热,口干,盗汗,思虑劳心则症状加重,伴有耳鸣,腰酸,头晕细数。

治则:滋阴清火,养心安神。

方药:黄连阿胶汤。方中黄连、黄芩清心火;阿胶、芍药滋阴养血;鸡子黄滋阴清热两相兼顾。

加减:常加酸枣仁、珍珠母、生牡蛎等以加强安神定悸之功。肾阴亏虚、虚火妄动、遗精腰酸者,加龟板、熟地、知母、黄柏或加服知柏地黄丸,滋补肾阴,清泻虚火。阴虚而火热不明显者,可改用天王补心丹滋阴养血,养心安神。心阴亏虚、心火偏旺者,可改服朱砂安神丸养阴清热,镇心安神。若阴虚夹有瘀热者,可加丹参、赤芍、丹皮等清热凉血,活血化瘀。夹有痰热者,可加用黄连温胆汤,清热化痰。

4.心阳不振证

主症:心悸,形寒肢冷,舌淡苔白,脉虚弱或沉细无力。

治则:温补心阳,安神定悸。

方药:桂枝甘草龙骨牡蛎汤。方中桂枝、炙甘草温补心阳;生龙齿、生牡蛎安神定悸。

加减:大汗出者,重用人参、黄芪,加煅龙骨、煅牡蛎、山萸肉或用独参汤煎服;心阳不足、寒象突出者,加黄芪、人参、附子益气温阳;夹有瘀血者,加丹参、赤芍、桃仁、红花等。

5.水饮凌心证

主症:心悸,胸闷痞满,渴不欲饮,下肢水肿,形寒肢冷,伴有眩晕,恶心呕吐,流涎,小便短少,舌淡苔滑或沉细而滑。

治则:振奋心阳,化气利水。

方药:苓桂术甘汤。方中茯苓淡渗利水;桂枝、炙甘草通阳化气;白术健脾祛湿。

加减:兼见恶心呕吐,加半夏、陈皮、生姜皮和胃降逆止呕;尿少肢肿,加泽泻、猪苓、防己、大腹皮、车前子利水渗湿;兼见水湿上凌于肺,肺失宣降,出现咳喘,加杏仁、桔梗以开宣肺气,葶苈子、五加皮、防己以泻肺利水;兼见瘀血者,加当归、川芎、丹参活血化瘀。若肾阳虚衰,不能制水,水气凌心,症见心悸,咳喘,不能平卧,水肿,小便不利可用真武汤,温阳化气利水。真武汤中附子温肾暖土;茯苓健脾渗湿;白术健脾燥湿;白芍利小便,通血脉;生姜温胃散水。

6.心血瘀阻证

主症:心悸,胸闷不适,心痛时作,痛如针刺,唇甲青紫,舌质紫暗或有瘀斑,脉涩或结或代。

治则:活血化瘀,理气通络。

方药:桃仁红花煎。方中桃仁、红花、丹参、赤芍、川芎活血化瘀;延胡索、香附、青皮理气通脉止痛;生地、当归养血和血。

加减:胸部窒闷不适,去生地之滋腻,加沉香、檀香、降香利气宽胸。胸痛甚,加乳香、没药、五灵脂、蒲黄、三七粉等活血化瘀,通络定痛。兼气虚者,去理气之青皮,加黄芪、党参、黄精补中益气。兼血虚者,加何首乌、枸杞子、熟地滋养阴血。兼阴虚者,加麦门冬、玉竹、女贞子滋阴。兼阳虚者,加附子、肉桂、淫羊藿温补阳气。兼夹痰浊,而见胸满闷痛,舌苔浊腻者,加瓜蒌、薤白、半夏理气宽胸化痰。心悸由瘀血所致,也可选用丹参饮或血府逐瘀汤。

7.痰火扰心证

主症:心悸时发时止,受惊易作,胸闷烦躁,失眠多梦,口干苦,大便秘结,小便短赤,舌红苔黄腻,脉弦滑。

治则:清热化痰,宁心安神。

方药:黄连温胆汤。方中黄连苦寒泻火,清心除烦;温胆汤清热化痰。全方使痰热去,心神安。

加减:可加栀子、黄芩、全瓜蒌,以加强清火化痰之功。可加生龙骨、生牡蛎、珍珠母、石决明镇心安神。若大便秘结者,加生大黄泻热通腑。火热伤阴者,加沙参、麦门冬、玉竹、天冬、生地滋阴养液。

(二)重症心悸时应予心电监护,中西药物综合抢救治疗

(1)脉率快速型心悸可选用生脉注射液静脉缓慢注射或静脉滴注,也可用强心灵、福寿草总苷、万年青苷,缓慢静脉注射。

(2)脉率缓慢型心悸可选用参附注射液或人参注射液缓慢静脉注射或静脉滴注。

四、预防与调护

(1)生活要规律,保证充足的睡眠。

(2)居住环境力求清幽,避免喧闹,庭院、阳台多种花草,有利于怡养性情。

(3)注意劳逸结合,根据自身的情况选择合适的体育锻炼,如散步、打太极拳等,节制房事,预防感冒。

(4)尽力保持标准体重,勿贪饮食,因为发胖或会使心脏负荷加重。

(5)注意季节、时令、气候的变化,因为寒冷、闷热的天气,以及对疾病影响较大的节气,如立春、夏至、立冬、冬至等容易诱发或加重心律失常,应提前做好防护,分别采取保暖,通风、降温等措施。

(6)饮食以易消化、清淡、营养丰富、少食多餐、低盐低脂、高蛋白、多种维生素、清洁卫生、冷热合适、定时定量为原则,心律失常患者禁忌浓茶、咖啡、香烟、烈酒、煎炸及过咸、过甜、过黏食品,少食细粮、松花蛋、动物内脏,兼有水肿者,应限制饮水量。

(7)精神情志的正常与否,同心律失常发生关系密切,要设法消除紧张、恐惧、忧虑、烦恼、愤怒等不良情绪刺激,保持正常心态,七情和合。

(8)患者除日常口服药外,还应备有医生开具的应急药品,如心得安、速效救心丸、心痛定、阿托品等。中医角度提倡人们保持情志调畅,饮食有节及避免外感六淫邪气,增强体质等。积极治疗胸痹心痛、痰饮、肺胀、喘证及痹病等,这些都对预防和治疗心悸发作具有重要意义。而对于心悸患者,则应保持精神乐观,情绪稳定,坚持治疗,坚定信心。应避免惊恐刺激及忧思恼怒等。生活作息要有规律。饮食有节,宜进食营养丰富而易消化吸收的食物,宜低脂、低盐饮食,忌烟酒、浓茶。轻症者可从事适当体力活动,以不觉劳累、不加重症状为度,避免剧烈活动。重症心悸应卧床休息,还应及早发现变证、坏病先兆症状,做好急救准备。从药理角度,在抗心律失常药物的研究中,氯化钡诱发室性心律失常与多种离子通道有关。其对心脏具有洋地黄样作用,可抑制心肌细胞膜上的 Na^+-K^+-ATP 酶,使细胞内 K^+ 减少,导致最大舒张电位减少,细胞内 Na^+ 增加,通过 Na^+-Ca^{2+} 交换使细胞内 Ca^{2+} 增加,导致振荡性后电位及触发活动而使自律性增高,并使心肌交感神经兴奋性增加,导致异位节律而致心律失常。氯化钡还能促进浦氏纤维的 Na^+ 内流,提高舒张期的除极速度;抑制 K^+ 外流,增加 4 相坡度,提高心房传导组织和房室束－浦氏纤维系统等快反应细胞的自律性。

第九节 慢性心力衰竭

心力衰竭(简称心衰)是由于任何心脏结构或功能异常导致心室充盈或射血能力受损的一组临床综合征。主要以呼吸困难和乏力(活动耐量受限)及体液潴留(肺瘀血和外周水肿)为临床表现。

近年来,尽管一些常见心血管病的发病率和病死率有所下降,但心力衰竭的发病率却在升高。根据弗雷明翰(Framingham)地区对 5 192 名男女随访 20 年,发现男性心力衰竭发病率平均为3.7‰,而女性为 2.5‰;在美国约有 400 万人罹患心力衰竭,每年死于心力衰竭者约为 40 万人。我国部分地区 42 家医院对 10 714 例心力衰竭患者的病例回顾性调查,各年龄段心力衰竭病死率均高于同期其他心血管疾病;病因以冠心病居首,其次是高血压,而风湿性心脏瓣膜病比例有所下降。总体来看,我国心力衰竭发病率逐年增高,有症状患者 5 年存活率与恶性肿瘤相仿。

根据心衰发生的时间、速度、严重程度可将其分为急性心力衰竭和慢性心力衰竭。在原有慢性心脏疾病基础上逐渐出现心衰症状、体征的为慢性心力衰竭。

古代医籍中虽有"心衰"之名,但常常是对部分疾病发病过程中的病机描述,与现代意义上的心力衰竭关系并不密切。慢性心力衰竭根据其临床表现不同分属于中医学的"心悸""喘证""水肿""心水"等范畴,部分左心衰夜咳、咯血、右心瘀血性肝硬化、胸腔积液、腹腔积液则当属中医学的"咳嗽""血证""癥积""悬饮""鼓胀"等范畴。现代中医学为了临床研究的规范化,将心力衰竭的中医病名统一称为"心衰病",并制订了相应的 ICD 编码。2014 年我国还公布了《慢性心力衰竭中医诊疗专家共识》,这为探讨慢性心力衰竭病因病机及辨证施治规律提供了新的依据。

本文主要讨论慢性收缩性心力衰竭的辨证施治,但对舒张性心力衰竭及瓣膜病引起的心力衰竭,亦可以本篇为基础,结合辨病治疗。

一、病因病机

(一)病因

1.外邪侵袭

寒性收引、凝滞,阻碍阳气运行,心之血脉失于温养而致本病。

2.饮食不节

过食肥甘厚味,致脾失健运,酿生痰湿,阻碍气血运行,血脉不畅,发为心衰病。

3.情志失调

过喜、过于忧思等五志七情过极均可伤及于心,致心气、心血亏虚而发病。

4.劳逸失度

过劳致心之气血亏虚可发为本病;过逸易致气血运行不畅,血脉瘀滞,亦可发为本病。

5.其他

年老久病、禀赋异常、妊娠分娩导致心之气血阴阳虚衰,亦可发为心衰病。

此外,心脏自病或他脏之病累及心均可先损心体,后伤心用而发为心衰病。心衰病发病之后,由于个体所涉脏腑及气血阴阳虚损情况的不同,可以表现为多种病理变化及不同证候,为此,必须辨证论治。

(二)病机

1.病理变化

病理变化主要为心之气血阴阳虚损,脏腑功能失调,心体失养,心血不运,血脉瘀阻。

无论何种因素致心体受损,心之气血阴阳皆伤,心失所养,而成衰竭之象。心衰之人,心主血,运血功能下降,不能鼓动血液流行。血行失畅,引起肺、脾、肾、肝诸脏功能失调。瘀血在肺,则肺气不降,不能平卧,呼吸短促。肝藏血,若心病及肝,肝失疏泄之机,血结于内则见右胁下癥块。心主火,肾主水,阴阳互根,肾为血之源,水火既济之脏。心病及肾,水不化气,气滞而为水肿。脾为统血之脏,火不生土,则脾失运化而腹胀、纳呆、呕恶及水湿泛溢肌肤等证。因此,心病日久可影响肺、肾、肝、脾诸脏,正所谓"主不明则十二官危"。另一方面,病因部分已经提及,肺、肾、肝、脾诸病日久亦可累及于心,加重病情。由此可见,心衰病临床常见多脏同病,交相为患,故主病之脏在心,与肺、肾、肝、脾互为因果。从本病的病理发展来看,心衰病初起以心气虚为主,进而可发展成气阴两虚或气阳两虚,病情进一步加重可见心肾阳衰、心阳暴脱等危重证候。

审证求因,慢性心衰表现以心系证候为主,但因内脏之间的整体关系,往往与肺、肾、肝、脾因果相关,其中,尤以心肺、心肾关系密切。心气虚是本病的病理基础,阳虚是疾病发展的标志,阴虚是本病常见的兼症。

2.病理因素

心衰病的病理因素为瘀血、水饮,瘀血是本病病理的中心环节,水饮是本病的主要病理产物。

心衰病的病理性质总属本虚标实,本虚可引起标实,而标实又可加重本虚,从而形成虚实夹杂,气、血、水相互为患的病理特点。气虚、血瘀和水饮三者在心衰中的病理关系,可以从"血不利则为水""水化于气,亦能病气""水病则累血,血病则累气"的理论得到进一步的认识。具体而言,心之阳气亏虚,营运无力,血脉不利而成瘀。关于水的形成,《血证论》云:"血积既久,其水乃成","瘀血化水,亦发水肿"。此外阳气不足,气化不利,输布失职,亦可致水饮潴留。瘀阻络脉,脏腑失养,则心气更虚。水为阴邪,水饮内停,凌于心,则心阳(气)被戕;射于肺,则肺气不利;困于脾,则化源不足;泛于肾,则命火益虚。气、血、水在生理上相互依存、相互为用,病理上则相互影响、互为因果、相兼为病。

总之，心衰病的病理性质为本虚标实，气血阴阳亏虚为本，瘀血水饮为标。气、血、水三者相互作用，瘀从气虚来，水自阳虚生，血不利为水，而瘀水又可阻遏心之气阳。长此以往，形成因虚致实，因实更虚的恶性病理循环，使病情反复迁延。

3.病理转归

本病病位在心，初起以心气虚为主，心气虚则心主血脉功能失常，产生气虚血瘀的表现；随着疾病的进展或气虚及阴，进一步发展成心脏气阴两虚之证；或气虚及阳，则心脏气阳两虚，鼓动无力；进一步则因心阳衰微，不能归藏、温养于肾，致肾阳不足，主水无权，水液泛滥而外溢肌肤、上凌心肺，则肿、喘、悸三证并见，成心肾阳虚，甚者引起暴喘而心阳欲脱。

总之，在心衰病的发病中，心气虚是病理基础，随着疾病的发展，中间常夹有气阴两虚或阴阳两虚的情况，最终出现亡阴亡阳，阴阳离决。

二、诊　断

慢性左心衰竭的诊断依据原有心脏病的体征和肺循环充血的表现。右心衰竭的诊断依据为原有心脏病的体征和体循环瘀血的表现，且患者大多有左心衰竭的病史。除了病史、症状、体征外，B型脑利钠肽（BNP）或N-末端脑利钠肽前体（NT-proBNP）、心电图、动态心电图、超声心动图、心脏ECT（心肌灌注显像）及心导管等客观检查有助于本病的诊断。临床慢性心力衰竭的诊断多采用Framingham诊断要点。

（一）心力衰竭诊断标准

1.主要标准

夜间阵发性呼吸困难或端坐呼吸，颈静脉怒张，肺部啰音，胸片显示心脏增大，急性肺水肿，第三心音奔马律，静脉压增高$>16cmH_2O$，循环时间延长$\geqslant25$秒，肝颈回流征阳性。

2.次要标准

双侧踝部水肿，夜间咳嗽，日常劳动时发生呼吸困难，肝脏增大，胸腔积液，肺活量较既往最大测值降低1/3，心动过速（心率$\geqslant120$次/分）。

3.主要或次要标准

治疗5日以上时间，体重减轻$\geqslant4.5kg$。

同时存在以上2项主要指标或1项主要指标加2项次要指标；次要指标只有在不能用其他疾病解释时才可作为心力衰竭的诊断要点。

（二）心力衰竭诊断要点

1.左心衰竭

有劳力性呼吸困难，咳嗽，端坐呼吸，阵发性夜间呼吸困难，心脏扩大，肺底湿啰音，奔马律和肺静脉瘀血。

2.右心衰竭

静脉压升高，肝脏肿大，体位性水肿。

三、辨证论治

1.水凌心肺证

(1)抓主症:喘咳倚息不得卧,水肿。

(2)察次症:咳痰清稀或咳出痰血,心悸,怔忡,尿少,烦躁出汗。

(3)审舌脉:舌质紫黯,苔滑,脉数、疾。

(4)择治法:泄肺利水。

(5)选方用药思路:水邪上犯,上凌心肺,症见喘咳、心悸,故选用葶苈大枣泻肺汤合五苓散以泄肺利水。葶苈子、大枣泄肺利水、降气平喘;桂枝温阳;茯苓、车前子、猪苓、泽泻利水消肿;丹参、红花活血化瘀;牛膝、益母草益肾。

(6)据兼症化裁:阳气欲脱、大汗、厥逆者,加人参、附子;兼咳出痰血,加三七;兼痰热者,加黄芩、鱼腥草、瓜蒌。

2.气滞血瘀证

(1)抓主症:胸胁满闷,唇甲青紫。

(2)察次症:心悸怔忡,胁下积块,疼痛不移,颈部青筋暴露,下肢水肿或面白神疲。

(3)审舌脉:舌质紫黯,脉沉涩或结代。

(4)择治法:益气活血,化瘀利水。

(5)选方用药思路:肝郁气滞,气滞血瘀,心阳痹阻,症见胸胁满闷、胁下积块,故用血府逐瘀汤以活血化瘀、行气止痛。桃仁破血行滞而润燥;红花活血祛瘀以止痛;赤芍、川芎助上药活血祛瘀;牛膝活血通经,祛瘀止痛,引血下行;生地黄、当归养血益阴、清热活血;桔梗、枳壳,一升一降,宽胸行气;柴胡疏肝解郁、升达清阳,与桔梗、枳壳同用,尤擅理气行滞,使气行则血行;桔梗载药上行;甘草调和诸药。合而用之,使血活瘀化气行,则诸症可愈。

(6)据兼症化裁:气虚甚者,加人参;阳气虚衰者,加桂枝、附子;血瘀日久、积块坚实者,加三棱、莪术、水蛭、土鳖虫、桃仁。

3.阳虚水泛证

(1)抓主症:心悸气喘或不得卧,畏寒肢冷,尿少,下肢水肿。

(2)察次症:水肿多由下而上,朝轻暮重,甚则全身水肿、腹水、胸腔积液。

(3)审舌脉:舌质淡胖或淡黯,脉沉细无力或结代或雀啄脉。

(4)择治法:温阳利水。

(5)选方用药思路:阳虚者心阳不振、水津不布,症见水肿、心悸气喘,故用真武汤合五苓散以温阳利水。附子、桂枝振奋心阳;白术、茯苓、泽泻、车前子利水消肿;生姜温阳。

(6)据兼症化裁:气虚者,加人参、黄芪;血瘀者,加活血化瘀之品,如丹参、桃仁、牛膝等;肾不纳气者,加人参、蛤蚧、胡桃以固肾纳气。

4.阳虚气脱证

(1)抓主症:胸闷痛,喘促不得卧,甚则气不得接续。

(2)察次症:额汗如珠,颜面唇甲青紫,形寒肢厥,尿少或无尿,神志恍惚或昏不知人。

（3）审舌脉:脉微欲绝或结代。

（4）择治法:回阳固脱。

（5）选方用药思路:阳虚日久,损气耗气,而见气脱,症见喘促不得卧,甚则气不得接续,故以参附龙牡救逆汤加减,以回阳固脱。人参益气固脱;附子振奋心阳;龙骨、牡蛎安神定志;丹参、红花、川芎活血;白芍、甘草和营护阴。诸药合用,有回阳救逆,潜阳护阴之功。

（6）据兼症化裁:脾气大虚,泄泻不止者,加炮姜、赤石脂;阴阳俱虚者,可加麦冬、五味子。

5.心脾两虚证

（1）抓主症:心悸怔忡,气短乏力。

（2）察次症:面色㿠白,食少纳呆,心悸怔忡。

（3）审舌脉:舌红少苔,脉细数无力。

（4）择治法:益气补血,健脾养心。

（5）选方用药思路:心力衰竭日久,气阴两虚,而见心悸怔忡,气短乏力,故用归脾汤以益气补血、健脾养心。黄芪、人参、白术、甘草补气健脾;龙眼肉、酸枣仁、当归补血养心;茯神、远志宁心安神;木香行气醒脾,以使本方补不碍胃,补而不滞;少配生姜、大枣以和中调药。

（6）据兼症化裁:下肢水肿者,加茯苓。

6.阴阳两虚证

（1）抓主症:心悸怔忡,口干舌燥,恶风畏寒,下肢水肿。

（2）察次症:头晕目眩,耳鸣耳聋,腰膝酸软,气短乏力,失眠盗汗,肌肤甲错,咳逆气喘。

（3）审舌脉:舌淡或红、苔薄白,脉细弱或细数、结代。

（4）择治法:滋肾阴,补肾阳。

（5）选方用药思路:心力衰竭日久,阴损及阳,阳损及阴,而见阴阳两虚证,症见心悸怔忡,头晕目眩,气短乏力,故用地黄饮子以滋肾阴、补肾阳。熟地黄、山茱萸滋补肾阴;肉苁蓉、巴戟天温壮肾阳;附子、肉桂辛热,以助温养下元、摄纳浮阳、引火归原;石斛、麦冬、五味子滋养肺肾,金水相生;石菖蒲、远志与茯苓合用,以开窍化痰、交通心肾;生姜、大枣以调和诸药。

（6）据兼症化裁:若咳逆倚息不得卧者,加葶苈子、大枣;胁痛积块者,加山楂、丹参。

7.痰热壅肺证

（1）抓主症:咳嗽喘促,不能平卧,痰多色黄而稠。

（2）察次症:小便短赤,下肢浮肿或身热口渴,大便秘结。

（3）审舌脉:苔黄腻,脉滑数。

（4）择治法:清化痰热,利水消肿。

（5）选方用药思路:痰热壅盛,阻塞气道,症见咳嗽喘促,不能平卧,痰多色黄而稠,故用清金化痰汤加减以清化痰热、利水消肿。黄芩、知母、桑白皮、贝母清热化痰;瓜蒌、桔梗清热涤痰、宽胸开结;泽泻、车前子以利水消肿。

（6）据兼症化裁:痰热甚者,加鱼腥草;下肢水肿者,加泽泻、车前子;舌红者,加沙参、玉竹、麦冬;神志不清者,加石菖蒲、郁金。

四、中成药选用

1.参附强心丸

药物组成:人参、附子(制)、桑白皮、猪苓、葶苈子、大黄。

功能作用:益气助阳,强心利水。用于慢性心力衰竭而引起的心悸、气短、胸闷喘促、面部肢体水肿等症属心肾阳衰者。

用法用量:口服。每次 2 丸,每日 2～3 次,每丸 3g。

2.芪参益气滴丸

药物组成:黄芪、丹参、三七、降香油。

功能作用:益气通脉,活血止痛。用于气虚血瘀型胸痹,症见胸闷、胸痛、气短乏力、心悸、自汗、面色少华,舌体胖大有齿痕,舌质紫暗或有瘀斑,脉沉或沉弦。冠心病、心绞痛见上述证候者。

用法用量:餐后半小时服用。一次 1 袋,每日 3 次,4 周为 1 个疗程或遵医嘱。

3.芪力强心胶囊

药物组成:黄芪、人参、附子、丹参、葶苈子、泽泻、玉竹、桂枝、红花、香加皮、陈皮。

功能作用:益气温阳,活血通络,利水消肿。用于冠心病,原发性高血压所致轻、中度心力衰竭证属阳气虚乏、络瘀水停者。其症见心慌气短,动则加剧,夜间不能平卧,下肢浮肿倦怠乏力,小便短少,口唇青紫,畏寒肢冷,咳吐稀白痰等。

用法用量:口服。一次 4 粒,每日 3 次。

4.补益强心片

药物组成:人参、黄芪、香加皮、丹参、麦冬、葶苈子。

功能作用:益气养阴、活血利水。用于冠心病、高血压性心脏病所致慢性充血性心力衰竭(心功能分级Ⅱ～Ⅲ级),中医辨证属气阴两虚兼血瘀水停证者。其症见心悸、气短、乏力、胸闷、胸痛、面色苍白、汗出、口干、浮肿、口唇青紫等。

用法用量:口服。每次 4 片,一日 3 次,2 周为 1 个疗程。

5.参脉胶囊

药物组成:人参、麦冬、五味子。

功能作用:益气复脉,养阴生津。用于气阴两亏证,症见心悸气短、脉微自汗等。

用法用量:口服。一次 3 粒,一日 3 次。

五、中医特色疗法

1.冬病夏治穴位贴

方药组成:太子参、桂枝、商陆、白芥子,辅料为姜汁。

功效:益气温阳、活血利水。

组方分析:太子参性平,味甘、微苦,入脾、肺经。其功能为益气健脾、生津润肺,用于脾虚体倦、食欲减退、病后虚弱、气阴不足、自汗口渴、肺燥干咳等。现代药理研究证实其主要成分为太子参多糖,可改善心肌供血,增强心肌收缩力。桂枝味辛、甘、温,入肺、心、膀胱经。其功能为温经通脉,助阳化气,有助心阳温化水饮的作用。现代药理研究证实其有效成分桂皮油可扩张冠状动脉,调节血液循环,改善心脏功能。商陆味苦性寒,入脾、膀胱经。其功擅利水消肿,祛痰平喘,主治水肿、胀满。白芥子性温,味辛。其功擅温肺豁痰利气、散结通络消肿,主痰饮咳喘、胸满胁痛、肢体麻木、关节肿痛、湿痰流注、阴疽肿痛等。

2.针灸

(1)常用穴位:

主穴:心俞、厥阴俞、内关。

配穴:神门、通里、三阴交、郄门、膻中、肾俞、脾俞、肺俞、足三里、下侠白。心动过速配内关、间使;心动过缓配内关、通里;肝大、肝痛配肝俞、期门、太冲;水肿配肾俞、脾俞、三焦俞、膀胱俞、维道、水分、三阴交、中极、阴陵泉;腹胀配足三里、天枢、气海;咳喘配肺俞、孔最、丰隆、少府、合谷、膻中;失眠配内关、间使、郄门、曲池、三阴交、膈俞;食欲减退(调节胃肠功能)配足三里、脾俞。

心俞、厥阴俞为足太阳膀胱经在背部的腧穴,心俞与心相关,厥阴俞与膀胱相关,针刺此二穴可壮心阳;内关为手厥阴经络穴,别走少阳,针此穴能安心神,并善于调理脾胃以治本,故以此三穴为主穴。神门为手少阳心经的原穴,通里为手少阴经之络穴,三阴交为足三阴之交会穴,针此三穴皆有清心安神的作用,并能滋养心血;郄门为手厥阴经郄穴,膻中为宗气之所聚,针此二穴者能理气以治心痛。又因心脏常出现脾肺肾等症状,针肾俞,补肾纳气以壮真阳;针脾俞、足三里以健脾胃而治本;肺俞是肺气所输之处,可针肺俞、下侠白能宽胸理肺,并能清肃肺热。故取此诸穴为配穴。主穴与配穴可适当编组,用30～32号毫针,每组3～4个穴,交替使用,如此以调整气血,强壮机体,调节机体与内外环境的统一,达到治疗的目的。

(2)常用手法和疗程:

手法:根据患者敏感情况,使用不同手法中等刺激,留针10～20分钟,配合使用提插、捻转、刮针和抖针等手法。

疗程:通常每日针1组穴位,10～20次为1个疗程,2个疗程间隔3～5日。如病情重者可每日针两次。

(3)耳针辅助治疗:

主穴:心、肺、内分泌、肾上腺。

配穴:脑干、皮质下、脾、肾、小肠、神门。

穴位按摩:对于少数针感不好、经常晕针或不能接受针刺的老年人和小儿,采用穴位按摩,用右手拇指顶端压住穴位,逐渐加压,按照经络上下移动,使患者出现类似针刺酸麻胀的感觉。

六、预防调护

1.预防

(1)预防感冒:在感冒流行季节或气候骤变情况下,患者要减少外出,出门应戴口罩并适当增添衣服。患者若发生呼吸道感染,则易使病情急剧恶化。

（2）适量活动：做一些力所能及的体力活动，但切忌活动过多、过猛，更不能参加较剧烈的活动，以免慢性心力衰竭突然加重。

（3）饮食宜清淡：饮食应少油腻，多蔬菜与水果。对于已经出现慢性心力衰竭的患者，一定要控制盐的摄入量。盐摄入过多会加重体液潴留，加重水肿，但也不必完全免盐。

（4）及时治疗各种心脏病的原发疾病，如脚气病、甲状腺功能亢进、高血压、风湿病、动脉硬化等。

2.调护

（1）鼓励患者根据个人身体情况，选择太极拳、散步或慢跑、体操等方法长期锻炼，增强体质。

（2）心理调整：目前已明确心血管病的发生与发展，包括预后都与心理、情绪及社会因素有关。良好的心理状态，乐观豁达的情绪和较强的社会生活适应能力，可使个人神经-内分泌调节稳定、协调，有助于预防及改善疾病，提高生活质量。因此，患者要保持健康心态，乐观看待事物，遇事要冷静。尤其是对待疾病，积极治疗，保持良好心态。

（3）养成良好生活方式：良好生活方式包括起居有时、饮食有节、生活规律、适当运动，以及戒烟限酒等，这些都要依靠患者的自觉性来养成。对于慢性心力衰竭患者来说，养成良好生活方式极为重要，是维持病情稳定和提高生活质量的保证。

（4）遵照医嘱服药：慢性心力衰竭患者在医院缓解慢性心力衰竭急性期症状后，大多出院后仍需继续用药。由于强心利尿剂具有严格的用药要求，特别是强心苷类药物，不按时或乱服用容易产生不良反应，对健康危害很大，甚至有生命危险。故而患者必须遵照医生的嘱咐，按时按量服药。此外，在缓解期间应定期去医院复查和接受医生指导。

第十节　冠心病

冠状动脉粥样硬化性心脏病是指冠状动脉粥样硬化使血管腔狭窄或阻塞或（和）因冠状动脉功能性改变（痉挛）导致心肌缺血缺氧或坏死而引起的心脏病，简称冠心病。冠心病是严重危害人类健康的常见病。由于病理解剖和病理生理变化的不同，有不同的临床表现。近年临床医学家趋于将该病分为急性冠脉综合征（ACS）和慢性冠脉病（CAD）或称慢性缺血综合征（CIS）两大类。前者包括不稳定型心绞痛（UA）、非 ST 段抬高型心肌梗死（NSTEMI）和 ST 段抬高型心肌梗死（STEMI），也有将冠心病猝死也包括在内的；后者包括稳定型心绞痛、冠脉正常的心绞痛、无症状性心肌缺血和缺血性心力衰竭（缺血性心肌病）。在冠心病患病率高的国家，每百万人口有 2 万～4 万患有心绞痛，多发生在 40 岁以后，以脑力劳动者为多，中年人群中男性心绞痛的患病率是女性的 2 倍，心绞痛发病率与冠心病死亡率呈明显正相关。该病属于中医学的"胸痹""心悸"等范畴。

一、病因病机

该病病机为心脉痹阻，病位在心，与脾（胃）、肝、肾诸脏密切相关。病理变化表现为本虚标实,虚实夹杂。心、肝、脾、肾、肺气血阴阳不足,心脉失养,不荣则痛;气滞、血瘀、寒凝、痰湿等痹阻心脉,不通则痛。

1.心血瘀阻

心阴亏虚或心阳不振,可使血行不畅,气滞血瘀,而使胸阳失运,心脉阻滞发生胸痹。

2.气滞心胸

情志失调,忧思伤脾,脾虚气结,运化失司,津液聚而为痰,郁怒伤肝,肝失疏泄,肝郁气滞,气滞可使血行失畅,心脉痹阻而发胸痹。

3.痰浊痹阻

气滞甚则气郁化火,灼津成痰,痰浊闭阻发为胸痹。

4.寒凝气滞

寒邪内侵,素体阳衰,胸阳不足,阴寒之邪乘虚侵袭,寒凝气滞,心脉痹阻,血行不畅而成胸痹。

5.年迈体虚,肾气渐衰

如肾阳虚,则不能鼓舞五脏之阳,致心气不足或心阳不振;肾阴亏虚则不能滋养五脏之阴,引起心阴内耗。心阴亏虚或心阳不振可使血行不畅,气滞血瘀,而使胸阳失运,心脉阻滞发生胸痹。

二、诊断

稳定型心绞痛亦称稳定型劳力性心绞痛,是在冠状动脉严重狭窄的基础上,由于心肌负荷的增加引起心肌急剧的、短暂的缺血与缺氧的临床综合征。劳累、情绪激动、饱食、受寒、急性循环衰竭等为常见的诱因。特点为阵发性的前胸压榨性疼痛或憋闷,主要位于胸骨后部,可放射至心前区和左上肢尺侧,持续数分钟,休息或用硝酸酯制剂后消失。

(一)症状

心绞痛以发作性胸痛为主要表现,疼痛的特点如下。

1.部位

主要在胸骨体中或上段,可波及心前区,放射至左肩、左臂内侧达无名指和小指或至颈、咽或下颌部。

2.性质

胸痛常为压迫、憋闷或紧缩性、烧灼感、偶伴濒死的恐惧感觉。

3.诱因

常由体力劳动或情绪激动(如愤怒、焦急、过度兴奋等)诱发,饱食、寒冷、吸烟、心动过速、休克等亦可诱发。

4.持续时间

疼痛出现后常逐步加重,数分钟内渐消失,也可数天或数星期发作一次或一日内多次发作。

5.缓解方式

一般在停止原来诱发症状的活动后即可缓解;舌下含用硝酸甘油也能缓解。

（二）体征

平时一般无异常体征。心绞痛发作时常见血压升高、心率增快、表情焦虑、皮肤冷或出汗，有时出现第四或第三心音奔马律。可有暂时性心尖部收缩期杂音，是乳头肌缺血以致功能失调引起二尖瓣关闭不全所致。

（三）辅助检查

1.X 线检查

X 线检查可无异常发现，如已伴发缺血性心肌病可见心影增大、肺充血等。

2.心电图检查

心电图检查是发现心肌缺血、诊断心绞痛最常用的检查方法。静息时心电图约半数患者在正常范围，也可能有陈旧性心肌梗死的改变或非特异性 ST 段和 T 波异常，心绞痛发作时心电图绝大多数患者可出现暂时性心肌缺血引起的 ST 段移位。因心内膜下心肌更容易缺血，故常见反映心内膜下心肌缺血的 ST 段压低（$\geq 0.1mV$），发作缓解后恢复。有时出现 T 波倒置。在平时有 T 波持续倒置的患者，发作时可变为直立。

3.动态心电图

患者在正常活动状态下，携带记录装置，以同步 12 导联连续记录并自动分析 24 小时心电图，发现心电图 ST-T 改变和各种心律失常，出现时间可与患者的活动和症状相对照。胸痛发作时相应时间的缺血性 ST-T 改变有助于确定心绞痛的诊断。

4.冠状动脉造影

冠状动脉造影三维重建已用于冠状动脉的显像，有助于指导冠心病介入治疗时采取更恰当的治疗措施。

5.超声心动图

超声心动图可探测到缺血区心室壁的运动异常，心肌超声造影可了解心肌血流灌注。

三、鉴别诊断

1.肋间神经痛和肋软骨炎

前者疼痛常累及 1～2 个肋间，但并不一定局限在胸前，为刺痛或灼痛，多为持续性而非发作性，咳嗽、用力呼吸和身体转动可使疼痛加剧，沿神经行经处有压痛，手臂上举活动时局部有牵拉疼痛；后者则在肋软骨处有压痛。

2.心脏神经症

患者常诉胸痛，但为短暂（几秒钟）的刺痛或持久（几小时）的隐痛，患者常不时地吸一大口气或作叹息性呼吸。胸痛部位多在左胸乳下心尖部附近或经常变动。症状多在疲劳之后出现，而不在疲劳的当时，做轻度体力活动反觉舒适，有时可耐受较重的体力活动而不发生胸痛或胸闷。常伴有心悸、疲乏、头昏、失眠及其他神经症的症状。

3.主动脉夹层

胸痛一开始即达高峰，常放射到背、肋、腹、腰和下肢，两上肢的血压和脉搏可有明显差别，二维超声心动图检查、X 线或磁共振体层显像有助于诊断。

4.急性肺动脉栓塞

可发生胸痛、咯血、呼吸困难和休克。但有右心负荷急剧增加的表现如发绀、肺动脉瓣区第二心音亢进、颈静脉充盈、肝大、下肢水肿等。心电图示Ⅰ导联S波加深，Ⅲ导联Q波显著T波倒置，胸导联过渡区左移，右胸导联T波倒置等改变，可资鉴别。

5.其他

还需与反流性食管炎等食管疾病、膈疝、消化性溃疡、肠道疾病等相鉴别。

四、中医论治

（一）诊治原则

该病病机为本虚标实，虚实夹杂，发作期以标实为主，缓解期以本虚为主的特点。其治疗原则应先治其标，后治其本，先从祛邪入手，然后再予扶正，必要时可根据虚实标本的主次，兼顾同治。

（二）辨证分型治疗

1.寒凝心脉

主症：卒然心痛如绞，形寒，甚则手足不温，冷汗自出，心悸气短或心痛彻背，背痛彻心，多因气候骤冷或骤遇风寒而发病或加重症状，舌苔薄白，脉沉紧或促。

治则：祛寒活血，宣痹通阳。

方药：当归四逆汤。

若胸痛剧烈，心痛彻背，背痛彻心，痛无休止，伴身寒肢冷，气短喘息，脉沉紧或沉微者，予乌头赤石脂丸；若痛剧而四肢不温，冷汗自出，即含化苏合香丸或冠心苏合丸。

2.气滞心胸

主症：心胸满闷，隐痛阵发，痛无定处，时欲太息，遇情志不遂时，容易诱发或加重或兼有脘胀，得嗳气或矢气则舒，苔薄或薄腻，脉细弦。

治则：疏调气机，和血舒脉。

方药：柴胡疏肝散。

若兼有脘胀、嗳气、纳少等脾胃气滞，可用逍遥散；舌苔腻者，合丹参饮；若气郁日久化热，心烦易怒，口干，便秘，舌红苔黄，脉数者，用丹栀逍遥散；便秘严重者加当归芦荟丸；如胸闷心痛明显，可合用失笑散；气滞心胸之胸痹心痛，可选用木香、沉香、降香、檀香、延胡索、砂仁、厚朴、枳壳、枳实等，但不可太久，以免耗散正气。

3.痰浊闭阻

主症：胸闷重而心痛轻微，肥胖体沉，痰多气短，遇阴雨天易发作或加重，伴有倦怠乏力，纳呆便溏，口黏，恶心，咯吐痰涎，舌苔白腻或白滑，脉滑。

治则：通阳泄浊，豁痰开结。

方药：瓜蒌薤白半夏汤加味。

若患者痰黏稠色黄，大便干，舌苔黄腻，用黄连温胆汤加郁金；如痰热兼有郁火或阴虚火旺者，可用黄连温胆汤加海浮石、海蛤壳；若兼阳亢风动，风痰阻络，方从涤痰汤；若痰浊黏腻，阻于心胸,易于阻遏阳气,滞涩血运,痰瘀交阻,用桃红四物汤;若痰浊闭塞心脉,卒然剧痛,用苏合香丸;因于痰热、痰火、风痰者用行军散。

4.瘀血痹阻

主症:心胸疼痛剧烈,如刺如绞,痛有定处,甚则心痛彻背,背痛彻心或痛引肩背,伴有胸闷,日久不愈,可因暴怒而加重,舌质暗红或紫暗,舌下瘀斑、苔薄,脉弦涩或结、代、促。

治则:活血化瘀,通脉止痛。

方药:血府逐瘀汤。

若瘀血痹阻重症,胸痛剧烈,可加乳香、没药、郁金、延胡索、降香、丹参等;若血瘀气滞并重,胸痛甚者,可加沉香、檀香、荜茇等,并吞服三七粉;若寒凝血瘀或阳虚血瘀者,伴畏寒肢冷,脉沉细或沉迟,可加细辛、桂枝或肉桂、高良姜或人参、附子等;若伴气短乏力,自汗,脉细缓或结代,用人参养营汤合桃红四物汤加减,重用人参、黄芪。

5.心气不足

主症:心胸阵阵隐痛,胸闷气短,动则益甚,心中悸动,倦怠乏力,神疲懒言,面色苍白或易出汗,舌质淡红,舌体胖且边有齿痕、苔薄白,脉虚细缓或结代。

治则:补养心气,鼓动心脉。

方药:保元汤合甘麦大枣汤。

若兼见神疲、乏力、纳呆、失眠、多梦,可用养心汤;若兼见心悸气短,头昏乏力,胸闷隐痛,口干咽干,心烦失眠,舌红或有齿痕者,用生脉散合归脾汤加减。

6.心阴亏损

主症:心胸疼痛时作或灼痛或闷痛,心悸怔忡,五心烦热,口干盗汗,颜面潮热,舌红少津、苔薄或剥,脉细数或结代。

治则:滋阴清热,活血养心。

方药:天王补心丹。

若阴不敛阳,虚火内扰心神,心烦不寐,舌尖红少津者,可用酸枣仁汤;如不效者,再予黄连阿胶汤;若阴虚导致阴阳气血失和,心悸怔忡症状明显,脉结代者,用炙甘草汤;若心肾阴虚,兼见头晕、耳鸣、口干、烦热,心悸不宁,腰膝酸软,用左归饮补益肾阴或河车大造丸;若阴虚阳亢,风阳上扰,加珍珠母、灵磁石、石决明或用羚角钩藤汤加减;若阴虚兼有火热实邪、痰火、痰热者,配合清热泻火、清热化痰及泻火逐痰等药;兼有气滞者,选用绿萼梅、玫瑰花、合欢花、金铃子、延胡索、瓜蒌等。

7.心阳不振

主症:心悸而痛,胸闷气短,自汗,动则更甚,神倦怯寒,面色苍白,四肢欠温或肿胀,舌质淡胖,苔白或腻,脉沉细迟。

治则:补益阳气,温振心阳。

方药:参附汤合桂枝甘草汤。

若心肾阳虚,可合用肾气丸;心阳虚兼见水饮上凌心肺,水肿、喘促、心悸,用真武汤;若心肾阳虚,虚阳欲脱,厥逆者,用四逆加人参汤;若见大汗淋漓,脉微欲绝等亡阳证,应用参附龙牡汤;若阳虚寒凝心脉,心痛较剧者,可酌加鹿角片、川椒、吴茱萸、荜茇、良姜、细辛、川乌、赤石脂;若阳虚寒凝而兼气滞血瘀者,可选用薤白、沉香、降香、檀香、鸡血藤、泽兰、川芎、桃仁、红花、延胡索、没药等。

(三)特色治疗

1.专方专药

(1)速效救心丸:川芎、冰片等。每日 3 次,每次 4～6 粒含服,急性发作时每次 10～15 粒。功效活血理气,增加冠脉流量,缓解心绞痛,治疗冠心病胸闷憋气,心前区疼痛。

(2)苏合香丸:每服 1～4 丸,疼痛时用,功效芳香温通,理气止痛,治疗胸痹心痛,寒凝气滞证。

(3)补心气口服液:黄芪、人参等。每次 10mL,每日 2 次。功效补气养心止痛,用于胸痹心痛气虚明显者。

(4)滋心阴口服液:麦冬、沙参等。每次 10mL,每日 2 次。功效养阴和血止痛,用于胸痹心痛阴虚明显者。

(5)麝香保心丸:麝香、人参。每次服 1～2 粒,芳香温通,益气强心。

(6)配合选用川芎嗪注射液、丹参注射液、生脉注射液静脉滴注。

2.针刺疗法

心绞痛发作时速取内关(按经选穴),配建里、膻中、心俞(俞募配穴),其中膻中穴沿皮向下透到鸠尾,可宽胸理气缓解气急、胸闷症状。气滞血瘀证者可加太冲、期门以疏肝行气,加血海、膈俞行气活血;痰浊痹阻者加丰隆以健脾气化痰浊;加三阴交健脾益气,气血亏虚者加足三里调气血,补虚损;心肾阳虚者加肾俞补肾气,关元以助命火,温肾阳。

3.推拿疗法

推拿疗法通过手法刺激,扩张血管,改善血液循环,增加心肌供氧量,有效治疗心绞痛。但治疗时尽量减少体位变化(以免加重心肌缺血缺氧)。如发作时为仰卧位,就先按揉膻中、神门、内关,反之先拨揉心俞、神堂,后点揉膻中,推拿每个穴位以得气为宜。常用手法为按揉法、拨揉法、点揉法等。

4.艾灸疗法

以艾条悬灸内关、膻中、心俞,心气虚加足三里,气阴两虚加三阴交或太溪,气虚血瘀加膈俞或足三里,气阴两虚兼血脉瘀阻加膈俞或三阴交。每次取一穴双侧灸 20 分钟,两穴交替,每日 1 次,每次 10～15 分钟。配合药物治疗。

5.耳针治疗

常用穴为心、交感,备用穴为神门、肾上腺。每次取 2～3 穴,酌加备用穴,每隔 2 天换贴 1次,每次一耳,双耳交替,15 次为 1 个疗程。

6.食疗

因辛辣香燥之品易导致大便秘结,排便困难过于用力,可能危及生命。饮食调养宜清淡,少食或避免高动物性脂肪、高胆固醇的食物,尽可能用植物油,食盐宜少,以素食及豆制品为主。

(1)韭白粥:韭白 30g,粳米 100g,韭白洗净,粳米淘净,韭白、粳米放入锅内,加清水适量,用武火烧沸后,转用文火煮至米烂成粥,每日两次,早、晚餐食用。

（2）海藻黄豆汤：昆布、海藻各30g，黄豆150～200g，煮汤后加适量调味品服食，适用于冠心病并高脂血症、高血压者食用。

（3）菊花山楂饮：菊花、生山楂各15～20g，水煎或开水冲浸，每日1剂，代茶饮用，每日服2次。

五、预防调护

情志异常可导致脏腑功能紊乱而发病，尤其与心病关系较为密切，防治本病必须高度重视精神调摄，避免过于激动或喜怒忧思无度，保持心情平静愉快。气候的寒暑晴雨变化对该病的发病亦有明显影响，该病不宜感受寒冷，居处除必须保持安静、通风，还要注意寒温适宜。饮食调摄方面，不宜过食肥甘，应戒烟，少饮酒，宜低盐饮食，多吃水果及富含纤维食物，保持大便通畅，饮食宜清淡，食勿过饱。发作期患者应立即卧床休息，缓解期要注意适当休息，坚持力所能及的活动，做到动中有静，保证充足的睡眠。

第十一节　高血压

高血压是指在未使用降压药物的情况下心室收缩压≥140mmHg和（或）舒张压≥90mmHg。高血压常与其他心血管危险因素共存，是重要的心血管疾病危险因素。

根据病因，通常将高血压分为原发性高血压（简称高血压）和继发性高血压。原发性高血压指迄今为止原因尚未阐明的高血压，以体循环动脉压升高为主要临床表现的心血管综合征，占高血压的90%～95%；继发性高血压指由某些确定的疾病或原因引起的血压升高，占高血压的5%～10%，如原发性醛固酮增多症、嗜铬细胞瘤、肾血管性高血压等。

高血压的患病率和发病率在不同国家、地区之间有显著差别，同时也会随着年龄的增长而升高。高血压在老年人中多见，尤以单纯收缩压升高为主。据统计显示，自20世纪50年代以来，高血压在我国的患病率逐年升高，中国疾控中心统计，截至2013年10月我国15岁及以上人群高血压患病率高达24%，全国高血压患者2.66亿人，每5个成人中至少有1人患高血压病。然而，高血压患者患病知晓率不到40%，患者管理率仅约1/4，管理人群服药依从率约60%，血压控制率约50%。

根据临床表现的不同，高血压归属于中医眩晕、头痛的范畴；当出现心、肾、脑等并发症时，则与中医的胸痹、真心痛、水肿、中风密切相关。

一、病因病机

（一）病因

1.情志失调

长期精神紧张，七情过极或情志不遂，以致肝气郁结，郁而化火，上扰清空，而致眩晕、头痛。同时，火为阳邪，易伤阴而致肝阴不足、肝肾阴虚、阴虚阳亢之势，发为眩晕、头痛。

2.饮食失宜

过食肥甘厚味或饮酒无度,伤及脾胃而致脾虚失健,湿浊内蕴而生痰,痰浊阻滞,清阳不升而为眩晕、头痛诸症。

3.内伤虚损

年老体弱,房事不节,劳力过度,阴虚火旺等,均可导致肾精不足,髓海空虚而致头痛、眩晕。或内伤于饮食,脾胃受损,气血化生亏虚;或久病不愈,气血亏损,不能上注清窍而为眩晕。

(二)病机

1.肝阳上亢,风扰清空

肝体阴而用阳,主升主动。凡素体阳盛,阴阳失调,日久阳亢于上;或七情过极,肝失条达,气机郁结,化火伤阴,而致风阳上扰,发为眩晕、头痛。

2.肾精亏耗,水不涵木

肾阴素虚,房劳伤阴或后天失养而致肾精亏损,可使肝少滋荣,阴不维阳,肝风内动而发为眩晕、头痛。

3.脾虚失健,痰浊阻滞

饮食失节或忧思劳倦等伤及脾胃,以致健运失司,水湿内蕴,积聚成痰,清阳不升,清空失养而为眩晕、头痛。

4.脏腑失调,血脉瘀阻

病久脏腑虚损或肝郁气滞,脾虚湿滞,肝肾阴虚等诸种原因均可导致血脉被阻,气血不能上荣于头目,而为眩晕、头痛。

综上所述,本虚标实是本病的致病关键,本虚系指脏腑功能失调或虚损,涉及脏腑为肝、肾、脾三脏,以肝为主;标实是因脏腑功能失调或虚损而致的风、火、痰、瘀,而导致本病的发生。

二、临床表现

根据病程进展和临床特点多将高血压病分为缓进型(良性)高血压和急进型(恶性)高血压。前者多见;后者则少见,仅占1％～5％,属于高血压危重症。

(一)缓进型高血压

1.一般症状

高血压大多数起病缓慢,缺乏典型的临床表现,早起血压常常在精神紧张、情绪激动或者劳累时才会升高,而经过休息则能恢复正常。此时多数患者无症状或仅有轻度的头部不适,许多患者在体检或因他病就诊时才诊出高血压。随着病情的发展血压逐步升高,常表现为头晕、头痛、颈项不适、耳鸣、失眠、健忘、乏力、易激动等,典型的高血压头痛在血压恢复正常后即可消失。

2.靶器官损害症状

脑:本病后期常可并发急性脑血管病,脑血管合并症是我国高血压病最常见的合并症。包括脑出血、脑血栓形成、短暂性脑缺血发作、腔隙性脑梗死、高血压危象和高血压脑病等。心脏:高血压可以加重心脏后负荷,导致心肌肥厚、扩张。早期由于代偿,心功能正常,但是随着病情发展则可出现心力衰竭、冠心病等并发症。肾脏：长期高血压可导致肾小动脉硬化。出现多尿、夜尿频多等症状提示肾浓缩功能减退。当肾功能进一步减退时可出现尿量减少、蛋白尿、血尿、管型尿等症状，严重者可发生肾功能不全甚至尿毒症。眼：炎症血管受累时，出现视力进行性减退。

（二）急进型高血压

急进型高血压又称恶性高血压，多发生在中、青年，表现为血压突然升高，收缩压常高于180mmHg，舒张压持续在130～140mmHg，甚至更高。与缓进型高血压相比，症状更加明显，病情更加严重，发展更加迅速，以视网膜和肾功能损伤为特点。心、脑、肾损害在发病数月开始出现，并迅速恶化，最终多以尿毒症、急性脑血管病或心力衰竭死亡。

三、辅助检查

1.尿常规

病程早期多正常，随着病情的进展可有少量蛋白、红细胞、透明管型等，肾功能明显损害时，尿比重固定在1.010。

2.肾功能

早期肾功能检查可无异常，当肾实质严重损害时可见血肌酐、尿素氮升高，内生肌酐清除率降低，浓缩稀释功能减退。

3.血脂

可伴有血清总胆固醇、三酰甘油及低密度脂蛋白增高，高密度脂蛋白降低。

4.血糖、葡萄糖耐量试验及血浆胰岛素测定

部分患者可见空腹血糖升高，餐后2小时血糖及胰岛素升高。

5.眼底检查

高血压眼底改变分为四级：Ⅰ级，视网膜小动脉出现轻度的狭窄、硬化、痉挛和变细；Ⅱ级，视网膜小动脉呈中度硬化和狭窄，出现动脉交叉压迫征，视网膜静脉阻塞；Ⅲ级，动脉中度以上狭窄并且伴局部收缩，视网膜有棉絮状渗出、出血和水肿；Ⅳ级，视神经盘水肿并有Ⅲ级眼底各种改变。早期眼底可正常或有Ⅰ级改变，中期有Ⅰ～Ⅱ级改变，后期呈Ⅲ～Ⅳ级变化。

6.X线检查

可见主动脉弓迂曲延长，升主动脉、降主动脉可扩张。心胸比率大于0.5时，提示左心室肥厚和扩张。左心衰竭时可有肺瘀血征象。

7.心电图

心电图可见左心室肥大或兼劳损，同时也可见室性期前收缩、房性期前收缩、心房纤颤等心律失常表现。

8.超声心动图

超声心动图是目前诊断左心室肥厚最敏感、可靠的诊断方法，左心室肥厚检出率为31.6%。高血压病时左室肥厚大多是对称性的，但有1/3左右的患者室间隔肥厚更为明显。同时，超声心动图还能有效评价高血压患者的心功能，包括舒张功能、收缩功能和左室射血分

数等。

9.动态血压监测

动态血压监测是由仪器自动定时测量血压,每间隔 15～30 分钟自动测量,连续 24 小时或者更长。正常人的血压呈现明显的昼夜节律,动态血压曲线呈现双峰一谷,即夜间血压最低,清晨起床活动后血压升高,在上午 6～10 时及下午 4～8 时各有一高峰,而夜间血压明显降低。目前认为,动态血压的正常参考范围为:24 小时平均血压＜130/80mmHg,昼日血压平均值＜135/85mmHg,夜间血压平均值＜120/70mmHg。

动态血压监测可用于诊断"白大衣性高血压",判断高血压的严重程度,了解其血压变异性和血压昼夜节律,指导降压治疗和评价降压药物疗效,帮助鉴别诊断等。

四、辨证论治

1.风邪上扰证

(1)抓主症:头晕目眩,恶寒,发热。

(2)察次症:头痛,头目胀痛,咳嗽,口微渴。

(3)审舌脉:舌质淡红、苔薄白或薄黄,脉浮数。

(4)择治法:疏风清热,平肝潜阳。

(5)选方用药思路:本证为感受风热之邪,风热上扰,故选用桑菊饮。

方中桑叶味甘苦性凉,疏散上焦之风热,且善走肺络,能清宣肺热而止咳嗽;菊花味辛甘性寒,疏散风热,清利头目而肃肺,两药轻清,直走上焦,协同为用,且都能平肝潜阳。杏仁苦降,桔梗辛散,一宣一降,复肺宣降而止咳。薄荷辛凉,疏散风热、清利头目。连翘轻清透邪,又能清热解毒。芦根清热生津。诸药合用,疏风清热、平肝潜阳,则眩晕头痛得解,诸症自愈。

(6)据兼症化裁:若胸中烦而不呕,为热聚于胸,加瓜蒌以清热理气宽胸;咽干明显,口渴者,是热伤津液,加菊花、天花粉以止渴清热生津;腹中痛,是木乘脾土,加芍药以柔肝缓急止痛;胁下痞硬,是瘀滞痰凝,加牡蛎以软坚散结;心下悸,小便不利,是水气凌心,加茯苓以利水宁心;心烦者,加栀子、黄连以清热安神;心烦失眠者,加五味子、合欢皮以养心安神;热甚者,加石膏、连翘以清热生津;咳者,是素有肺寒留饮,加五味子、干姜以温肺止咳。

2.肝阳上亢证

(1)抓主症:头晕目眩,耳鸣,头痛且胀,面红目赤。

(2)察次症:急躁易怒,口苦口干,肢麻震颤,腰膝酸软,心悸健忘,少眠多梦,因烦劳或恼怒头晕头痛加重。

(3)审舌脉:舌质红、苔薄黄,脉弦细数。

(4)择治法:平肝潜阳、滋养肝肾。

(5)选方用药思路:本证为肝火妄动,阳亢风动,故选用天麻钩藤饮。

肝阳上亢,上冒清空,故眩晕耳鸣、头胀头痛;劳则伤肾,怒则伤肝,均可使肝阳更盛,故头晕头痛加剧;肝阳升发太过,故急躁易怒;肝火偏盛,循经上炎,则见面红目赤,灼伤津液则见口苦口干;舌质红,苔薄黄;脉弦细数为肝阳上亢之征。

天麻祛风潜阳,止头痛眩晕。钩藤清热息风降火。石决明平肝潜阳,除热明目,镇肝潜阳。川牛膝引血下行,益肝肾,并能活血利水;益母草合川牛膝活血利水、平降肝阳,使偏亢之阳气复为平衡。黄芩、栀子以清肝降火,使肝风、肝火平息,以折其阳亢。杜仲、桑寄生补益肝肾以治本。夜交藤、茯神以宁养心神、补固根本。诸药合用,平肝潜阳、滋养肝肾,则眩晕头痛得解,诸症自愈。

(6)据兼症化裁:肝火偏盛,可加龙胆草、菊花、牡丹皮以清肝泄热。大便秘结者,可加大黄、芒硝或当归龙荟丸以通腑泄热。肝阳亢盛而阴虚较甚者,加生地黄、麦冬、玄参、何首乌、白芍、牡蛎、龟板、鳖甲等滋补肝肾之阴。

3.气血亏虚证

(1)抓主症:眩晕,气短,神疲懒言,乏力自汗。

(2)察次症:动则加剧,遇劳则发,纳少腹胀,发作时可兼有气短,面色苍白,唇甲淡白,发色不泽,神疲懒言,乏力自汗,嗜睡,心悸不安,黑蒙,头晕欲仆。

(3)审舌脉:舌质淡嫩、苔薄白,脉细弱。

(4)择治法:补养气血,健运脾胃。

(5)选方用药思路:本证为脾胃虚弱,气虚血少,故选用归脾汤。

脾胃为后天之本,气血生化之源。思虑过度,劳伤心脾,以致气血生化不足或久病体虚,脾胃虚弱或失血后,耗伤气血,均可导致气虚血少。又脾虚则运化失职,不能升清化浊,清气不升,反受浊阴所蒙,故发生眩晕。

黄芪补脾益气;龙眼肉补脾气,养心血,两药合用,益气养血和营。人参、白术皆为补气健脾之要药,与黄芪相伍,其补脾益气之功益著。当归养血和营,和主药以益气养血。酸枣仁宁心安神。茯神养心安神。远志宁心益智。木香理气醒脾。炙甘草补益心脾之气,并调和诸药。引用生姜、大枣和胃健脾,以资生化之源,则气旺而血充。诸药合用,心脾同治,以补脾为主,使脾旺则气血生化有权;气血双补,以补气为重,使气旺而益于生血,心脾得补,气血得养,则眩晕诸症自愈。

(6)据兼症化裁:气短、神疲懒言者重用黄芪,加阿胶、熟地黄、白芍以补气养血;唇甲淡白,发色不泽,血虚较甚者加熟地黄、阿胶、紫河车以养血补血;气虚卫阳不固,自汗时出,重用黄芪,加防风、浮小麦以益气固表敛汗;气虚湿盛、纳少腹胀、泄泻便溏者,加薏苡仁、泽泻、白扁豆、当归(炒用)以健脾利湿;畏寒肢冷、腹中隐痛等阳虚者,加桂枝、干姜以温通阳气;心悸怔忡、不寐者,加柏子仁、朱砂等以镇心安神。

4.肾精不足证

(1)抓主症:头晕目眩,头晕,耳鸣,腰膝酸软。

(2)察次症:偏阴虚者,烦躁易怒,五心烦热,潮热汗出,两目干涩,视力减退,咽干口燥。偏阳虚者,四肢不温,形寒肢冷,畏寒喜暖。

(3)审舌脉:偏阴虚者,舌质红、苔少或无苔,脉细数;偏阳虚者,舌淡、苔白润,脉沉细弱无力。

(4)择治法:偏阴虚者,滋阴补肾;偏阳虚,补肾助阳。

(5)选方用药思路:本证为肾精不足,肝肾亏虚,故偏阴虚选用左归丸;偏阳虚选用右归丸。

肾为先天之本,主藏精生髓,脑为髓之海。肾精耗伤,无以生髓,脑髓失充,以致髓海空虚而发为眩晕、精神萎靡。肾虚则心肾不交,故少寐多梦健忘。肾主骨,腰为肾之府,齿为骨之余,精虚骨骼失养,故腰膝酸软,牙齿动摇。肾开窍于耳,故耳鸣时作。精关不固,则见遗精。肾其华在发,肾虚精亏,故发易脱落。偏阴虚则生内热,故见五心烦热,舌质红,脉弦细数。偏阳虚则生外寒,故四肢不温,形寒怯冷,舌质淡,脉沉细无力。

左归丸方中熟地黄滋肾阴,益精髓,以补真阴之不足。用山茱萸补养肝肾,固摄精气;山药补脾益阴,滋肾固精;龟板胶滋阴补髓;鹿角胶补益精血,温肾壮阳,配入补阴方中,而有阳中求阴之义;枸杞子补肝肾,益精血;菟丝子补肝肾,助精髓;牛膝益肝肾,强筋骨,引药入肾。诸药合用,肾精得补,肾阴得滋,眩晕渐去。

右归丸方中附子、肉桂温壮元阳;鹿角胶温肾阳、益精血;熟地黄、枸杞、山药滋阴益肾,填精补髓,并养肝补脾,而取阴中求阳之义。佐以菟丝子、杜仲补肝肾,强腰膝;当归养血补肝,与补肾之品相合,共补精血。诸药合用,温壮肾阳,滋补精血,则诸症自愈。

(6)据兼症化裁:阴虚内热,症见五心烦热,舌红,脉弦细数者,可加炙鳖甲、知母、黄柏、牡丹皮等滋阴清热。心烦、口苦加竹茹、黄连。心肾不交,失眠、多梦、健忘者,加阿胶、鸡子黄、酸枣仁、柏子仁等交通心肾,养心安神。肺肾阴虚,加沙参、麦冬、玉竹等滋养肺肾。形寒肢冷,加桂枝、干姜以温通阳气。眩晕较甚,阴虚阳浮加龙骨、牡蛎、珍珠母。

5.痰浊中阻证

(1)抓主症:视物旋转,头晕,头重如裹。

(2)察次症:胸闷作恶,呕吐痰涎,脘腹痞满,纳少神疲。

(3)审舌脉:舌体胖大,边有齿痕,舌苔白腻,脉弦滑。

(4)择治法:燥湿祛痰,健脾和胃。

(5)选方用药思路:本证为痰浊中阻,蒙蔽清阳,故选用半夏白术天麻汤。

痰浊蒙蔽清阳,故眩晕;痰为湿聚,湿性重浊,阻遏清阳,故头晕,头重如裹;痰浊中阻,浊阴不降,气机不利,故胸闷、脘腹痞满;胃气上逆则见恶心,时吐涎痰;脾阳不振,则少食多寐。舌体胖大、边有齿痕、苔白腻,脉弦滑为痰浊内蕴之象。

方中半夏辛温而燥,燥湿化痰,降逆止呕;天麻甘平而润,入肝经,善于平肝息风而止眩晕;白术健脾燥湿;茯苓健脾渗湿,以治生痰之源;橘红理气化痰,使气顺则痰自消;甘草调药和中;生姜、大枣调和脾胃。诸药合用,风痰并治,标本兼顾,以化痰息风,健脾祛湿,则使脾土健中气足,痰浊祛而风熄,眩晕诸症自愈。

(6)据兼症化裁:呕吐频繁,加代赭石、竹茹和胃降逆止呕。纳差、食滞加神曲、鸡内金。脘闷、纳呆、腹胀者,加白豆蔻、砂仁等理气化湿健脾。肢体沉重,舌苔腻者,加藿香、佩兰、石菖蒲等醒脾化湿。耳鸣、重听者,加葱白、郁金、石菖蒲等通阳开窍。心烦、口苦加竹茹、黄连。痰邪郁久化热,头目胀痛,渴不欲饮,舌苔黄腻,脉弦滑,则宜用黄连温胆汤清热化痰。

6.瘀血阻窍证

(1)抓主症:眩晕头痛,痛有定处,头痛如针刺。

(2)察次症:面色黧黑,肌肤甲错,口唇紫暗,健忘,心悸失眠,耳鸣耳聋。

(3)审舌脉:舌质紫暗、有瘀点或瘀斑,脉弦涩或细涩。

（4）择治法：祛瘀生新，通窍活络。

（5）选方用药思路：本证为瘀血阻滞，神蒙窍闭，故选用通窍活血汤。

通窍活血汤主治瘀血阻滞头面，神蒙窍闭，眩晕头痛。瘀血阻络，气血不得流布，脑失所养，故眩晕时作。头痛、口唇紫暗，舌质紫暗、有瘀点或瘀斑，脉弦涩或细涩，均为瘀血内阻之征。瘀血不去、新血不生，心神失养，故可兼见健忘、失眠、心悸、精神不振。

方中桃仁破血行滞而润燥；红花活血祛瘀以止痛；赤芍、川芎活血祛瘀，通络开窍；麝香上行，直达头部开窍散结；祛瘀止痛；大枣甘温益气，缓和药性，配合活血祛瘀之品，以防耗伤气血。诸药合用，祛瘀活血，窍开络通，则眩晕头痛，诸症自愈。

（6）据兼症化裁：神疲乏力，少气自汗等气虚者，加黄芪、党参以补气固表、益气行血。畏寒肢冷、感寒加重者，加附子、桂枝温经活血。当风而发者，可重用川芎，加防风、白芷、荆芥穗、天麻等理气祛风之品。新近跌仆坠损、瘀血阻络所致者，可加用苏木、血竭等活血化瘀疗伤之品。心悸、眠少加夜交藤、柏子仁以养血安神。心烦、口苦加柴胡、黄芩以降火泻火。半身活动障碍乏力者加地龙、黄芪。心烦易躁、易怒加柴胡、牡丹皮、栀子、郁金。腰酸腿软、四肢发凉者，加人参、益智仁、骨碎补、补骨脂、何首乌、菟丝子。腹胀少食、大便溏泄、完谷不化者，加桂枝、附子、人参、干姜、白术、甘草。

五、中成药选用

（一）心脉通片

药物组成：当归、丹参、三七、葛根、槐花、夏枯草、毛冬青、钩藤、决明子、牛膝。

功能作用：活血化瘀、通脉养心、降压降脂。临床用于高血压中医辨证属血瘀型，症见头痛、心悸、失眠、面唇紫暗等。还可以用于高脂血症。

用法用量：口服。一次 4 片，每日 3 次。或遵医嘱服药。

（二）天麻钩藤颗粒

药物组成：天麻、钩藤、栀子、牛膝、黄芩、杜仲（盐制）、石决明、桑寄生、首乌藤、益母草、茯苓。

功能作用：平肝息风，清热安神。临床用于高血压中医辨证属肝阳上亢所引起的头痛、眩晕、耳鸣、眼花、震颤、失眠等。

用法用量：开水冲服。一次 5g，每日 3 次或遵医嘱。

（三）全天麻胶囊

药物组成：天麻。

功能作用：平肝、息风、止痉。临床用于治疗高血压中医辨证属肝风上扰所致的眩晕、头痛、肢体麻木、癫痫抽搐。

用法用量：口服。一次 2～6 粒，每日 3 次。

（四）养血清脑颗粒

药物组成：当归、熟地黄、白芍、鸡血藤、钩藤、珍珠母、决明子、夏枯草、细辛、延胡索、川芎。

功能作用：养血平肝，活血通络。用于高血压中医辨证属于血虚肝旺所致头痛、眩晕眼花、心烦易怒、失眠多梦等症状。

用法用量：口服。一次 4g，每日 3 次。

（五）杞菊地黄丸

药物组成：枸杞、菊花、熟地黄、山药、山茱萸、泽泻、茯苓、牡丹皮。

功能作用：滋补肝肾、填精益髓。用于高血压中医辨证属肾精不足兼肝阴亏虚之眩晕、目涩畏光、视物昏花，伴腰酸、耳鸣等症状。

用法用量：口服。每日 3 次，一次 8 丸。

六、单方验方

（1）和肝汤（方和谦方）：当归、白芍、白术、柴胡、茯苓、生姜、薄荷、炙甘草、党参、香附、大枣，水煎服，每日 2 次，用于肝郁血虚型眩晕。

（2）赭决九味汤（邓铁涛方）：黄芪、代赭石、党参、茯苓、陈皮、半夏、决明子、白术、甘草，水煎服，每日 2 次，用于气虚痰浊型眩晕。

（3）桑寄生茶适量，水煎，取汁，去渣，代茶饮，用于肾虚型眩晕。

（4）刘渡舟验方：夏枯草、龙胆草、甘草、益母草、白芍，水煎服，每日 2 次，用于治疗肝火上炎型高血压。

（5）二皮降压饮：桑白皮、地骨皮，水煎服，每日 2 次，用于阴虚火旺型眩晕。

（6）平肝潜阳止晕汤：钩藤、菊花、杜仲、决明子、槐花、夏枯草、白芍、栀子、牛膝、女贞子、山楂、珍珠母，水煎服，每日 2 次，用于治疗肝阳上亢型眩晕。

（7）清肝泻火止晕汤：龙胆草、石膏、栀子、菊花、钩藤、蔓荆子、牡丹皮、大黄，水煎服，每日 2 次，用于治疗肝火亢盛型眩晕。

（8）调补阴阳止晕汤：仙茅、淫羊藿、巴戟天、当归、女贞子、生地黄、合欢花、郁金、白芍、菊花、黄芪、肉苁蓉，水煎服，每日 2 次，用于治疗阴阳失调型眩晕。

（9）鹿茸，酒煎，去渣入麝香少许服用，每日 1 次，用于阳虚型眩晕。

（10）大黄一味，酒炒 3 遍，研末，茶调，每日 2 次，用于痰火型眩晕。

七、中医特色疗法

（一）穴位贴敷

1.药物 1

药物组成：白芍、川芎、白芷、冰片，上药共研成细末，辅料为蜂蜜，调制而成。

用法：在头痛不适之时，调敷于大椎、风池、肝俞、足三里等穴，30 分钟后去之，每日敷一次，7 日为 1 个疗程。

2.药物 2

药物组成：桃仁、杏仁、夏枯草、水蛭、糯米、白胡椒。

用法：上药共研成细末，分为 6 日量，每晚睡前用鸡蛋清调成糊状，贴涌泉穴，左右交替贴药，以胶布固定，晨起去掉药糊，清水洗净，贴药处皮肤呈青紫色。连续 6 次为 1 个疗程。头痛、眩晕等症状缓解后,可再巩固治疗 2 个疗程。

3.药物 3

药物组成:钩藤、菊花、白蒺藜、川芎、冰片。

用法:将钩藤、菊花、白蒺藜、川芎经提取精制成浸膏,烘干,粉碎。冰片研细,过 80 目筛。将药物及冰片以 75% 的乙醇溶液溶解、搅匀,经冷冻再解冻制成药物,覆以背衬层及保护膜,分割成 3cm×3cm 大小即得。用时将贴片保护膜撕去,贴敷于神阙穴,每周贴敷 2 次,15 日为 1 个疗程。

(二)针刺疗法

1.滋阴潜阳、平肝降压

主穴:风池、曲池、足三里、三阴交。

配穴:肝阳上亢型可另加行间、太冲等穴位;气血亏虚型眩晕可另加脾俞、肾俞、关元、气海等穴位;肾精不足型眩晕可另加肝俞、肾俞等穴位;痰浊中阻型眩晕可另加内关、丰隆、解溪等穴位。

操作:每次用 30～32 号的毫针,选主穴 3 个,配穴 1～2 个。风池、曲池、行间、太冲、内关、丰隆、解溪穴用捻转泻法,足三里、三阴交穴用平补平泻法,脾俞、肾俞、关元、气海穴用补法。在肢体两侧同一穴位上实施补泻时,用双手左右对称操作。留针 30 分钟,其间运针 2 分钟。隔日针刺 1 次,5 周为 1 个疗程。

解析:风池、曲池行毫针泻法,可以清肝泻火、平肝潜阳;而三阴交、足三里用平补平泻法以补气血。肝阳上亢型取风池、曲池、行间、太冲穴,行毫针泻法,以泻肝胆之火,平肝潜阳使眩晕诸证减轻,另加三阴交或足三里行毫针补法,以防泻实太过;对于肾精不足或气血亏虚型另加肾俞、脾俞补脾肾之气,关元补人之元气,气海补所需之气。综上补气生血,使诸证缓解。内关、丰隆、解溪等穴位可健脾化痰,与主穴配伍可治疗痰浊中阻型眩晕。

2.平肝潜阳、养血生精

取穴:双侧太冲、足三里。

操作:取双侧太冲、足三里,以 30～32 号的毫针刺双侧太冲、足三里为主,用泻法,运针时频率要快,指下针感要强,反复运针 8～10 分钟,不留针,起针后不按压针孔,如出血用消毒棉球轻轻擦去;以刺双侧足三里为辅,用平补平泻法,留针 30 分钟,每个 10 分钟运针 1 次,连续 15 日为 1 个疗程。

解析:太冲属肝之原穴,足厥阴肝经所注为"输",具有疏肝理气、平肝潜阳、泻火止痛之功,足三里乃是足阳明胃经之合穴,具有健脾、化痰、养血之效,为人体保健的要穴,太冲穴配足三里穴,一阴一阳,一泻一补,既可以平上亢之肝阳,又可以降上扰之妄火,还能祛痰、生气血、化阴精。

3.平肝潜阳、镇惊安神

取穴:高血压上点(在两眉之间,即印堂穴)和高血压下点(在鼻尖的稍下方)。

操作:让患者坐位或仰卧位,取高血压上点和高血压下点,常规消毒后,选用 30～32 号的毫针,以轻缓的手法捻转进针。鼻针一般要求以 15°～20°角向下斜刺,唯高血压上、下点向上斜刺。针刺深度为 1～2 分,以不刺到软骨为度。行针得气,待患者有酸胀感为止,每隔 10 分钟捻转 1 次,留针 30 分钟。针刺前休息 15 分钟和起针后分别进行血压测量。每日 1 次,10 日为 1 个疗程。

解析:高血压上、下点乃鼻部特定穴位。高血压上点,虽然是经外奇穴,但位居督脉,具有平肝潜阳、镇惊安神之功效,主治头痛、失眠、高血压、神经性头痛、神经衰弱等。高血压下点作用与高血压上点相同。因肝脉与督脉会于巅顶,故针刺可以平息上亢之风阳。若针感上达巅顶,能立解头痛、头晕之苦。

(三)灸疗法

1.调整肝阳、平泻肝火

取穴:神阙穴。

操作:先以温开水调面粉成圆圈状(长约 12cm,粗约 2cm),面圈的中间孔应与患者脐孔大小一致(直径约 1.5cm),备用。芪香散药末制作:黄芪、杜仲、益母草、桑寄生、夜交藤、茯神、栀子、黄芩、三七、五味子、牛膝、天麻、钩藤等,将药物混合,进行超微粉碎,取药末备用;麝香 1g单用。令患者仰卧位,充分暴露脐部,用 75% 乙醇溶液在脐周常规消毒后,将面圈绕一周,取少许麝香(如小米粒大)置于脐内,然后取自制芪香散药末适量,填满脐周,用艾炷(直径约 2cm、高约 2cm)置于药末上,连续施灸 10 壮,约 2 小时。灸后用医用胶布封固脐中药末,2 日后自行揭下,并用温开水清洗脐部。每周治疗 2 次,连续治疗 1 个月为 1 个疗程。

解析:肚脐即神阙穴,为人体的重要腧穴。脐通五脏六腑,联络全身经脉,具有调节全身气血阴阳的作用。

2.平肝降逆、降压

取穴:关元、足三里(双)、涌泉(双)。

操作:患者取仰卧位,于涌泉穴上分别涂少量凡士林,将高 0.5cm,底部直径0.5cm如麦粒大小的艾炷置于穴位上,用线香点燃艾炷,燃至患者感觉有灼烧热感后用镊子取下,换另一艾炷进行艾灸,每穴各灸 2 壮。关元穴、双足三里穴分别用高 1cm、底部直径 1cm 的艾炷直接置于穴位上,用线香点燃艾炷,余下如上法,每穴各灸 2 壮,每日行灸 1 次,10 日为 1 个疗程。

解析:关元穴为任脉与足三阴之交会穴,灸之可扶助元阳。足三里可补益气血。涌泉穴为肾经井穴,可激发肾气。

(四)熏洗疗法

1.浴足方

药物组成:牛膝、川芎、天麻、钩藤(后下)、夏枯草、吴茱萸、肉桂。

使用方法:上方加水 2 000mL 煎煮,水沸后再煮 20 分钟,取汁温热,倒进恒温浴足盆内浴足 30 分钟,每日 2 次,浴足后卧床休息。调整人体气血阴阳,使上亢之虚阳、上逆之气血以下行,疏通经络气血,恢复阴平阳秘、气血调畅的生理状态。用于脏腑气血阴阳平衡失调,肝肾阴虚,肝阳上亢,气血上逆,上实下虚导致的高血压。

2.降压汤

药物组成:附子、吴茱萸、透骨草、罗布麻。

使用方法:上药水煎取汁 2 500mL,晨泡 20 分钟,晚泡 30 分钟,1 剂用 3 日。引火下行,水煎泡足治疗高血压疗效显著。

3.夏川钩藤液

药物组成:钩藤、夏枯草、肉桂、川芎。

使用方法:将上述药物经筛选炮制成饮片,加冷水浸泡30分钟,煎煮2次,每次超过30分钟,滤过、定量、分装、低温灭菌得成品。以此类推,制成临床观察所需量。每次取用100mL药液,加温开水至2 000mL,每次浴足30分钟,每日早、晚各1次,2周为1个疗程,共使用1个疗程(连续4周)。

4.钩藤夏枯草方

药物组成:桑叶、钩藤、菊花、夏枯草。

使用方法:将以上药物加水4 000mL煎煮取液,先熏脚后温洗双足,每日1次,1剂可用2～3次,10日为1个疗程。

5.磁石降压方

药物组成:牛膝、杜仲、独活、乌药、磁石、丹参、当归、牡蛎。

使用方法:上述药物共为细末,用纱布包煎30分钟,取药液1 000mL左右,待温度适宜时浸泡双足,凉时可以加温,使之持续30分钟,每日1次。

(五)其他方法

1.穴位注射法

(1)穴位:①足三里、内关;②合谷、三阴交;③太冲、曲池。操作方法:三组穴位可交替使用,每穴注射0.25%盐酸普鲁卡因溶液1mL,每日1次。

(2)穴位:合谷、太冲或内关、风池。

方法:每次取2～3穴,每穴注射5%或10%的葡萄糖注射液3～5mL或维生素B_{12}注射液0.5mL,2日1次。

2.穴位埋线法

取穴:①曲池、足三里;②心俞、太冲。操作方法:每次埋线1组,埋15～20日,两组交替使用。

八、预防调护

(一)预防

1.戒烟

吸烟会导致血管内皮细胞受到损害,长期吸烟对血管有一定的加压作用,使患高血压的概率增加,高血压患者发生脑卒中、心肌梗死和猝死的危险增加,并降低甚至抵消降压治疗的效果,加重脂质代谢紊乱,降低胰岛素的敏感性,减弱血管扩张效应,增加左心室肥厚的倾向。

2.戒酒或限制饮酒

饮酒和血压水平、高血压患者之间的患病率呈线性相关,饮酒可以降低降压药的疗效,因此对于高血压患者不提倡饮酒。戒酒和减少饮酒可使血压显著降低,适量饮酒仍然有明显的加压反应。对于难以戒酒者建议每日饮30～100mL以内的红葡萄酒。

3.减轻和控制体重

体重减轻10%,收缩压可以降低6.6mmHg,超重10%以上的高血压患者体重减轻5kg,

血压便明显降低,且有助于改善伴发的危险因素如糖尿病、高脂血症、胰岛素抵抗和左心室肥厚等。体重减轻亦可以增加降压药的疗效。减轻体重的方法为减少热量的摄入及增加运动量。

4.合理饮食

减少钠盐的摄入,我国正常成人的每日摄入食盐 5～10g,高血压患者应该限制钠盐的摄入,以每日摄入食盐 6g 为宜。腌制品常含盐量很高,因此高血压患者应该限制腌制品的摄入。补充钾盐的摄入,研究表明钾与血压呈现明显的负相关关系,而我国群众膳食常常偏于低钾、低钙,因此必须适当地增加含钾、钙的食物的摄入,如水果和蔬菜等。

5.增加体力活动

适当增加运动,高血压患者的血压可以降低达 mmHg,并且此种血压的下降独立于体重的减轻。运动强度因人而异,可以采用心率检测法,运动时心率＝170－年龄,每日坚持适当的运动,每次坚持 20～30 分钟为宜,比每周 2～3 次的剧烈运动效果更佳。

6.减轻精神压力,保持心理平衡

长期的精神压力和抑郁,是引起高血压和其他一些慢性疾病的重要原因。

(二)调护

(1)发病期间少做或不做头颅旋转、低头弯腰动作,以免加重眩晕;症状缓解后,应适当进行体力活动。

(2)注意心理护理,了解患者的思想情绪,使其心情愉快、精神舒畅,解除忧虑、恐惧、消极悲观等情绪,并尽量避免外界不良刺激,以免七情影响,使疾病反复发作或加重。

(3)饮食忌过量,适量饮食,宜清淡,多食水果、蔬菜、瘦肉类、豆类、植物油等,忌辛辣刺激及肥甘厚味,肥胖患者要适当控制饮食,虚弱患者适当增加营养,气虚患者适当多吃大枣、黑芝麻、胡桃肉等,肾精不足的患者可多吃甲鱼、山药等补肾之品。

第十二节　胃食管反流

胃食管反流病(GERD)是指胃、十二指肠内容物反流入食管造成食管以及食管外组织化学性炎症性改变,并引起反流及刺激等症状的疾病。约 1/3 的 GERD 有反流性食管炎(RE)。根据其内镜下表现,目前比较公认的是将胃食管反流病分为非糜烂性反流病(NERD)、反流性食管炎(RE)和 Barrett 食管。

GERD 在西方国家十分常见,人群中有 7%～15% 有胃食管反流症状。反流性食管炎患病率随着年龄上升而增加,50 岁以上多见。据 1997 年对北京、上海地区 5 000 名 18～70 岁间的人群进行随机分层抽样调查结果预示,8.7% 的反流症状评分超过 6 分(胃灼热、反胃、反酸发作频率和程度总计 18 分),并通过抽样经胃镜和 24 小时食管 pH 检查预测,GERD 患病率为 5.77%,反流性食管炎患病率为 1.99%。胃食管反流病可累及多个领域和学科,如呼吸科、心血管科、口腔科、耳鼻喉科和加强病房的危重患者等。

胃食管反流病具有非常广泛的症状谱,不同患者发病时主症差异性大,目前尚无一个中医病名可完全概括此病的所有临床表现。该病当属中医学"吞酸""嘈杂""呕吐""噎膈""胸痞"等范畴,国家技术监督局(现国家市场监督管理总局)发布的国家标准《中医临床诊疗术语·疾病部分》首次将该病称为"食管瘅",但目前还未普遍采用。最早记载见于《素问·至真要大论篇》:"诸逆上冲,皆属于火……诸呕吐酸,暴注下迫,皆属于热。"

一、病因病机

(一)西医

GERD是与酸或胆汁相关的上胃肠动力障碍性疾病,是由于食管对胃、十二指肠内容物反流的防御机制下降,引起攻击因子酸以及胃蛋白酶、胆盐、胰酶等对食管黏膜的攻击作用。GERD的病理生理机制主要是由于抗反流防御机制下降和反流物对食管黏膜攻击作用增强的结果。

(二)中医

中医认为本病病位在胃,与肝、脾关系密切。病因不外饮食不节、情志失调和外感六淫等几个方面。情志不舒,忧伤恼怒,气郁伤肝,肝失疏泄,横逆犯胃,以致胃气上逆;或饮食不节,损伤脾胃,以致胃失和降,气机阻滞。以饮食不节及情志失调两种最为常见。胃失和降、胃气上逆是其基本病机。

1.饮食不节

暴饮暴食,嗜食辛辣、油炸煎炒食物,惯吃过烫、过酸、过咸食物,损伤胃阴,耗伤胃气,胃失和降而致反酸、嗳气。

2.情志失调

肝主疏泄,通畅气机,情志失调,郁怒伤肝,肝失疏泄,横逆犯胃,胃失和降,胃气上逆则反酸嗳气;肝郁化火,阴津受损,食管失调,则饮食难下而有吞咽不顺或噎塞之感。忧思伤脾,脾失升降,津液失于输布,凝聚成痰,痰气交阻,逆而不降,食管为痰浊所阻,而见胸骨后闷胀不适。日久气病及血,气滞血瘀,痰瘀互结,不通则通,胸骨后疼痛,入夜尤甚。

3.外感六淫

寒温失调,外邪犯胃,胃阳被遏,湿浊内停,郁而成酸;或邪毒循咽而入,犯及食管,升降失调,胃气上逆,则嗳气反酸,邪阻气机而吞咽不畅。

二、临床表现

(一)症状体征

GERD的表现不一,包括反流症状,反流物引起的食管和食管外的刺激症状和有关并发症。

1.反流症状

如反酸、反食、嗳气。嗳气频繁时可伴有反食、反酸。有时反流物味苦,为胆汁,也有的反流物为无味的液体。餐后尤其是饱餐后容易出现反流症状,在食管括约肌(LES)压力低下的患者,体位也是发生反流和反胃的诱因。

2.食管刺激症状

如胃灼热(胸骨后烧灼感)、胸痛(为胸骨后或心窝部隐痛,严重者为剧烈的刺痛)、吞咽疼痛等。反流物刺激食管黏膜上皮内的神经末梢,常引起胃灼热、胸骨后痛。严重时食管黏膜损伤,可引起吞咽疼痛。少数患者有吞咽时发噎感,这可能由于食管体部蠕动收缩波幅低下或体部无蠕动收缩,不一定存在食管炎性狭窄。

3.食管外刺激症状

如咳嗽、气喘、咽喉炎、口腔溃疡、鼻旁窦炎等。表现有咽喉炎的患者,常有咽异物感,晨起清痰、咽部不适或咽痛,声哑等。

(二)并发症

严重反流或反复发作的食管炎可发展成食管狭窄,吞咽困难,尤其进干食时。出现食管狭窄后,反酸、反胃、胃灼热等反流症状减轻或不明显。严重的反流性食管炎反胃时有咖啡样物或血性物,可发生慢性贫血。

三、诊断与鉴别诊断

(一)诊断方法

1.病史和体格检查

GERD患者的临床表现不一。①反流症状如反酸、反食、嗳气。②反流物引起的食管刺激症状,如胃灼热、胸痛、吞咽胸痛。有时伴吞咽发噎感。③反流物引起的食管外刺激症状,如咽部异物感、晨起清痰、声哑等。

2.X线检查

反流性食管炎患者的食管钡餐检查可显示下段食管黏膜皱襞增粗、不光滑,可见浅龛影或伴有狭窄等,食管蠕动可减弱。有时可显示食管裂孔疝,尤其在头低位时,钡剂可向食管反流。卧位时如吞咽小剂量的硫酸钡,则显示多数GERD患者的食管体部和LES排钡延缓。

3.内镜检查

可显示不同程度的反流性食管炎。对X线检查发现有食管溃疡或狭窄的患者,内镜检查结合病理活检有利于明确病变性质。反流性食管炎内镜下分类,国内外有不同的诊断标准。目前多采用洛杉矶(LA)分级标准,分为四级。A级:食管黏膜有一处或几处黏膜损伤,但长度<5mm;B级:至少一处黏膜损伤长度达到或>5mm但无融合;C级:至少有2条黏膜损伤,融合,但未超过环周的75%;D级:黏膜损伤超过环周的75%。

4.有关胃食管反流的检查

(1)食管pH监测:记录昼夜食管内pH变化,正常情况下,食管内的pH值在5~6,如<4表明存在胃食管酸反流,根据其反流次数、反流时间、一次反流持续时间,以及酸反流与体位、进餐、症状的关系,采取的常用观察参数有pH<4的百分比、pH<4的次数、pH<4并持续5分钟以上的次数、pH<4的最长持续时间等。这些参数能帮助确定在生理活动状态下有无过多的反流,并有助于阐明胸痛和反流的关系,为临床提供GERD酸反流的详细信息。检查前2~3日需停用促动力剂,服用质子泵抑制剂(PPI)者,停药时间需1周。通常要根据食管测压

进行 LES 的定位,将 pH 电极置于近侧 LES 以上 5cm 处。如不能进行测压,需根据 pH 变化,推测电极的位置或结合 X 线造影进行定位。

(2)无线 pH 监测:为新近研发成果。其方法是通过内镜将 Bravo 胶囊固定于远端食管,监测食管 pH 变化。该胶囊为半导体材料,监测过程无须导管。研究显示此方法安全、可靠,在更接近生理状态下记录长达 48 小时食管 pH 的变化。但比较昂贵。其检查前注意事项同食管 pH 监测。

(3)食管胆汁反流监测:其方法是将光纤导管的探头放置 LES 以上 5cm 处,以分光光度法监测食管反流物内的胆红素含量,并将结果输回光电子系统。胆汁是十二指肠内容物的重要成分,其中含有的胆红素是胆汁中主要的色素成分,在 453nm 处有特殊的吸收高峰,可间接表明食管暴露于十二指肠内容物的情况。目前常用的 24 小时吸收值≥0.14 作为存在胆红素的吸收阈值。

(4)电阻抗法:该方法能够敏感记录到液体或气体反流,能显示更多的反流活动,增加 GERD 的检出率。但难以区别反流物的性质,如与食管 pH 同步监测能增加诊断率,电阻抗法将有一定的前景。

5.有关动力检查

食管测压能显示 LES 张力(LESP)低下,一过性 LES 频发的松弛,尤其是松弛后蠕动压低以及食管蠕动收缩波幅低下或消失。这些正是胃食管反流的运动病理基础。约半数患者测定结果正常,甚至少数显示 LESP 高于正常。如连续进行食管压力监测,可有更多的机会发现食管动力异常。

6.PPI 试验性诊断

用足量的质子泵抑制剂一日两次,治疗 1~2 周,观察反酸、胃灼热等症状有无明显减轻,能有助于判断是否为 GERD。

(二)诊断标准

由于 GERD 的临床表现不一,如症状表现不典型,不易被识别。诊断有一定的难度。因而很有必要提出 GERD 的诊断标准。

(1)符合下列条件之一,临床上可考虑为 GERD:①有典型的反流症状(如反食、反酸、嗳气和胃灼热),无继发因素;②试验性诊断:应用 PPI 后,症状缓解。

(2)符合下列条件之一,可确诊 GERD:①典型的反流症状,内镜下反流性食管炎,缺乏其他疾病的证据;②典型的反流症状,内镜下无食管炎,但有过多胃食管反流的客观证据至少一项;③反流症状不典型或为食管外表现,内镜下无食管炎,至少具备一项胃食管反流的客观证据。

因此,内镜检查是诊断 RE 和 NERD 的基本点,对 NERD 的食管 pH 监测可以显示阳性和阴性两种情况,其中阴性者有假阴性的可能,应用食管无线 pH 监测有可能增加检出率。还可以应用食管 pH 监测以外的检查反流的方法,例如:①食管胆汁监测:观察有无过多胆汁反流;②核素 GERD 试验:静息和加压时观察有无胃食管核素反流;③钡剂的 GER 检查:钡剂的胃食管反流、贲门增宽及食管裂孔疝、反流性食管炎;④食管酸灌注或酸滴注试验阳性。

（三）鉴别诊断

虽然 GERD 的症状有其特点,但从临床表现上应与其他病因的食管炎、消化性溃疡、各种原因的消化不良,胆道疾病以及食管动力疾病等相鉴别。如遇以胸痛为主的情况时,应与心源性、非心源性胸痛的各种疾病进行鉴别。如怀疑心绞痛,则应做心电图和运动试验,必要时进行冠状动脉影像检查。对有吞咽疼痛、同时内镜显示有食管炎的患者,应与感染性食管炎、药物性食管炎鉴别。反流性食管炎病变以远段食管为主,感染性食管炎常在食管的中、近段,病变弥漫,确诊需病原学证实,包括涂片、培养,患者常有使用抗生素或化疗的病史。药物性食管炎者常在近段食管尤其在主动脉弓水平有单个溃疡,患者常有用药病史,如四环素、氯化钾或奎尼丁等。有胃食管反流者还应注意有无继发的病因,如硬皮病。对消化系统疾病,必要时应做上胃肠道钡餐检查、内镜检查和腹部 B 型超声检查。

四、并发症

（一）食管并发症

1.反流性食管炎

反流性食管炎是内镜下可见远段食管黏膜的破损,甚至出现溃疡,是胃食管反流病食管损伤的最常见后果和表现。

2.Barrett 食管

多发生于鳞状上皮与柱状上皮交界处。蒙特利尔定义认为,当内镜疑似食管化生活检发现柱状上皮时,应诊断为 Barrett 食管,并具体说明是否存在肠型化生。

3.食管狭窄和出血

反流性食管狭窄是严重反流性疾病的结果。长期食管炎症由于疤痕形成而致食管狭窄,表现为吞咽困难,反胃和胸骨后疼痛,狭窄多发生于食管下段。GERD 引起的出血罕见,主要见于食管溃疡者。

4.食管腺癌

蒙特利尔共识意见明确指出食管腺癌是 GERD 的并发症,食管腺癌的危险性与烧心的频率和时间成正比,慢性 GERD 症状增加食管腺癌的危险性。长节段 Barrett 食管伴化生是食管腺癌最重要的、明确的危险因素。

（二）食管外并发症

反流性食管炎由于反流的胃液侵袭咽部、声带和气管,引起慢性咽炎、声带炎和气管炎,甚至吸入性肺炎。

五、辨证施治

本病病机以肝胃郁热,胃气上逆为主,病灶虽在食管,但中医多从胃、脾、肝等脏腑辨证施治,理气开郁,润燥化痰、泄肝清火、和胃降逆等为常用治法。本病初起,多为肝气犯胃,胃失和降,胃气上逆,应及时理气解郁降逆;若气滞痰阻,痰气胶结,当以开郁化痰;若气郁化火,肝胃郁热,当以泄肝和胃;郁火伤阴,胃阴亏虚,治以滋养胃阴;若痰湿困阻中焦,脾胃阳气受戕,则须温运中焦,调和脾胃。

本病证情虽不外乎虚实两端,治法亦不外越补虚泻实之规,但本病每多实中有虚、虚中有实、虚实交错之病机变化,因此,诸多治法应据证调配组合,处方用药宜审情加减化裁。大凡实证易治,见效较快,虚证及虚实夹杂证,由于病程日久,症情复杂,治疗较难,见效较慢。

(一)胃失和降

主症:胸脘灼痛,胃脘痞满,恶心欲吐,常吐涎沫,大便不畅,舌苔薄白,舌质淡红,脉弦。

治则:和胃降逆。

方药:旋覆代赭石汤加减。旋覆花10g(包煎),代赭石15g(先煎),党参15g,法半夏10g,茯苓15g,白术10g,甘草3g,大枣4枚。

方解:此方为和胃降逆的主方,方中重用旋覆花、代赭石以治胃气上逆,减少反流;党参、白术、茯苓、大枣、甘草等健脾益气;法半夏祛痰降逆,和胃止呕;若反酸明显者加煅瓦楞子、乌贼骨等;若消炎止痛加水红花子、赤白芍、黄芩等;若呕吐苦水,食管有烧灼感,可换用黄连温胆汤。

(二)肝胃郁热

主症:胸骨后烧灼感或疼痛,吞酸,呕吐,嗳气,咽干,口苦,舌边红、苔黄,脉弦滑。

治则:泄肝清火,和胃降逆。

方药:左金丸合二陈汤加减。黄连3g,吴茱萸1g,乌贼骨20g,煅瓦楞子30g,白及6g,法半夏10g,陈皮15g,茯苓15g,炙甘草3g。

方解:方中以黄连、吴茱萸泄肝和胃;乌贼骨、瓦楞子制酸止痛;白及护膜;半夏、陈皮和胃降逆。若胸骨后疼痛加炒白芍、广郁金等;气郁化火伤阴加麦冬;胸闷咽嗌有痰加鹅管石;舌苔厚腻加炒麦芽、炒谷芽。

(三)痰气交阻

主症:吞咽梗阻,胸骨后隐痛,胸膈痞闷、情志不畅时刻稍减轻,口干咽燥,舌质偏红、苔薄腻,脉弦滑。

治则:行气开郁,润燥化痰。

方药:半夏厚朴汤合启膈散加减。法半夏10g,厚朴10g,茯苓15g,苏梗10g,南沙参15g,象贝母10g,紫丹参10g,郁金10g,砂仁3g(后下),陈皮10g。

方解:方中法半夏、厚朴、茯苓、陈皮燥湿化痰;丹参、郁金、砂仁、苏梗行气开郁;沙参、象贝润燥化痰。若津伤便秘加麦冬、玄参;若脾气虚弱加太子参、炒白术。

(四)胃阴不足

主症:胸脘灼痛,干噎呕吐,口燥咽干,似饥而不欲食,进食欠畅,大便干结。舌红少津、无苔,脉细无力。

治则:滋阴养胃。

方药:麦门冬汤加减。麦冬15g,天冬10g,石斛10g,天花粉12g,玉竹10g,法半夏10g,竹茹6g,生地15g,玄参10g,陈皮6g,郁金10g,生甘草3g。

方解:肝郁气滞,气郁化热,久必耗伤胃阴,虚热内生,这可能正处于反流性食管炎的发作阶段,治疗宜滋阴润燥,生津和胃。方中麦冬、天冬、石斛、花粉、玉竹、生地、玄参生津润燥,和胃养阴;半夏、竹茹降逆止呕;陈皮、郁金理气解郁。如热象明显者加黄连、银花,另吞六神丸10粒,2次/日;胸骨后疼痛加重者加五灵脂、延胡索等。

(五)脾胃虚寒

主症:胸膈或胃脘隐隐作痛作胀,病延日久或素有脾胃虚寒或偶有灼热感,但胃中怕冷,精神疲惫,面色不华,大便稀溏。舌淡苔薄,脉沉缓无力。

治则:温中健脾,和胃降逆。

方药:香砂六君子汤加减。党参 15g,白术 10g,茯苓 15g,陈皮 10g,法半夏 10g,吴茱萸 3g,砂仁 3g(后下),旋覆花 10g(包煎),代赭石 15g(先煎),木香 6g,干姜 6g,炙甘草 3g。

方解:本病迁延日久,终致气虚阳亏,形成脾胃虚寒之证,治疗宜健脾益气温阳,佐以降逆和胃。若久病肾阳亏损者,可加附子、肉桂;胸憋痰多者,加苏梗 10g、川朴 6g。此方适用于反流性食管炎之久病体虚者。

六、特色经验探要

(一)不能见炎消炎,强调辨证施治

反流性食管炎的主要病机是肝郁气滞,脾胃不和,因此治疗上必须抓住病机关键,着重调理脾胃,疏肝解郁。脾胃见症改善后才可望食管括约肌功能的改善。在抑制胃内容物反流时,着重应用旋覆花、代赭石,后者剂量可用到 30～40g,并配以姜竹茹、清半夏、干姜等;抑制胃酸、可重用煅瓦楞子、乌贼骨、白及等;咽胸烧灼感明显者或因痰火或因阴虚,各随症加减。常选用山豆根、黄连、黄芩、水红花子、六神丸清热,麦冬、玄参、天花粉、白芍养阴;胸膈不畅,可用威灵仙、鹅管石等畅膈;脾胃气虚可用党参、白术、黄芪;肝气郁滞可用柴胡、郁金、白芍、枳壳等。诸药合用能起到改善食管括约肌功能,抑制胃气上逆和减少胃酸反流等作用,并能防止食管炎向食管癌的转化。

(二)连苏饮的运用

食管炎虽发病机制与肝脾胃关系密切相关,但食管毕竟位居上焦,若在辨证治疗乏效后,不妨仿温病学家薛生白的连苏饮加味,用苏叶 1～3g,姜炙川连 1～2g,白蔻仁、淡茱萸、生甘草各 2～3g,陈皮 3～5g,共入茶杯内,以沸水浸泡,加盖稍闷,不定时频频饮服。方中苏叶与陈皮理气宽胸以调肝;黄连苦寒清郁热,用姜汁炒后不仅寒性稍减,而且寓有降逆止呕之意;吴茱萸化浊降逆,能止呕逆,与黄连相合为左金丸,又具有辛开苦降之功,对嘈杂呕吐、嗳气吞酸,胸胁胀痛均有作用;蔻仁芳香醒脾、顺气和胃;生甘草清润生津,调和诸药。此方药味不多,剂量亦轻,但对本病的病因病机面面俱到,可谓一方而治多证,如结合上述辨证施治方药,再做适当加减变化,则于病于理于法于方尽在其中。

(三)讲究服药方法

不管何证,也不管所用何方,在服用汤药时,均应注意将药汁分多次少饮,并慢慢下咽,尽可能让其在食管部位多停留一些时间,这种细水长流的服药法,可以使药液直达病所,以冀发挥更好的治疗效果。

（四）糊剂护膜

凡有食管炎症者，治疗性药物力求能直达病所，可用三七粉、白及粉各1.5g，藕粉适量调成半流质糊状，置于床边，平卧于床服药，服药后不饮水，不进任何食品，每日两次，效果尤佳。此法有"止痛护膜"之效。

七、中西医优化选择

本病为临床常见的一种慢性病，易反复发作。由于其LES张力难能得到根本改善，故约80%病例在6个月内复发，因此需要长期服药，维持治疗。如配合中医辨证施治，能持久地改善症状，维持缓解，并减少西药的用量，辨证与辨病结合，整体与局部兼治，往往收到较好疗效。

抑制胃酸分泌是目前治疗GERD的基本方法，其中PPI是GERD治疗中最常用的药物，糜烂性食管炎患者中、短期应用PPI的临床试验表明，PPI治愈食管炎和完全缓解烧心症状的速度较H_2-RA更快。但PPI缓解NERD患者烧心症状的疗效低于糜烂性食管炎患者，并且PPI对胆汁反流或混合反流引起的症状疗效欠佳。此外，GERD的发病与胃食管动力密切相关，单纯的抑酸治疗有时效果不佳，可以考虑是否是食管、胃的动力障碍性疾病，常用的促动力药物包括多潘立酮、莫沙比利等。

中医认为肝胃不和、胃气上逆是GERD本病的基本病机，"醒胃必先制肝，培土必先制木"，制肝和胃是治疗的关键。如对于反酸、烧心者，临床可联合PPI或单用中药治疗，以缓解患者症状，以左金丸合二陈汤加减，黄连苦寒泻火制肝，吴茱萸辛热入肝降逆，配以乌贼骨、瓦楞子、白及、陈皮、半夏和茯苓等药物制肝和胃、抑酸护膜；对于嗳气、上腹胀患者，可联合促动力药或单用降逆和胃之方药，如旋覆代赭汤加减，配以刀豆壳、柿蒂、丁香等，以行气降逆。肝胃同治，肝气得舒，胃气得降，诸症可愈。

八、饮食调护

本病患者进食不宜过饱，睡前3小时不进食，避免高脂饮食，限制摄入咖啡因、酒精、酸辣食品、巧克力等，以减少反流。食物的做法宜软而烂，多采用煮、炖、熬、蒸等方法烹调，可将食物加工成糊状或肉泥、菜泥、果泥等。

本病初起，可少量服用蜂蜜水、橄榄油或麻油，既保护食管黏膜，又可润肠通便。平时可用薤白30g、苡米60g煮烂熟透，频频喝下。同时可根据中医分型对患者进行饮食辨证调护。①肝胃郁热型：不宜食辛辣、煎炸、油腻的刺激性食物，忌吃热性羊肉、牛肉、姜、葱、酒等食物。②痰气交阻型：可进水梨、百合、白木耳、橘皮等清热化痰、益气健脾之食物，少进食鸡蛋、肥肉、鱼、虾、蟹等荤腥油腻及甜食和冷饮等。③胃阴不足，虚热内生者，可用猪肚1个，蒲公英100g，生地100g，麦冬100g，加水煮烂熟，再加少许作料，单吃猪肚，饮汤；若口干、便结明显，可用梨汁、藕汁频饮。④脾胃虚寒者，可用干姜6g，胡椒10粒，山药粉30g，共研末，每次6g，每天2～3次，用开水冲服。

第十三节 胃炎

一、急性胃炎

急性胃炎是由不同病因引起的急性广泛性或局限性的胃黏膜炎症。急性发病,可有明显腹胀、腹痛等上腹部症状,多数患者有较明确的发病原因。胃镜检查可见胃黏膜充血、水肿、出血、糜烂等一过性改变,临床上据此可分为急性单纯性胃炎、急性糜烂性胃炎、急性腐蚀性胃炎和急性化脓性胃炎四型。

本病与中医学的"胃瘅"相类似,可归属于"胃痛""血证""呕吐"等范畴。

(一)病因病理

1.西医病因病理

引起急性胃炎的病因有很多,但归纳起来主要有急性应激、化学性损伤和细菌感染三类,临床上以急性应激为最主要原因。

急性应激包括严重创伤、大手术、严重感染、大面积烧伤、脑血管意外、休克和过度紧张等,其所致损害主要是胃黏膜糜烂和出血。一般认为应激引起交感神经和迷走神经兴奋,导致血管痉挛、收缩,造成胃黏膜的缺血缺氧。化学性损伤包括误服强酸强碱、烈酒、过冷或过热辛辣等刺激性食物或药物。其中引起急性胃炎最常见的药物主要是非甾体类抗炎药,如阿司匹林、吲哚美辛、保泰松等药物,药物通过抑制环氧合酶导致前列腺素的产生减少而削弱其对胃黏膜的保护作用。幽门螺旋杆菌是造成急性胃炎的主要细菌,除幽门螺杆菌可引起急性胃炎外,还包括沙门菌、大肠杆菌、金黄色葡萄球菌等,通常因进食细菌或毒素污染的食物所致。

急性胃炎的病理学表现为胃黏膜固有层炎症,以中性粒细胞浸润为主。

2.中医病因病机

饮食不节、七情内伤、外邪直中等多种病因可引起本病,但以饮食伤胃、情志不畅为其主要发病原因。

(1)饮食伤胃:饮食不节,暴饮暴食,宿食停滞;或寒温失宜,寒积胃腑;或偏食辛辣,湿热中阻,损伤脾胃;或饮食不洁之物,病邪从口而入,致使胃失和降。

(2)七情内伤:忧愁思虑太过,伤及脾胃;或恼怒过度,肝气郁而化火,肝火横逆犯胃,胃失和降。

(3)寒邪犯胃:起居不慎,感受寒邪;或恣食生冷,损伤中阳,寒主收引,不通则痛。

总之,本病病位在胃腑,与肝脾有关。总由胃失和降,胃络受损所致。若胃热过盛,热迫血行;或瘀血阻滞,血不循经;或脾胃虚寒,脾虚不能统血,而见呕血、便血之症。

(二)临床表现

多数急性起病,症状轻重不一。主要表现为上腹饱胀、隐痛,食欲减退,恶心,呕吐,嗳气;重者可有呕血和黑便,细菌感染者常伴有腹泻。严重者可有发热、呕血和(或)便血、脱水、休克和酸中毒等症状。体征主要为上腹压痛或脐周压痛,肠鸣音亢进。

（三）实验室检查

感染原因导致的急性胃炎末梢血白细胞计数一般轻度增高,中性粒细胞比例增高;伴肠炎者大便常规检查可见少量黏液及红、白细胞,大便常规可见潜血,大便培养可检出病原菌。

内镜检查可见胃黏膜明显充血、水肿,有时见糜烂及出血点,黏膜表面覆盖黏稠的炎性渗出物和黏液。内镜检查可明确病变的性质与程度,但不必作为常规检查。

（四）诊断与鉴别诊断

依据病史、临床表现,诊断并不难,确诊有赖于内镜检查。

本病应注意与早期胆囊炎、胰腺炎相鉴别。

1.急性胆囊炎

本病的特点是右上腹持续性疼痛或绞痛,阵发性加重,可放射到右肩部,墨菲征阳性。血常规、腹部 B 超、CT 或 MRI 等检查可确立诊断。

2.急性胰腺炎

该病常有暴饮暴食史或胆道结石病史,突发性上腹部疼痛,伴持续性腹胀和恶心、呕吐;血尿淀粉酶升高。B 超、CT 等检查可发现胰腺呈弥漫性或局限性肿大。

（五）治疗

急性胃炎多属于中医胃痛、胃痞、呕吐等病证范畴。根据本病的病因、临床症状和舌脉表现,急性胃炎的辨证施治多为食滞胃、暑湿胃、寒邪胃、胃热炽热、肝郁气滞。

1.食滞胃脘型

主要症状:胃胀满,疼痛拒绝按压,或呕吐酸腐,不消化食物,呕吐后疼痛减轻,进食后加重,打嗝反酸,大便不舒服,舌质淡红,苔厚腻,脉滑实。

治疗方法食导滞,胃逆。

方药:保和丸加减:神曲、山楂、萝卜子、陈皮、茯苓、连翘、半夏。

2.夏湿犯胃型

主要症状:胃胀闷不舒服,腹部柔软疼痛,食差减少,口干油腻,头身沉重,肢体虚弱,尿热,大便滞而不爽,或发热恶寒,舌质红,苔白黄油腻,脉冲细或数量。

治疗方法:解暑和胃,化湿止痛。

方药:藿香正气散加减:藿香、半夏、大腹皮、紫苏、半夏、白芷、陈皮、茯苓、白术、厚朴、生姜、大枣。

3.寒邪犯胃型

主要症状:胃痛和中风,疼痛无休止,温度下降,感冒加重,感冒或饮食感冒史,或伴有呕吐水,怕冷,手脚不温,喜欢热饮,口淡不渴,舌苔薄白或白油腻,脉搏迟钝。

治疗:温中散寒,和胃止痛。

方剂:良附丸与桂枝汤加减:高良姜、香附、桂枝、炒白芍、烤甘草、姜半夏、胡椒、生姜。

4.胃热炽热型

主要症状:上腹痛、肿胀、疼痛烧灼感、口干苦、恶心呕吐、胃内容呕吐、酸味或苦味、冷热饮食、大便干燥、尿黄、舌红、苔黄厚或黄腻、脉弦光滑。

治疗方法:清热止痛,降逆通便。

方剂:大黄连泻心汤:大黄、黄连、黄芩。

5.肝郁气滞型

主要症状:胃胀满,攻支疼痛,疼痛和两个威胁,情绪不好时更糟,或呕吐吞酸,打嗝频繁,饮食减少,舌质淡红,苔薄白,脉弦。

治疗方法:疏肝理气,和胃止痛。

方药:四逆散合小半夏汤加减:醋柴胡、炒白芍、炒芥末、生甘草、姜半夏、鲜姜、元胡、炒川楝子。

(六)预后

本病预后一般良好,只要去除致病因素即可痊愈,但少数严重病例可发展为消化道溃疡或出血或进展为慢性胃炎。

(七)预防与调护

注意清淡饮食,避免食用刺激性或污染食物,避免口服非甾体类抗炎药物或损伤胃黏膜药物的摄入;调畅情志,减少不良情绪因素的影响。

二、慢性胃炎

慢性胃炎是由各种病因引起的胃黏膜慢性炎症。

慢性胃炎的分类方法很多,我国于 2006 年达成的《中国慢性胃炎共识意见》中采纳了国际上新悉尼系统的分类方法,根据病理组织学改变和病变在胃的分布部位,结合可能病因,将慢性胃炎分成非萎缩性(以往称浅表性)、萎缩性和特殊类型三大类。慢性萎缩性胃炎又可再分为多灶萎缩性胃炎和自身免疫性胃炎两大类。特殊类型胃炎种类很多,由不同病因所致,临床上较少见。

自身免疫性胃炎在北欧多见,在我国仅有少数报道。由幽门螺杆菌引起的慢性胃炎流行情况则因不同国家、不同地区幽门螺杆菌感染的流行情况而异。幽门螺杆菌感染呈世界范围分布,一般发展中国家幽门螺杆菌感染率高于发达国家,感染率随年龄增加而升高,男女差异不大。我国属幽门螺杆菌高感染率国家,估计人群中幽门螺杆菌感染率在 40%～70%。人是目前唯一被确认的幽门螺杆菌传染源。一般认为通过人与人之间密切接触的口-口或粪-口传播是幽门螺杆菌的主传播途径。流行病学研究资料显示经济落后、居住环境差及不良卫生习惯与幽门螺杆菌感染率呈正相关。因为幽门螺杆菌感染几乎无例外地引起胃黏膜炎症,感染后机体一般难以将其清除而变成慢性感染,因此人群中幽门螺杆菌感染引起的慢性胃炎患病率与该人群幽门螺杆菌的感染率是平行的。但由幽门螺杆菌感染发展而来的慢性多灶萎缩性胃炎的患病率则并不一定与人群的幽门螺杆菌感染率平行,而往往与当地的胃癌患病率呈平行关系。

本病属中医学"胃脘痛"范畴,与"痞证""嘈杂"等有密切关系。胃脘痛最早见于《灵枢·邪气脏腑病形》:"胃病者,腹胀,胃脘当心而痛。"

(一)病因病机

1.中医

中医认为本病病位在胃,与肝、脾关系密切,发病原因是多方面的,最常见的原因有饮食失调,肝气犯胃,脾胃虚弱,情志内伤,邪气侵犯等。

(1)饮食失调:饮食不节,饮食不洁,饮食偏嗜,过饱过饥,损伤脾胃,运化失职,食滞不化,停滞胃脘,胃失和降,气机不畅而发为胃脘疼痛。

(2)情志所伤:《素问·六元正纪大论篇》:"木郁之发,……民病胃脘当心而痛。"肝木克脾土,若长期忧思恼怒,则肝气郁滞而伤肝,势必克脾犯胃,致气机阻滞,发为疼痛。若肝郁化热,郁热耗伤胃阴,胃络失于濡润,致胃脘隐隐灼痛。若气郁日久,血行不畅,血脉凝滞,瘀血阻胃,亦可致胃脘刺痛。

(3)脾胃虚弱:饥饱失常、劳累过度或久病不愈等均可损伤脾胃,引起脾阳不足,中焦虚寒或胃阴受损,使其濡养而致胃脘疼痛。

(4)邪气侵犯:湿邪较易侵犯脾胃,阴虚之人易感湿热,阳虚之人易受寒湿,邪气所犯,阻滞气机,胃气不和,乃发胃痛,热者灼痛,寒者冷痛,湿者痛势延绵。

2.西医

(1)幽门螺杆菌感染:幽门螺杆菌作为慢性胃炎最主要病因的确立基于如下证据:①绝大多数慢性活动性胃炎患者胃黏膜中可检出幽门螺杆菌;②幽门螺杆菌在胃内的分布与胃内炎症分布一致;③根除幽门螺杆菌可使胃黏膜炎症消退;④从志愿者和动物模型中可复制幽门螺杆菌感染引起的慢性胃炎。幽门螺杆菌具有鞭毛,能在胃内穿过黏液层移向胃黏膜,其所分泌的黏附素能使其贴紧上皮细胞,其释放尿素酶分解尿素产生 NH_3。从而保持细菌周围中性环境,幽门螺杆菌的这些特点有利于其在胃黏膜表面定植。幽门螺杆菌通过上述产氨作用、分泌空泡毒素 A(Vac A)等物质而引起细胞损害;其细胞毒素相关基因(Cag A)蛋白能引起强烈的炎症反应;其菌体胞壁还可作为抗原诱导免疫反应。这些因素的长期存在导致胃黏膜的慢性炎症。

(2)饮食和环境因素:长期幽门螺杆菌感染,在部分患者可发生胃黏膜萎缩和肠化生,即发展为慢性多灶萎缩性胃炎。但幽门螺杆菌感染者胃黏膜萎缩和肠化生的发生率存在很大的地区差异。我国地区间的比较也存在类似情况。世界范围的对比研究显示萎缩和肠化生发生率的地区差异大体与地区间胃癌发病率的差异相平行。这提示慢性萎缩性胃炎的发生和发展还涉及幽门螺杆菌感染之外的其他因素。流行病学研究显示,饮食中高盐和缺乏新鲜蔬菜与水果与胃黏膜萎缩、肠化生以及胃癌的发生密切相关。

(3)自身免疫:自身免疫性胃炎以富含壁细胞的胃体黏膜萎缩为主;患者血液中存在自身抗体如壁细胞抗体(PCA),伴恶性贫血者还可查到内因子抗体(IFA);本病可伴有其他自身免疫病如桥本甲状腺炎、白癜风等。上述表现提示本病属自身免疫病。自身抗体攻击壁细胞,使壁细胞总数减少,导致胃酸分泌减少或丧失;内因子抗体与内因子结合,阻碍维生素 B_{12} 吸收从而导致恶性贫血。

(4)其他因素:幽门括约肌功能不全时含胆汁和胰液的十二指肠液反流入胃,可削弱胃黏膜屏障功能。其他外源因素,如酗酒、服用 NSAIDs 等药物、某些刺激性食物等均可反复损伤胃黏膜。理论上这些因素均可各自或与幽门螺杆菌感染协同作用而引起或加重胃黏膜慢性炎症,但目前尚缺乏系统研究的证据。

（二）诊断

1.临床表现

由幽门螺杆菌引起的慢性胃炎多数无症状；有症状者表现为非特异性的消化不良，如上腹痛或不适、上腹胀、早饱等，此外，也可出现食欲减退，嗳气，泛酸，恶心等，这些症状的有无及严重程度与慢性胃炎的内镜所见及组织病理学改变并无肯定的相关性。

胃黏膜有糜烂者可伴有上消化道出血；自身免疫性胃炎患者可伴有贫血，在典型恶性贫血时除贫血外还可伴有维生素 B_{12} 缺乏。

2.内镜诊断

（1）内镜下分类：胃炎内镜诊断的命名很不统一，而且分歧较大。悉尼分类将胃炎的胃镜诊断分为 7 种：充血渗出性、平坦糜烂性、隆起糜烂性、萎缩性、出血性、反流性和皱襞增生性胃炎。国内 2006 年慢性胃炎共识意见将内镜下慢性胃炎分为非萎缩性（浅表性）胃炎和萎缩性胃炎两大基本类型，同时存在平坦糜烂、隆起糜烂、出血、粗大皱襞或胆汁反流等征象，则诊断为非萎缩性胃炎或萎缩性胃炎伴糜烂、胆汁反流等。

1）萎缩性胃炎：萎缩性胃炎内镜下可见黏膜红白相间，以白为主，黏膜呈颗粒状，黏膜血管显露，色泽灰黯，皱襞细小。内镜下萎缩性胃炎有两种类型，即单纯萎缩性胃炎和萎缩性胃炎伴增生。单纯萎缩性胃炎主要表现为黏膜红白相间，以白为主，皱襞变平甚至消失，血管显露；萎缩性胃炎伴增生主要表现为黏膜呈颗粒或结节状。

2）非萎缩性胃炎：非萎缩性胃炎内镜下可见红斑（点状、片状和条状）、黏膜粗糙不平、出血点（斑）等基本表现。

3）特殊类型胃炎：特殊类型胃炎的分类与病因和病理有关，包括化学性胃炎、放射性胃炎、淋巴细胞性胃炎、肉芽肿性胃炎、嗜酸细胞性胃炎以及其他感染性疾病等。

（2）病变分布范围描述：内镜下慢性胃炎可分为胃窦炎、胃体炎、全胃炎胃窦为主或全胃炎胃体为主。

（3）特殊类型内镜的运用：色素内镜与放大内镜结合，能清楚看到胃小区和胃小凹的结构，对胃黏膜的结构观察得更为精细。据研究报道，慢性胃炎普通内镜检查与组织学诊断的符合率为 38%，而放大内镜则为 82.4%。

3.病理诊断

（1）活检取材：根据病变情况和需要，建议取 2～5 块活检组织。一般胃角部萎缩和肠化较严重，亦是异型增生的好发部位。活检除取胃窦黏膜外，还可取胃角和胃体下部小弯处，有助于估计萎缩和幽门螺杆菌（Hp）感染范围。

（2）病理诊断报告：病理诊断应包括部位分布特征和组织学变化程度，有病因可循的要报告病因。胃窦和胃体炎症程度相差两级或以上时，加上"为主"修词，如"慢性（活动性）胃炎，胃窦为主"。

（3）萎缩性胃炎的诊断标准：只要慢性胃炎的病理活检显示固有腺体萎缩即可诊断为萎缩性胃炎，而不管活检标本的萎缩块数和程度。

（4）慢性胃炎：有 5 种组织学变化分级（幽门螺杆菌、活动性、慢性炎症、萎缩和肠化），分成无、轻度、中度和重度四级（0、+、++、+++）。分级方法用下述标准，与新悉尼系统的直观模拟评分法并用,病理检查要报告每块活检标本的组织学变化。

1)幽门螺杆菌:观察胃黏膜黏液层、表面上皮、小凹上皮和腺管上皮表面的幽门螺杆菌。

无:特殊染色片上未见幽门螺杆菌。

轻度:偶见或小于标本全长 1/3 有少数幽门螺杆菌。

中度:幽门螺杆菌分布超过标本全长 1/3 而未达 2/3 或连续性、薄而稀疏地存在于上皮表面。

重度:幽门螺杆菌成堆存在,基本分布于标本全长。肠化黏膜表面通常无幽门螺杆菌定植,宜在非肠化处寻找。

对炎症明显而 HE 染色切片未见幽门螺杆菌的,要做特殊染色仔细寻找,推荐使用较简便的 Giemsa 染色,也可用各病理室惯用的染色方法。

2)活动性:慢性炎症背景上有中性粒细胞浸润。

轻度:黏膜固有层有少数中性粒细胞浸润。

中度:中性粒细胞较多存在于黏膜层,可见于表面上皮细胞、小凹上皮细胞或腺管上皮内。

重度:中性粒细胞较密集或除中度所见外还可见小凹脓肿。

3)慢性炎症:根据黏膜层慢性炎症细胞的密集程度和浸润深度分级,两可时以前者为主。

正常:单个核细胞每高倍视野不超过 5 个,如数量略超过正常而内镜下无明显异常,病理可诊断为基本正常。

轻度:慢性炎性细胞较少并局限于黏膜浅层,不超过黏膜层的 1/3。

中度:慢性炎性细胞较密集,不超过黏膜层的 2/3。

重度:慢性炎性细胞密集,占据黏膜全层。计算密度程度时要避开淋巴滤泡及其周围的小淋巴细胞区。

4)萎缩:萎缩指胃固有腺减少。分为两种类型:

化生性萎缩:胃固有腺体被肠化或假幽门化生腺体替代。

非化生性萎缩:胃黏膜层固有腺体被纤维组织或纤维肌性组织替代或炎性细胞浸润引起固有腺体数量减少。

萎缩程度以胃固有腺减少各 1/3 来计算。

轻度:固有腺体数减少不超过原有腺体的 1/3。

中度:固有腺体数减少介于原有腺体的 1/3~2/3 之间。

重度:固有腺体数减少超过 2/3,仅残留少数腺体,甚至完全消失,局限于胃小凹区域的肠化不能算萎缩。

黏膜层出现淋巴滤泡不算萎缩,应观察其周围区域的腺体情况来决定。一切原因引起黏膜损伤的病理过程都可造成腺体数量减少,如取自溃疡边缘的活检,不一定就是萎缩性胃炎。

标本过浅未达黏膜肌层者可参考黏膜层腺体大小和密度以及间质反应情况推断是否萎缩,同时加上取材过浅的评注,提醒临床仅供参考。

5)肠化:应区分小肠化生和结肠化生。

轻度:肠化区占腺体和表面上皮总面积 1/3 以下。

中度:肠化区占腺体和表面上皮总面积的 1/3~2/3。

重度:肠化区占腺体和表面上皮总面积的 2/3 以上。AB-PAS 染色对不明显肠化的诊断很有帮助。

6)其他组织学特征:出现不需要分级的组织学变化时需注明,分为非特异性和特异性两类。前者包括淋巴滤泡、小凹上皮增生、胰腺化生和假幽门腺化生等;后者包括肉芽肿、集簇性嗜酸性粒细胞浸润、明显上皮内淋巴细胞浸润和特异性病原体等。假幽门腺化生是泌酸腺萎缩的指标,判断时要核实取材部位。胃角部活检见到黏液分泌腺不宜诊断为假幽门腺化生,只有出现肠化生,才是诊断萎缩的标志。

用 AB-PAS 和 HID-AB 黏液染色能区分肠化亚型,但肠化亚型对预测胃癌发生危险性的价值仍有争议。小肠型和完全型肠化亚型无明显癌前病变意义,大肠型肠化的胃癌发生危险性增高。

异型增生(上皮内瘤变)是重要的胃癌癌前病变,可分为轻度和重度(或低级别和高级别)两级。

4.实验室检查

(1)胃液分析:非萎缩性胃炎胃酸分泌常正常或增高;萎缩性胃炎病变主要在胃窦时,胃酸可正常或低酸;A 型萎缩性胃炎(由自身免疫机制引起,炎症主要累及胃体部,泌酸腺弥漫性萎缩,而胃窦黏膜正常或轻度炎症)的胃酸分泌显著降低或无酸,血清胃泌素明显增高。内因子分泌减少,血清抗壁细胞抗体和抗内因子抗体常阳性,可发生恶性贫血。B 型萎缩性胃炎是胃窦多灶性炎症,胃酸正常或者轻度降低,血清壁细胞抗体阴性,维生素 B_{12} 吸收试验正常。

(2)疑似自身免疫所致的萎缩性胃体炎应检测血清胃泌素、维生素 B_{12} 水平和相关自身抗体(抗壁细胞抗体和抗内因子抗体)等。

1)血清胃泌素:正常值<100ng/L。胃窦黏膜萎缩时空腹血清胃泌素正常或降低,胃体黏膜萎缩时中度升高,伴有恶性贫血的胃萎缩患者显著升高,可达 1 000ng/L 或以上,甚至大于 5 000ng/L,与胃泌素瘤相似,但胃萎缩患者有胃酸缺乏,而后者是高胃酸。

2)血清维生素 B_{12} 浓度和维生素 B_{12} 吸收试验:正常人空腹血清维生素 B_{12} 的浓度为 300~900ng/L,<200ng/L 肯定有维生素 B_{12} 缺乏。维生素 B_{12} 吸收试验(Schiling 试验)能检测维生素 B_{12} 吸收情况,维生素 B_{12} 和内因子缺乏所致的吸收障碍有助于恶性贫血的诊断。

3)自身抗体:A 型萎缩性胃炎的血清 PCA 常呈阳性,血清 IFA 阳性率比 PCA 低,但如胃液中检测出 IFA,则很大程度上支持恶性贫血的诊断。

4)胃蛋白酶原(PG):反映主细胞的数量,可在胃液、血浆和 24 小时尿液中测到胃蛋白酶含量,胃酸和胃蛋白酶原分泌量呈平行关系。胃蛋白酶原有Ⅰ型和Ⅱ型两类,PGⅠ只在泌酸腺产生,而 PGⅡ则产生于整个胃黏膜。血清胃泌素(G-17)、血清幽门螺杆菌抗体同时检测,可以推测是否患萎缩性胃炎以及萎缩的部位;PGⅠ和 G-17 降低提示萎缩性胃炎的部位为胃窦和胃体,幽门螺杆菌抗体阳性和 G-17 降低表明萎缩性胃炎位于胃窦;如 PGⅠ降低而 G-17 很高,无论幽门螺杆菌抗体是否阳性,均提示胃体萎缩。

(三)鉴别诊断

1.功能性消化不良

本病具有和慢性胃炎类似的消化不良症状,如上腹部疼痛、饱胀、嗳气、泛酸、恶心等,但无明显消化系统器质性病变,胃镜检查可资鉴别。

2.消化性溃疡

消化性溃疡的疼痛具有明显的周期性、节律性及反复发作性,与进食有关,而本病以上腹饱胀为主,疼痛不著,且无明显规律,通过胃镜检查能明确诊断。

3.胃癌

40岁以上的患者出现消化不良,如上腹饱胀、嗳气、食欲减退等,特别是伴有贫血、消瘦、黑便等要考虑,确诊依靠胃镜检查。

4.胆囊炎、胆石症

多以上腹部或右上腹疼痛为主,伴有腹胀、嗳气等消化不良症状,一般以进食脂肪餐后出现疼痛,向右后背部放射,墨菲征阳性为特点,确诊依靠B超诊断。

(四)辨证论治

1.辨证要点

(1)辨急慢:急性胃脘痛具有发病急骤,疼痛剧烈,持续半小时以上不缓解,病情变化迅速,病程短等特点;慢性胃脘痛具有起病缓慢,疼痛渐发或反复发作,疼痛可耐受,服药可缓解或症状消失,病势较缓,病程长等特点。

(2)辨虚实:实者多痛剧,固定不移,拒按,脉盛,若补之则痛剧,大便常闭结不通,多见于新病体壮之人;虚者多痛势徐缓,痛处不定,喜按,脉虚,若攻之则痛剧,大便无闭结,多见于久病体弱之人。

(3)辨寒热:胃脘疼痛,遇寒则痛甚,得温则痛减,为寒证;胃脘灼痛,痛势急迫,遇热则痛甚,得寒则痛减,舌苔黄或黄腻,脉弦数或滑数、濡数为热证。

(4)辨气血:一般初病在气,久病在血。在气者,有气滞、气虚之分。其中,气滞者,多见胀痛或涉及两胁或兼见恶心呕吐,嗳气频频,疼痛与情志因素显著相关;气虚者,指脾胃气虚,除见胃脘疼痛外,兼见饮食减少,食后腹胀,大便溏薄,面色少华,舌淡脉弱等。在血者,有血瘀和血虚之异。其中,血瘀者,疼痛部位固定不移,痛如针刺,舌质紫黯或有瘀斑,脉涩或兼见呕血、便血;血虚者,兼见面色萎黄不华,唇甲舌淡,头晕目眩,心悸神倦,脉细等。

(5)注意兼夹:胃脘痛病常见寒凝、气滞、食停、湿热、血瘀、气虚、阴虚等证,但各证往往不是单独出现或一成不变的,而是互相转化和兼夹的,如寒热错杂、虚中夹实、气血同病等。临床上应结合各证的临床特点,综合考虑,具体分析。

2.治疗原则

总以通降和胃为大法,实者祛邪为主,虚者补虚调养脏腑为主,佐以通降。急性疼痛时应"急则治其标",重在祛邪止痛,慢性疼痛时应"缓则治其本",寓补于通,标本兼治。

3.应急措施

对于急性胃脘痛患者可先用下列方法处理:

(1)药物治疗

1)肝气犯胃者,选用气滞胃痛冲剂,每次1～2包,温开水冲服,服药次数随疼痛而定。

2)寒邪犯胃者,选用温胃舒冲剂,每次1～2包,温开水冲服,日3次或疼痛则服药。

3)湿热中阻者,选用三九胃泰冲剂,每次1～2包,每日3次,温开水冲化凉服。

4）饮食伤胃者,选用枳实导滞丸,每次 2 丸,每日 3 次,温开水送服。

5）瘀阻胃络者,选用元胡止痛片,每次 4～6 片,每日 3～4 次,凉开水送服。

6）取云南白药中的"保险子"口服,有时可立即止痛。

（2）按压止痛:按压第 2～4 胸椎棘突,有时可立即止痛。

（3）针灸:针刺足三里穴,采用泻法,强刺激,对体弱者可平补平泻。寒邪犯胃者用灸法,取艾卷点燃在中脘、足三里、脾俞、胃俞等穴,灸 15 分钟左右。

（4）手术:急症胃痛,疼痛剧烈不缓解又合并有大量胃出血或穿孔时,出现血压下降,病情逐渐加重,内科保守治疗无效者,应立即转外科手术治疗。

4.分证论治

（1）肝气犯胃证:

症舌脉:胃脘胀痛,痛窜胁背,嗳气痛轻,恼怒痛重,食欲减退,胸脘痞闷,善太息,大便不调,舌质红、苔薄白,脉弦。

病机分析:肝主疏泄,以条达为顺,胃主受纳,以通降为和,情志抑郁,恼怒伤肝,则疏泄失职,横逆犯胃,胃气阻滞,和降失常,则胃脘胀痛,胸脘痞闷;胁为肝络之分野,故痛窜胁背;滞气停于胃脘则食欲减退,滞气上行则嗳气,气郁于胸则善太息,恼怒后肝气郁滞更甚故疼痛加重;弦脉主肝病、主痛。

治则:疏肝和胃,理气止痛。

方药运用:

A.常用方:四逆散。药用醋柴胡、醋白芍、枳实、炙甘草。方中柴胡疏肝解郁,畅气机,醋炙后则增强疏肝止痛之效,为君药;白芍柔肝、缓肝、养阴和血脉,又有缓急止痛之功,收脾气之散乱,敛肝气之恣横,于土中抑木,醋炙后可增强柔肝敛阴之功,与柴胡相配,一散一收,疏导气血,助柴胡疏肝调气而不伤正气,为臣药;枳实苦泄,行气散结,使气机疏畅而不壅滞,调中焦运化,与柴胡同用,一升一降,加强疏畅气机之功,为佐药,同时枳实配芍药又可理气血;甘草缓急和中,与醋白芍相配,可缓急止痛,又能调和诸药为使药。四药合用则疏肝理脾和胃,升清降浊,理气止痛,使肝气疏达,脾胃气机调畅,疼痛自止。

B.加减:肝气郁结较严重,胀痛重不缓解者,加川楝子、延胡索以疏肝理气止痛;若见胃脘嘈杂,灼热疼痛,呕吐泛酸,口干口苦,烦躁易怒,舌质红苔黄,脉弦数者,此为肝郁日久化热,治以疏肝泻热,上方加吴茱萸、黄连、黄芩、牡丹皮、栀子以清肝泻热,和胃止痛;或改投化肝煎。若嗳气、呃逆较重者,加旋覆花、沉香末、炒莱菔子以顺气降逆;若见肝郁脾虚,不思饮食,头晕乏力,脘胁胀满,脉弦细,改用逍遥散;若肝郁脾虚而气郁日久化火,在前证基础上又见心烦、便干、舌苔黄燥,用加味逍遥散。

C.临证参考:本证候还可选用柴胡疏肝散治疗。有学者治本证首选沉香、乌药、半夏、厚朴、松香以通和胃气,再配香附、青皮、川楝子等疏泄肝郁。也有学者治本证常用柴胡疏肝散或调气散(香附、青皮、陈皮、藿香、木香、乌药、砂仁、甘草),凡肝气犯胃引起的胃脘痛,经久不愈,极易化火,治宜辛泄苦降,方用化肝煎合左金丸。有学者指出:胃气痛从肝胃施治,以理气为主,但需细致辨证,理气药性多辛燥,易耗气阴,对肝血不足、肝火偏旺者慎用。也有学者认为本证宗旋覆代赭汤、金铃子散等方,加苏子、佩兰梗、杏仁、羌活、防风、九香虫等,痛定后再加养血柔肝、缓急安中的芍药甘草汤及宁心安神的远志、柏子仁、夜交藤、合欢皮等药物收功。有学者认为杏仁之氢氰酸可以镇痛,杏仁之油可以缓痉挛,用杏仁治胃痛是他的独特经验。有学者治本证常用柴胡、炒白芍、郁金、川楝子、青陈皮、佛手、陈香橼、旋覆花梗、枳壳、香附、草豆蔻、肝胃郁热则加山栀、黄芩、左金丸等。认为此证以理气为主,但宜香而不燥。有学者以香苏饮为主方加入通降之品,组成胀痛方,由苏梗、香附、橘皮、枳壳、大腹皮、香橼皮、佛手组成。如伴胁肋胀痛,口苦泛恶等肝郁不舒症状者,加柴胡、青皮、郁金等以疏肝解郁;伴见便秘腹胀者,可用酒大黄或瓜蒌、莱菔子以导滞通腑。有学者对气郁日久化火服药不愈者,投百合汤(百合、乌药)每获佳效。总之,本证治以疏肝理气和胃为主,但理气药多辛香温燥,久用易耗气伤阴,对于单纯气机郁滞者适用,宜中病即止,对郁久化火者,不宜继续香燥行气,当配酸甘凉润养阴之品。

(2)寒邪客胃证:

症舌脉:胃脘冷痛暴作,畏寒喜暖,遇寒则痛甚,呕吐清水痰涎,口不渴,大便溏,舌淡苔白,脉弦紧。

病机分析:外感寒邪或贪食生冷或阴寒内生,寒邪凝聚于胃脘,阳气被遏,不得舒展,胃脘气机阻滞,不通而痛;寒为阴邪,主收引,气血遇寒则凝,故胃脘冷痛暴作,寒邪得温则自散,阳气舒展,故喜暖畏寒;中寒内盛,阳气被遏,中焦脾胃阳虚,运化不健,和降失司,则呕吐清水痰涎,大便溏;口不渴,舌淡苔白为胃寒之候,弦脉主痛,紧脉主寒,弦紧之脉为寒邪犯胃之象。

治则:散寒止痛,温中和胃。

方药运用:

A.常用方:高良姜汤。药用高良姜、桂枝、厚朴、当归、生姜。方中高良姜善散脾胃寒邪,具有温中止痛之功,为君药;桂枝温阳散寒,助高良姜温中散寒止痛,为臣药;当归和血缓痛,厚朴宽中理气,共为佐药;生姜散寒通阳为使药。诸药合用有散寒止痛,温中和胃之功。

B.加减:寒邪偏重者加炮姜、川椒、荜茇;兼见风寒表证者加苏叶、防风、荆芥;兼食滞者加焦三仙、制大黄、枳实、鸡内金以消食导滞;若寒湿阻胃,症见脘痛喜温,脘腹满闷,四肢欠温,恶心欲呕,舌苔白腻,此为外感寒邪,内伤生冷,寒湿阻遏,胃气郁滞,治宜疏表散寒化湿,药用藿香正气散治疗;呕吐清水痰涎偏重者,加吴茱萸、姜半夏,以温中散寒降逆止呕,化痰涎;若寒邪郁而化热,寒热错杂,症见胸脘痞胀,恶心呕吐,口干口苦,胃痛有灼热感,舌红、苔黄腻,脉濡数,改投半夏泻心汤以辛开苦降,寒热并用。

C.临证参考:有学者治本证用温中行气法,温中喜用高良姜、荜茇、川椒、甘松、干姜、荜澄茄等辛通腑阳;行气推崇南木香、九香虫、娑罗子、生香附等散结止痛。并认为香附生用,取其辛燥之性,散气结,除胃湿,散胃寒,其功更彰;兼呕酸者,若舌苔薄白加海螵蛸,若舌苔白腻加螺丝壳。也有学者治本证用自拟经验方合良附汤治疗(高良姜、香附、荜澄茄、吴茱萸、陈皮),夹湿邪者,加苍术、厚朴、茯苓之类;夹食滞者,加神曲、枳壳、鸡内金之类;若内有气滞而外感风寒者,加苏叶之类。兼饮食不慎,寒食交阻,疼痛加剧者,酌加神曲、山楂等以消食滞。有学者认为胃寒痛如恶寒或呕吐白沫,宜用桂枝,不宜用紫苏。紫苏行气宽中,可用治脾胃气滞,胸闷、呕吐、恶心等,但偏重于风寒解表,不若桂枝通阳化气,治里虚寒证最适宜。同时,有学者治本证常用肉桂、附子、丁香、荜茇、炮姜、吴茱萸、细辛、艾叶散寒;延胡索、香附行气止痛。还有学者治本证常用高良姜、干姜、桂枝、苏梗、吴茱萸、川椒、制香附、荜茇、延胡索、乳香、没药等。

（3）湿热蕴胃证：

症舌脉：胃脘灼热疼痛，嘈杂口干或口黏而苦，渴不欲饮，身重肢倦，纳呆恶心，小便黄，大便黏滞不畅，舌质红、苔黄厚腻，脉滑数。

病机分析：饮食不节或其他原因，损伤脾胃，运化失常，湿热内生，蕴结于胃，气机阻滞则胃脘灼热疼痛；湿热熏蒸于胃脘则嘈杂，纳呆恶心；湿热瘀滞中焦，上犯于口则口干或黏而苦，水津不布则渴而不欲饮；湿热困脾，则身重肢倦；湿热下侵膀胱则小便黄，湿热阻滞肠道则大便黏滞不畅；舌苔、脉象均为湿热中阻之征。

治则：清热化湿，理气和胃。

方药运用：

A.常用方：清中汤。药用半夏、陈皮、茯苓、黄连、栀子、草豆蔻、甘草。方中以二陈汤清中焦湿邪为君。山栀子苦寒泻火，治胃热；黄连苦寒入中焦，清热燥湿，二者相配清胃热之力更强，为臣药。中焦有热，用栀、连苦寒泻火，易致格拒不纳，故加草豆蔻辛温燥湿健脾温胃以反佐，则邪易伏而病易愈。甘草调和诸药为使药。诸药合用则湿热除，胃气和。

B.加减：湿偏重加薏苡仁、白扁豆、藿香、厚朴、佩兰；热偏重者加黄芩、蒲公英、苦参；便秘者加枳实、制大黄；恶心呕吐者加竹茹以清热和胃降逆。

C.临证参考：本证还可选用三仁汤或小陷胸汤合左金丸或连朴饮合六一散加减治疗。有学者治本证常用栀子、知母、竹茹、龙胆草等药。也有学者治本证用自拟经验方加减，药用黄连、厚朴、石菖蒲、姜半夏、大豆卷、炒山栀、陈皮。有学者治本证常用苍术、茯苓、黄连、黄芩、川朴花、藿香、佩兰、薏苡仁、枳壳、望江南等，苦寒与芳化祛湿并用。同时，有学者治本证常用藿香、佩兰、芦根、滑石、黄芩等药，通过芳香化湿，清化湿热，使湿去热退，脾阳得振，胃气得复。

（4）饮食伤胃证：

症舌脉：胃脘胀满疼痛，拒按，嗳腐吞酸或呕吐不消化食物，气味腐臭，吐后痛减，不思饮食，大便不爽，舌苔厚腻，脉滑或实。

病机分析：食滞胃脘，气机阻塞，升降失常，气滞不通则胃脘胀满疼痛；食积阻滞，胃气不降，浊气上逆而嗳腐吞酸，甚则呕吐不消化食物；吐出食物后，胃中气机得畅，积滞减故吐后痛减；食积停滞，脾胃受损则不思饮食；食积下迫，大肠传导失司则大便不爽，舌苔脉象均为食积内阻之象。

治则：消食导滞，和胃止痛。

方药运用：

A.常用方：保和丸加减。药用麦芽、山楂、莱菔子、厚朴、香附、陈皮、连翘、甘草。方中麦芽消食和中，长于消米面诸果食积山楂消食化积，尤能消肉食油腻之积；莱菔子消食行滞，善化麦面痰气之积，三药合用，可消多种饮食积滞，共为君药。厚朴宽中导滞；陈皮健脾消滞，理中焦之气以调中；香附解肝胃之郁以消食，三药行气散满，助麦芽、山楂、莱菔子消食积，共为臣药。盖食积日久易化热，故用连翘苦寒清热散结，又能制行气药温燥之性，为佐药。甘草益脾，调和诸药。合而用之，则消食和胃，理气止痛。

B.加减：胃脘胀痛不减，加枳实以理气止痛；若不效，并见大便不通者，可用小承气汤；若见舌苔黄燥便秘者,可用大承气汤;兼表证者,加紫苏、荆芥;食积化热者,加黄连、黄芩;脾胃素弱食滞者,用香砂枳术丸加神曲、麦芽;若属膏粱厚味或辛辣酗酒损伤脾胃,脾不运化,湿热内生,胃气不除者,症见胃脘灼痛,胸膈满闷,肢体困重,纳呆,嘈杂吞酸,大便不爽,舌苔黄腻,脉滑,治宜理脾和胃,清化湿热,方用清脾饮。

C.临证参考:因喜食而太过者,当助脾消导,善饥而食者,当补中益气;气恼后得食或食后气恼,当舒气解郁,兼以消化;病后、产妇、年高者,凡有食滞,只宜消补兼施;暴伤饮食所致胃脘痛者,可用吐法,如瓜蒂散或盐汤探吐。本证亦可用枳实导滞丸治疗。有学者治疗本证因饮食不节,停积于胃者,用自拟方(六神曲、炒山楂、炒莱菔子、陈皮、姜半夏、鸡内金、茯苓),有时也选用六磨饮子。也有学者治本证常用藿梗、苏梗、鸡内金、山楂、神曲、莱菔子、谷芽、麦芽、枳实、槟榔、木香、砂仁、制半夏、陈皮、大黄等。还有学者治本证用保和丸改汤剂,莱菔子重用,郁甚加入槟榔。

(5)瘀血阻胃证:

症舌脉:胃脘疼痛较剧,拒按,痛如针刺或刀割,痛处固定,疼痛持久或黑便,舌质紫黯或有瘀斑,脉涩。

病机分析:胃痛日久则局部络脉血行不畅,气机阻滞,终则瘀血内停,胃络壅塞,不通则更痛,故胃痛剧烈,状如针刺或刀割;瘀血有形,故痛处固定且拒按;瘀血损伤络脉,血不循经,下渗大肠出于后阴则黑便;血瘀则舌少滋荣,故舌质紫黯或有瘀斑;血瘀则脉道血行不畅故脉涩。

治则:活血化瘀止痛。

方药运用:

A.常用方:失笑散。药用蒲黄、五灵脂。方中五灵脂通利血脉,行血止痛;蒲黄行血消瘀止痛,二药合用重在化瘀止痛。

B.加减:若见脘腹胁肋胀满者,此气滞而血瘀,上方加三棱、莪术、当归、白芍、砂仁,以理气化瘀;气虚者合四君子汤并用。

C.临证参考:瘀血轻者,可用手拈散治疗或用膈下逐瘀汤治疗。有学者治本证多用延胡索、丹参、五灵脂、乳香、没药、桃仁、红花、蒲黄、莪术等。有时也用自拟经验方,加味失笑芍甘汤(蒲黄、五灵脂、赤芍、炙甘草、丹参、玫瑰花、九香虫、香附)。也有学者治本证首推当归,有学者认为当归养血活血,并可与丹参、赤芍同用,在化瘀药中最为平和,红花、桃仁同用,兼有润肠活血之功,若属顽固、陈旧性胃脘痛,可用失笑散及少量制大黄,有化瘀止痛通络的作用。有学者认为气滞日久,必然会引起血瘀,出现胃脘又痛又胀,以痛为主的症状,此时单用理气药不能解决,必须加用川楝子、延胡索等既能行气又能活血的药物,以达到行气宽胀、活血止痛的目的,主张用川楝子、延胡索、香附、陈皮、枳壳、大腹皮组方治疗又痛又胀、以痛为主的血瘀轻型胃脘痛。如郁久经火,伴见恶心、呕酸症状者,当配用左金丸、煅瓦楞子;如胃痛喜暖喜按畏寒,加高良姜、甘松以行气散寒止痛;心烦喜呕,舌红苔黄有热象者,加栀子、竹茹;如血瘀胃痛继续发展,瘀久入络,胃只痛不胀或刺痛难忍,痛处固定,此时当以化瘀活血止痛为主,用炙刺猬皮、炒九香虫、炒五灵脂、川楝子、延胡索、制没药、制乳香、香附、香橼皮、佛手组方治疗,调血以和气。并指出一般瘀血胃痛,痛势减轻或基本控制后,常有食少、乏力等虚象,可用和胃健脾调补法,以香砂枳术或香砂六君子之类收功,切忌早补或峻补,因胃腑以通为补,如补不当,又会引起气滞血瘀,病情反复。

(6)胃阴亏虚证:

症舌脉:胃脘灼痛,口燥咽干,心烦,手足心热,食少,大便干燥,舌红少津,脉细数。

病机分析:常见于素体阴虚之人或脾虚不能为胃行其津液;或热病耗伤胃阴;或久病中虚,生化乏源;或胃脘痛日久化火伤阴;或胃热素盛或长期服用辛香温燥药等均可导致胃阴不足,胃失濡养,气机不畅,上不布津,见胃脘灼痛,口燥咽干,舌红少津,胃阴不足,虚火内扰则见心烦、手足心热;气津不足,纳食不化,故食少;阴虚液耗,无以下溉,肠道失润,而大便干燥;脉细数乃阴虚内热之征。

治则:滋阴养胃。

方药运用:

A.常用方:益胃汤加味。药用麦门冬、生地、沙参、玉竹、半夏、甘草、粳米。方中重用麦门冬、生地,二药味甘性寒,功能清热凉血,滋阴润燥,为甘凉益胃阴之上品,共为君药。沙参甘寒养阴,清热润燥;玉竹甘凉生津养阴,二药合用可以加强生地、麦门冬复胃阴之力,共为臣药。半夏性虽温燥,但与大量生地、麦门冬相配伍,非但不嫌其燥,且能监制甘润之品滋腻碍胃,使之相反相成,为佐药。甘草、粳米益气生津,养胃和中,同时甘草调和诸药,二药共为使药。

B.加减:若热象明显者,加桑叶清肝胃之热,石斛、知母之类以养胃阴清热;若吐酸嘈杂者,加左金丸;口燥咽干偏重者,加玄参、天花粉、五味子;大便干燥重者,加当归,且白芍用量宜加大;肝阴不足,胃阴液亏耗,并伴见口干、舌光绛、胸胁不舒或疼痛者,用一贯煎;阴虚夹湿,症见胃脘痞闷灼痛,口干不欲饮,纳呆作呕,舌红苔腻或兼见咽干烦躁,大便溏泄不爽,脉濡数,治以酸甘养阴益胃,佐以燥湿理气,方用芍药甘草汤合二陈汤加味;阴虚夹瘀,症见胃脘灼痛,烦躁易怒,舌红少津,兼见瘀斑或兼见口干不欲饮,纳少干呕,治以养阴益胃,佐以活血化瘀,方用通幽汤加减。

C.临证参考:有学者治本证常用西洋参、石斛、绿萼梅、荷叶等甘凉濡润,还可用乌梅配木瓜以敛养胃津。也有学者治本证宜濡润合清热,濡润用沙参、麦门冬、玉竹、生地、甘草、石斛等,清热应选金银藤、蒲公英、竹茹等甘寒之品。还有学者治本证以自订经验方,沙参麦冬汤(沙参、麦门冬、玄参、生地、无花果、扁豆、白芍、炙甘草、陈皮、竹茹)。同时,也有学者治本证取白芍、甘草酸甘化阴,进一步加沙参、麦门冬,甚则酌加乌梅、木瓜以制肝醒胃。脾胃虚弱,阴液难复者,再加石斛、人参之类,并与陈皮、佛手芳香理气开胃之品同用,以助药力。并认为久病之后,阴阳俱虚,脾胃阴虚而兼阳虚之证,既有不思饮食,舌红少津之热象,又有形寒喜温,兼喜热饮之寒象时,用药以温和为主,剂量不宜过重。有学者认为本证多因阴液耗伤而痛,多用白芍、麦门冬、沙参、玉竹、杏仁、当归、川楝子、绿萼梅等滋养柔润兼疏解之药。有时也常用沙参、麦门冬、石斛、玉竹、天花粉、扁豆、白莲肉滋胃养津,芍药、乌梅、木瓜、甘草酸甘化阴,加佛手、玫瑰花、川楝子、白豆蔻壳理气和胃,静中宜动。有学者治本证常用北沙参、麦门冬、石斛、丹参、白芍、甘草、乌梅、香附、金铃子以养阴益胃,和血止痛。学者认为本证系胃失濡养,虚热内迫所致,但气血郁滞亦是致病病机之一,故单纯柔润,不若合入行气活血药收效更捷。有的学者喜用一贯煎或养胃汤、芍药甘草汤、金铃子散合用。

(7)脾胃虚寒证：

症舌脉：胃痛绵绵,多遇冷痛甚,喜按喜暖,倦怠乏力,口淡多涎,喜热饮食,纳少便溏,舌淡苔白,脉沉细弦。

病机分析：中阳不振,寒自内生,故胃痛绵绵;寒得温而散,得冷则凝,故喜暖喜按,喜热饮食,遇冷痛甚;脾虚中寒,水不运化而上逆,则口淡多涎;脾虚生湿下渗则便溏,脾虚水谷受纳失常则纳呆;中气不足,脾虚不运则倦怠乏力;舌淡苔白,脉沉细弦均为脾胃虚寒之象。

治则：温中健脾,益气止痛。

方药运用：

A.常用方：黄芪建中汤。药用炙黄芪、饴糖、桂枝、白芍、炙甘草、生姜、大枣。方中重用炙黄芪以补中益气;饴糖甘温入脾,温中补虚,二药合用健脾补虚,和里缓急,共为君药。桂枝温阳气,芍药养阴血,两药调和阴阳,同时桂枝、芍药又助黄芪、饴糖补虚健中,共为臣药。甘草合炙黄芪、饴糖则补脾养胃之力更强;合芍药酸甘化阴,又缓急止痛,故为佐药。生姜辛温、大枣甘温,辛甘相合,能健脾而和营卫,为使药。诸药合用辛甘与酸甘相配,辛合甘而生阳,酸得甘以生阴,阴阳相生,中气自立。

B.加减：虚甚者,加人参、党参、白术以健脾益气;寒甚者,加干姜、附子、川椒以温中和胃止痛;痛甚者,合良附丸以温中止痛;脘腹胀闷、纳少者,加砂仁理气宽中;泛酸量多者,加吴茱萸、煅瓦楞子;呕吐清涎者,加半夏、茯苓、陈皮、吴茱萸以温中健脾和胃化饮降逆;痛止后可用香砂六君子汤或香砂养胃丸调理。

C.临证参考：有学者治本证善用党参、黄芪、山药、莲子肉健脾益胃;以苍术、扁豆、芡实、白术、薏苡仁健脾祛湿;以柴胡、升麻升提下陷之清阳以旺脾;寒甚用吴茱萸、附子、肉桂等;胃虚而呕必用人参。有学者治本证常用黄芪、桂枝、白芍、炙甘草、饴糖、高良姜、大枣、延胡索、川楝子、陈皮以补气温中,散寒止痛。有学者认为本证虽以正气虚馁为本,但所以作痛,多因虚中夹滞,故治疗上当以叶天士所倡通补法为主,即在补益之中加通调气血郁滞之药,使补而不壅,通而不伤。有学者注意调节通与补的比例,痛甚标实较重的,加大通调药物剂量,痛缓本虚重的,减少通药比重,中阳虚胃痛以理中汤治疗,方中虽有干姜温阳兼通,但配伍人参、甘草,有补气壅滞之嫌,于阳虚寒凝作痛者不利,加乌药辛温通气,助于姜破寒凝,可使全方通闭止痛的疗效显增。有学者对于久痛之脾虚湿滞与食积郁热者,用香砂六君子汤合温胆汤加神曲、冬瓜皮为基础方。正气虚甚,重用太子参;湿盛重用冬瓜皮、茯苓;热重去砂仁加黄连或栀子;食积甚的加焦三仙;本证若偏阴阳两虚时用小建中汤;阳虚夹寒湿证用理中汤及其衍生方;香砂六君子汤适用于气虚兼痰湿、气郁之证。

5.其他疗法

(1)中成药：

1)虚寒胃痛冲剂：每次10g,每日3次,开水冲服。用于脾胃虚寒引起的胃脘痛。

2)阴虚胃痛冲剂：每次10g,每日3次,开水冲服。用于阴虚引起的胃脘痛。

3)藿香正气软胶囊：每次2～4粒,每日2次。用于外感风寒,内伤湿滞,脘腹胀痛,呕吐泄泻,头痛昏重。

（2）单验方：

1）棉花籽 20g，用水 3 杯，煎成 1 杯，加黄酒半匙温服。治疗气滞胃痛。

2）绿萼梅、茶叶各 6g，开水冲茶服。治疗肝胃气痛。

3）桃仁、五灵脂各 15g，微炒为末，面醋为丸，如小豆粒大，每服 20 粒，温开水送下，孕妇忌服。治疗瘀血胃痛。

4）生韭菜 30g，五灵脂 15g。五灵脂先研末，以韭菜煎汁吞服。治疗胃痉挛疼痛。

5）姜黄、香附（炒）各等分，研细末，每服 3g。治疗气滞胃痛。

6）黑香附 12g，砂仁 3g，共为细末，每服 3g。治疗气滞胃痛。

7）苍术 30g，吴茱萸 10g，炒研末，每次服 6g，每日 2 次，温开水冲服。治疗寒湿胃痛。

8）荜澄茄、白豆蔻各等分，研末，每服 3g。治胃寒痛。

9）荜茇、荜澄茄各等分，研末，每服 3g。治胃寒痛。

10）胡椒、干姜各等分，共研末，每服 3g。治疗虚寒胃痛。

11）百合 30g，丹参 20g，水煎空腹服。治疗虚热胃痛。

12）百合 30g，乌药 15g，水煎服。治疗虚热胃痛。

13）荔枝核（烧焦）、木香按 6∶1 比例，共研细末，热汤调服。治疗胃寒气滞疼痛。

14）山栀子、川芎各等分，水煎服。治疗郁热胃痛。

15）莱菔子 15g 水煎，送服木香面 4.5g。治疗食积胃痛。

16）鸡内金 10g，香橼皮 10g，共研细末，每服 3g。治疗食积胃脘胀痛。

（3）针刺：

1）选穴：主穴为中脘、内关、足三里、公孙。寒邪客胃者，加神阙、梁丘；肝气犯胃者，加期门、太冲；痰饮停胃者，加脾俞、丰隆；饮食伤胃者，加梁门、建里；湿热蕴胃者，加内庭；瘀血阻胃者，加膈俞、血海；胃阴亏虚者，加胃俞、太溪、三阴交；脾胃虚寒者，加神阙、气海、脾俞、胃俞。

2）手法：a.泻法：凡急性胃脘痛患者及实证者，采用泻法。进针迅速刺入，反复捻转，上下提插，出针时摇大针孔，快速出针而不加揉按针孔。b.补法：凡虚证之胃脘痛，采用补法，进针缓慢刺入，轻度捻转，重插轻提，出针后用手指在针孔上快速按压，使针孔闭塞，不令经气外泄。

3）禁忌：凡怀孕 12 周以上或有流产史的患者，不宜采用针刺疗法，特别忌用泻法。

（4）食疗：

1）二姜粥：干姜 6g，高良姜 6g，粳米 60g。将干姜、高良姜洗净，用水煎去渣取汁，把粳米洗净，加入药汁中，文火煮成粥，随量食用。适用于胃寒疼痛。

2）橘皮粥：陈皮 10g，生姜 4 片，粳米 60g。将陈皮、生姜洗净，水煎去渣取汁，再把粳米洗净，加入药汁中，文火煮成粥，随量食用。适用于脾胃气滞引起的胃脘痛及消化不良。

3）山楂粥：山楂 30g，粳米 60g，红糖 10g。山楂洗净，水煎取汁去渣，然后加入粳米、红糖同煮成粥，空腹食，随量食用。适用于食积引起的胃脘不适。

4）萝卜饼：白萝卜 200g，面粉 250g，瘦肉 100g，姜、葱、食盐、食用油适量。瘦肉剁细，萝卜切丝炒至五成熟，与姜、葱、盐共调和为馅，将面粉加水适量，制成薄片，以面粉片为皮，萝卜与肉为馅，制成小饼，放入油锅中烙熟，空腹食用。适用于消化不良，食欲减退，脘腹胀满。

5）桃仁粥：桃仁 15g，粳米 60g，将桃仁捣烂如泥，加水研汁去渣，以汁煮粳米为稀粥，随量食用。适用于血瘀胃脘痛。

6)参芪粥:党参 10g,黄芪 10g,红枣 4 枚,粳米 60g。将党参、黄芪、红枣、粳米洗净,以冷水泡透,把全部用料一齐放入锅内,加清水适量,文火煮成粥,随量食用。适用于脾虚气郁引起的胃脘痛。

7)天花粉粥:天花粉 15g(鲜品 30g),粳米 60g。将鲜品洗净水煎取汁去渣,同粳米煮成粥或粳米加水煮成粥,将熟时加入天花粉,再煮至粥熟。适用于胃热及胃津不足引起的胃脘不适。

8)木须肉片:黄花菜干品 20g,黑木耳干品 10g,瘦牛肉 60g,植物油、精盐、黄酒、姜、葱适量。黑木耳用温水浸泡发胀后,再用冷水浸没备用,黄花菜用温开水浸泡 1 小时,滤干,牛肉切薄片,用刀背打松,加精盐、黄酒拌匀。植物油两汤匙,中火烧热,倒入肉片炒 2~3 分钟,再倒入木耳、黄花菜同炒,加精盐、黄酒适量,炒出香味后,加清汤半小碗,烧 6 分钟,撒上姜葱半分钟即成。适用于气滞及兼血瘀引起的胃痛。

9)韭菜子 250g,炒黄研末,与红糖 250g 和匀,每次 1 汤匙,每日 3 次。治胃痛。

10)小麦 500g 炒熟,白胡椒 90g,共研细末,每早服。用红糖拌 1 茶匙,治胃痛。

11)牛肚胡椒:牛肚 1 个,胡椒 10 粒,姜 5 片。将牛肚用水反复洗净,纳入胡椒和姜片隔水炖烂,每日就餐吃。治久病体弱之胃病或胃痛久治不愈。

(5)外治:

1)盐炒麸皮,炒热后盛布袋中,放在痛处熨,冷却后换热的再熨,治胃痉挛痛。

2)仙人掌不拘多少,捣烂,包痛处,治热性胃痛。

3)大黄、玄明粉、栀子、郁金、香附各 30g,滑石 60g,黄芩、甘草各 10g,共研细末,姜汁调成糊状,敷胃痛处。治气滞、食积化热之胃痛。

4)青黛 30g,雄黄 15g,密陀僧 30g,共研细末,鸭蛋清 2 个调匀,外敷胃部热痛处。适用于胃热作痛。

(6)灸法:寒邪客胃和脾胃虚寒者,中脘、气海、神阙、足三里、脾俞、胃俞施行艾条灸法或隔姜灸(中脘、气海、足三里还可施行温针灸)。

第十四节　胃癌

胃癌是最常见的消化道恶性肿瘤,世界各地的发病情况有很大差别,日本、智利、芬兰、冰岛等国家是胃癌的高发区,美国、澳大利亚、新西兰等国胃癌的发病率则较低。近年在发达国家及中国大城市统计胃癌发病逐年有下降趋势,但广大农村仍持平或有增长。我国每年平均死于胃癌约 16/10 万,胃癌死亡约 20 年的变化情况,总的呈上升趋势。胃癌多见于男性,发病年龄以 40~60 岁为最常见,男女比例为 2.67∶1,30 岁以下少见。据报道胃癌发病趋于年轻化,30 岁左右年轻人发病率增高。

本病中医学中属于"噎膈""反胃""癥瘕""积聚""伏梁""心腹痞""胃脘痛"的范畴。《素问·通评虚实论篇》:"隔塞闭绝,上下不通。"《金匮要略·呕吐哕下利病脉证治》曰:"脉弦者,虚也,胃气无余,朝食暮吐,变为胃反。"而更多的学者则以为古人所谓"心之积"的"伏梁",在很大程度上就是现今部分胃肿瘤的临床表现。

一、病因病机

(一)中医

迄今为止,胃癌病因尚未完全明了。但根据患者的起病经过及临床表现,可知本病的发生与正气虚损和邪毒入侵有比较密切的关系。

1.饮食不节

如烟酒过度或恣食辛香燥热、熏制、腌制、油煎之品或霉变、不洁之食物等,使脾失健运,不能运化水谷精微,气滞津停,酿湿生痰;或过食生冷,伤败脾胃之阳气,不能温化水饮,则水湿内生。

2.情志失调

如忧思伤脾,脾失健运,则聚湿生痰;或郁怒伤肝,肝气郁结,克伐脾土,脾伤则气结,水湿失运。

3.正气内虚

如有胃痛、痞满等病证者,久治未愈,正气亏虚,痰瘀互结而致本病。

或因年老体虚及其他疾病久治不愈,正气不足,脾胃虚弱,复因饮食失节、情志失调等因素,使痰瘀互结为患,而致本病。

(二)西医

胃癌病因不是十分明确,目前的资料表明,胃癌的发生是一个多步骤、多因素进行性发展的过程。在正常情况下,胃黏膜上皮细胞的增生和凋亡之间保持动态平衡。这种平衡的维持有赖于癌基因、抑癌基因及一些生长因子的共同调控。此外,环氧合酶-2(COX-2)在胃癌发生过程中亦有重要作用。这种动态平衡一旦破坏,即癌基因被激活,抑癌基因被抑制,生长因子参与以及 DNA 微卫星不稳定,使胃上皮细胞过度增殖又不能启动凋亡信号,则可能逐渐进展为胃癌。多种因素会影响上述调控体系,共同参与胃癌的发生。

1.环境和饮食因素

第一代到美国的日本移民胃癌发病率下降约 25%,第二代下降约 50%,至第三代发生胃癌的危险性与当地美国居民相当。故环境因素在胃癌发生中起重要作用。某些环境因素,如火山岩地带、高泥炭土壤、水土含硝酸盐过多、微量元素比例失调或化学污染可直接或间接经饮食途径参与胃癌的发生。流行病学研究提示,多吃新鲜水果和蔬菜、使用冰箱及正确贮藏食物,可降低胃癌的发生。经常食用霉变食品、咸菜、腌制烟熏食品,以及过多摄入食盐,可增加危险性。长期食用含硝酸盐较高的食物后,硝酸盐在胃内被细菌还原成亚硝酸盐,再与胺结合生成致癌物亚硝胺。此外,慢性胃炎及胃部分切除者胃酸分泌减少有利于胃内细菌繁殖。老年人因泌酸腺体萎缩常有胃酸分泌不足,有利于细菌生长。胃内增加的细菌可促进亚硝酸盐类致癌物质产生,长期作用于胃黏膜将导致癌变。

2.遗传因素

胃癌有明显的家族聚集倾向,家族发病率高于人群 2~3 倍。最著名的 Bonaparte 家族例子很好地说明了遗传因素在胃癌发病中的作用。浸润型胃癌有更高的家族发病倾向,提示该型与遗传因素有关。一般认为遗传素质使致癌物质对易感者更易致癌。

3.幽门螺杆菌感染

幽门螺杆菌(Hp)感染与胃癌的关系已引起关注。Hp 感染与胃癌有共同的流行病学特点,胃癌高发区人群 Hp 感染率高;Hp 抗体阳性人群发生胃癌的危险性高于阴性人群;日本曾报告 132 例早期胃癌患者做局部黏膜切除后随访 66 个月,发现 65 例同时根治 Hp 的患者无新癌灶出现,而未做根治的 67 例中有 9 例胃内有新癌灶;在实验室中,Hp 直接诱发蒙古沙鼠发生胃癌取得成功。1994 年 WHO 宣布 Hp 是人类胃癌的 I 类致癌原。胃癌可能是 Hp 长期感染与其他因素共同作用的结果,其中 Hp 可能起先导作用。Hp 诱发胃癌的可能机制有:Hp 导致的慢性炎症有可能成为一种内源性致突变原;Hp 可以还原亚硝酸盐,N-亚硝基化合物是公认的致癌物;Hp 的某些代谢产物促进上皮细胞变异。

4.癌前状态

胃癌的癌前状态分为癌前疾病和癌前病变,前者是指与胃癌相关的胃良性疾病,有发生胃癌的危险性,后者是指较易转变为癌组织的病理学变化。

(1)癌前疾病:

1)慢性萎缩性胃炎。

2)胃息肉:炎性息肉约占 80%,直径多在 2cm 以下,癌变率低;腺瘤性息肉癌变的概率较高,特别是直径>2cm 的广基息肉。

3)胃溃疡:癌变多从溃疡边缘发生,多因溃疡边缘的炎症、糜烂、再生及异型增生所致。

4)残胃炎:毕 II 式胃切除术后,癌变常在术后 10~15 年发生。

(2)癌前病变:

1)肠型化生:肠化有小肠型和大肠型两种。大肠型化生又称不完全肠化,其肠化细胞不含亮氨酸氨基肽酶和碱性磷酸酶,被吸收的致癌物质易于在细胞内积聚,导致细胞异型增生而发生癌变。

2)异型增生:胃黏膜腺管结构及上皮细胞失去正常的状态出现异型性改变,组织学上介于良恶性之间。因此,对上述癌前病变应注意密切随访。

二、病 理

根据国内以往的统计,胃腺癌的好发部位依次为胃窦(58%)、贲门(20%)、胃体(15%)、全胃或大部分胃(7%)。

根据胃癌的进程可分为早期胃癌和进展期胃癌。早期胃癌是指病灶局限且深度不超过黏膜下层的胃癌,不论有无局部淋巴结转移。进展期胃癌深度超过黏膜下层,已侵入肌层者称中期,侵及浆膜或浆膜外者称晚期胃癌。

(一)胃癌的组织病理学分类

1.根据腺体的形成及黏液分泌能力分类

(1)管状腺癌:癌细胞构成大小不等的腺管或腺腔,分化良好。如向胃腔呈乳突状生长,则称乳突状腺癌。

（2）黏液腺癌：癌细胞产生的黏液在间质大量积聚称胶质癌；如癌细胞充满大量黏液，将细胞核推向一侧，称为印戒细胞癌。

（3）髓样癌：癌细胞大多不形成明显的管腔，呈条索状或团块状，一般分化较差。

（4）弥散型癌：癌细胞呈弥散分布，不含黏液也不聚集成团，无腺样结构，分化极差。

2.根据癌细胞分化程度分类

可分为高分化、中度分化和低分化三大类。

3.根据肿瘤起源分类

（1）肠型胃癌：源于肠腺化生，肿瘤含管状腺体，多发生于胃的远端并伴有溃疡。

（2）弥漫型胃癌：弥漫型胃癌波及范围较广，与肠腺化生无关，无腺体结构，多见于年轻患者。

4.根据肿瘤生长方式分类

（1）膨胀型：癌细胞间有黏附分子，以团块形生长，预后较好，相当于上述肠型。

（2）浸润型：细胞以分散方式向纵深扩散，预后较差，相当于上述弥散型。

需要注意的是，同一肿瘤中两种生长方式可以同时存在。

（二）侵袭与转移

胃癌有 4 种扩散方式：

1.直接蔓延侵袭至相邻器官

胃底贲门癌侵犯食管、肝及大网膜，胃体癌侵犯大网膜、肝及胰腺。

2.淋巴结转移

一般先转移到局部淋巴结，再到远处淋巴结，胃的淋巴系统与锁骨上淋巴结相连接，转移到该处时称为 Virchow 淋巴结。

3.血行播散

晚期患者可占 60% 以上，最常转移到肝脏，其次是肺、腹膜及肾上腺，也可转移到肾、脑、骨髓等。

4.种植转移

癌细胞侵及浆膜层脱落入腹腔，种植于肠壁和盆腔，如种植于卵巢，称为 Krukenberg 瘤；也可在直肠周围形成一明显的结节状板样肿块。

三、临床表现

（一）症状

早期胃癌 70% 以上可毫无症状。根据发生机理可将晚期胃癌症状分为四个方面。

（1）因癌肿增殖而发生的能量消耗与代谢障碍，导致抵抗力低下、营养不良、维生素缺乏等，表现为乏力、食欲减退、恶心、消瘦、贫血、水肿、发热、便秘、皮肤干燥和毛发脱落等。

（2）胃癌溃烂而引起上腹部疼痛、消化道出血、穿孔等。胃癌疼痛常为咬啮性，与进食无明确关系或进食后加重。癌肿出血时表现为粪便隐血试验阳性、黑粪或呕血，5% 患者出现大出血,甚至有因出血或胃癌穿孔等急腹症而首次就医者。

（3）胃癌的机械性作用引起的症状,如由于胃充盈不良而引起的饱胀感、沉重感,以及乏味、厌食、疼痛、恶心、呕吐等。胃癌位于贲门附近可侵犯食管,引起打呃、咽下困难,位于幽门附近可引起幽门梗阻或腹腔内转移引起肠梗阻。

（4）癌肿扩散转移引起的症状,如腹水、肝大、黄疸,以及肺、脑、心、前列腺、卵巢、骨髓等处的转移而引起相应症状。

（二）体征

早期胃癌可无任何体征,中晚期癌的体征中以上腹压痛最为常见。1/3患者可扪及上腹部肿块,质坚而不规则,可有压痛。能否发现腹块,与癌肿的部位、大小及患者腹壁厚度有关。胃窦部癌可扪及腹块者较多。

其他体征多由胃癌晚期或转移而产生,如肿大、质坚、表面不规则的肝脏,黄疸,腹水,左锁骨上与左腋下淋巴结肿大;男性患者直肠指诊时于前列腺上部可扪及坚硬肿块;女性患者阴道检查时可扪及肿大的卵巢。其他少见的体征尚有皮肤、腹白线处结节,腹股沟淋巴结肿大。晚期可发热,多呈恶病质。此外,胃癌的伴癌综合征包括血栓性静脉炎、黑棘病和皮肌炎,可有相应的体征。

四、并发症

1.出血

约5%患者可发生大出血,表现为呕血和(或)黑便,偶为首发症状。

2.梗阻

多见于起源于幽门和贲门的胃癌。

3.穿孔

比良性溃疡少见,多发生于幽门前区的溃疡型癌。

五、实验室及其他检查

（一）胃肠 X 线检查

为胃癌的主要检查方法,包括不同充盈度的投照以显示黏膜纹,如加压投照和双重对比等方法,尤其是气钡双重对比法,对于检出胃壁微小病变很有价值。

1.早期胃癌的 X 线表现

在适当加压或双重对比下,隆起型常显示小的充盈缺损,表面多不光整,基部稍宽,附近黏膜增粗、紊乱。

（1）浅表型:黏膜平坦,表面可见颗粒状增生或轻微盘状隆起。部分患者可见小片钡剂积聚或于充盈相呈微小的突出,病变部位一般蠕动仍存在。

（2）凹陷型:可见浅龛影,底部大多毛糙不齐,胃壁可较正常略僵,但蠕动及收缩仍存在。加压或双重对比时,可见凹陷区有钡剂积聚,影较淡,形态不规则,邻近的黏膜纹常呈杵状中断。

2.中晚期胃癌的 X 线表现

(1)蕈伞型:为突出于胃腔内的充盈缺损,一般较大,轮廓不规则或呈分叶状,基底广阔,表面常因溃疡而在充盈缺损中有不规则龛影,充盈缺损周围的胃黏膜纹中断或消失,胃壁稍僵硬。

(2)溃疡型:主要表现为龛影,溃疡口不规则,有指压迹征与环堤征,周围皱襞呈结节状增生,有时至环堤处突然中断。混合型者常见以溃疡为主,伴有增生、浸润性改变。

(3)浸润型:局限性者表现为黏膜纹异常增粗或消失,局限性胃壁僵硬,胃腔固定狭窄,在同一位置不同时期摄片,胃壁可出现双重阴影,说明正常蠕动的胃壁和僵硬胃壁轮廓相重。广泛浸润型的黏膜皱襞平坦或消失,胃腔明显缩小,整个胃壁僵硬,无蠕动波可见。

(二)内镜检查

可直接观察胃内各部位,对胃癌尤其是早期胃癌的诊断价值很大。

1.早期胃癌

隆起型主要表现为局部黏膜隆起,突向胃腔,有蒂或基宽,表面粗糙,有的呈乳头状或结节状,表面可有糜烂。表浅型表现为边界不整齐、界线不明显的局部黏膜粗糙,略为隆起或凹陷,表面颜色变淡或发红,可有糜烂。凹陷型有较为明显的溃疡,凹陷多超过黏膜层。上述各型可合并存在而形成混合型早期胃癌。

2.中晚期胃癌

常具有胃癌典型表现,内镜诊断不难。隆起型的病变直径较大,形态不规则,呈菜花或菊花状;表面明显粗糙,凹凸不平,常有溃疡、出血。凹陷型病变常为肿块中的溃疡,形态多不规则,边缘模糊、陡直,基底粗糙,有异常小岛,有炎性渗出及坏死组织;病变边缘有不规则结节,有时四周黏膜发红、水肿、糜烂,皱襞中断或呈杵状,顶端可呈虫蚀状。

胃镜检查时须取病变部位组织及刷取细胞做病理检查,以明确诊断。

(三)胃液检查

约半数胃癌患者胃酸缺乏,即在最大五肽胃泌素刺激后 pH 仍高于 0.5。但对胃癌的诊断意义不大,一般不列入常规检查。

(四)血清学检查

血清 CEA、CA19-9、CA125 等癌胚抗原及单克隆抗体的检测等对本病的诊断与预后有一定价值。

六、诊断与鉴别诊断

(一)诊断

凡有下列情况者,应高度警惕,并及时进行胃肠钡剂 X 线检查、CT、胃镜和活组织病理检查,以明确诊断。①40 岁以后开始出现中上腹不适或疼痛,无明显节律性,并伴明显食欲减退和消瘦者;②胃溃疡患者,经严格内科治疗而症状仍无好转者;③慢性萎缩性胃炎伴有肠上皮化生及轻度不典型增生,经内科治疗无效者;④X 线检查显示胃息肉＞2cm 者;⑤中年以上患者,出现不明原因贫血、消瘦和粪便隐血持续阳性者。

（二）鉴别诊断

1.胃腺瘤性息肉

腺瘤性息肉表面因糜烂、溃疡出血，可引起黑便，临床表现与胃癌相似，X线钡餐检查显示为直径1cm左右的边界光滑的充盈缺损。当息肉基底宽度大于高度，且表面不光滑时，应进一步行胃镜活检。

2.胃平滑肌瘤

黏膜下型平滑肌瘤行X线钡餐检查可见圆形或椭圆形边界光滑的充盈缺损，其周围黏膜及胃蠕动正常，浆膜下型平滑肌瘤则仅见胃受压或推移现象。

3.胃平滑肌肉瘤

黏膜下型平滑肌肉瘤行X线钡餐检查可见胃腔内可见圆形边界光滑的充盈缺损，中央常有典型的脐样龛影，浆膜下型平滑肌肉瘤则仅见胃受压或推移现象。胃镜下平滑肌肉瘤表面黏膜呈半透明状，其周围黏膜可见桥形皱襞，肿瘤向胃壁浸润时，其边界不清，可见溃疡及粗大的黏膜皱襞，胃壁僵硬。

4.原发性恶性淋巴瘤

原发性胃淋巴瘤X线钡餐检查可见弥散性胃黏膜皱襞不规则增厚，有不规则地图形多发性溃疡，溃疡边缘黏膜隆起增厚形成大皱襞，单发或多发的圆形充盈缺损，呈鹅卵石样改变。

七、治疗

（一）辨证分型治疗

1.痰气交阻

主症：胃脘满闷作胀或痛，窜及两肋，呃逆，呕吐痰涎，胃纳减退，厌肉食，舌苔白腻，脉弦滑。

治则：理气化痰。

方药：开郁至神汤。方中人参、白术、茯苓、陈皮健脾理气，脾气健则气机运行正常，痰湿无从内生；香附、当归、柴胡调和肝脾之气血，理气化痰；佐以苦寒的栀子以解痰气交阻郁久之热，以泻火除烦，清热利湿；甘草调和诸药。可加半夏、天南星以助化痰之力；闷胀，疼痛明显者，可加厚朴、郁金以行气活血定痛；呕吐痰涎者，可加半夏、旋覆花以和胃降逆。

2.痰湿凝滞

主症：胃脘满闷，面黄虚胖，呕吐痰涎，腹胀便溏，痰核累累，舌淡滑、苔滑腻。

治则：燥湿化痰。

方药：导痰汤。方中以祛痰降逆的二陈汤为基础，加入理气宽胀的枳壳，祛风涤痰的南星，共呈祛风涤痰功效。方中南星、半夏燥湿祛痰力量颇强，故本方是强有力的祛痰剂。若伴腹胀便溏，可加猪苓、泽泻、苍术以利水渗湿，健脾理气。

3.瘀血内结

主症：胃脘刺痛而拒按，痛有定处或可扪及腹内积块，腹满不食或呕吐物如赤豆汁样或黑便如柏油样或左颈窝有痰核，形体日渐消瘦，舌质紫黯或有瘀点，脉涩。

治则:活血化瘀,行气止痛。

方药:膈下逐瘀汤。方中桃仁、红花、当归、川芎、丹皮、赤芍药、延胡索、五灵脂活血化瘀止痛;香附、乌药、枳壳疏肝理气,取气行则血行之意;甘草调和诸药。可加三棱、莪术破结行瘀,但有呕血或黑便者,应注意把握活血药物的种类和剂量,可配伍白及、仙鹤草、地榆、槐花以止血;加海藻、瓜蒌化痰软坚;加沙参、麦冬、白芍药滋阴养血。吞咽梗阻,腹满不食者,也可改用通幽汤破结行瘀,滋阴养血。

4.胃热伤阴

主症:胃脘部灼热,口干欲饮,胃脘嘈杂,食后剧痛,进食时可有吞咽哽噎难下,甚至食后即吐,纳差,五心烦热,大便干燥,形体消瘦,舌红少苔或舌黄少津,脉细数。

治则:清热养阴,益胃生津。

方药:竹叶石膏汤。方中用竹叶、石膏辛凉甘寒,清胃之热;人参、麦冬益气生津;半夏降逆下气,其性虽温,但配于清热生津药中,则温燥之性去而降逆之用存,不仅无害,且能转输津液,活动脾气,使参、麦生津而不腻滞;配甘草、粳米扶助胃气,又可防石膏寒凉伤胃。若大便干结难解,加火麻仁、郁李仁润肠通便。

5.脾胃虚寒

主症:胃脘隐痛,喜温喜按,腹部可触及积块,朝食暮吐或暮食朝吐,宿食不化,泛吐清涎,面色㿠白,肢冷神疲,面部、四肢水肿,便溏,大便可呈柏油样,舌淡而胖、苔白滑润,脉沉缓。

治则:温中散寒,健脾和胃。

方药:理中汤。方中人参大补元气;干姜温中散寒;白术、甘草健脾益气,共奏健脾温中之效。可加丁香、吴茱萸温胃降逆止吐。若肢冷、呕吐、便溏等虚寒症状明显者,可加肉桂、附子即桂附理中汤,以增加温阳补虚散寒之力。全身水肿者,可合真武汤以温阳化气利水。便血者,可合黄土汤温中健脾,益阴止血。

6.气血两亏

主症:胃脘疼痛绵绵,全身乏力,心悸气短,头晕目眩,面色无华,虚烦不眠,自汗盗汗,面浮肢肿或可扪及腹部积块或见便血,纳差,舌淡苔白,脉沉细无力。

治则:益气养血。

方药:十全大补汤。该方以四君子汤补气健脾,以四物汤补血调肝,在此基础上更配伍黄芪益气补虚,肉桂补元阳、暖脾胃。共奏气血双补、补虚暖中之效。此证型多属胃癌晚期,以虚为主,气血两亏,不任攻伐,当以救后天生化之源、顾护脾胃之气为要,待能稍进饮食与药物,再适当配合行气、化痰、活血等攻邪之品,且应与补益之品并进或攻补两法交替使用。若气血亏虚损及阴阳,致阴阳俱虚,阳竭于上而水谷不入,阴竭于下而二便不通,则为阴阳离决之危候,当积极救治。

晚期出现合并症及转移者,以减少痛苦、延长寿命、改善生活质量为目的,辨证论治,对症处理。

(二)中成药治疗

1.消癌平片

具有扶正固本,活血止痛,清热解毒,软坚散结之功效。口服,一次 8～10 片,一日 3 次。

2.金蒲胶囊

具有清热解毒、消肿止痛、益气化癖的功效。一次 5 粒,一日 3 次。

3.胃复春片

具有健脾益气、活血解毒功效。口服,一次 4 片,一日 3 次。

4.安康欣胶囊

具有扶正、祛邪、升白等抗癌功效。口服,每日 3 次,每次 4～6 粒,饭后温开水送服。疗程 30 天。孕妇忌用或遵医嘱。请注意掌握剂量,勿超剂量使用。

5.阿魏化痞膏

具有化痞消积等功效。用于气滞血凝、症瘕痞块、脘腹疼痛,胸胁胀满。用阿魏化痞膏贴胃脘穴、胃俞穴,14 贴一个疗程(21 天)。孕妇忌用。

(三)古今效应方治疗

1.理胃化结汤

组成:党参、茯苓、熟地、天冬各 15g,白术、乌药、芡实、元胡、浙贝母各 9g,羊肚枣、鸡内金、木香各 6g,白英、谷麦芽、白花蛇舌草各 30g,甘草 3g,大枣 5 枚,三七粉 1.5～2g。

用法:每日 1 剂,水煎服,饭后 1～2 小时或饭前空腹服,三七粉随汤药冲服。

功效:健脾理胃,解毒化结。

2.加味黄芪建中汤

组成:生黄芪 30g,炒白芍药、炙甘草各 15g,桂枝 18g,生姜 12g,大枣 6 枚,饴糖 40g,山甲、鳖甲、砂仁、白及各 10g,三七粉 5g(另冲服),露蜂房、瓦楞子各 20g。

用法:每剂煎汁 400mL,每 6 小时服 100mL。

功效:温中补虚。

3.胃症散

组成:甘草、水蛭各 50g,黄芪 30g,明矾、人中白各 15g,田七、珍珠粉各 10g,巴豆霜 3g 等。上药各另干燥,研成细粉后混合和匀。

用法:每次 3g,日 3 次,饭前半小时温开水送服,1 个月为 1 个疗程。

功效:补气活血,化瘀散结。

4.豆芪汤

组成:刀豆子 30g,黄芪 30～50g,人参、白术、麦冬各 10g,掌叶半夏、制南星各 10g,莪术、猪苓、锁阳、巴戟天各 15g,肉桂 3g。

用法:每日 1 剂,煎 2 次,早晚分服。

功效:温中补虚,化瘀散结。

5.白花蛇仙合剂

组成:白花蛇舌草、生苡仁、白英各 30g,生黄芪、茯苓、天仙藤、党参各 15g,白术、山豆根、女贞子各 8g,炙鳖甲、三棱、半枝莲、乌药、莪术、红枣各 6g,鸡内金 4g,生甘草 3g。

用法:水煎 250mL,日服 3 次,每次 20mL,1 个月为 1 个疗程,每疗程休息 1 周后再服用。

(四)外治法

1.针灸治疗

有学者通过 106 例临床病例观察后认为:温针灸可以通过调节肿瘤患者的抗癌免疫因子

达到治疗肿瘤，调节机体免疫功能目的，并改善患者的虚劳症候，提高肿瘤患者的生存质量，延长生存期。而对于由本病引起的其他病症，如胃下垂、顽固性呃逆等，也可应用芒针疗法进行治疗。诸多医家虽运针取穴各有所长，但常用针灸取穴如下：丰隆、支沟、膻中、阳陵泉、章门、血海、天突，局部配以中脘、下脘、水分。

有学者对 16 例晚期癌症患者的疼痛采取以针灸为主，药物为辅的治疗方法。方法：用毫针艾条，常用穴为中脘、内关、公孙、足三里、梁门、膈俞、合谷、梁丘等。每次选穴 3～5 个。针灸无效时，酌情选用去痛片、平痛新片（针）、强痛定片（针）、哌替啶（杜冷丁）等，以缓解疼痛。

有学者针刺足三里治疗胃癌晚期复发、腹腔淋巴结转移患者的腹痛，结果总有效率为80％，好转率为 10％，不同疼痛程度患者均有明显改善，表明针刺可以疏通经络气血又可以提高机体的免疫机制，从而达到止痛效果。

2.穴位贴敷

有学者对化疗患者，连续 2 次检测白细胞低于 $4\times10^9/L$，中性粒细胞绝对值低于 $118\times10^9/L$ 者，在其大椎、膈俞、脾俞、肾俞及足三里等穴位贴敷扶正升白膏（人参、当归、丁香、肉桂、冰片等），结果表明：扶正升白膏能提高中性粒细胞水平，还可以增强患者的细胞免疫和体液免疫系统，明显改善临床症状。用甘遂、大黄、槟榔、大戟等打粉，外敷胃癌腹腔积液患者脐腹部，用干敷或干湿敷交替，可较好地缓解腹腔积液症状。

第十五节　功能性消化不良

消化不良是指源于胃和十二指肠区域的一种症状或一组症状，其特异性的症状包括餐后饱胀、早饱感、上腹痛或上腹烧灼感。经检查排除了可引起这些症状的器质性、全身性或代谢性疾病时，这一临床症候群便称为功能性消化不良（FD）。FD 是临床上最常见的一种功能性胃肠病，欧美国家人群患病率达 19％～41％，我国为 18％～45％，占消化专科门诊的 20％～50％，已成为影响现代人生活质量的重要疾病之一。

功能性消化不良是西医学的概念，在中医学古代医籍中没有明确对应的病名，但根据其临床表现，属中医"痞满""胃脘痛""积滞"范畴。以餐后饱胀不适、早饱感为主症者，应属于中医"痞满""积滞"；以上腹痛、上腹烧灼感为主症者，应属于中医"胃脘痛"。

一、病因

（一）西医病因

FD 的病因和发病机制至今尚未清楚，可能与下列多种因素有关。

1.胃肠动力障碍

包括胃排空延迟、胃十二指肠运动协调失常，常与胃电活动异常并存。

2.内脏感觉过敏

表现为一个或多个部位对机械或化学刺激的敏感性增高。FD 患者胃的感觉容量明显低于正常人,胃底对食物的容受性舒张功能下降,这一改变常见于有早饱症状的患者;还存在十二指肠对酸、脂质等化学物质敏感,出现恶心症状。内脏感觉过敏可能与炎性细胞及其释放的介质的作用及外周感受器、传入神经、中枢整合等水平的异常有关,也可能与食管下括约肌短暂松弛有关。

3.Hp 感染

根除 Hp 后确实有部分 FD 患者消化不良症状得到改善。症状的产生是 Hp、宿主和环境因素共同作用的结果。

4.胃酸

胃酸在 FD 病理生理机制中的作用未明,但抑酸治疗对少数患者确实可起到缓解消化不良症状的作用。

5.精神和社会因素

调查表明,约半数以上 FD 患者存在精神心理障碍,FD 症状的严重程度与抑郁、焦虑和恐惧等有关,因此,精神心理因素是 FD 发病的重要因素之一。

(二)中医病因

1.感受外邪

外感六淫,表邪入里或误下伤中,邪气乘虚内陷,结于胃脘,阻塞中焦气机,升降失司发为痞满或疼痛。

2.内伤饮食

暴饮暴食或恣食生冷或过食肥甘或嗜酒无度,损伤脾胃,纳运无力,痰食中阻,气机被阻发为痞满或疼痛。

3.情志失调

忧思恼怒,情志不遂,肝气郁结,失于疏泄,横逆犯胃,脾胃升降失和,则发痞满或疼痛。

总之,本病多由感受外邪,内伤饮食,情志失调等导致肝、脾、胃功能失调,中焦气机不利,脾胃升降失职而发。病位在胃,多涉及肝、脾二脏。病机为本虚标实,虚实夹杂。以脾虚为本,气滞、血瘀、食积、痰湿等邪实为标,而脾虚气滞为基本病机,且贯穿于疾病的始终。本病初病多为实证;久病由实转虚,虚实夹杂;气机壅塞,日久成瘀。

二、临床表现

本病起病多缓慢,呈持续性或反复发作,许多患者有饮食、精神等诱发因素。主要症状包括餐后饱胀、早饱感、上腹胀痛、上腹灼热感、嗳气、食欲减退、恶心等。常以某一个或某一组症状为主,在病程中症状也可发生变化。

(一)症状

1.餐后饱胀和早饱感

常与进食密切相关。餐后饱胀是指正常餐量即出现饱胀感;早饱感是指有饥饿感但进食不久即有饱感,食欲消失。

2.上腹痛

为常见症状,常与进食有关,表现为餐后痛,亦可无规律性,部分患者伴上腹灼热感。

3.精神症状

不少患者同时伴有失眠、焦虑、抑郁、头痛、注意力不集中等精神症状。

（二）体征

一般无明显阳性体征,部分患者可有剑突下轻压痛或按压后不适感。

三、诊断与鉴别诊断

（一）诊断

1.诊断标准

(1)有上腹痛、上腹灼热感、餐后饱胀和早饱感症状之一种或多种,呈持续或反复发作的慢性过程(罗马Ⅲ标准规定病程超过半年,近3个月来症状持续)。

(2)上述症状排便后不能缓解(排除症状由肠易激综合征所致)。

(3)排除可解释症状的器质性疾病。根据临床特点,罗马Ⅲ标准将本病分为两个临床亚型:①上腹痛综合征:上腹痛和(或)上腹灼热感;②餐后不适综合征:餐后饱胀和(或)早饱感。两型可以重叠。

2.诊断程序

FD为一排除性诊断,在临床实际工作中,既要求不漏诊器质性疾病,又不应无选择性地对每例患者进行全面的实验室及特殊检查。为此,在全面病史采集和体格检查的基础上,应先判断患者有无下列提示器质性疾病的"报警症状和体征":45岁以上,近期出现消化不良症状;有消瘦、贫血、呕血、黑粪、吞咽困难、腹部肿块、黄疸等;消化不良症状进行性加重。对有"报警症状和体征"者,必须进行彻底检查直至找到病因。对年龄在45岁以下且无"报警症状和体征"者,可选择基本的实验室检查和胃镜检查。亦可先予经验性治疗2～4周观察疗效,对诊断可疑或治疗无效者有针对性地选择进一步检查。

（二）鉴别诊断

1.慢性胃炎

症状与体征均很难与FD鉴别。胃镜检查发现胃黏膜明显充血、糜烂或出血,甚至萎缩性改变,则常提示慢性胃炎。

2.消化性溃疡

消化性溃疡的周期性和节律性疼痛也可见于FD患者,X线钡餐发现龛影和胃镜检查观察到溃疡病灶,可明确消化性溃疡的诊断。

3.胆道疾病

慢性胆囊炎多与胆结石并存,也可出现上腹饱胀、恶心、嗳气等消化不良症状,腹部B超、口服胆囊造影、CT等影像学检查多能发现胆囊结石和胆囊炎征象,可与FD鉴别。

4.胃食管反流病

胃食管反流病以上腹痛或胸骨后烧灼痛或不适为主要症状,向上放散至咽喉,可由抗酸剂(至少是暂时性)缓解。

5.胃癌

胃癌的发病年龄多在40岁以上,同时伴有消瘦、乏力、贫血等,提示恶性肿瘤的所谓"报警"症状,通过胃镜检查及活组织病理检查不难确诊。

6.胰腺疾病

慢性胰腺炎和胰腺癌引起的症状,有时亦可误作功能性消化不良。但这些患者常有持续性剧痛,向背部放射,并可有胰腺炎风险因素如大量饮酒等。

7.药物性消化不良

可能引起上腹部症状的药物如补钾剂、洋地黄、茶碱、口服抗生素(特别是红霉素和氨苄西林)等。减量或停药后一般可以自行缓解。

8.其他

FD还需与其他一些继发胃运动障碍疾病如糖尿病胃轻瘫、胃肠神经肌肉病变相鉴别,通过这些疾病特征性的临床表现与体征一般可做出鉴别。

四、治疗

1.辨证要点

(1)辨虚实:胃痞满能食,食后尤甚,饥时可缓,拒按,便秘,舌苔厚腻,脉实有力者为实。饥饱均满,喜暖喜按,食少纳呆,大便清利,脉虚无力者属虚。

(2)辨寒热:胃痞满绵绵,得热则减,口淡不渴或渴不欲饮,舌淡苔白,脉沉迟或沉涩者属寒。胃痞满势急,口渴喜冷,舌红苔黄脉数者为热。

2.治疗原则

根据虚、实及虚实夹杂属性,施以实者泻之,虚者补之,虚实夹杂者补消并用。扶正重在健脾益胃,补中益气或养阴益胃。祛邪分别施以消食导滞、除湿化痰、理气解郁、清热解毒、活血化瘀等法。

3.分证论治

(1)肝胃不和证:

1)症舌脉:胃脘痞闷,两胁胀满,心烦易怒,善太息,时有吞酸或吐苦水,舌质淡红、苔薄白,脉弦。

2)病机分析:气机郁滞,肝失调达,木郁土壅,脾胃之气不得升降,肝气犯胃,肝胃不和,气机逆乱。

3)治则:疏肝解郁,和胃消痞。

4)方药运用:

A.常用方:枳术丸加减。药用枳实、香附、陈皮、白术。方中重用枳实,意在消痞除满,行气化滞为君药;辅以香附、陈皮疏调肝脾之气机,以助枳实化滞消痞之力,为臣药;佐以白术健脾益胃,防理气伤正,同时白术与枳实相配,一升清一降浊,清升浊降,脾胃调和,两药相须为用,理气而不伤正,故使邪去正复,胃痞自除。

B.加减:胀满明显者,加厚朴、砂仁;嗳气甚者,加菖蒲、黄连、苏叶、郁金;呕恶明显者,加法半夏、生姜;气郁久而化热者,用丹栀逍遥散;纳呆者加茵陈、郁金、乌梅、炒麦芽、柴胡;血瘀者加丹参、红花。

C.临证参考:治疗本证常以理气通降方(香附、苏梗、香橼、佛手、陈皮、大腹皮)为主方加减治疗。还可以用旋覆代赭汤加枳实等理气之品,以降肝胃逆气,调达肝气以行胃之壅滞。

(2)湿热滞胃证:

1)症舌脉:胃脘痞满,胀闷不舒,按之濡软,兼见纳差食减,口干黏腻而臭,口渴喜冷,头身沉重,肢软乏力,大便溏薄或排便不爽,舌质红赤、苔白黄而腻,脉濡数。

2)病机分析:湿热壅滞胃腑,阻滞气机,胃气郁遏,致胃脘痞满,胀闷不舒,按之濡软;湿性黏滞,滞于胃腑,阻滞气机,湿滞难化,出现口黏腻,纳差食减;湿性重着,困脾则不能濡养四肢肌肉,而见头身沉重,肢软乏力;湿邪下注大肠则大便溏薄或排便不爽;化热则口干而臭,口渴喜冷;舌苔、脉象均为湿热之象。

3)治则:清热化湿,和胃健脾。

4)方药运用:

A.常用方:连朴饮。药用厚朴、黄连、石菖蒲、半夏、豆豉、焦山栀、芦根。方中黄连清热燥湿,厚朴行气化湿,共为君药。焦山栀、豆豉清热郁,除痞闷;石菖蒲芳香化浊,又能醒脾开胃;半夏化湿和中,共为臣药。诸药苦燥芳香温化以去湿邪,但恐温燥伤津,故以芦根清热护津,以为佐使。共成既能清热化湿,又能和胃健脾之剂。

B.加减:脾虚湿热者,改用半夏泻心汤;兼肝胆湿热者,用金铃子散加清热解毒之败酱草、连翘、龙胆草、茵陈、马齿苋、半枝莲、大黄;呕吐加生姜、竹茹、旋覆花、枳实;若热邪偏重,而致热毒蕴结,症见脘部痞闷,灼热,口渴口苦,烦躁易怒,呃逆泛酸,大便干结,舌质红、苔黄厚或黄腻,脉弦数,治宜清热解毒,消痞和胃,药用连翘、金银花、蒲公英、黄连、白花蛇舌草、半枝莲、枳实、白术、黄芩、黄柏、马齿苋、白芍。

C.临证参考:治疗本证还可选用三仁汤、藿朴夏苓汤等方。

(3)寒热错杂证:

1)症舌脉:胃脘痞满,有灼热感,口苦心烦,口渴,欲冷饮或见呕恶欲吐,泛酸,肠鸣,腹中冷痛,便溏或饮冷即泻,舌苔黄,脉沉弦、沉细或弦滑。

2)病机分析:胃热脾寒,寒热错杂,壅于中焦,胃气下行,热则胃气不降,寒则清阳不升,故肠胃失和,胃脘痞满;热壅塞于胃则有灼热感,心烦,上扰则口苦、口渴,欲冷饮,欲吐呕恶,泛酸;脾虚不足,温运功能低下,谷气下流,则肠鸣,腹中冷痛,便溏或饮冷即泻;舌苔、脉象为寒热错杂之象。

3)治则:辛开苦降,和中消痞。

4)方药运用:

A.常用方:半夏泻心汤。药用半夏、干姜、黄芩、黄连、党参、大枣、炙甘草。方中半夏苦辛温燥,入脾胃经,辛开苦降能散结消痞,并散脾经之寒邪又能和胃降逆,故为君药。干姜辛热,温中散寒,以暖腹中之气而温助脾阳以去肠中之寒;黄芩、黄连苦寒,清降胃腑之热,三药共为臣药。党参、大枣、炙甘草之甘温,补虚益气健脾和中为佐药。炙甘草调和诸药,又兼使药作用。

B.加减:服药后若症状仍如故或微减者,加枳壳、白术以健脾益胃,调理升降;胃气逆者,加代赭石、莱菔子、莪术降气和胃,消痞散结;疼痛者,加芍药缓急止痛;食欲差者,加麦芽、山楂、山药、扁豆以补虚开胃;脾虚寒甚者,加香附、川椒少量以温中祛寒;气滞胃胀甚者,加陈皮、木香以理气消胀;肝胃气痛甚者,加柴胡、延胡索、白芷以疏肝气止痛;失眠加炒枣仁、丹参;热偏盛去干姜,加蒲公英;阴虚去干姜,加麦冬、石斛;瘀重去干姜,加丹参、红花;吐酸者加乌贼骨。

C.临证参考:治本病多用泻心汤类,对兼有呕恶者加吴茱萸助半夏降逆,腹中雷鸣,干呕而恶食,加生姜与干姜守散同用,散寒化饮,降逆和胃;若脘腹痞满,冷痛,大便清稀,加川椒以温脾散寒暖肠;湿热未清,壅滞中焦,加白蔻、薏苡仁、厚朴祛湿除痞;若热恋上焦,肝胃郁热而烧心泛酸者,加乌贼骨、贝母以制酸。

(4)脾气虚弱证:

1)症舌脉:胃脘痞痛,气短纳呆,自汗乏力,便溏,舌质淡红、苔薄白,脉虚弱或沉弦。

2)病机分析:中气亏虚,脾失健运,胃纳迟钝,气滞不行,则胃脘痞满、纳呆;气虚则自汗乏力,气短,便溏;舌苔、脉象均为气虚之象。

3)治则:益气健脾。

4)方药运用:

A.常用方:补中益气汤加减。药用黄芪、党参、炙甘草、白术、当归、陈皮、柴胡。方中重用黄芪,益气健脾,补中气之虚为君药;辅以党参、炙甘草、白术益气健脾,助黄芪补中气为臣药;佐以陈皮理气和胃,使脾气当升则升,胃气当降则降,并使补气药补而不滞;当归养血和营,防补气之药耗伤胃之阴津而痞满难消;少量柴胡为使,既可升脾之清阳之气,又可调畅气机,使气机通畅。

B.加减:气滞较甚,脘腹满胀嗳气者,改投四磨汤;厌食纳少者,加砂仁、神曲、半夏芳香醒脾,降逆化浊;舌苔厚腻,湿浊内盛者,改投参苓白术散加藿香、佩兰;血瘀者加丹参、红花。

C.临证参考:治本证常用甘温健胃,补虚消胀法。常用药有党参、黄芪、茯苓、白术、木香、当归、三七粉。治本证兼胃逆、脾胃失和,证见脘痞满,食后腹胀,胃饥思食,大便时溏时秘者,升降并调,用调中益气汤加枳实。兼嗳气者,加清半夏、石菖蒲以降胃疏机,开窍;厌食纳少较重以痞满而不能食为特征者,投以香砂六君子汤加紫苏、厚朴,以调整自身消化机能,提高胃肠蠕动频率。

(5)胃阴亏虚证:

1)症舌脉:胃脘痞满,灼热嘈杂,似饥不纳,口干咽燥,消瘦,大便干燥,舌质红或深红少津、苔少或花剥甚至无苔,脉细数或弦细兼数。

2)病机分析:胃阴亏虚,失于濡润则胃痞满,腐熟不能则嘈杂灼热,顺降失常则似饥不纳,阴津不能上承则口干咽燥,不能下达肠道则大便干燥,阴津亏虚体液消耗则消瘦,舌苔、脉象均为阴津亏虚之象。

3)治则:养阴益胃。

4)方药运用:

A.常用方:益胃汤加石斛。药用麦冬、生地黄、石斛、玉竹、沙参、半夏、甘草、粳米。方中重用石斛,甘凉微寒,能滋阴生津而养胃,并可消胃中虚热,以治胃阴虚;生地黄、麦冬,味甘性寒,功能清热凉血,滋阴润燥,为甘凉益胃阴佳品,三药共为君药。配以沙参、玉竹甘凉生津,以加强君药生津复胃阴之力为臣药。半夏性虽温燥,但与大量滋阴药相配伍,非但不嫌其燥,且能监制甘润之品滋腻碍胃,使之相反相成,为佐药。甘草、粳米益气生津,养胃和中,同时甘草调和诸药,二药共为使药。

B.加减:肝胃阴虚并伴见眩晕头痛,耳鸣目干,两胁隐痛,急躁者,改投一贯煎;嘈杂伴吞酸或吐酸者,加当归、白芍、川芎、蒲公英、板蓝根以养血和胃,清热通络;纳呆,似饥不纳明显者,重用生地黄,加鸡内金、焦三仙少量;便干甚者,加玄参、火麻仁、当归、白芍、蜂蜜;血瘀者,加当归、赤芍、红花、丹参、山楂;夹湿者,见舌质红而干,苔白腻加陈皮、半夏、厚朴花、佩兰、薏苡仁、茯苓、芦根、通草;湿浊难化用石菖蒲宣窍化湿,藿香芳香化湿,益智仁温脾化湿。

C.临证参考:治本证以酸甘益胃,消胀除痞法,药用沙参、麦冬、丹参、石斛、乌梅、佛手;治本证还可以常用黄精、党参、山药、山楂、芍药、甘草、黄芪、陈皮、砂仁。伴见不知饥饿,食之无味偏重者,加乌贼骨、川贝母、石斛、炙枇杷叶、枳实以咸寒育阴润气,濡润胃府,调畅胃肠气机;若兼见烧灼、泛酸口苦、咽干,则加山楂(30g以上)以酸制酸,并以敛胃阴。

(6)脾胃虚寒证:

1)症舌脉:胃脘隐痛、痞满,遇冷加重,畏冷肢凉,食少便溏,神疲乏力,舌淡或有齿痕、苔薄白,脉弱或沉迟。

2)病机分析:中阳不足,脾胃虚寒,运化失健,气机壅滞于中焦则脘痞;中阳虚故时可见冷痛、隐痛,遇冷则重,得温则缓,喜热饮食;中阳虚不能化气行水,水湿停中焦故纳少,食后脘胀;阳气不能达于四肢故手足欠温;舌苔、脉象均为中阳不足、脾胃虚寒之象。

3)治则:温阳散寒,补虚和胃。

4)方药运用:

A.常用方:枳实理中汤。药用人参、干姜、白术、枳实、茯苓、甘草。方中重用人参以补中阳之虚,健脾益气为君。辅以干姜以温运中焦,散寒,助人参补脾阳,振奋脾阳。佐以白术健脾益气燥湿;茯苓淡渗利湿;枳实行气化滞,消痞除满,同时与白术相配,一升一降,中焦气机调和,恢复脾胃机能,促进中焦脾胃阳气恢复。甘草调和诸药,兼补脾和中,为使药。汤剂温中散寒和胃之功效著,故改作汤服。

B.加减:泛吐清水者,加制半夏、陈皮以降逆和胃;气滞者加佛手、苏梗、木香;夹瘀者,加桃仁、红花、赤芍、乳香、山楂、没药;吐酸者,加黄连、吴茱萸、乌贼骨;湿浊内盛,舌苔厚腻者,加薏苡仁、白豆蔻;腹满纳差者,加砂仁、神曲、扁豆;肾阳虚者,加肉桂;心阳不足者,加桂枝。

C.临证参考:治本证常用补阳护阴,调理气机之法,药用附子、肉桂、熟地黄、山药、山萸肉、茯苓、砂仁、泽泻、乌药。

(7)瘀阻胃络证:

1)症舌脉:胃脘痞胀疼痛,痛如针刺或如刀割,痛处固定不移,拒按,面色晦暗,舌质紫黯或有斑点,脉弦涩。

2)病机分析:病久入络,伤阴耗气,胃络瘀阻,胃体失养,渐渐萎缩,不通而痛,拒按,舌脉均为瘀血阻络之象。

3)治则:活血化瘀。

4)方药运用:

A.常用方:桃红四物汤加桂枝。药用当归、生地、白芍、川芎、桃仁、红花、桂枝。方中以四物汤养阴生血为君;臣以桃仁、红花活血化瘀;佐以桂枝通脉络、调和气血营卫;川芎为血中气药,活血行气,补而不滞。

B.加减:兼肝郁脾虚,加太子参、柴胡、白术;兼脾胃阳虚,加白术、荜澄茄;兼胃热阴虚,加黄连、麦冬、石斛;兼湿热壅滞,加藿香、黄连、白豆蔻;兼湿阻气滞,加苍术、陈皮、法半夏。

C.临证参考:本证虽为血瘀,但实由胃病日久耗气伤阴所致,正气已虚,瘀血入络,故活血化瘀同时,需注意兼顾养阴扶正。

4.其他疗法

(1)中成药:

温胃舒胶囊:用于慢性萎缩性胃炎引起的胃脘凉痛,胀气,嗳气,纳差,畏寒,无力等症。

阴虚胃痛冲剂:用于慢性萎缩性胃炎胃阴不足引起的胃脘部隐隐灼痛,口干舌燥,纳呆干呕等症。

养胃舒胶囊:用于慢性萎缩性胃炎引起的胃脘热胀痛,手足心热,口干,口苦,纳差等症。

虚寒胃痛冲剂:用于慢性萎缩性胃炎脾虚胃弱,胃脘隐痛,喜温喜按,遇冷或空腹痛重。

(2)慢性萎缩性胃炎临床常用药:

百合配乌药:百合味甘而不腻,微寒而不窜,补中益气,和合百脉,安神益志,调养五脏,补脾清肺,使邪热去而脾胃安。乌药辛开温通,最善行气开郁,散寒止痛,疏畅胸腹之气滞。两药配伍,取陈修园百合汤之意,一阴一阳,阴阳协调,一寒一温,寒热并施,一补一泻,补泻兼顾,使百合养润不生滞,乌药解郁不伤阴,达阳而能和阴,益气调中,用于寒热夹杂,阴虚气滞,迁延不愈之慢性萎缩性胃炎效果较好。

丹参配檀香:胃为多气多血之腑,气病、血病易见,气病及血,气滞血瘀,脉道不利或胀或痛。而瘀血不除则新血不生,故患者又可见面色无华,乏力短气,脉细等气血失于充养之象。两药合用取丹参饮之意,丹参苦平微寒,专入血分,内达脏腑而化瘀滞,外利关节而通脉络,具宣通运行之效,降而行血,去滞生新,活血定痛;檀香味辛芳香,善入气分,行气宽中,醒脾开胃,散寒止痛,"行气中血滞"而兼能活血通络。两药合伍,气血双调,活血行气,通络止痛力强,主要用于瘀血阻络之慢性萎缩性胃炎。而对该病气虚血瘀之证,可加用党参、黄芪、白术、枳壳等以益气活血,行气消瘀。况丹参兼具养血之功,若再伍以当归、枸杞子等,则能益气养血,祛瘀生新,而收标本兼顾之治。

枳实(枳壳)配白术:枳实破滞气,消积滞,泻痰浊,除痞满,以走、以泻为主;白术补脾运中燥湿,以补、以守为主。二药一泻一补,一急一缓,合用消补兼施,补而不滞,攻不伤正,急不破削,缓不留邪,相辅相成,共奏健脾开结,消除痞满之功,为治疗脾虚气滞或水停中焦或食积于胃的基础方。两药配伍对慢性萎缩性胃炎疗效甚佳,若配合莪术、石见穿、白花蛇舌草等则更能提高疗效,对伴有的息肉性病变也有较好效果。然而枳实、白术配伍虽为消补兼施,仍有主次轻重之分,临证之际,应详尽辨证,审因增损。

苏叶配黄连:苏叶辛温,气味芳香,通降顺气,理气宽中,化浊辟秽,醒脾止呕;黄连苦寒,善入中焦,清热燥湿,和胃止呕。二药配伍,一辛一苦,辛开苦降,一寒一温,平调寒热,具化湿畅中,清热止呕之功,二药宣通调和,能调整胃肠功能。黄连能体现清热与燥湿两法,苏叶含芳香化湿与宣通气滞两法,药虽两味,而四法俱备,祛邪中寓有调和之治,调和中含有祛邪之法,临床常用于慢性萎缩性胃炎湿热阻于中焦之证,对伴幽门螺杆菌感染者尤为适宜。

(3)针灸:

1)针刺:

脾胃虚寒者取穴:脾俞、胃俞、章门、中脘、足三里,用补法,并可加灸。

胃热阴虚者取穴:胃俞、中脘、内关、三阴交、太溪、内庭,便秘者加承山。胃俞、中脘平补平泻;内关、内庭用泻法;三阴交、太溪用补法。

肝胃不和者取穴:中脘、肝俞、期门、内关、足三里、阳陵泉、太冲,呕血、黑便加膈俞、血海。肝俞、期门、内关、太冲、阳陵泉皆用泻法;中脘、足三里平补平泻;血海、膈俞用泻法。

2)耳针:

取穴:胃、脾、神门、交感、内分泌、皮质下、肝、胆。

针法:耳针常规方法操作,留针 20 分钟,左右耳交替使用,每周治疗 2 次,10 次为 1 个疗程。

第十六节　自身免疫性肝炎

自身免疫性肝炎(AIH)是一种以肝细胞损害为主的慢性进展性自身免疫性肝病,青年女性多见,男女之比约为 1∶4,临床上以血清转氨酶反复升高、高免疫球蛋白血症及血中出现特异性自身抗体为特征,组织病理学检查以界面性肝炎和门管区浆细胞浸润为主要特征。AIH 呈世界范围内发病,欧洲白种人及北美人发病率最高,其中北欧白种人群年发病率约为 1.9/100 000,我国目前尚无关于 AIH 的流行病学调查资料,但随着对 AIH 认识的加深以及有关实验室检查的普及,其诊断率较过去明显提高。

中医学并无自身免疫性肝炎对应病名,依据自身免疫性肝炎的常见临床表现,如周身乏力、纳差、上腹部胀满不舒、胁肋隐痛,以及部分患者以身黄、目黄、小便黄为主要表现,该病可归属于中医"痞满""胁痛""黄疸"等范畴,涉及脾、胃、肝、胆等脏腑。

一、病因病机

自身免疫性肝炎病位在肝、胆、脾、肾,其病机主要为先天禀赋不足或劳伤脾胃或情志不遂,肝气不舒,瘀血内阻,以致脾胃运化失常,湿邪内生,壅阻中焦,肝气郁滞,疏泄不利,胆汁外溢。久病及肾或先天禀赋不足,阴虚火旺,水不涵木,致肝肾同病。内有脾虚肝郁、肝肾阴虚,外有湿邪、瘀血为患,虚实夹杂,缠绵难愈。故中医认为,自身免疫性肝炎起因可归纳为以下五类。

1.七情内伤

七情所伤,郁怒伤肝,思虑伤脾,肝气郁滞,疏泄不利,致胆汁疏泄失常,肝气不利,阻滞气机,郁久则气机不畅,气滞血瘀,痰瘀互结,阻络于肝。

2.劳倦伤形

"肝为罢极之本",劳倦过度,内伤肝脾,肝伤则阴血暗耗,肝之疏泄不利,气机受阻;脾伤则脾胃运化失常,湿邪内生,壅阻中焦。

3.饮食所伤

饮食不节,过食酒热肥甘或服药不当均可损伤肝脾,内生湿热,郁滞肝胆,肝胆失于疏泄,发为本病。

4.瘀血内阻

瘀血内阻,亦可导致发黄,故《医学心悟》有"瘀血发黄,亦湿热所致。瘀血与积热熏蒸,故见黄色也"。

5.久病及肾

乙癸同源,精血互生,肝病日久及肾,肝肾阴亏,水不涵木,肝肾同病。

二、临床表现

(一)症状

女性多见,可发生于任何年龄段,但以青春期(15～24岁)及绝经期前后(45～64岁)高发。临床上大多隐袭起病,大部分患者临床症状及体征不典型。常见症状包括乏力、嗜睡、恶心、食欲减退,其他依次为厌食、体重减轻、右上腹不适或疼痛、皮肤瘙痒、黄疸、关节肌肉疼痛、皮疹、发热等,部分女性患者有月经紊乱。另有部分患者缺乏相应临床症状及体征,而是因其他疾病就医或体检发现肝功能异常,进一步检查方确诊为 AIH。部分患者伴发其他自身免疫性疾病,如自身免疫性甲状腺炎、类风湿关节炎等,则可有相应临床症状。少数患者可急性、亚急性甚至暴发性起病。

(二)体征

最常见的体征为黄疸,其他可表现为肝大、皮疹、脾大,进展至肝硬化时可有面色晦暗、肝掌、蜘蛛痣、腹水、水肿。轻症患者缺乏相应体征。

三、辅助检查

1.肝功能检查

血清丙氨酸氨基转移酶(ALT)、天门冬氨酸氨基转移酶(AST)可持续或反复升高,常为正常值3～10倍以上。早期患者胆红素水平正常或仅有轻度升高,碱性磷酸酶水平可轻度升高。

2.免疫学检查

可有高免疫球蛋白血症,主要表现为 IgG 水平升高。血清中可检测出多种自身抗体,主要阳性自身抗体有抗核抗体(ANA)、抗平滑肌抗体(抗-SMA)、抗肝/肾微粒体抗体(抗-LKM)、抗可溶性肝抗原抗体/肝胰抗体(抗-SLA/LP)、抗肝细胞胞质抗体-1(抗-LC-1)、抗中性粒细胞胞质抗体(p-ANCA),其他可能出现的自身抗体还包括去唾液酸糖蛋白受体抗体、抗肌动蛋白抗体等。

(1)抗核抗体(ANA)泛指各种抗细胞核成分的抗体,是一种广泛存在的自身抗体,是 AIH 最常见的自身抗体,阳性率约为75%。ANA 阳性亦可见于原发性胆汁性肝硬化(PBC)、原发性硬化性胆管炎(PSC)等多种疾病。一般认为抗体滴度达 1∶80 为阳性。

(2)平滑肌抗体(SMA)常与 ANA 同时出现,与 ANA 一样,对Ⅰ型 AIH 有较高特异性。成人 SMA 效价大于 1∶40,儿童大于 1∶20 为阳性。高效价的 SMA 与 ANA 同时呈阳性,诊断Ⅰ型 AIH 的阳性率高达 92.2%。使用免疫抑制剂治疗后随着病情缓解,多数患者血清 ANA 或 SMA 的滴度也随之降低,甚至消失,但抗体水平不能预示疾病的预后。因 ANA 和 SMA 阳性亦可见于其他自身免疫性疾病,故单一的此两项自身抗体检测阳性不能诊断 AIH,需结合其他临床指标才能诊断。

(3)肝肾微粒体抗体-1(LKM-1)是Ⅱ型 AIH 的标志性抗体,在诊断及其鉴别诊断中起着非常重要的作用。效价大于 1∶10 为阳性。

(4)可溶性肝抗原/肝胰抗原(抗-SLA/LP)是 AIH 最特异的诊断标志。虽然它的阳性率只有 10%~30%,但其阳性预告值几乎为 100%。如果出现相应的临床症状,该抗体阳性基本上可诊断 AIH。对 AIH 具有高度特异性,且可在 ANA 低滴度或其他自身抗体均阴性血清中检出。因此,在 ANA、SMA 及 LKM-1 抗体阴性或低滴度肝病患者中进行该抗体检测,可对隐源性慢性肝病患者进行重新分类,提高对 AIH 诊断的准确率,减少漏诊及误诊。

(5)去唾液酸糖蛋白受体抗体(抗-ASGPR)对 AIH 具有很高的特异性,阳性率为 50%~88%,见于各型 AIH 患者,但以Ⅰ型 AIH 为主,在Ⅰ型 AIH 中的阳性率大于 80%。在其他原因所致肝病等中 ASGPR 抗体的阳性率一般低于 15%,且抗体水平较低,多呈一过性。抗-ASGPR 滴度水平与 AIH 的肝脏炎性反应活动程度密切相关,且有学者报道在Ⅰ型 AIH 患者中,抗-ASGPR 阳性患者较阴性患者更易复发。因此抗-ASGPR 可作为判断疾病活动度、治疗监测及预后判断的指标。

(6)中性粒细胞胞质抗体(p-ANCA)在自身免疫性肝病中主要见于Ⅰ型 AIH 及原发性硬化性胆管炎(PSC)患者,在Ⅰ型 AIH 患者中阳性率为 40%~96%,是Ⅰ型 AIH 的另一种血清学标志性抗体,尤其在 ANA、SMA 等自身抗体阴性时,对Ⅰ型 AIH 诊断有很大的价值,且与Ⅰ型 AIH 的疾病活动度相关,阳性患者的病情常较重。

(7)肝细胞胞质抗原Ⅰ型抗体(抗-LC-1)被认为是Ⅱ型 AIH 的另一个标志抗体,识别的靶抗原存在于肝细胞的细胞溶质中,在Ⅱ型 AIH 患者中的阳性率约为 30%,可与抗-LKM-1 同时存在,也可作为唯一的自身抗体出现。在临床上,抗 LC-1 抗体多见于年龄小于 20 岁的年轻 AIH 患者,年龄大于 40 岁的 AIH 患者较少见。该抗体的滴度与Ⅱ型 AIH 的疾病活动性具有相关性,可作为Ⅱ型 AIH 疾病活动的标志及预后指标。

(8)髓过氧化物酶(MPO)抗体在 AIH 中可为阳性,与 ANA、SMA 及 ANCA 等多种自身抗体联合检测对 AIH 的诊断及鉴别诊断具有十分重要的意义。

3.病理检查

对确定诊断、评价病情严重程度及决定治疗有重要意义。AIH 的病理学表现以界面性肝炎为主要特征,在较严重的病例可发现桥接坏死、肝细胞玫瑰花结样改变、结节状再生。随着疾病的进展,肝细胞持续坏死,肝脏出现进行性纤维化,最终可发展为肝硬化。

四、鉴别诊断

(一)病毒性肝炎

可有乏力、食欲减退、厌油、恶心、呕吐、右上腹不适或疼痛、皮肤瘙痒、发热、黄疸等临床表现,但肝炎病毒标志物及病毒水平检测阳性,而自身免疫性肝病抗体检测多为阴性或滴度很低。

(二)药物性肝损伤

肝损伤出现前有明确的临床用药史,停药后部分患者肝功能可恢复,自身免疫性肝病抗体相关检测多为阴性。肝组织活检无 AIH 特征性表现。

(三)酒精性肝病

有长期饮酒史,自身免疫性肝病抗体检测多为阴性,肝组织活检可见肝细胞脂性、中央炎症、纤维化、Mallory 小体形成。

(四)原发性胆汁性肝硬化

抗线粒体抗体 M_2 阳性,肝组织活检提示非化脓性肉芽肿性小胆管炎。

(五)原发性硬化性胆管炎

病变主要累及大胆管,胆道造影显示胆管呈"枯树枝样""串珠样"改变。肝组织活检提示肝内胆管管壁增厚,呈典型的"洋葱皮"样纤维化。

(六)肝豆状核变性

多于幼年及青少年时期发病,部分患者伴有神经系统症状,裂隙灯下角膜可见 K-F 环,血清铜蓝蛋白降低,头颅 MRI 或 CT 可见相应改变。肝组织学检查铜染色阳性。

五、治疗

(一)辨证治疗

1.肝郁脾虚证

主症:①胁肋胀痛,情绪抑郁或急躁易怒;②舌质淡、舌苔白或腻,舌体胖、边有齿痕。

次症:①喜太息;②面色无华;③纳差;④乏力嗜睡;⑤腹痛欲泻,泻后痛减或便溏不爽;⑥脉弦或细。

症候确定:具备主症两项加次症两项及舌脉支持者即可诊断。

治则:疏肝解郁,健脾和胃。

方药:逍遥散加减,药用柴胡、白芍、郁金、茯苓、白术、当归、山药、扁豆、五味子、甘草、防风、茵陈等。

2.湿热蕴结证

主症:①身目黄染,脘腹及右胁胀闷;②舌质红、苔黄腻。

次症:①口渴少饮;②食少纳呆;③大便溏而不爽;④头身困重;⑤身热不扬或汗出不解;⑥时低热;⑦小便短黄;⑧脉弦数或滑数。

症候确定:具备主症两项加次症两项及舌脉支持者即可诊断。

治则:泄热退黄,健脾利湿。

方药:茵陈、炒山栀、大黄、山药、白术、薏苡仁、柴胡、黄芩、白芍、五味子、甘草、防风。

3.气滞血瘀证

主症:①胸胁脘腹胀闷窜痛,偶有刺痛,痛有定处拒按;②舌紫或有斑点。

次症:①情志抑郁;②急躁易怒;③肌表赤缕或腹部青筋外露或有蜘蛛痣;④脉弦。

症候确定:具备主症两项加次症两项及舌脉支持者即可诊断。

治则:疏肝理气,活血散结。

方药:柴胡疏肝散合桃红四物汤加减。药用柴胡、枳实、赤白芍、甘草、香附、川芎、丹参、陈皮、五味子、鳖甲粉、防风、茵陈等。

4.肝肾阴虚证

主症:①胁肋灼痛,劳累加重;②头晕目眩,耳鸣健忘;③腰痛或腰酸腿软;④舌红少苔。

次症:①口眼干涩;②五心烦热或低热;③伴见耳鸣,头昏;④大便干结,小便短赤;⑤脉细或细数。

症候确定:具备主症两项加次症两项及舌脉支持者即可诊断。

治则:滋养肝肾。

方药:一贯煎。药用沙参、当归、川楝子、麦冬、生地、枸杞子、白芍、郁金、五味子、甘草、防风、茵陈等。

(二)中成药治疗

1.常用中成药介绍

(1)逍遥散:柴胡、当归、白芍、白术、茯苓、炙甘草、煨生姜、薄荷,具有疏肝解郁、健脾和营之功。

(2)茵栀黄颗粒:茵陈、栀子、黄芩、金银花,具有清热、利湿、退黄疸、保肝、利胆之功。

(3)五酯胶囊:主要成分为华中五味子,具有降低血清谷丙转氨酶的作用,可用于慢性、迁延性肝炎谷丙转氨酶升高者。

(4)肝加欣片:主要成分为五味子、柴胡、茵陈、板蓝根,具有疏肝解郁、清热利湿作用,用于肝郁脾虚而致的慢性病毒性肝炎。

(5)健肝灵片:主要成分为五味子浸膏、灵芝浸膏、丹参浸膏,具有益气健脾、活血化瘀、降低 ALT 的作用,用于急性、慢性肝炎。

(6)护肝片:主要成分为柴胡、茵陈、板蓝根、五味子、猪胆粉、绿豆,具有疏肝理气、健脾消食的作用,用于慢性肝炎及肝硬化等。

(7)复方益肝灵片:水飞蓟宾、五仁醇浸膏,具有益肝滋肾、解毒祛湿之功,用于肝肾阴虚、湿毒未清、慢性肝炎转氨酶升高者。

(8)水林佳(水飞蓟宾胶囊):主要成分为水飞蓟宾,用于急慢性肝炎、脂肪肝的肝功能异常的恢复。

(9)肝康颗粒:主要成分为柴胡、茵陈、蒲公英、金钱草,具有清热利湿的作用,用于肝胆湿热所致的黄疸及急慢性肝炎。

(10)鳖甲煎丸:主要成分为鳖甲、乌扇、黄芩、柴胡、鼠妇、干姜、大黄、芍药、桂枝、葶苈、石韦、厚朴、牡丹、瞿麦、紫葳、半夏、人参、䗪虫、阿胶、蜂窠、赤硝、蜣螂、桃仁,具有活血化瘀、软坚散结的作用,用于胁下癥块。

(11)大黄䗪虫丸:主要成分为大黄、土鳖虫、水蛭、虻虫、桃仁、苦杏仁、黄芩、地黄等,能够活血破瘀,通经消癥,用于瘀血内停所致的癥瘕等。

2.常用中成药临床应用

有学者用逍遥散加减方辨证治疗 6 个月,结果为逍遥散加减方治疗组实验室指标明显好转,临床症状较对照组(口服复方甘草酸苷片)改善明显。此外,某学者治疗本病用徐长卿15g、薏苡仁 20g、赤芍 30g、鸡血藤 8g、夏枯草 8g、川芎 8g、五味子粉 9g、黄芪 8g、甘草 6g,滋阴柔肝,祛湿行气,活血通络,活血凉血。有学者用金匮肾气丸合茵陈蒿汤补肝益肾、清热利湿、祛痰化瘀治疗 1 例患者,收效甚佳。有学者将患者分为两组,治疗组 45 例用调免 I 号(生地黄15g,赤芍 15g,黄芪 15g,川芎 9g,当归 12g,垂盆草 30g)加减联合熊去氧胆酸治疗,对照组 15例用泼尼松龙联合硫唑嘌呤及熊去氧胆酸治疗。结果治疗 6 个月及 12 个月后,治疗组乏力、口干、月经失调、舌红改善优于对照组($P<0.05$ 或 $P<0.01$),而肝功能、γ-球蛋白及免疫球蛋白 IgG 指标较治疗前显著改善,但两组间差异无统计学意义。有学者将患者分为两组,对照组 30 例给予甲基泼尼松龙(第 1~2 周 8mg、日 3 次,第 3~4 周 8mg、日 2 次,第 5~6 周 8mg、日 1 次,后停用),治疗组 30 例在甲基泼尼松龙治疗的同时加服六味地黄汤。治疗 8 周后治疗组症状、体征及肝功能、免疫功能化验指标明显优于对照组($P<0.05$),且无不良反应。有学者将患者分为两组,治疗组 40 例肝胆湿热型给予愈黄方联合泼尼松片(30mg/d)、硫唑嘌呤(50mg,2 次/日),对照组 45 例给予泼尼松片(30mg/d)、硫唑嘌呤(50mg,2 次/日),治疗 3 个月后,治疗组肝功能的改善明显优于对照组,且肝纤维化指标明显改善($P<0.05$)。有学者将40 例 AIH 患者随机分为对照组 20 例和治疗组 20 例,两组均给予泼尼松片口服(第 1 周60mg,第 2 周 40mg,第 3~4 周 30mg,第 5 周起 20mg 维持,均日 1 次)并予常规的护肝等对症支持处理,治疗组加用柔肝化纤颗粒治疗,治疗 12 周。结果两组治疗前后所有指标均有下降或改善,而组间比较除肝功能谷氨酰转肽酶外,治疗组均优于对照组($P<0.05$)。有学者将 60例 AIH 患者(肝肾亏虚型)随机分为两组各 30 例,两组均给予胸腺素及甘草酸二铵治疗,治疗组加用滋肾柔肝方治疗,疗程 3 个月。结果治疗组肝功能、肝纤维化指标明显改善($P<0.05$)。

(三)中医特色治疗

有研究表明,针灸可以整体性和双向性调节机体的免疫功能,治疗变态反应性疾病,发挥抗感染、抗炎、抗肿瘤等作用。推拿按摩可能通过调节机体免疫系统功能治疗疾病。然而由于种种原因,上述中医特色疗法目前尚未应用于 AIH 的临床实践及相关研究,但为今后的研究提供了新的思路或方法。

1.针灸

用艾炷灸期门、肝俞、支沟、太冲、三阴交。气滞加内关、膻中;瘀血停着加膈俞、阳陵泉;肝络失荣加心俞、关元、筋缩。每日灸 1~2 次,每次 3~5 壮。

2.外治法

疏肝散外敷:川芎 12g,香附 10g,柴胡、芍药、青皮、枳壳各 6g。肝气郁结加夏枯草 30g,钩藤、法罗海各 12g;血瘀停着加鸡血藤 20g,桃仁 6g。将药物研末,调伴麻油或其他辅料,贴于胁肋痛处。或将药物敷于大包、期门、章门穴。

第十七节 酒精性肝病

酒精性肝病是由于长期大量饮酒所致的肝脏疾病。通常初期表现为脂肪肝,进而可发展为酒精性肝炎、酒精性肝纤维化和酒精性肝硬化。严重酗酒还可诱发广泛肝细胞坏死甚或肝功能衰竭。该病已是我国常见的肝脏疾病之一,严重危害人们的健康。酒精性肝病的发病情况,世界各地区差异较大,在欧美国家发病的比例较高,占 10%~33%,日本则为 10%~16.2%。随着近年我国经济的发展,酒的消耗量增加,酒精性肝病的比例呈上升趋势,已经成为一个不可忽视的问题。酒精性肝病可发生于任何年龄,青壮年居多,可能与此年龄段精神压力大、应酬较多有关。女性对酒精介导的肝毒性更敏感,同样乙醇摄入量女性比男性易患酒精性肝病,与女性体内 ADH 含量较低有关,与男性相比,较小剂量和更短的饮酒期限就有可能出现酒精性肝病。

中医学无酒精性肝病这一病名,但古代医家对其早有研究,分别以"酒癖""伤酒""酒疸""胁痛""酒臌""酒癖"等病名名之,对其理法方药的描述亦十分精辟。

一、病因病机

主要由于长期饮酒不节引起。过量饮酒,兼食肥甘厚腻,酒毒湿热之邪蕴结中焦,伤胃郁脾,土壅木郁,而致肝失条达,肝脾同病,清阳不升,浊阴不降,气机失调,气血运行不畅,脉络失养,可致气滞血瘀,湿热蕴结,可停滞于腹部或结于胁下,而致胃痞、胁痛等伤酒之症。酒毒合并湿热内蕴,损伤肝脾,内生痰浊,气血不和,痰湿与气血相搏,结于胁下而成积块,日久不愈而致肝、脾、肾三脏失调,水湿停聚腹内形成鼓胀。气、血、水三者关系密切,酒毒先伤脾胃,渐积于肝,肝脾同损,日久及肾,而致实者更实,虚者更虚,气滞,血瘀,水停,正虚交织错杂,是酒鼓的病理变化实质。

二、临床表现

(一)症状

因肝组织损伤的程度不同而患者的临床症状有明显的差异,表现轻重不一。

1.酒精性脂肪肝

一般情况良好,在长时间内没有任何症状或症状轻微,仅有轻度乏力、食欲减退、右上腹隐痛或不适,少数人有手脚麻木、腹泻、性功能减退等,肝脏有轻度肿大。

2.酒精性肝炎

本病早期可无明显症状,但肝脏已有病理改变,可发生于有或无肝硬化的基础上。常在短期内(数周至数月)有大量饮酒史后,有明显体重减轻,全身倦怠乏力、右上腹不适或疼痛、食欲减退、恶心、呕吐、腹泻、贫血、上消化道出血及精神症状等症状,可伴有发热(一般为低热),常有黄疸,肝脏有不同程度的肿大并有触痛,严重者可并发急性肝功能衰竭。

3.酒精性肝硬化

酒精性肝硬化则是一种较严重的酒精性肝病。发生于长期大量饮酒者,临床表现交叉或重叠肝细胞坏死、门脉高压症两者的征象,与其他原因引起的肝硬化相似。肝细胞坏死的症状有乏力、恶心、呕吐、黄疸、肝肿大、肝区疼痛、血清酶学等生化改变;门脉高压的表现有腹水、门-体侧支循环形成、脾肿大、肝肾综合征、肝性脑病、食管—胃底静脉曲张出血,甚至肝细胞癌。还可伴有慢性酒精中毒的其他表现如精神神经症状、慢性胰腺炎等。

(二)体征

1.酒精性脂肪肝

患者营养状况大多良好,可有肥胖,80%～100%的患者有肝肿大,可自右肋缘下 1～2cm触及,有压痛。

2.酒精性肝炎

以黄疸、肝脏肿大和压痛为其特点。

3.酒精性肝硬化

表现为面色发灰,腹水、发热、脾脏肿大、浮肿、蜘蛛痣、肝掌、食管静脉曲张,肝脏肿大。

三、辅助检查

1.影像学检查

影像学检查有助于酒精性肝病的早期诊断,能反映肝脏脂肪浸润的分布类型,粗略判断弥散性脂肪肝的程度。但其不能区分单纯性脂肪肝与脂肪性肝炎,且难以检出<33%的肝细胞脂肪病变;可估计肝脏的体积,并提示是否存在显性肝硬化。

(1)B 超检查

1)酒精性脂肪肝:B 型超声检查可见肝实质脂肪浸润的改变,普遍伴有肝脏体积增大,肝包膜光滑,肝实质呈点状增强回声,呈弥散性细点状,肝发白、亮,呈所谓"明亮肝";肝前部回声密集增强,随深度增加后部回声强度衰减;肝内部血管的回声减弱或者显示不清。

2)酒精性肝硬化:表现为小结节性肝硬化:肝脏表面呈细波状,肝内回声弥漫增强。肝内血管减少或显示不清,具有门脉高压征象:门静脉主干增宽大于13mm,伴侧支循环形成,如脐静脉开放,胃左静脉扩张大于 4mm,脾脏肿大,腹水。

(2)CT 检查:CT 检查可准确显示肝脏形态改变及分辨密度变化,诊断准确率较超声高,对酒精性肝病的早期诊断有帮助。

1)酒精性脂肪肝。肝实质密度降低,严重时,甚至低于血液。肝内血管呈现高于肝实质的密度影像。肝/脾 CT 比值降低:

轻度:弥散性肝脏密度降低,肝/脾 CT 比值≤1.0 但>0.7。

中度:肝/脾 CT 比值≤0.7 但>0.5。

重度:肝/脾 CT 比值≤0.5。

2)酒精性肝硬化。①肝脏的各叶比例失调,肝左叶外侧段及尾状叶增大,肝脏表面为凹凸不平,边缘钝,肝裂增宽,肝实质内见到再生的小结节,有别于病毒性肝硬化的大结节;②门静脉高压:脾大,脾静脉及门静脉曲张,出现侧支循环的形成,胃短静脉、胃冠状静脉及食管静脉曲张;③与非酒精性肝硬化组比较,酒精性肝硬化组峰强化时间及延迟时间明显延长。

2.实验室血象及生化检查

(1)酒精性脂肪肝:此阶段肝脏生物化学检查基本正常或血内三酰甘油、前 β 脂蛋白、胆固醇轻至中度增高,肝功:血清天门冬氨酸氨基转移酶(AST)、丙氨酸氨基转移酶(AIT)、谷氨酰转肽酶(GGT)轻度升高。

(2)酒精性肝炎。肝功:总胆红素(Tbil)可增高,达 17.1μmoL/L 或以上;具有特征性的酶学改变,表现为 AST 升高幅度大于 ALT 中度水平,AST/ALT 常大于 2,但 AST 和 ALT 值很少大于 500IU/L。GGT 的特异性增高,尤其在大量酒精摄入和(或)酒精性肝病时显著升高,有助于发现酒精性肝病;谷氨酸脱氢酶和碱性磷酸酶活力增高。

凝血酶原时间(PT)等指标也可有不同程度的改变,凝血酶原时间延长,使用维生素 K 不能纠正。

患者可出现各种形态异常的红细胞,包括靶形细胞、巨红细胞、刺状细胞和口形细胞,而且平均细胞容积(MCV)往往增加,中性白细胞增多。

(3)酒精性肝硬化:有肝硬化的临床表现和血清生物化学指标的改变。此期胆固醇正常,但胆固醇酯和总胆固醇比值下降。

常规的血液学和生化检查是非特异性的,不能作为酒精性肝病的确诊依据,尤其对酒精性肝炎,肝活检是最可靠的诊断手段。

四、鉴别诊断

1.非酒精性脂肪肝

该病的症状和化验检查均与酒精性脂肪肝相似,但通过询问没有长期饮酒史,可以鉴别出来。

2.病毒性肝炎

病毒性肝炎如甲型肝炎、乙型肝炎、丙型肝炎、丁型肝炎及戊型肝炎等的血清标记物为阴性。但不能以此来判定诊断,要综合分析,酒精性肝病和慢性病毒性肝炎关系密切,慢性乙型、丙型肝炎患者对酒精敏感度增高,容易发生酒精性肝病,反之,酒精性肝病患者对病毒性肝炎易感性也会增加。

3.药物性肝损害

慢性药物性肝病中的慢性活动性肝炎型的临床表现和酒精性肝炎相似。详细询问用药史,了解过去、目前用药情况,知晓何种药物可引起哪一类型的药物性肝病,并分析用药品种及剂量、时间和出现肝脏损害的时间关系等。停药观察如能迅速好转,有利于本病的诊断。如再次给药而肝病复发,诊断可确立。

4.自身免疫性肝病

本病起病隐袭,多见于中青年妇女,常有乏力、恶心,皮肤瘙痒,与酒精性肝炎的症状相似,但常伴有肝外表现如关节疼痛、发热、皮疹、甲状腺炎、血管炎等,最主要的是无酗酒史。自身抗体如抗核抗体、线粒体抗体等为阳性。

5.其他原因的肝硬化

酒精性肝硬化时要与血吸虫性肝硬化或病毒性肝炎后肝硬化相鉴别,它们的症状类似,但病毒性肝炎后肝硬化患者可以查出肝炎病毒标志物阳性。而血吸虫性肝硬化则有疫水接触史,大便、肝组织、肠黏膜中可找到虫卵或孵化出毛蚴。

五、中医论治

(一)治疗原则

酒精性肝病随病情演变而病机不断变化,但湿热内蕴却贯穿始终。故治疗应当分期论治、辨证论治结合。其治疗原则为:初期以理气活血,解毒化湿为主;中期以理气化瘀,消癥化痰为主;晚期则以扶正祛邪,攻补兼施为主。由于本病随病情发展,病机演变,气滞、血瘀、痰湿、水停等症可相互兼夹,且其变症较多,故临床辨证施治时应该针对具体病情,及时合理地选用理气活血、祛湿化痰、化湿利水等治法。

(二)分证论治

1.湿热蕴结证

主症:身目俱黄,发热,口苦口干而不欲饮,恶心欲呕,嗳气,时而腹胀明显或胁肋胀痛,小便短赤,大便秘结或稀溏。舌红、苔黄腻而厚甚或灰黑,脉弦数。

治则:清热利湿,解毒退黄。

方药:茵陈蒿汤加减。药用茵陈、大黄、栀子、云茯苓、厚朴、车前子。

加减:若湿重于热者,则加藿香、佩兰、白蔻仁,并重用车前子、茵陈;热重于湿者,加黄柏、黄芩、板蓝根、蒲公英;湿热并重,则加甘露消毒丹,连朴饮;腹胀满,嗳气者,加大腹皮、枳实、木香、砂仁;胁肋胀痛明显者,加柴胡、玄胡、郁金、川楝子;若出现血热出血之症,当加赤芍、丹参、知母等。

2.胆热瘀积证

主症:身目俱黄,胁肋胀痛或刺痛,身热甚,口干,口苦,腹胀纳呆,恶心欲呕,便秘,小便短赤。舌红、苔黄糙,脉弦滑而数。

治则:清热解毒,利胆退黄。

方药:清胆汤加减。药用柴胡、黄芩、大黄、枳实、银花、连翘、姜半夏、茵陈、丹参、金钱草、蒲公英。

加减:胁肋疼痛明显,加玄胡、郁金、川楝子、虎杖;口苦、口干、身热明显者,可加龙胆泻肝汤。

3.肝郁血虚证

主症:胁痛不舒或胁下有癥块,腹大坚满,青筋怒张,面色如熏,胸颈部可见朱纹赤缕,肝掌,可有便黑。舌瘀暗,脉细涩。

治则:疏肝养血,活血化瘀。

方药:膈下逐瘀汤加减。药用柴胡、白术、当归、茯苓、桃仁、丹参、五灵脂、地鳖虫、白茅根、大腹皮。

加减:腹胀满难忍,加枳实、槟榔、厚朴行气导滞。

4.肝郁脾虚证

主症:胸胁胀满窜痛,情志抑郁不爽,性情急躁易怒,腹胀纳呆,大便稀溏或泄泻,肠鸣矢气,泻后腹痛减轻。舌淡,苔白腻,脉弦。

治则:疏肝解郁,养血健脾。

方药:逍遥散加减。药用柴胡、白术、白芍、当归、茯苓、薄荷、生姜、甘草。

加减:腹胀尤甚者,加枳实、木香、砂仁。

5.脾阳不足证

主症:腹大胀满,按之如囊裹水,面色晦暗如熏,神疲肢冷,气短,下肢浮肿,动辄气喘,小便短少,大便溏泄。舌淡胖或淡紫,苔白腻,脉沉细而弦缓。

治则:温补脾阳,化气行水。

方药:实脾饮合茵陈术附汤加减。药用附子、白术、厚朴、车前子、茯苓、广木香、草果仁、干姜、大腹皮、甘草。

加减:腹胀甚,伴舌苔厚腻者,去白术、甘草,加苍术、厚朴、郁金、砂仁;小便不利者,加桂枝、猪苓、泽泻。

6.肝肾阴虚证

主症:胁肋隐痛不休,面色晦暗,形体消瘦,精神萎靡,腰酸膝软,腹部鼓胀,腹壁青筋暴露,午后潮热,口干咽燥或有牙龈、口鼻出血,甚或胸颈部可见朱纹赤缕,小便短赤,便秘。舌红少津,苔干黄或剥脱,脉弦细。

治则:滋补肝肾,活血化瘀利水。

方药:六味地黄丸或一贯煎合膈下逐瘀汤加减。药用山茱萸、山药、生地黄、丹皮、茯苓、泽泻、白芍、当归、栀子、柴胡、延胡索、川芎、桃仁、红花。

加减:阴虚潮热而烦躁者,加银柴胡、地骨皮、竹叶;兼有湿热者,去生地黄、山茱萸,加厚朴、茵陈;若有齿鼻流血,加仙鹤草、鲜茅根;若见耳鸣,面赤颧红,一派阴枯阳浮之象,则加龟板、牡蛎、鳖甲;若小便不利明显者,加猪苓。

(三)中医特色治疗

1.专方专药

(1)葛花解醒汤:由葛花、砂仁、白豆蔻、青皮、陈皮、木香、神曲、茯苓、猪苓、泽泻、白术、干姜、人参组成。主要用于酒食痰浊停积不化,心烦,恶心呕吐者。

(2)解酒保肝汤:枳实、泽泻、猪苓、杭芍、鸡内金、柴胡、栀子、黄芩、山楂、神曲、砂仁、郁金、甘草。主要用于酒精性脂肪肝。

(3)石膏汤方:石膏、葛根、生姜。主要用于治疗酒毒积在肠胃或呕吐不食,可多引饮。

(4)连葛解醒汤:黄连、葛根、栀子、滑石、神曲、青皮、木香、茵陈、泽泻、猪苓、肉桂。治疗酒积、腹痛、泄泻。

2.其他治疗

(1)针灸治疗:酒精性肝病。

1)原则:当根据病情发展的不同阶段来确认治疗原则,在早期,病位在肝胃,属实属热,当多用泻法,疏肝行气导滞,兼以清热化湿;中期病位在肝脾,正气始衰,治则当以有补有泻,当以行气导滞,消癥散结,疏肝健脾为主;后期肝脾之病累及肾,本虚标实,故治当温肾健脾兼滋养肝肾之阴为主。

2)取穴:选穴当以肝经、胃经、脾经、肾经之穴为主,加肝俞、脾俞等。配穴:黄疸加至阳穴;腹胀加天枢穴;发热加曲池、合谷、大椎穴;睡眠差加三阴交。

3)手法:早期当以泻法为主,中期应以平补平泻为主,晚期当以补法为主。

(2)穴位注射:可根据上述针刺原则,选择合适穴位,用丹参注射液、柴胡注射液等进行穴位注射,每次2~4穴,每日或隔日1次,10次为1个疗程。

六、预防和调护

(一)戒酒

彻底戒酒最重要,消除病因,能阻止酒精的损害,提高治疗效果,促进疾病康复,防止疾病的复发、恶变。

(二)饮食

对于酒精性肝病患者来说要特别注重自己的饮食,平时最好多食素食,以谷类为主,粗细搭配,饮食以宜清淡、忌油腻、富营养、易消化为原则,多餐,禁忌生冷、甜腻、辛热及生痰助湿之品。多吃蔬菜与水果,常吃奶类、豆类,清淡少盐膳食,并注意补充含维生素B、维生素C、维生素K及叶酸类较多的食物,如新鲜的水果、蔬菜。这些食物对病情的恢复都能有很大的帮助。

(三)保持良好的心理状态

对于酒精肝或者正常人群而言,要保持良好的心理状态,以免因心理压力和精神因素导致病情的加重,影响整个疾病的康复过程和治疗效果。对于健康者而言要注意锻炼身体,平衡体内的脂肪,及时进行合理的代谢。对于酒精性肝病的患者要注意休息,做到起居有节,劳逸适量。在康复过程中应根据病情的缓急轻重和体质强弱不同,选择适合自己的运动方式,然后长期坚持。

(四)加强锻炼

平时锻炼身体,能够增强体质,减少或防止疾病的发生。另外,在疾病治疗过程中,应根据病情的缓急轻重以及体质强弱不同,选择适当的锻炼方法。

第十八节　肝硬化

肝硬化是病理学上定义的一个病名,指由各种病因引起肝细胞坏死、肝脏纤维化、残存肝细胞结节性再生,导致肝小叶结构破坏、血管床扭曲及重建假小叶形成的疾病。临床上,起病隐匿,病程发展缓慢,晚期以肝功能减退和门静脉高压为主要临床表现,常出现上消化道出血、肝性脑病、感染等多种严重并发症。肝硬化是一种常见的慢性疾病,世界范围内的年发病率约为(25～100)/10万,发病高峰年龄在35～50岁,男女比例约为(3.6～8)/1。

中医学认为本病为肝病日久演变而成,肝硬化腹水属于"水鼓""鼓胀"范畴。

一、病因病机

本病多因饮食不节、劳欲过度、七情所伤以及感染其他疾病后,肝脾失调,继而累及肾脏形成。主要在肝、肾、脾三脏。脾气已败,肝木乘之或肝气郁遏既久,已成克伐脾土之势。肝脾俱伤,水谷精微失于输布,浊阴不降,水湿不能排出体外,于是清浊相混。肝气郁久,气滞血凝,血瘀水结,遂成鼓胀。久病及肾,肾阳不足,无以温养脾土,肾阴亏虚,水不涵木,加之肾虚膀胱气化不利,水浊难泄,鼓胀愈重。总之,此病的病机首先在于肝脾的功能失调,日久而波及肾。肝、肾、脾均受损而虚衰,乃此病之本。三脏虚衰所致的腹中气滞、水停、血瘀之实证乃此病之标。病机归结为本虚标实,阴阳失调。主要病因有:

1.酒食不节

肥甘厚味过度及嗜酒则损伤脾胃。脾虚则运化失职,升降失司,浊气酒食蕴聚中焦,壅阻气机,木壅土郁,肝失条达及疏泄,导致气滞血瘀,使脾虚更甚,日久累及肾,导致开阖不利,水浊越积越多,终至水不得泄而形成本病。

2.情志所伤

情志抑郁,气机失于条达,致肝气郁结,久则气滞血瘀,肝失疏泄,横逆犯胃,使运化失常,水湿停留,进而壅堵气机,水湿气血交结,日久不化,渐损及肾,使开阖不利,肝脾肾俱虚而形成本病。

3.感染寄生虫及湿热疫毒

感染寄生虫及湿热疫毒后未及时发现,治疗或治疗不当,日久可致肝脾内伤,脉络瘀塞,气机不畅,升降失调,清浊相混,气、水、血停于腹中而形成本病。正如《诸病源候论·水蛊候》所云:"此由水气毒气结聚于内,令腹渐大,动摇有声,常欲饮水,皮肤粗黑,如似肿状,名水蛊也。"

4.劳欲过度

肾藏精,为先天之本;脾为气血生化之源,为后天之本,劳欲过度,必伤脾胃。脾伤则不能健运,化源不足,气血亏虚,则不能游溢精气于肾以充养肾精,导致肾精不足,肾气亏虚,过度房事,则直接损肾。肾伤则气化不利,不能温运脾阳以化水湿,不能滋荣肝木而形成肝肾阴虚,肝失条达,气滞血瘀。气、水、血三者交结于腹中而形成本病。

此病病因,虽分上述四个方面,但其共同的病因,可认为是"湿热邪毒"中的"热毒"之邪所造成的,肝硬化形成的一个重要病机是阴液的不断耗伤。热毒之邪最易耗伤津液。从肝硬化最终的临床表现来看,腹水是肝硬化失代偿期最典型的表现,中医称腹水为"鼓胀",鼓胀的基本病机为肝脾肾三脏功能失调,气血交阻,水气内停于腹中。与多个脏腑有关,但脾胃气虚是最根本的病机是本病的发病之本。因为肝脏结构的改变及血液循环的障碍贯穿于整个慢性肝病发展至肝硬化的过程当中,所以,"血瘀"也是贯穿肝硬化发生发展整个过程的重要病机。

二、诊断

(1)右胁下可触及质地较硬的包块。

(2)有病毒性肝炎、黄疸、胁痛、血吸虫感染、酒食不节、情志失调、慢性循环系统疾病、长期服用损伤肝脏的药物或接触化学毒物等的病史。

(3)经常有右胁肋不适或隐痛、腹胀、神疲乏力、纳差、恶心或时有腹泻;或见各种出血,形体消瘦,面颈胸部及脐周或见血痣赤缕或见腹大如鼓、手掌殷红等。

(4)结合 B 超、CT、MRI 及病理组织活检及相关血液检查。

三、治疗

(一)一般治疗

戒酒,劳逸结合,多休息,饮食宜高热量、足够蛋白质、充足的维生素,限制钠摄入。

(二)辨证治疗

本病属于本虚标实,故健脾除湿、化气行水、活血化瘀应贯穿于治疗的全过程,扶正与祛邪的辨证用药是治疗的关键。根据《素问·至真要大论篇》"坚者消之""结者散之""留者攻之""衰者补之"的法则,在肝硬化治疗过程中,应同时考虑攻伐之药易伤正气,过量或过久服用,可致正虚邪盛,加重病情,因此,祛邪要兼顾其虚,补虚勿忘其实。

在肝硬化病变过程中,因脾胃运化功能受到影响,其运化水谷和运化水湿的作用下降,导致纳差、水湿停聚。因此法当健脾益气,助运化湿。常用药物如木香、砂仁、半夏、陈皮、厚朴、黄芪、升麻、柴胡、当归、大枣、龙眼肉、山药、莲子、薏苡仁、芡实、枳实、枳壳及开胃消积的谷芽、麦芽、建神曲、山楂、莱菔子、鸡内金等。肝硬化后期因阴损及阳而致脾阳虚或脾肾阳虚者,温阳药应慎用,可选用药性甘凉滋润的北沙参、麦冬、玉竹、石斛、黄精、生地黄、麦芽、谷芽等。

肝硬化患者腹胀的症状大多明显,此属气滞血瘀。其病机是由正气先虚,而后邪气乘之,故不宜纯用攻邪之法,而应攻补兼施,扶正祛邪。常选用养血活血而非破血,软坚散结而不耗伤正气的丹参、郁金、白芍、当归、赤芍、牡丹皮、山楂、鸡内金、鳖甲等药。对于胁肋刺痛明显者用白芍、延胡索、川楝子效果较好;对于肝脾肿大者选用丹参、鸡内金、赤芍、鳖甲效果明显。扶正则常用党参、黄芪、白术、茯苓等,以达益气健脾之功。

肝硬化腹水属中医学"鼓胀""单腹胀"范畴,为中医四大难症之一,是临床各种肝病终末期的表现,病因错综复杂,临床表现以腹部膨隆为主,可见乏力、恶心、呕吐、脘腹胀满、纳差、四肢消瘦等症,病变累及多个脏腑,症状多,治疗棘手,缠绵难愈,死亡率高,是临床难治证之一。鼓胀为虚实夹杂,故治疗上应将补益扶正贯穿始终,"见肝之病,知肝传脾,当先实脾"。

常用药有黄芪、太子参、白术、丹参、三棱、莪术、泽兰、益母草、猪苓、白茅根、茯苓、大腹皮、车前子等。兼夹气虚明显者,多选用黄芪、太子参。黄芪补气固表,利尿托毒;兼夹阴虚者多用枸杞子、紫河车、白芍、女贞子、旱莲草,均为滋阴药物中柔润之品,不会滋腻碍胃;兼夹阳虚者多选女贞子、菟丝子、杜仲等温和补阳之品,补而不滞,体现补而不留邪的观点。活血药物的选择坚持活血不破血,常用丹参、鳖甲、郁金、三七、䗪虫、赤芍等具有活血化瘀却不破血的药物。其中丹参苦微寒,活血化瘀,凉血调经,其作用活血而不破血,"一味丹参,功同四物",攻中寓补,乃活血化瘀之要药。

辨证分型证治如下。

1.气滞湿阻证

主症:腹大胀满,胁下痞块,按之软而不坚,胁痛走窜,胸脘痞闷,面色苍白,体倦乏力,饮食不佳,食后胀甚,嗳气或矢气后稍减,小便短少,便溏,舌淡苔薄白或白腻,脉弦缓。

治则:疏肝理气,健脾利湿。

方药:柴胡疏肝散合胃苓汤加减。

加减:气滞甚者加延胡索、川楝子、乳香、没药;纳呆湿重,舌苔白腻厚者加半夏、木香、草豆蔻。

2.寒湿困脾证

主症:腹大胀满,按之如囊裹水,甚则颜面浮肿,下肢浮肿,精神倦怠,怯寒乏力,脘腹痞胀,得热则舒,食少便溏,小便短少,舌苔白滑或白腻,脉缓或沉迟。

治则:温中祛寒,行气利水。

方药:实脾饮加减。

加减:浮肿甚而尿少者,加猪苓、肉桂、泽泻行水利尿。

3.湿热蕴脾证

主症:腹大坚满,脘腹撑急,烦热口苦,渴不欲饮或见面目肌肤发黄,小便短黄,大便秘结或溏泄不爽,舌红、苔黄腻或灰黑,脉弦滑数。

治则:清热利湿,解毒退黄。

方药:中满分消丸合茵陈蒿汤加减。

加减:腹胀甚,腹水不退,尿少便秘者,可用舟车丸、甘遂或禹功散等攻下逐水。但应注意此类药药性峻烈,中病即止,不可久服;湿热甚者加金钱草、虎杖。

4.肝脾血瘀证(气滞血瘀型)

主症:腹大胀满,走窜疼痛,脉络怒张,右胁痞块、刺痛拒按,胁腹刺痛,面色晦暗或黧黑,面颈胸壁可见红点赤缕,手掌赤痕,口干不欲饮或见大便色黑,舌质紫黯或有瘀斑,脉细涩。

治则:活血化瘀,理气散结。

方药:调营饮加青皮、姜黄。

加减:脾大者,加莪术、鳖甲、牡蛎;大便色黄加参三七、侧柏叶;舌苔腻加半夏、苍术、红花。

5.脾肾阳虚证

主症:腹大胀满,形如蛙腹,朝宽暮急,神疲怯寒,面色苍黄或㿠白,脘腹胀闷,纳呆,下肢浮肿,小便短少不利,腰膝酸软,舌淡胖、有齿痕、苔白滑,脉沉细或沉迟无力。

治则:温肾补脾,化气利水。

方药:真武汤合五苓散加减。

加减:便溏,口干不欲饮,加附子理中汤。神疲乏力,面色㿠白,怯寒肢冷,腰膝酸软,肾阳虚衰甚者,可改用济生肾气丸。

6.肝肾阴虚证(肝肾亏虚型)

主症:腹大胀满,甚或青筋暴露,面色晦滞,五心烦热,胁肋胀痛,口干舌燥,心烦失眠,腰膝酸软,牙龈出血,时或鼻衄,小便短少,舌红绛少津、少苔或无苔,脉弦细数。

治则:滋补肝肾,化气利水。

方药:一贯煎合膈下逐瘀汤加减。

加减:腹大坚满者,可加鳖甲、牡蛎。

(三)其他治疗

1.温针灸法

取穴:中脘、天枢、气海。

操作:各穴 1～1.5 寸,行捻转手法,使局部有较强的酸、麻、胀感后停止行针。再加用温针,每穴 1 炷。每日 1 次。连续治疗 6 日后休息 1 日。治疗 4 周为 1 个疗程。治疗后随访 1 个月。

2.热敷法

中药:姜黄、蒲黄、红花各 250g,滑石 125g,栀子 420g,猪肝(焙干)500g。

操作:将上药共研为末,用 15％～20％的乙醇调成糊状,敷于肝区,2～3 个铜钱厚,再用热水袋或温灸器在药物上面熨 30 分钟,每日熨 1 次。每剂药可连续敷 2 日。

主治:慢性迁延性肝炎、肝硬化。

3.耳穴治疗

取穴:神门、肝、脾、交感、心、肾、胃。

操作:用耳穴探针选取耳穴敏感点,用耳穴贴压材料粘贴于所选穴位上,定时给予中等强度按压刺激,每日按压 3～5 次,每次按压 3 分钟左右,睡前按压 20 分钟。

疗程:每 2 日更换 1 次,两耳交替进行,更换 5 次为 1 个疗程。

主治:肝硬化失代偿期。

四、健康教育

(1)注意饮食卫生,对易感人群注射乙肝疫苗。积极预防病毒性肝炎的发生。一旦感染乙肝病毒,应给予积极治疗。

(2)严禁饮酒;严格控制使用损伤肝脏的药物;加强劳动保护,防止化学毒物对肝脏的损害。

(3)加强环境卫生的宣传,积极防治血吸虫病。

(4)患者应以富含营养、易消化的清淡饮食为宜,忌食辛辣、质地坚硬、粗糙的食物。

(5)保持良好的心情,避免情绪激动等不良刺激。

(6)积极治疗各种慢性疾病,如循环系统疾病、糖尿病及代谢性疾病。

第十九节　胆石症

　　胆石症(GD)是指胆道系统,包括胆囊、肝内胆管和胆总管内发生结石的疾病。

　　胆石症是一种常见疾病,按结石成分不同,有胆固醇、胆色素及混合性结石。胆石症的发病率受种族、民族、遗传、地域、饮食、行为等因素影响。1989年,我国每10.26万人B超普查显示患病率约为6.27%。1992年,流行病学研究表明,胆石症患者急剧增加,同10年前相比增加了2倍左右。随着生活水平的提高,饮食结构的变化,胆石症(尤其是胆固醇结石)发病率居高不下,甚至迅速上升。近几年的流行病学调查显示,胆石症的发病率为0.9%~10.1%,平均为5.6%,女性明显多于男性,男女比例在1:(3~4),随着年龄增长,发病率逐年提升。

　　胆结石的形成主要是:①胆汁瘀滞,由于神经系统功能紊乱,使胆道痉挛,胆道狭窄,胆管变细,胆汁流出不畅,胆汁浓缩沉淀而形成结石;②细菌感染或蛔虫钻入,以及炎性坏死的细菌群和死亡的蛔虫虫体等为核心,胆汁成分附着于上,逐步形成结石;③胆汁成分比例变化,胆汁形成结晶,沉淀为结石。

　　"胆石症"是西医学的病名。其诊断,除了典型的临床症状和体征外,主要依靠B超、CT、内镜下逆行胰胆管造影(ERCP)等实验室检查。因此,中医学中没有与"胆石症"相对应的病名。现在主要依据症状和体征,将"胆石症"归属于中医学的"胆胀""胁痛""黄疸"等范畴。

一、病因病机

　　胆石症的形成主要与情志不畅和饮食不节有关,其病位在肝、胆,与脾、胃密切相关。胆为肝之腑,肝之气血化为精汁,流注于胆,即为胆汁。肝主疏泄,主导胆汁的正常排出。情志不调,抑郁暴怒或忧伤思虑,则肝气失于条达,疏泄不利,胆汁排出失常,日久便郁结沉淀成石;饮食不节,嗜食肥甘厚味,尤其是高热量、高胆固醇食品或恣饮酒浆,酿生湿热,湿热之邪蕴结于肝胆,久则煎熬成石。

　　从文献报道来看,胆石症的证型大致包括肝郁气滞、肝胆湿热、肝阴不足、瘀血阻滞、热毒内蕴等。

　　(1)肝郁气滞:情志不调,肝气郁滞,失于疏泄,胆汁排出失常,则沉淀为石。因此,有学者认为肝胆疏泄功能失常是胆结石的基本病机,贯穿于疾病发展的整个过程。

　　(2)肝胆湿热:肝气郁滞,郁久化热;饮食不节,嗜食肥甘厚味,恣饮酒浆,内生湿热,黏滞不化,湿热内蕴,壅塞于肝胆,气机郁结,煎熬成石。随着社会的发展,饮食结构的变化,因肝胆湿热而致的胆石症者越来越多,因此有学者认为胆石症的基本病机是湿热内蕴,气机郁结,胆失通降。

　　(3)肝阴不足:肝气郁滞,郁久化热,损耗肝阴;恣饮酒浆,酒性热而散,也损伤肝阴;或熬夜晚睡,暗耗肝血,久则损及肝阴,肝阴不足,肝体亏虚,肝气疏泄失常,胆汁排出失常,郁结沉淀成石。此型常见于久患胆石症者。与肝郁气滞型和肝胆湿热型相比,肝阴不足型出现的频次较少,但随着社会工作生活节奏的加快,以及夜生活的丰富,熬夜加班及晚睡者越来越多,所以肝阴不足已成为胆石症的重要发病机制之一。

（4）瘀血阻滞：肝气郁滞，血行失常，瘀血遂生；湿热之邪，壅塞气机，血行不畅，亦生瘀血；瘀血阻滞，气机不畅，胆汁排泄失常，则结石内生；有形结石，又阻塞气机，致血行畅，加重瘀血。该型多见于久患胆石症者。

（5）热毒内蕴：胆石症迁延不愈，反复发作，湿浊瘀滞之邪郁久化热，热邪内聚，久则化为热毒；慢性胆石症，每因感受外邪而急性发作，病势由平缓转为急剧，每每化生热毒。该型常见于胆石症并发感染者。

二、临床表现

（一）症状

胆石症的临床表现取决于结石的部位与大小，如位于肝内胆管及无嵌顿之胆囊结石仅有上腹不适、隐痛、嗳气、腹胀等症状，或类似消化不良与慢性胃炎症状；胆总管、总肝管及胆囊颈部之结石，一旦发生梗阻可出现黄疸，有上腹绞痛。

胆石阻塞胆道最易诱发感染，胆囊结石阻塞胆囊管可引起急性胆囊炎；胆总管结石嵌顿可引起急性化脓性胆管炎或胆源性胰腺炎，临床表现为胆绞痛、黄疸、发热寒战，白细胞计数增高等全身感染症状，并可迅速出现休克。结石在胆道内移动阻塞胆道而无感染时，表现为单纯的胆绞痛，呈持续性疼痛，阵发性加重，剧烈时辗转不安，大汗淋漓，可伴恶心呕吐。疼痛多由饱餐或食油腻食物引起。有个别胆总管或肝总管结石患者仅表现为黄疸。

按病情的急缓，胆石症分为发作期和缓解期。

1.发作期

（1）并发急性胆囊炎。①上腹或右上腹剧烈绞痛，可放射至右肩背部，甚至可诱发心绞痛；②可有不同程度的发热；③常有恶心、呕吐、腹胀和食欲减退等；④可出现不同程度的黄疸。

（2）并发急性化脓性胆管炎。腹痛、寒战、发热和黄疸是胆总管结石并发急性胆管炎的典型表现。

2.缓解期（发作间歇期）

（1）慢性结石性胆囊炎多有反复发作或绞痛史，每于冬秋之交发作较频繁。较大结石有时长期无症状。

（2）慢性胆管炎与胆管结石其临床表现亦不典型，可无症状或类似慢性胆囊炎的征象。

（二）体征

多数患者有右上腹压痛，墨菲征阳性，也有部分患者无明显体征。

三、辅助检查

1.实验室检查

多数胆石症患者血常规及肝功能无明显异常，发作期合并感染时白细胞计数增高，中性粒细胞升高，缓解期可正常。肝功能提示血清 ALP 或 γ-GT 可升高，ALT 升高，梗阻明显时血清胆红素亦较高，以直接胆红素为主，尿胆红素阳性。

2.影像学检查

部分胆石症,尤其是非急性发作期者,往往缺乏典型的临床症状和体征,因此需要依赖于影像学检查,而且,影像学检查也是诊断胆石症的"金标准"。

(1)腹部X线检查:对于胆石症来说,腹部X线的诊断价值不大,阳性检出率不足20%。胆石症患者,胆囊区可有阳性结石阴影,如无阳性发现,可行胆囊造影术。

(2)普通超声(B超):彩色超声检查诊断胆石的特异性和敏感性均很高,而且无创,操作简单,花费低,应作为首选常规检查。对于无症状胆囊结石患者,腹部B超体检筛查是首选,对于无症状胆囊结石患者,应定期随访。

虽然B超检查可作为胆石症诊断的首选,但B超对肝外胆管结石敏感性和特异性较低。B超对胆石症的漏误诊率为11%,其中胆囊结石的漏误诊率为2.9%,肝外胆管结石的漏误诊率则达29.3%,胆总管结石的漏诊率可达66.7%。

(3)CT、核磁共振(MRI):CT可显示胆囊、胆管的结石,胆管有无扩张及肿块,因此除了诊断胆石症外,还有助于鉴别诊断,尤其是螺旋CT二维重建胆管造影,使胆管结石诊断的敏感性提高到95.9%,明显高于B超。而且,CT值的测定有助于胆石性质的确定,如胆固醇结石通常CT值<50Hu,而胆色素结石CT值较高(90~100Hu)。虽然CT在诊断胆石症上有一定的优势,但操作复杂,花费较高,所以其临床应用受到一定限制。

核磁共振(MRI)比CT诊断价值更高,对结石的辨别能力更强,但费用更高。

(4)超声内镜(EUS):是另一种具有高精确率的诊断方法,对胆总管结石的敏感性和特异性更高,B超阴性的胆总管末端结石可以选用。内镜超声的敏感性是93%,特异性是97%,阳性检出率是98%,阴性检出率是88%。

(5)内镜下逆行胰胆管造影(ERCP):是诊断胆管结石的"金标准",具有高敏感性、特异性和精确性,而且同时可以提供治疗的选择。ERCP的成功率是95%,敏感性是84%~89%,特异性是97%~100%,阳性检出率是100%,阴性检出率是88%。虽然ERCP是一种极佳的诊断和治疗手段,但具有创伤性,只应用于患胆总管结石可能性大且能耐受内镜括约肌切开术的患者,而且有可能出现并发症。

(6)磁共振胰胆管成像(MRCP):是近年来用于诊断胆道疾病的新技术,为非侵入性检查,能清晰地显示胆管的解剖特征,MRCP的敏感度是91.6%,特异性100%,以及超过96.8%的诊断精确率。但MRCP可能漏掉直径<5mm的小结石。MRCP的缺点是不方便、可行性低和花费高,不适用于每一个患者(如病理性肥胖,安装起搏器的患者)。

(7)经皮肝穿刺胆道造影术(PTC):借助X线和B超及造影剂,可以清晰地显示肝内外各级胆管,可了解胆管内的病变部位、程度和范围,有助于判定梗阻性黄疸特别是肝外阻塞的部位及原因,也是目前确诊肝内胆管结石的有效方法。由于PTC是一种创伤性的诊断方法,在一定程度上限制了其应用。

四、中医诊断

1.肝郁气滞证

主症:①右胁或剑突下轻度疼痛或间歇性隐痛或绞痛,可牵扯至肩背部疼痛不适;②食欲减退;③遇怒加重;④脉弦。

次症:①胸闷嗳气或伴恶心;②口苦咽干;③大便不爽;④舌淡红、苔薄白。

证型确定:主症两项加次症两项。

2.肝胆湿热证

主症:①右胁或上腹部疼痛拒按,多向右肩部放射;②小便黄赤,大便不爽;③身热恶寒,身目发黄;④舌红、苔黄腻;⑤脉弦滑数。

次症:①口苦口黏;②脘腹胀满;③胸闷纳呆;④恶心呕吐。

证型确定:主症两项加次症两项。

3.肝阴不足证

主症:①右胁隐痛或略有灼热感;②舌红或有裂纹或见光剥苔;③午后低热或五心烦热;④双目干涩。

次症:①口燥咽干;②少寐多梦;③急躁易怒;④头晕目眩;⑤脉弦细或沉细。

证型确定:主症两项加次症两项。

4.瘀血阻滞证

主症:①右胁部刺痛,痛有定处拒按;②入夜痛甚;③舌质紫黯或舌边有瘀斑、瘀点。

次症:①口苦口干;②黑便;③胸闷纳呆;④大便干结;⑤面色晦黯;⑥脉弦涩或沉细。

证型确定:主症两项加次症两项。

5.热毒内蕴证

主症:①寒战高热,右胁及脘腹疼痛拒按;②黄疸加重;③尿短赤,大便秘结;④舌质绛红或紫,舌质干燥、苔腻或灰黑无苔。

次症:①神昏谵语,呼吸急促;②声音低微,表情淡漠,四肢厥冷;③脉弦数或细数。

证型确定:主症两项加次症两项。

五、治疗

(一)一般治疗

主要包括卧床休息,控制饮食,纠正水电解质和酸碱平衡紊乱,抗感染,解痉止痛和支持对症处理,有休克应加强抗休克的治疗,如吸氧,维持血容量,及时使用升压药物等。

1.控制饮食

脂肪类食物可促进缩胆囊素的释放而引起胆囊的收缩,促进胆汁的排泄、分泌,因此,为了能够使胆囊及胆管得到适当的休息,在急性发作期,应禁食脂肪类食物,而采用高糖流质饮食。富含胆固醇的食物,如脑、肝、肾、鱼卵、蛋黄等,不论在胆石症的发作期或静止期,均少食为宜,无胆总管梗阻或在胆石静止期,植物油脂有利于胆的作用,可不必限制。

2.缓解疼痛

轻度疼痛可经控制饮食、休息、肛门排气等治疗而缓解症状,严重病例除禁食外,应插鼻胃管行胃肠减压,以吸出胃及十二指肠内容物、气体,减少胃十二指肠内容物对胆汁分泌的刺激,有利于胆汁的引流及排出,亦可以消除或减少因缩胆囊素引起的胆囊收缩作用,从而减少胆绞痛的发作频率和减轻疼痛的程度,此外,还可以应用解痉止痛药与镇静药。

(二)辨证治疗

一般认为胆囊功能好、胆总管下端无狭窄的肝外和肝内胆管结石以及胆道术后残留结石均可用中药排石或溶石,胆石以直径不超过 10mm 为宜,结合内镜乳头括约肌切开取石术(EST)排石效果更佳。

1.肝郁气滞证

治则:疏肝理气,利胆排石。

方药:柴胡疏肝散加减(柴胡、白芍、枳壳、香附、川芎、陈皮、金钱草、炙甘草)。

加减:兼脾虚者加四君子汤;伴有口干苦,舌苔黄,脉弦数,气郁化火者加牡丹皮、栀子;伴有头晕、失眠,气郁化火伤阴者加制何首乌、枸杞子、白芍;胁下刺痛固定不移,面青、舌紫有血瘀者加延胡索、丹参、莪术;精神困倦,大便溏,舌苔白腻,质淡体胖,脉缓,寒湿偏重者加干姜、砂仁。

2.肝胆湿热证

治则:清热祛湿,利胆排石。

方药:大柴胡汤加减(柴胡、黄芩、厚朴、枳实、金钱草、茯苓、茵陈、郁金、大黄、甘草)。

加减:热毒炽盛,黄疸鲜明者加龙胆草、栀子;腹胀甚,大便秘结者,大黄用至 20～30g,并加芒硝、莱菔子;小便赤涩不利者加淡竹叶;热迫血溢、吐血、便血者,去厚朴,加水牛角、生地黄、牡丹皮、地榆。

3.肝阴不足证

治则:滋阴清热,利胆排石。

方药:一贯煎加减(生地黄、沙参、麦冬、阿胶、赤芍、白芍、枸杞子、川楝子、鸡内金、丹参、枳壳)。

加减:内热口干,舌红少津者加天花粉、玄参;腹胀明显者加莱菔子、大腹皮;阴虚火旺者加知母、黄柏;低热明显者加青蒿、地骨皮。

4.瘀血阻滞证

治则:疏肝利胆,活血化瘀。

方药:旋覆花汤加减(旋覆花、茜草、郁金、桃仁、延胡索、当归)。

加减:瘀血较重者,可用复元活血汤加减;胁肋刺痛甚而正气未衰者加三棱、莪术、䗪虫。

5.热毒内蕴证

治则:清热解毒,泻火通腑。

方药:大承气汤合茵陈蒿汤加减(大黄、芒硝、厚朴、枳实、茵陈蒿、栀子、蒲公英、金钱草、虎杖、郁金、青皮、陈皮)。

加减:神昏谵语者,倍用大黄;高热不退合安宫牛黄丸;黄疸明显者加茵陈蒿、金钱草用至 30～60g。

(三)其他治疗

1.溶石疗法

分口服溶石和灌注溶石。口服溶石中药有辨证溶石和专方溶石,常用药物:柴胡、金钱草、大黄、郁金、鸡内金、青皮、枳壳、川楝子、威灵仙、茵陈等。灌注溶石是将溶石中药通过 T 型管、经皮肝导管、鼻胆管等将药液灌入胆道而溶石，可使结石变小、变软，利于结石排出或取出。溶石后随胆汁自行排出，前提条件为胆囊功能良好，结石直径为 5～10mm，结石充盈不到胆囊的一半，胆管通畅。

2.总攻疗法

总攻疗法是在短期内并用中药、针刺、口服硫酸镁、注射阿托品等，以期提高胆汁冲击性排泄，提高排石机会。总攻中药常选金钱草、茵陈、郁金、木香、枳壳、黄芩、黄连、川楝子、鸡内金、大黄等。

3.针灸治疗

取穴：日月、胆俞、阳陵泉，肝内胆管结石加太冲为配穴。

操作：胆俞、日月、阳陵泉三穴均取右侧。胆俞斜刺 0.8 寸。用提插泻法。运针 1 分钟。

4.刮痧治疗

取穴：①天宗、胆俞、肩胛部、期门、日月、梁门。②胆俞、日月、上腹部、阳陵泉、胆囊、丘墟、小腿外侧。

操作：①刮拭顺序：先刮天宗、胆俞，再刮肩胛部、期门、日月、梁门。刮拭方法：泻法。②刮拭顺序：先刮胆俞、日月，再刮上腹部，最后刮阳陵泉、胆囊、丘墟、小腿外侧。刮拭方法：泻法。

5.耳压治疗

取穴：胰、胆、十二指肠、肝、神门、交感、大肠、胃、脾、内分泌。

操作：取各反应区最敏感点，用 0.5cm×0.5cm 胶布将 1 粒王不留行籽固定在所选取的穴位上，每日按压 3 次，每次 5～10 分钟，使耳郭有发热感。7～10 日为 1 个疗程。

6.脐疗法

药物：溶石排石散、䗪虫、鸡内金、威灵仙、海金沙、黄芪各 20g，麝香 1 克。

操作：将上述药分别研成末，混合均匀后装袋密封备用，每次取 4 克，加精食盐 0.5g 混匀，用醋或高度白酒适量做成药丸，放入肚脐，用敷料覆盖加胶布或绷带固定。每日换药 1 次，可于每晚睡前用热水袋热敷 30～40 分钟以提高疗效。

六、健康教育

锻炼身体，适当控制体重，防止过于肥胖，尤其是中年女性；防止肠道感染及驱除肠道寄生虫，减少致病因素；养成良好的饮食习惯，避免空腹过久，避免摄入过多糖、脂肪，不要进食过期或不洁食物。精神愉快，避免过劳。

饮食上在发作期应禁食脂肪类食物，选择高碳水化合物流质食物。不食或少食含胆固醇高的食物。可选择的食物有：精米、面粉、植物油、瘦肉、绿色蔬菜、水果、蜂蜜、果酱、脱脂牛奶。不用或限制的食品：油脂类煎炸食物、猪油、奶酪、花生酱、黄油、肥肉、辛辣食品、腊肠、洋葱、浓茶、咖啡。禁烟限酒。

第二十节 胆囊炎

一、急性胆囊炎

急性胆囊炎为常见的胆囊疾患之一,为胆囊炎症的急性发作状态,其症状、体征明显,如发热、右上腹疼痛、黄疸等。根据是否存在胆囊结石,急性胆囊炎可分为急性结石性胆囊炎和急性非结石性胆囊炎。其中,急性结石性胆囊炎多由胆囊管阻塞、细菌感染、胰液反流等引起;急性非结石性胆囊炎,病因尚不明确,但多数学者认为与胆囊排空障碍、胆囊缺血、全身系统性感染等因素有关。根据病理分类,又可分为单纯性急性胆囊炎、急性化脓性胆囊炎与坏疽性胆囊炎。本病发病率受多种因素影响,以性别分类,女性发病率略高;以年龄层次分类,中青年人群发病率较高;以体质指数分类,肥胖者发病率较高。

在中医学上,本病主要归为腹痛、胁痛、胆胀、黄疸等范畴。其中腹痛多指右上腹或上腹部剑突下或右季肋缘下胆囊区疼痛。胁痛多指右侧腋下至第 12 肋软骨部位疼痛。胆胀指胆腑气机通降失常所引起的右胁胀痛,其概念与胁痛相似,但对疼痛部位和性质的描述更为细致。黄疸指目、面、全身皮肤发黄及小便黄赤。

(一)病因病机

本病病因主要在于饮食不节,如过食肥甘厚味;情志内伤,如恚怒损肝,忧思伤脾;虫蛊结石,阻塞胆道;外感淫邪,湿热内扰等方面。急性胆囊炎病位在肝胆,与脾胃相关。其基本病机特点为肝胆气机不畅,湿热蕴结,甚则血瘀湿热搏结为脓。

(二)临床表现

1.症状

(1)腹痛:腹痛常于饱食后或高脂饮食后或夜间突然发作,多为右上腹疼痛,可表现为持续性伴阵发性加重样疼痛或可呈膨胀样或绞痛性疼痛,可放射至右肩部、肩胛部和背部。老年患者可无明显腹痛症状。

(2)恶心、呕吐、腹胀:约一半以上患者有恶心症状,约 1/3 患者有呕吐症状,少数患者有腹部胀气,严重者还可出现肠麻痹,部分患者尚可出现食欲减退。胆总管扩张者常有呕吐,但呕吐后患者症状不能缓解。若呕吐症状激烈,应考虑胆囊管或胆总管结石的可能。

(3)发热:大部分患者常有轻度发热,一般在 38~39℃。当出现寒战、高热,应考虑化脓性胆囊炎、胆囊穿孔或合并胆管炎等可能。

(4)黄疸:10%~25%患者可出现黄疸,但多为轻度或隐性黄疸。若黄疸较重且持续,提示有胆总管结石并梗阻可能。

2.体征

(1)Murphy(墨菲)征阳性。

(2)肌卫,右上腹压痛、反跳痛,部分患者右上腹可扪及包块。

(3)部分患者可见巩膜和皮肤黄染。

（三）辅助检查

（1）血细胞分析及C反应蛋白：

1）C反应蛋白升高，通常≥30mg/L。

2）大部分患者白细胞计数增高。排除失水可能后，若白细胞总数＞20×10⁹/L，分类中有显著核左移时，应考虑胆囊坏死或穿孔等严重情况。

（2）肝功能检查：

1）血清总胆红素：部分患者血清总胆红素增高，当血清总胆红素＞60μmol/L时应考虑胆总管结石和恶性肿瘤所致的梗阻性黄疸或Mirizzi综合征。

2）血清氨基转移酶、碱性磷酸酶、γ-谷氨酰转移酶可出现异常，但很少达到急性肝炎所增高的水平。

（3）细菌学检查：在未使用抗生素前，应行血培养或在超声指引下细针穿刺胆囊中胆汁，再行胆汁细菌培养，并进行药物敏感试验。

（4）B超：

1）胆囊肿大和囊壁改变。

2）超声Murphy征阳性。

3）多数患者可见胆囊结石。

4）可见胆囊腔内弥漫性细点状低回声，有时可见沉积性分层平面和沉渣回声。

（5）CT、MRI可协助诊断。

（6）诊断困难时，可采用静脉胆道造影、放射性核素显像、经皮胆囊穿刺术等技术协助诊断。

（四）鉴别诊断

1.急性阑尾炎

位于肝下的高位阑尾发生急性炎症时，也可出现上腹疼痛和恶心呕吐，根据是否存在反复上腹部绞痛病史、结肠充气试验结果，结合影像学检查可以明确诊断。

2.急性胰腺炎

多有饱食与酗酒史，疼痛多出现在中上腹或左上腹，疼痛与体位相关，仰卧时加重，坐位和前倾位时减轻，血清淀粉酶多、尿淀粉酶升高明显可资鉴别。

3.胃或十二指肠溃疡

溃疡病多有节律性的腹痛病史，服用制酸药可以缓解疼痛，上消化道钡餐、B超等检查可资鉴别。

4.胆道蛔虫病

腹痛发作突然，腹痛特点为剑突偏右侧阵发性绞痛，可有钻顶感，疼痛可放射到右肩及背部，常伴呕吐，呕吐物为胆汁或蛔虫。

（五）中医论治

1.辨证治疗

（1）胆腑郁热证：

主症：①持续右胁部剧烈灼痛或绞痛；②胁痛阵发性加剧，甚则痛引肩背。

次症：①口苦口黏；②恶心呕吐；③发热恶寒；④身目明显黄染；⑤小便短赤，大便秘结；⑥舌质红、苔黄或厚腻；⑦脉滑数。

证型确定：主症两项加次症两项即可诊断。

治则：清热利湿，行气利胆。

方药：大柴胡汤（《伤寒论》）加味（柴胡、黄芩、大黄（后下）、枳实、赤芍、半夏、生姜、厚朴、茵陈、栀子、金钱草）。

（2）热毒炽盛证：

主症：①持续高热；②右胁疼痛剧烈；③胁痛拒按。

次症：①身目发黄，黄色鲜明；②大便秘结，小便短赤；③烦躁不安；④舌质红绛，舌苔黄燥；⑤脉弦数。

证型确定：主症2项加次症2项即可诊断。

治则：清热解毒，通腑泻火。

方药：茵陈蒿汤（《伤寒论》）合黄连解毒汤（《外台秘要》）加减（药物：茵陈、栀子、大黄、黄连、黄芩、延胡索、金银花、蒲公英、金钱草、丹皮、赤芍）。

加减：热象重者，加虎杖、鸡骨草、紫花地丁；胆囊结石者，加金钱草、海金沙、鸡内金、郁金；急躁易怒者，加夏枯草、钩藤、珍珠母；嗳气者，加佛手、绿萼梅、香橼皮、代赭石；小便黄赤者，加滑石、车前草、白茅根、通草；恶心呕吐甚者，加姜半夏、姜竹茹；大便干燥者，加槟榔、芒硝；头目眩晕者，加钩藤、菊花、白蒺藜；泛酸烧心者，加乌贼骨、瓦楞子等。

2.自拟方治疗

中医认为胆是六腑之一，以通降下行为顺，如因外邪入侵，饮食不节等，引起肝胆气郁，疏泄失常，通降失调，即产生"不通则痛"的症状。如湿热熏蒸，浸淫肌表，则可发为黄疸。治宜清热利湿、解毒为主，兼以行气活血、通腑泄热等治法。

（1）清热利湿，行气利胆法：有学者观察开泄复方（薤白25g，瓜蒌25g，黄芩15g，川楝子15g，茵陈12g，枳实12g，郁金12g，栀子12g，生大黄5g，半夏10g）治疗肝胆湿热型急性胆囊炎的临床疗效。将85例肝胆湿热型急性胆囊炎患者随机分为对照组43例和观察组42例，对照组予以西医常规治疗，观察组联合开泄复方辨证论治，比较两组临床疗效。结果显示，总有效率观察组为97.62%，对照组为83.75%。

（2）清热解毒，通腑泄热法：有学者将112例肝胆湿热型急性胆囊炎患者分为对照组与观察组，各56例。采用头孢孟多酯钠联合替硝唑葡萄糖注射液静脉滴注抗感染，必要时用盐酸哌替啶片解痉镇痛。观察组在上述治疗基础上加用自拟清热解毒汤治疗，组方：金银花20g，连翘20g，蒲公英15g，牡丹皮15g，桃仁15g，甘草6g，枳实10g，延胡索10g，大黄（后下）10g，南柴胡15g，黄芩15g，栀子15g，白芍15g，金钱草20g，虎杖20g。随症加减。观察组总有效率为94.6%，对照组总有效率为80.4%。某学者自拟清热解毒汤治疗急性胆囊炎20例，收到较为满意的效果。急性胆囊炎20例，予清热解毒汤（蒲公英30g，紫花地丁30g，金银花30g，连翘15g，金钱草30g，贯众10g）随症加减治疗，治愈15例，显效4例，无效1例。

3.中成药治疗

（1）常用中成药：

1）消炎利胆片：穿心莲、溪黄草、苦木。有清热，祛湿，利胆的功效，用于肝胆湿热引起的口苦、胁痛和急性胆囊炎、胆管炎。

②金胆片：龙胆、金钱草、虎杖、猪胆膏。有利胆消炎的功效，用于急、慢性胆囊炎、胆石症及胆道感染。

(2)常用中成药临床应用：有学者将 116 例急性胆囊炎患者，按照其就诊先后顺序分为观察组和对照组，每组 58 例。对照组仅给予腹腔镜手术治疗，观察组给予术前服用消炎利胆片联合腹腔镜手术治疗。观察两组手术后临床疗效，比较两组体温恢复正常时间、住院时间、肛门排气时间和并发症发生率。结果观察组临床总有效率为 94.83%，明显高于对照组的 75.86%。有学者将急性胆囊炎患者 80 例分为试验组和对照组各 40 例，对照组患者使用常规的综合治疗，试验组患者在常规的综合治疗基础上同时服用复方胆宁片，对比两组患者的不良反应和疗效。结果对照组和试验组的总体有效率分别为 75.0% 和 92.5%。某学者将 202 例慢性胆囊炎急性发作患者随机分为治疗组和对照组各 101 例，对照组给予静脉滴注环丙沙星注射液 400mg，1 次/日，注射用头孢曲松钠 3.0g，1 次/日治疗；治疗组在对照组的基础上加用胆宁片 15 片，每日 3 次口服，7 天为 1 个疗程，分别观察 2 个疗程。结果治疗组总有效率为 92.08%，对照组为 72.28%。

4.中医特色治疗

(1)针灸疗法：《针灸甲乙经》载："胆胀者，阳陵泉主之。"目前常用穴有胆俞、胆囊、阳陵泉、期门、足三里。采用捻转强刺激手法，每隔 3~5 分钟行针 1 次，每次留针时间为 20~30 分钟，也可采用电刺激。辨证配穴：肝郁气滞者加太冲，疏肝理气；瘀血阻络者加膈俞，化瘀止痛；肝胆湿热者加行间，疏泄肝胆。有学者对 246 例急性胆囊炎患者在静脉补液治疗之前，予针刺胆囊穴和阳陵泉穴；留针 20 分钟后，采用目测类比评分法评价镇痛效果。结果 246 例患者经针刺治疗后，12 例疼痛感完全消失，20 例无变化，总有效率达 91.9%(226/246)。

(2)耳穴疗法：取穴包括胆、耳迷根、神门、肝、脾、胃、皮质下、内分泌、三焦，在左耳相应耳穴区域内找出敏感点，用胶布将王不留行籽固定于敏感点上，嘱患者每天自行按压每穴 4~6 次，每次约 1 分钟，按压致敏感点有疼痛感或酸胀感为度，每天双耳交替取穴，视疗效而定施治天数。

(3)药物贴敷疗法：胆囊区(右上腹压痛点)中药穴位贴敷。栀子 10g，大黄 10g，冰片 1g，乳香 6g，芒硝 10g，研粉，调匀成糊状，外胆囊区，纱布覆盖，每天更换 1 次，连续 5 天。

二、慢性胆囊炎

慢性胆囊炎因胆囊结石、高脂饮食等诱发，呈慢性起病，也可由急性胆囊炎反复发作、失治所致，临床表现为反复右上腹疼痛或不适、腹胀、嗳气、厌油腻，右上腹部有轻度压痛及叩击痛等体征。慢性胆囊炎的发生多与胆囊结石相关，尚有部分患者由急性胆囊炎反复发作而引起，其具体表现为胆囊的慢性炎症和(或)胆囊的功能障碍。本病为临床常见病，经流行病学调查，在不同地区不同人群，发病率 4.48%~5.21% 不等，尚有其他文献报道慢性胆囊炎发病率达 10%。

在中医学上，本病主要归为胁痛、胆胀、黄疸三个范畴，尚有学者将慢性胆囊炎归为胆心痛、肝气痛、结胸、心胃痛等。胁痛一名，较为常用，此病名最早见于《黄帝内经》，如《素问·缪刺论篇》中说："邪客于足少阳之络，令人胁痛，不得息。"胆胀一名，亦为常用，始源于《灵枢·胀论》，原文云："胆胀者，胁下痛胀，口中苦，善太息。"黄疸一名始见于《素问》，前贤《寓意草》中论其为"胆之热汁满而溢出于外，以渐渗入经络，则身目俱黄"。

（一）病因病机

该病病因主要在于饮食失调、情志不畅、外邪内扰、体虚失养、蛔虫结石等方面。基本病机在于胆腑藏泄功能失常。病位在胆，与肝关系密切，并涉及脾胃两脏。情志不畅，气机郁滞，肝失疏泄，胆腑不通，而致胆汁排泄失常；或因饮食失调，过食油腻，湿浊内留，郁而化热；或外感湿热，导致外邪郁结肝胆；久病在络，气失条达，无力行血，血瘀为病；病势迁延，阴液暗耗，精血同伤，正虚邪犯。

（二）临床表现

1.症状

（1）常无典型临床表现，较多患者有胆绞痛病史，多有厌油腻饮食、餐后腹胀嗳气等消化不良的症状，部分患者有长期右上腹部隐痛，尚有患者感右肩胛区疼痛。

（2）部分患者可无症状。

（3）慢性胆囊炎急性发作时，症状同急性胆囊炎。

2.体征

右上腹轻度压痛，急性发作时可出现胆囊触痛征或 Murphy（墨菲）征阳性。有时右上腹可扪及囊块。尚可有胆囊区不适，饱餐后加重。

（三）辅助检查

（1）B超：

1）较轻者可见胆囊壁稍增厚，胆囊内可伴有结石。

2）较重者可见胆囊肿大，囊壁增厚，胆汁透声差，可伴结石，脂餐后收缩率<30％。囊壁中可出现弱回声层，此弱回声层可随体位缓慢移动和变形。

3）增生型胆囊壁增厚更显著，可>1.5cm，回声中等或较弱，黏膜腔显著缩小。

4）萎缩型可见"囊壁结石声影三合征"，即"WES征"，指胆囊萎缩，囊腔小，常伴有结石影像。

（2）腹部平片：可见典型X征象，如阳性结石，胆囊壁钙化，甚至出现"瓷器样胆囊"，可出现"钙胆汁"，即在腹部平片上见胆囊造影样影。

（3）CT：

1）轻型患者，除结石外，可无其他征象。

2）对胆囊壁增厚的判断更加敏感，可识别>3mm的增厚胆囊壁；对阳性结石、"瓷器样胆囊""钙胆汁"以及胆囊壁钙化的识别更加清晰。

3）增强CT可显示胆囊管、胆囊颈部阴性结石，尚可显示胆囊管梗阻的间接表现，即仅胆总管内有对比剂。

（4）放射性核素显像、口服胆囊造影均有一定诊断意义。

（四）鉴别诊断

1.胆囊肿瘤

肿瘤多与胆囊壁相连，其形状、位置不随体位变化而改变；胆囊癌外形不规则，有时可呈分叶状。

2.慢性胃炎和消化性溃疡

慢性胃炎与本病症状相似，消化性溃疡症状不典型时也与本病临床症状相似，且二者皆可与本病共存，纤维胃镜及上消化道钡餐检查可资鉴别。

3.食道裂孔疝

食道裂孔疝症状与体位变化有关，多于平卧时加重，站立或半卧位时减轻。慢性胆囊炎无此特点。并可予上消化道钡餐检查进行鉴别。

4.非消化系统疾病

心绞痛、肩周炎等疾病也可表现为类似慢性胆囊炎症状，应注意鉴别。

（五）中医论治

1.治疗原则

通利胆腑为治疗大法，同时注意顾护脾胃，滋阴柔肝。

2.分证论治

（1）肝胆气郁证：

主症：胁肋胀痛，胀甚于痛或以胀为主，每因情志因素诱发或加重，脘腹胀满，嗳气频作。舌淡苔白，脉弦。

治则：疏肝利胆。

方药：柴胡舒肝散加减。药用柴胡、枳壳、陈皮、白芍、川芎、香附、木香、甘草。

加减：胁痛明显者，加青皮、延胡索、川楝子；口干口苦心烦者，加黄芩、山栀、夏枯草；恶心呕吐者，加法夏、生姜、代赭石。

（2）肝胆湿热证：

主症：胁痛拒按，口苦口粘，胸胁苦满，脘闷腹胀，恶心呕吐，食少纳呆，尿赤，大便秘结。舌质红，苔黄腻，脉弦滑。

治则：清利肝胆。

方药：大柴胡汤加减。药用柴胡、黄芩、白芍、法夏、生姜、枳实、栀子、大黄。

加减：胁痛较重者，重用大黄，加黄连、蒲公英；黄疸明显者，加茵陈、龙胆草、虎杖；兼见身重肢倦者，加茯苓、白蔻仁、砂仁。

（3）气滞血瘀证：

主症：右上腹刺通，痛有定处而拒按，入夜更甚，面色暗晦，口干口苦或口干漱水不欲下咽。舌质紫黯或见瘀斑，脉弦细涩。

治则：活血通络。

方药：复元活血汤加减。药用大黄、柴胡、桃仁、红花、瓜蒌根、当归、甘草。

加减：血瘀较甚者，加丹参、制没药、郁金；胁肋癥块，正气不虚者，加三棱、莪术、土鳖虫；脘腹胀甚者，加枳壳、木香、砂仁。

(4)肝阴不足证：

主症：胁肋隐痛或不适，延绵不休，遇劳加重，手足心热，潮热盗汗，口干，腹胀，乏力。舌质红、少苔，脉弦细数。

治则：滋阴柔肝。

方药：一贯煎加减。药用生地、白芍、炙甘草、麦门冬、北沙参、制何首乌、枸杞子、当归、川楝子。

加减：兼见头目眩晕者，加黄精、钩藤、天麻、菊花；兼见情志不畅者，加佛手、香橼、合欢皮；兼见脾胃虚弱者，加太子参、扁豆、山药。

第二十一节　胰腺炎

一、急性胰腺炎

急性胰腺炎(AP)是多种原因导致胰腺组织自身消化而引起的胰腺水肿、出血及坏死等炎性损伤。临床以发作性上腹疼痛、血与尿淀粉酶或脂肪酶增高为特征。按病理组织学和临床表现可分为轻症急性胰腺炎和重症急性胰腺炎，前者约占90%，病情轻，以胰腺水肿为主，有自限性，数日后可完全恢复，预后良好；后者病情较重，胰腺出血坏死，常伴多器官损伤、休克、渗出性腹膜炎等，病死率较高。

急性胰腺炎与中医的"胰瘅"相类似，可归属于"腹痛""脾心痛"等范畴。

(一)病因病理

1.西医病因病理

(1)病因及发病机制：急性胰腺炎的病因大多与胆道疾患、大量饮酒和暴饮暴食有关。

1)胆道疾患：据统计，在解剖上有70%～80%的胰管与胆总管汇合成共同通道开口于十二指肠壶腹部，因此，胆管炎症、结石、寄生虫致壶腹部狭窄或Oddi括约肌痉挛，使胆道内压力超过胰管内压力，胆汁逆流入胰管，引起急性胰腺炎。结石移行中损伤胆总管、壶腹部或胆道炎症引起暂时性Oddi括约肌松弛，亦可使十二指肠液反流入胰管，激活胰酶而引发急性胰腺炎。

2)大量饮酒和暴饮暴食：乙醇和大量食糜可引起十二指肠乳头水肿或Oddi括约肌痉挛，同时通过刺激胃酸分泌，使胰泌素与缩胆囊素分泌，促使胰腺外分泌旺盛，由于胰管引流不畅，导致胰腺泡破裂引发本病。

3)胰管阻塞：胰管结石、胰头体部肿瘤、胆管炎症或Oddi括约肌痉挛等均可引起胰管阻塞，胰液排泄障碍。当胰液分泌旺盛时，胰管内压增高，严重时使胰管小分支和胰腺泡破裂，胰液与消化酶渗入间质，引起急性胰腺炎。

4)感染：胆道感染时细菌毒素可通过扩散至胰而激活胰酶；细菌感染的败血症可导致急性化脓性胰腺炎；病毒感染如急性腮腺炎约15%可伴有急性胰腺炎，有时病毒性肝炎、巨细胞病毒、柯萨奇病毒感染也可伴有急性胰腺炎。

5)外伤与手术:胰、胆、胃等腹腔手术,腹部顿挫伤,可直接或间接损伤胰组织与血液供应引起胰腺炎;内镜逆行胰胆管造影时,可因重复注射造影剂或注射压力过高,而发生胰腺炎。

6)十二指肠降段疾病:如球后穿透溃疡,邻近十二指肠乳头的憩室炎等可直接波及胰腺。

7)其他:某些药物如噻嗪类利尿剂、糖皮质激素、硫唑嘌呤、四环素、雌激素等,任何原因引起的高钙血症如甲状旁腺肿瘤、维生素 D 过量,家族性高脂血症,胰腺周围器官的炎症或穿孔,均可引起急性胰腺炎。

在上述各种病因的作用下,胰腺自身消化的防卫作用减弱,各种消化酶被提前激活,造成对胰腺的自身消化。在生理情况下,胰内存在的酶有两种形式:一种是有生物活性的酶,如淀粉酶、脂肪酶和核糖核酸酶等;另一种是没有生物活性的酶,如胰蛋白酶、糜蛋白酶、弹力蛋白酶、磷脂酶 A、激肽酶等,都以未活化酶原颗粒的形式存在于胰腺腺泡内,外裹一层磷脂膜与胞质隔绝,同时胰腺腺泡的胰管内含有胰蛋白酶抑制物质,使各种酶原进入十二指肠前不被激活。各种致病因素致胰管内高压、腺泡细胞内 Ca^{2+} 水平显著上升,溶酶体在腺泡细胞内提前激活酶原,大量活化的胰酶消化胰腺自身:①损伤腺泡细胞,激活 NF-κB,其下游的炎症介质如肿瘤坏死因子 α,白介素-1 等均可增加血管通透性,导致大量炎症渗出;②胰腺微循环障碍,使胰腺出血、坏死。炎症过程中参与的众多因素以正反馈方式相互作用,使炎症逐级放大,当超过机体抗炎能力时,炎症向全身扩展,出现多器官炎性损伤和功能障碍。

(2)病理:

1)急性胰腺炎的病理:

A.急性水肿型:胰腺肿大,颜色苍白,质地坚实,病变累及部分或整个胰腺,以尾部多见。胰腺周围有少量坏死。组织学检查可见间质充血、水肿和炎性细胞浸润,可见散在点状脂肪坏死,无明显胰实质坏死和出血。本型可发展为急性出血坏死型。

B.急性出血坏死型:胰腺肿大,可见灰白色或黄色斑块脂肪坏死灶,出血严重时胰腺呈棕黑色并有新鲜出血点。脂肪组织坏死可累及周围组织如肠系膜等,可见散在钙皂斑。病程长者可并发脓肿、假性囊肿和瘘管形成。组织学检查可见胰腺组织呈凝固性坏死,细胞结构消失,坏死组织外周有炎性细胞浸润包绕,常见静脉炎、淋巴管炎和血栓形成。本型可由急性水肿型发展而来,但部分在起病初期而发生出血、坏死。

2)重症急性胰腺炎致多器官损伤病理:因炎症波及全身,可有小肠、肺、肝肾等脏器的炎症病理改变。由于胰腺大量炎性渗出,常有胸腹水等。

2.中医病因病机

本病起病急骤,多由暴饮暴食,酗酒过度或情志失调,蛔虫窜扰,导致气机郁滞所致。

(1)情志内伤:抑郁恼怒,肝失疏泄条达,乘脾犯胃,肝脾不和,气机不利,脏腑经络气血郁滞而成本病。

(2)饮食不节:素体肠胃热盛或恣食辛辣或暴饮暴食,酗酒无度,肠胃积热,腑气通降不利,发为本病。

(3)肝胆湿热:素有肝胆疾患,湿热内蕴;或嗜食肥甘厚味,损伤脾胃,生湿蕴热,湿热熏蒸,肝胆疏泄不利;或结石阻滞胆道,肠胃失和,而成本病。

（4）蛔虫窜扰：蛔虫上扰，窜入胆道，肝胆气逆，亦可发为本病。

本病的病变以脾胃为主，与肝、胆关系密切。其病机为气滞、湿热、积热壅阻中焦，气机不利，不通则痛，以实证、热证为主。

（二）临床表现

1.症状

（1）腹痛：为本病的主要表现和首发症状，突然起病，程度轻重不一，可为钝痛、刀割样痛、钻痛或绞痛，呈持续性，可有阵发性加剧，不能为一般胃肠解痉药缓解，进食可加剧。疼痛部位多在中上腹，可向腰背部呈带状放射，取弯腰抱膝位可减轻疼痛。水肿型腹痛3～5天即缓解。坏死型病情发展较快，腹部剧痛延续较长，由于渗液扩散，可引起全腹痛。极少数年老体弱患者可无腹痛或轻微腹痛。

腹痛的主要机制：①胰腺的急性水肿，炎症刺激和牵拉其包膜上的神经末梢；②胰腺的炎性渗出液和胰液外溢刺激腹膜和腹膜后组织；③胰腺炎症累及肠道，导致肠胀气和肠麻痹；④胰管阻塞或伴胆囊炎、胆石症引起疼痛。

（2）恶心、呕吐及腹胀：多在起病后出现，有时颇频繁，吐出食物和胆汁，呕吐后腹痛并不减轻。同时有腹胀，甚至出现麻痹性肠梗阻。

（3）发热：多数患者有中度以上发热，持续3～5天。持续发热1周以上不退或逐日升高、白细胞升高者应怀疑有继发感染，如胰腺脓肿或胆道感染等。

（4）低血压或休克：重症胰腺炎常发生。患者烦躁不安、皮肤苍白、湿冷等；有极少数休克可突然发生，甚至发生猝死。主要原因为有效血容量不足，缓激肽类物质致周围血管扩张，并发消化道出血。

（5）水、电解质、酸碱平衡及代谢紊乱：多有轻重不等的脱水，低血钾，呕吐频繁可有代谢性碱中毒。重症者尚有明显脱水与代谢性酸中毒，低钙血症（<2mmol/L），部分伴血糖增高，偶可发生糖尿病酮症酸中毒或高渗性昏迷。

2.体征

（1）轻症急性胰腺炎：患者腹部体征较轻，往往与主诉腹痛程度不十分相符，可有腹胀和肠鸣音减少，无肌紧张和反跳痛。

（2）重症急性胰腺炎：患者上腹或全腹压痛明显，并有腹肌紧张，反跳痛。肠鸣音减弱或消失，可出现移动性浊音，并发脓肿时可扪及有明显压痛的腹块。伴麻痹性肠梗阻且有明显腹胀，腹腔积液多呈血性，其中淀粉酶明显升高。少数患者因胰酶、坏死组织及出血沿腹膜间隙与肌层渗入腹壁下，致两侧胁腹部皮肤呈暗灰蓝色，称 Grey-Turner 征；可致脐周围皮肤青紫，称 Cullen 征。在胆总管或壶腹部结石、胰头炎性水肿压迫胆总管时，可出现黄疸。后期出现黄疸应考虑并发胰腺脓肿或假囊肿压迫胆总管或由于肝细胞损害所致。患者因低血钙引起手足搐搦者，为预后不佳表现，系大量脂肪组织坏死分解出的脂肪酸与钙结合成脂肪酸钙，大量消耗钙所致，也与胰腺炎时刺激甲状腺分泌降钙素有关。

（三）并发症

1.局部并发症

（1）胰腺脓肿：重症胰腺炎起病2～3周后，因胰腺及胰周坏死继发感染而形成脓肿。此时高热、腹痛、出现上腹肿块和中毒症状。

(2)假性囊肿:常在病后3~4周形成,系由胰液和液化的坏死组织在胰腺内或其周围包裹所致。多位于胰体尾部,大小几毫米至几十厘米,可压迫邻近组织引起相应症状。囊壁无上皮,仅见坏死肉芽和纤维组织,囊肿穿破可致胰源性腹腔积液。

2.全身并发症

重症胰腺炎常并发不同程度的多器官功能衰竭(MOF)。①急性呼吸衰竭:即急性呼吸窘迫综合征,突然发作、进行性呼吸窘迫、发绀等,常规氧疗不能缓解。②急性肾衰竭:表现为少尿、蛋白尿和进行性血尿素氮、肌酐增高等。③心力衰竭与心律失常:心包积液、心律失常和心力衰竭。④消化道出血:上消化道出血多由于应激性溃疡或黏膜糜烂所致,下消化道出血可由胰腺坏死穿透横结肠所致。⑤胰性脑病:表现为精神异常(幻想、幻觉、躁狂状态)和定向力障碍等。⑥败血症及真菌感染:早期以革兰阴性杆菌为主,后期常为混合菌,且败血症常与胰腺脓肿同时存在;严重病例机体的抵抗力极低,加上大量使用抗生素,极易产生真菌感染。⑦高血糖:多为暂时性。⑧慢性胰腺炎:少数演变为慢性胰腺炎。

(四)实验室和其他检查

1.白细胞计数

多有白细胞增多及中性粒细胞核左移。

2.血、尿淀粉酶测定

血清(胰)淀粉酶在起病后6~12小时开始升高,48小时开始下降,持续3~5天。血清淀粉酶超过正常值3倍可确诊为本病。淀粉酶的高低不一定反映病情轻重,出血坏死型胰腺炎淀粉酶值可正常或低于正常。其他急腹症如消化性溃疡穿孔、胆石症、胆囊炎、肠梗阻等都可有血清淀粉酶升高,但一般不超过正常值2倍。

尿淀粉酶升高较晚,在发病后12~14小时开始升高,下降缓慢,持续1~2周,但尿淀粉酶值受患者尿量的影响。

胰源性腹腔积液和胸腔积液中的淀粉酶值亦明显增高。

3.血清脂肪酶测定

血清脂肪酶常在起病后24~72小时开始上升,持续7~10天,对病后就诊较晚的急性胰腺炎患者有诊断价值,且特异性也较高。

4.C-反应蛋白(CRP)

CRP是组织损伤和炎症的非特异性标志物。有助于评估与监测急性胰腺炎的严重性,在胰腺坏死时CRP明显升高。

5.生化检查

暂时性血糖升高常见,可能与胰岛素释放减少和胰高血糖素释放增加有关。持久的空腹血糖高于10mmol/L反映胰腺坏死,提示预后不良。高胆红素血症可见于少数患者,多于发病后4~7天恢复正常。血清AST、LDH可增加。暂时性低钙血症(<2mmol/L)常见于重症急性胰腺炎,低血钙程度与临床严重程度平行,若血钙低于1.5mmol/L提示预后不良。急性胰腺炎时可出现高三酰甘油血症,这种情况可能是病因或是后果,后者在急性期过后可恢复正常。

6.影像学检查

(1)腹部平片:可排除其他急腹症,如内脏穿孔等。"哨兵袢"和"结肠切割征"为胰腺炎的间接指征。弥漫性模糊影、腰大肌边缘不清,提示存在腹腔积液。可发现肠麻痹或麻痹性肠梗阻征。

(2)腹部 B 超:应作为常规初筛检查。急性胰腺炎 B 超可见胰腺肿大,胰内及胰周围回声异常;亦可了解胆囊和胆道情况;后期对脓肿及假性囊肿有诊断意义。但因患者腹胀常影响其观察。

(3)CT 显像:CT 根据胰腺组织的影像改变进行分级,对急性胰腺炎的诊断和鉴别诊断、评估其严重程度,特别是对鉴别轻和重症胰腺炎,以及附近器官是否累及具有重要价值。轻症可见胰腺非特异性增大和增厚,胰周围边缘不规则;重症可见胰周围区消失;网膜囊和网膜脂肪变性,密度增加;胸腹膜腔积液。增强 CT 是诊断胰腺坏死的最佳方法,疑有坏死合并感染者可行 CT 引导下穿刺。

(五)诊断与鉴别诊断

1.临床诊断要点

根据典型的临床表现和实验室检查,常可做出诊断。轻症有剧烈而持续的上腹部疼痛,恶心、呕吐、轻度发热、上腹部压痛,但无腹肌紧张,同时有血清淀粉酶和(或)尿淀粉酶显著升高,排除其他急腹症者,即可以诊断。重症除具备轻症急性胰腺炎的诊断标准,且具有局部并发症(胰腺坏死、假性囊肿、脓肿)和(或)器官衰竭。由于重症胰腺炎病程发展险恶且复杂,国内外提出多种评分系统用于病情严重性及预后的预测,其中关键是在发病 48 或 72 小时内密切监测病情和实验室检查的变化,综合评判。

区别轻症与重症胰腺炎十分重要,因两者的临床预后截然不同。有以下表现应当按重症胰腺炎处置:①临床症状:烦躁不安、四肢厥冷、皮肤呈斑点状等休克症状;②体征:腹肌强直、腹膜刺激征,Grey-Turner 征或 Cullen 征;③实验室检查:血钙显著下降至 2mmol/L 以下,血糖＞11.2mmol/L(无糖尿病史),血尿淀粉酶突然下降;④腹腔诊断性穿刺有高淀粉酶活性的腹腔积液。

2.鉴别诊断

(1)消化性溃疡急性穿孔:有较典型的溃疡病史,腹痛突然加剧,腹肌紧张,肝浊音界消失,X 线透视见膈下有游离气体等可资鉴别。

(2)胆石症和急性胆囊炎:常有胆绞痛史,疼痛位于右上腹,常放射到右肩部,Murphy 征阳性,血及尿淀粉酶轻度升高。B 超及 X 线胆道造影可明确诊断。

(3)急性肠梗阻:腹痛为阵发性,腹胀,呕吐,肠鸣音亢进,有气过水声,无排气,可见肠型。腹部 X 线可见液气平面。

(4)心肌梗死:有冠心病史,突然发病,有时疼痛限于上腹部。心电图显示心肌梗死图像,血清心肌酶升高。血、尿淀粉酶正常。

(六)治疗

1 辨证分型治疗

(1)治疗总原则:分期与辨证相结合的辨证施治原则。

(2)分期与辨证:急性胰腺炎病程一般包含以下 4 个时期:

1)气分证期:以郁热瘀结病机特点为主,可见脾胃实热,结胸实热,肠结实热,中焦(肝胆脾胃)实热或湿热等症候类型,以少阳阳明合病或阳明腑实证为特点,治则以通里攻下为主,佐以疏肝理气,益气救阴,活血化瘀,方以柴芩承气汤(大柴胡汤合大承气汤合茵陈蒿汤)为主,根据证型不同加减,并予益气救阴,活血化瘀针剂静脉滴注。

处方:柴胡 15g、黄芩 12g、茵陈 15g、栀子 12g、胡黄连 10g、白芍药 12g、木香 12g、玄胡 12g、生大黄 10～15g、芒硝 15～20g(冲服)、枳实 12g、厚朴 12g、川楝 12g。

2)血分证期:以厥脱,痈疡,热瘀血证病机特点为主,可见气阴暴伤,神失气脱,热深厥深的厥脱证(休克);若湿热火毒之邪与血相搏,瘀腐成脓,则可形成胰腺脓肿、胰周脓肿等脏腑痈疡证。亦可上溢胸膈侵及下焦,形成流注痈疡证,若毒邪入血,耗血动血,近血妄行,可致热瘀血证(DIC)。

3)脏衰期:由于邪毒弥漫三焦,五脏六腑皆受病,可见气败乱,脏器衰败的诸多脏衰症候(多脏器衰竭),甚则内闭外脱,亡阴亡阳。

血分证和脏衰期的治则以清热解毒、益气救阴为主,佐以通里攻下、活血化瘀,方以上方为基础,减去芒硝等泻下药物,加用清热解毒、凉血活血的药物,此期可继续应用益气救阴、活血化瘀的针剂静脉滴注。

处方:柴胡 10g、黄芩 15g、枳实 15g、厚朴 15g、赤芍药 12g、丹皮 12g、桃仁 12g、玄胡 12g、茵陈 15g、栀子 12g、鱼腥草 30g、生大黄 10g(后下)、大青叶 15g。

加减:热重加金银花,重用大青叶;呕吐重加姜半夏、竹茹、代赭石;湿热重加金钱草、黄连、黄柏;严重腹胀加甘遂末(冲服)、槟榔、大腹皮、莱菔子;食积加焦三仙;面色苍白,四肢厥冷,冷汗出,脉沉细而数,血压下降者加熟附子、干姜;伤阴者加生地、麦冬、五味子;有腹腔积液者加猪苓、泽泻,胰周渗出多或后期胰周液体和炎症组织吸收,加丹参、红花、五灵脂、生蒲黄,重用丹皮。

4)恢复期:由于邪去正伤,热去湿留,瘀血内停,而表现出气阴两伤,脾虚湿困,湿热留恋,癥瘕积聚等症候。治以补气养血、健脾除湿、活血化瘀的药物进行调理,方以香砂六君子汤为主加减化裁。

处方:党参 30g、白术 15g、生姜 12g、广木香 15g、砂仁 12g、黄芪 30g、当归 12g、赤芍药 15g、桃仁 12g、红花 12g、苡仁 20g、法夏 12g、甘草 3g。

上述分期为急性胰腺炎病机演变的一般规律,临床上难有截然的时间界限划分,各个阶段的证型也不全整齐划一,常错综复杂,治疗上应省时度因,辨证施治。

中药治疗给药方法:由于患者频繁呕吐,常规口服给药难以执行,且为了减轻口服给药对胰腺分泌的刺激作用,常常安置胃管,从胃管注入。初期每日用药 500～1 000mL,直至大便通泄、肠鸣音恢复、肠麻痹解除后逐渐减量到每日 500mL 胃管注入或口服,同时在病程第一期为了尽快启动肠鸣、加强肠蠕动、解除肠麻痹,在胃管给药之前,同时给予中药保留灌肠。每日 2～6 次。

中药针剂:生脉注射液作为益气救阴法代表药物,用于急性胰腺炎的第一期及第二期,疗程 7～14 天,剂量,20～60mL/d,静脉滴注。严重者可用至 100mL/d,尤其用于急性胰腺炎伴有循环并发症如休克、血容量不足、心动过速、心力衰竭等。参附注射液:作用与生脉注射液相似。抗休克、强心作用优于前者,疗程与剂量也于前者相似。丹参注射液:作为活血化瘀的代表药物,用于急性胰腺炎各个时期,平均疗程 14 天,剂量 20～40mL/d。丹参酮 40～60mL/d,用 14 天。

局部并发症:胰周液体积聚、胰腺假性囊肿辨证上加用活血化瘀药物,如蒲黄、五灵脂、桃仁、红花、赤勺药、川芎、三棱、莪术、皂刺。胰周脓肿:金银花、公英、地丁、连翘、丹皮、红藤、皂刺、六和丹。

2.中成药治疗

(1)龙胆泻肝丸:每次 4.5g,每日 2 次。

(2)茵栀黄冲剂:每次 1 包,每日 3 次。

(3)大黄片:每次 4 片,每日 3 次。

3.古今效验方治疗

(1)陷胸汤:大黄、芒硝、甘遂。

(2)清胰汤:柴胡、黄连、黄芩、枳实、厚朴、木香、白芍药、芒硝、大黄(后下)等,随症加减。

(3)柴芩承气汤(《急腹症方药新解》):金银藤 30g,蒲公英 30g,柴胡 15g,黄芩 15g,青香藤 10g,金铃子 10g,陈皮 10g,大黄 10g,芒硝 10g(冲服)。

(4)清胰汤 1 号(《新急腹症学》):柴胡 15g,黄芩 10g,胡连 10g,白芍药 15g,木香 10g,元胡 10g,大黄 15g(后下),芒硝 10g(冲服)。

4.外治

(1)中药敷贴:可以用大黄、黄柏等活血化瘀,清热解毒中药外敷整个腹部,可以加快胰周渗液吸收及刺激胃肠动力。

(2)针刺疗法:在中医辨证治疗基础上,配合针灸治疗可以解痉镇痛,降逆止呕,促进肠蠕动缓解肠麻痹,松弛 Oddi 括约肌以利胆汁和胰液引流及提高机体免疫功能,促进炎症吸收等。

1(体针:足三里、下巨虚、内关、中脘、梁门、阳陵泉、地机、胆俞等穴位,可任选一个交替使用,强刺激,留针 30 分钟,每天 3 次,也可埋针保留。

2)耳针:在胆胰区、交感、神门、内分泌诸穴位压痛明显处,选 2～3 个穴做重刺激,留针 30 分钟,每天 2 次,也可埋针保留。

3)针刺镇痛:取穴足三里、阳陵泉、三阴交、内关、中脘,强刺激,留针 1 小时或持续电针半小时。或内阳陵泉,行雀啄法 5 分钟。

4)针刺止吐:取穴足三里、内关、中脘、公孙。中等刺激,留针 10 分钟。胆胃不和者配阳陵泉,肝胃不和者配肝俞。

5)穴位注射法:取穴足三里,用新斯的明 0.5mg 分别注入两侧穴位,具有明显促进肠蠕动,缓解肠麻痹的作用。每天 1～2 次。有心血管并发症慎用。阿托品 0.5mg＋哌替啶 50mg 穴位注射两侧足三里,具有明显的镇痛作用。

二、慢性胰腺炎

慢性胰腺炎(CP)是指多种原因引起的胰腺局部、节段性或弥漫性的慢性进展性炎症,导致胰腺组织和(或)胰腺功能不可逆的损害。临床表现为腹痛、腹泻或脂肪泻、消瘦,后期可出现腹部囊性包块、黄疸和糖尿病等。本病好发于中年,男性多于女性,男女之比为 2.6∶1。

本病可归属于中医"腹痛""泄泻"等范畴。

(一)病因病理

1.西医病因病理

(1)病因与发病机制:在我国胆道疾病(结石、炎症、蛔虫)长期存在为主要原因,其发病机制尚不清楚,可能由于炎症感染或结石引起胆总管开口部或胰胆管交界处狭窄或梗阻,使胰管液体流出受阻,胰管内压力增高,导致胰腺腺泡、胰腺小导管破裂,损伤胰腺组织及胰管系统。西方国家中 3/4 的慢性胰腺炎与长期嗜酒有关,酒精本身及其代谢产物对胰腺细胞的毒性作用,导致胰腺实质进行性损害和纤维化;酒精可使胰酶分泌多于胰液分泌,高浓度的胰酶能破坏胰管上皮细胞,引起胰液中蛋白质和钙含量增加,易形成蛋白栓子,使胰管阻塞,胰液引流不畅,导致胰腺腺泡、胰腺小导管破裂,损伤胰腺组织及胰管系统。此外,高钙血症、高脂血症、遗传因素、重度营养不良、胰腺外伤、急性胰腺炎等,也可发生慢性胰腺炎。

(2)病理:慢性胰腺炎病变程度轻重不一,炎症范围可累及部分或整个胰腺,胰头部病变较多见。胰腺可略增大或缩小,质硬,被膜增厚,表面苍白,呈斑块状或结节状。胰泡、胰岛组织萎缩或消失,有慢性纤维化或钙化。腺管有多发性狭窄与囊性扩张,管内常有结石或钙化。腺管阻塞区可见局灶性炎症、水肿与坏死,有时可见到假性囊肿形成。间质有淋巴细胞、浆细胞浸润。

2.中医病因病机

本病发生多由胆道疾患或胰管结石、长期酗酒、腹部手术、过食肥甘厚味等诱发或致加重。

(1)饮食不节:长期酗酒或过食肥甘厚味,脾失健运,酿生湿热,湿热内蕴,气机阻滞,不通则痛,发为本病。

(2)情志失调:情志不舒,肝失条达,气机不畅;或肝郁克脾,肝脾不和,气机不利,而成本病。

(3)脾胃阳虚:久病伤阳,脾阳不足或过服寒凉药物或食物,损伤脾胃,虚寒内生,致脾胃阳虚,脏腑经脉失于温养,阴寒内生,寒凝气滞,发生本病。

(4)瘀血内停:腹部外伤或手术,血络受损;或久病不愈,瘀血阻络;或气滞日久,血行不畅,瘀血留恋不去,而致本病。

总之,本病病变脏腑在脾、胃,与肝、胆密切相关。基本病机为气滞、湿热、血瘀阻滞,不通则痛,久则脾胃阳虚,脏腑经脉失于温养,不荣则痛。病理性质为本虚标实,虚实夹杂,以脾虚为本,气机郁滞、湿浊内蕴为标。

(二)临床表现

发病年龄多见于 40 岁以上者,男性多于女性。病程常在数年或十数年,表现为无症状期与症状轻重不等的发作期的交替出现。晚期以胰功能不全的表现为主。典型者可出现五联征,即上腹疼痛、胰腺钙化、胰腺假性囊肿、糖尿病及脂肪泻,但同时出现五联征者不多,常以某些症状为主。

1.症状

(1)腹痛:为最常见的症状,60%~100%的患者有程度不等的腹痛。初为间歇性,后转为持续性,多位于上腹正中或左、右上腹,可放射至后背部、双侧季肋部,性质可为隐痛、钝痛、钻痛甚至剧痛,饮酒或饱餐可诱发。疼痛和体位变换有关,仰卧位时加重,前倾、坐位或侧卧蜷腿时减轻。慢性复发性胰腺炎发作时上腹痛与急性胰腺炎相似,可伴发热或黄疸。间歇期可无症状或仅有消化不良表现。

(2)胰腺功能不全表现:胰腺外分泌不足,可见食后上腹饱胀不适,食欲减退,恶心,嗳气,乏力。大便次数频繁、量多、色淡,甚至脂肪泻,系由于蛋白质、脂肪消化酶分泌减少或缺乏所致。常伴消瘦、营养不良及维生素 A、维生素 D、维生素 E、维生素 K 缺乏等症状。胰腺内分泌不足,可见 10%~20%患者有显性糖尿病症状,如多饮、多食、多尿、体重减轻等,6%~46%患者发生糖尿病,糖耐量试验结果异常。

2.体征

上腹可有轻度压痛。并发假性囊肿时,腹部可扪及表面光整包块。当胰头肿大和纤维化或假性囊肿压迫胆总管,可出现持续或逐渐加深的黄疸。

(三)并发症

可出现假性囊肿,脾静脉血栓形成,胰源性腹腔、心包、胸腔积液,消化性溃疡,极少数可癌变。

(四)实验室及其他检查

1.胰腺外分泌功能试验

(1)直接刺激试验:胰泌素能刺激胰腺分泌,静脉注射胰泌素 1U/kg,然后收集十二指肠内容物,测定胰液分泌量及碳酸氢钠浓度,如 80 分钟内胰液分泌<2mL/kg(正常值>2mL/kg),碳酸氢钠浓度<90mmol/L(正常值>90mmol/L),提示胰腺分泌功能受损。

(2)间接刺激试验:①Lundh 试验:标准餐后十二指肠液中胰蛋白酶浓度<61U/L 为胰功能不全;②胰功肽(N-苯甲酰-L-酪氨酰－对氨基苯甲酸,简称 BT-PABA)试验:BT-PABA 是一种人工合成肽,口服后经胰分泌的糜蛋白酶分解成 PABA,自小肠吸收而从尿中排泄。由于胰腺外分泌功能减退,糜蛋白酶分泌不足,尿中 PABA 的排出率减少<50%。

2.吸收功能试验

粪便中脂肪和肌纤维检查,慢性胰腺炎患者因胰酶分泌不足,脂肪和肌纤维素的消化不良,粪便中脂肪、肌纤维及氮含量增高。正常人每天进食 80g 脂肪食物后,72 小时粪便的脂肪排泄量应每天<6g。每天进食含 70g 蛋白质的食物后,正常人每天粪便中含氮量<2g。也可进行维生素 B_{12} 吸收试验等。

3.胰腺内分泌测定

(1)空腹血浆胰岛素:本病患者大多正常,口服葡萄糖或甲苯磺丁脲(D860)或静脉滴注胰高糖素而血浆胰岛素不上升者,反映胰腺内胰岛素储备减少。

(2)血清缩胆囊素(CCK)测定:正常值为 30~300pg/mL,慢性胰腺炎可达 8 000pg/mL,由于慢性胰腺炎时胰酶分泌减少,对 CCK 反馈性抑制作用减弱引起。

4.影像学检查

(1)X线腹部平片:在胰腺部位可显示钙化的斑点或结石,是诊断慢性胰腺炎的重要依据。

(2)B型超声和CT检查:可见胰腺增大或缩小,边缘不清,密度降低,有钙化灶、结石或囊肿等异常现象。

(3)内镜逆行胰胆管造影术(ERCP):胰管管腔可因扩张和缩窄相交替而显示"串珠状"影像。可见假性囊肿、钙化,并可显示胆管系统病变。该手术可能诱发慢性胰腺炎急性发作。

(五)诊断与鉴别诊断

1.诊断

慢性胰腺炎的诊断标准:①有慢性胰腺炎影像学证据;②胰腺外分泌功能明显降低的临床表现;③组织病理学有慢性胰腺炎改变。如具有上述之一可建立诊断。

2.鉴别诊断

(1)胰腺癌:其临床表现、胰功能检查与影像学检查与慢性胰腺炎十分相似,但胰腺癌病程呈进行性,症状持续加重。B超、CT检查及细针穿刺活检可资鉴别。

(2)消化性溃疡:慢性胰腺炎反复上腹痛与溃疡病的鉴别应依据病史和胃镜检查等。

(3)小肠性吸收不良:胰源性腹泻尚需和小肠性吸收不良相鉴别,D-木糖试验前者正常,后者则示吸收障碍。借助胰腺外分泌功能试验,亦有助于鉴别。

(六)治疗

1.治疗思路

以疏肝健脾为基本治则,可采取活血化瘀、温阳和胃等法,有助于缓解症状,减轻患者痛苦。

2.中医治疗

(1)辨证论治:

1)脾胃湿热证:

主症:上腹胀痛,连及两胁,按之加重,时欲呕恶,脘痞纳呆,口干苦而不欲多饮,大便溏,恶臭不爽,舌质红、苔黄或黄腻,脉弦滑数。

治则:清热化湿。

方药:清中汤加减。

加减:两胁疼痛,大便不通者,可用大柴胡汤清热通腑;热邪偏盛,口苦心烦,身热者,加黄芩、蒲公英清热解毒。

2)肝郁脾虚证:

主症:上腹及两胁胀痛或时发剧痛,牵及胸背,倦怠乏力,嗳气,食欲减退,腹胀便溏,舌暗淡、苔薄白,脉弦细弱。

治则:疏肝解郁,益气健脾。

方药:柴芍六君子汤加减。

3)血瘀内停证:

主症:上脘腹刺痛,痛处固定,入夜尤甚,面色晦暗,腹部或有癥块,拒按,形体消瘦,纳呆,恶心呕吐或大便溏薄,舌紫暗或有瘀点,脉弦涩。

治则:活血化瘀,行气止痛。

方药:膈下逐瘀汤加减。

加减:若有癥块,体虚不甚者,可加鳖甲、三棱、莪术;久病面色暗淡,形体消瘦,加当归、黄芪以益气养血行血。

4)脾胃虚寒证:

主症:上腹隐痛,时作时止,喜温喜按,面色萎黄,形寒肢冷,手足不温,气短懒言,食欲减退,恶心呕吐,大便溏薄,舌质淡红、有齿痕、苔白,脉沉细无力。

治则:益气温阳,健脾和胃。

方药:黄芪建中汤加减。

加减:腹痛甚者,可用大建中汤温中散寒;若大便溏薄者,加白术、山药、莲子肉健脾止泻;形寒肢冷,中阳虚重者,改用理中汤温补脾阳。

(2)常用中药制剂:

1)心腹气痛丸:行气消积,活血止痛。用于气滞血瘀,脘腹疼痛。用法:口服,每次1丸,每日2次。

2)山楂内消丸:消食宽中止痛。用于饮食停滞,脘腹疼痛,大便不爽。用法:口服,每次6g,每日2次。

3)九气拈痛丸:理气活血止痛。用于脘腹刺痛拒按,胸胁胀满,大便不畅等。用法:口服,每次6～9g,每日2次。

(七)预后

积极治疗可缓解症状,但不易根治,晚期多死于并发症。少数可演变为胰腺癌。

(八)预防与调护

(1)慢性胰腺炎的预防同急性胰腺炎,应积极预防胆道疾病,彻底戒酒,避免暴饮暴食等。

(2)饮食以低脂肪低糖为宜,不要过食肥甘厚味或生冷之物。注意调节情志,保持心情舒畅,避免情志刺激。

第二十二节　糖尿病

糖尿病是一组由于胰岛素分泌缺陷及(或)胰岛素作用缺陷引起的以血浆葡萄糖升高为特征的代谢性疾病群。早期轻症可无症状,血糖明显升高时可出现多尿、多饮、体重减轻,严重者可发生酮症酸中毒、高渗性高血糖状态等急性并发症危及生命。糖尿病患者长期代谢紊乱,血糖升高可导致眼、肾、神经、血管及心脏等组织器官损害,引起脏器功能障碍以致功能衰竭。在这些慢性并发症中,视网膜病变可导致视力丧失;肾病可导致肾衰竭;周围神经病变可导致下肢溃疡、坏疽、截肢和关节病变的危险;自主神经病变可引起胃肠道、泌尿生殖系统及心血管等症状与性功能障碍;周围血管及心脑血管并发症明显增加,并常合并有高血压、脂代谢异常。如不进行积极防治,将使糖尿病患者的生活质量降低,寿命缩短,病死率升高。糖尿病是一种世界性的流行性疾病,其患病率日益升高,2009年10月21日国际糖尿病联合会(IDF)公布了最新数据,全球糖尿病患者已经达到了2.85亿。中国糖尿病患病率亦在急剧升高,从20世纪80至90年代中期增加了4～5倍,截至2010年中国的糖尿病患者人数已达9 200万,糖尿病前期患者1.48亿,成为全球糖尿病患者人数最多的国家。

糖尿病在中医文献中一般被称为"消渴""消渴病"。在中医古典医籍《黄帝内经》中有"消渴""消""消瘅""膈消""肺消""消中"等不同病名的记载。《外台秘要》引《古今录验方》云:"渴而饮水多,小便数,无脂似麸片甜者,皆是消渴病也。"因此有学者根据《外台秘要》对消渴病的描述,认为将糖尿病称为"消渴病"更为确切。

一、病因病机

中医认为消渴病是一个复合病因的综合病证。素体阴虚,五脏虚弱是消渴病发病的内在因素;过食肥甘、形体肥胖、情志失调、外感六淫、房劳过度为消渴病发病的重要环境因素。过食肥甘厚味,损伤脾胃,积热内蕴;精神刺激,气郁化火;外感六淫,毒邪侵害;劳欲过度,损耗阴精。以上诸因皆可导致阴津亏耗,燥热偏盛,发生消渴病。

(1)消渴病早期,基本病机为阴津亏耗,燥热偏盛,阴虚为本,燥热为标。病变部位主要在肺、脾(胃)、肾三脏,尤以肾为主。肺主气,为水之上源,敷布津液,肺热津伤则口渴多饮;胃为水谷之海,主腐熟水谷,胃热炽盛则多食善饥;肾主水,藏精,司开阖,肾阴亏损,阴损阳盛,肾之开阖失司,固摄无权,水谷精微直势下泄,则尿多而甜或尿浊如脂膏。由于大量水谷精微随尿排出,不能濡养肌肉,故形体日渐消瘦。部分患者由于阴津极度耗损,虚阳浮越,浊邪上逆,可见头痛烦躁、恶心呕吐、目眶内陷、唇舌干红、息深而长等症,甚则阴竭阳脱而见四肢厥冷、脉微欲绝、昏迷等危象。

(2)消渴病中期,基本病机为阴损耗气,气阴两虚,痰瘀阻络,而导致多种慢性并发症的发生。消渴病阴虚主要由于素体阴虚,燥热伤阴所致;气虚主要由于阴损耗气,燥热伤气,先天不足,后天失养,过度安逸,体力活动减少所致;痰浊主要由于过食肥甘厚味,损伤脾胃,健运失职,聚湿成痰所致;瘀血主要由于热灼津亏,气滞血瘀、气虚血瘀、阳虚寒凝、痰湿阻络而致。气阴两虚,心之脉络瘀阻则出现胸痹、心痛、心悸、怔忡等心系并发症,称为消渴病心病;气阴两虚,脑之脉络瘀阻则出现眩晕、中风偏瘫、口僻、健忘、痴呆等脑系并发症,称为消渴病脑病;气阴两虚,肾络瘀阻则出现尿浊、水肿、腰疼、癃闭、关格等肾系并发症,称为消渴病肾病;肝肾亏虚,目络瘀滞,则出现视物模糊、双目干涩、内障、眼底出血,甚则目盲失明等眼部并发症,称为消渴病眼病;肝肾阴虚,络气虚滞,经脉失养,则肢体麻木、疼痛、感觉障碍,晚期出现肌肉萎缩等肢体并发症,称为消渴病痹痿;气阴两虚,肢体脉络瘀阻,则出现肢端发凉,患肢疼痛,间歇跛行,甚则肢端坏疽等足部并发症,称为消渴病脱疽;脉络瘀阻,燥热内结,蕴毒成脓则发疮疖、痈疽;疮毒内陷,邪热攻心,扰乱神明,则神昏谵语;若肺肾气阴两虚,感受外邪则出现感冒、肺热咳嗽或并发肺痨;肾开窍于耳,肾主骨,齿为骨之余,肝肾精血亏虚则耳鸣耳聋、齿摇齿落;肝胆气郁,湿浊瘀血阻滞则出现胁疼、黄疸、肝病;肝肾阴虚,湿热下注膀胱则出现尿频急疼、小腹坠胀;若脾气虚弱,胃失和降则出现泄泻、呕吐、痞满、呃逆等症;若胃热炽盛,心脾积热则牙龈脓肿,口舌生疮;皮肤脉络瘀阻,皮肤失去气血濡养或兼感受风湿毒邪,则出现皮肤瘙痒、皮肤疖肿、皮癣、水疱、紫癜、溃疡等多种皮肤病变。

（3）消渴病晚期，基本病机为阴损及阳，阴阳俱虚，脏腑功能衰败，痰瘀浊毒内生。脾阳亏虚，肾阳衰败，水湿潴留，浊毒内停，壅塞三焦则出现全身浮肿，四肢厥冷，纳呆呕恶，面色苍白，尿少尿闭等症；心肾阳衰，阳不化阴，水湿浊邪上凌心肺则出现胸闷心悸，水肿喘促，不能平卧，甚则突然出现心阳欲脱，大汗淋漓，四肢厥逆，脉微欲绝等危候；肝肾阴竭，五脏之气衰微，虚阳外脱，则出现猝然昏仆，神志昏迷，目合口张，鼻鼾息微，手撒肢冷，二便自遗等阴阳离决之象。临床资料表明消渴病晚期大多因并发消渴病心病、消渴病脑病、消渴病肾病而死亡。

二、临床表现

（一）1型糖尿病

1型糖尿病主要发生在儿童及青少年，成年人发病率较低。通常有典型的多尿、多饮、多食和体重减轻的症状，简称"三多一少"症状。部分患儿消瘦伴疲乏、精神萎靡。如果有多尿、多饮，又出现恶心、呕吐、厌食或腹痛、腹泻等症状则可能并发糖尿病酮症酸中毒。酮症酸中毒时可有呼吸困难，表现呼吸深长、呼气有酮味、伴脱水及水电解质紊乱，有高钾或低钾血症时可有心律不齐。晚期患者可出现白内障、视网膜病变，甚至双目失明。还可以有蛋白尿、高血压等糖尿病肾病的表现，甚至导致肾衰竭。

（二）2型糖尿病

2型糖尿病是一种慢性进行性疾患，病程漫长。本病可以发生在任何年龄，但多见于中老年。早期轻症2型糖尿病患者常无明显自觉症状，到症状出现或临床确诊时已是发病较长时间，甚至可达数年至几十年不等。也有一部分患者始终无症状，而在常规体格检查或因糖尿病慢性并发症就诊时被发现。根据2型糖尿病的自然病程，可将其分为：

1.高血糖前期

2型糖尿病高血糖前期的患者多为中年以上，可有糖尿病家族史，多数体态肥胖，特别是中心性肥胖，自我感觉无异，往往因体格检查或因其他疾病就诊发现餐后尿糖阳性，饭后2小时血糖高峰可超过正常，但空腹尿糖阴性，空腹血糖正常或稍高，糖耐量曲线往往呈现糖耐量减低。

2.高血糖期

此期患者在早期时，大多数患者并无症状。随后糖尿病的"三多一少"症状轻重不等，且常伴有某些并发症和伴随症。中年病者可先有尿路感染、外阴瘙痒、肺结核、皮肤疖痈或某些外科情况如胆囊炎、胰腺炎等症状出现，也可因劳累、饮食不当（包括禁食、过食、饮酒等）和应激导致酮症酸中毒为首发症状。总之此期症状可分为两部分：无并发症者可有单纯典型糖尿病症状，有并发症者则两者兼有或以并发症的症状为主。一般有下列典型症状：

（1）口渴、多饮、多尿：2型糖尿病患者口渴、多饮、多尿症状多较轻，其中以喝水增多作为主诉较为多见，但增多程度不大，有相当部分患者此类症状不明显。

（2）多食：为补充损失的体内糖分以维持机体活动，常出现易饥多食。

（3）体重改变和疲乏：由于胰岛素分泌的绝对减少或组织对胰岛素的敏感性降低，机体对葡萄糖的利用下降,脂肪和蛋白质分解代偿性增加,以弥补能量的不足,使体内脂肪等组织日见消耗,蛋白质合成不足,负氮平衡,机体遂逐渐消瘦。

(4)皮肤瘙痒:多见于女性阴部,由于尿糖刺激局部所致。有时并发白色念珠菌等真菌性阴道炎,瘙痒更严重,常伴以白带分泌增加。失水后皮肤干燥,亦可发生全身瘙痒,但较少见。

(5)低血糖:2型糖尿病患者可在早期的较长一段时期内以反复低血糖为主要表现,是由于胰岛素分泌时相的异常,分泌高峰延迟,在餐后4～5小时可因为不适当的胰岛素分泌过多而出现低血糖症状。

(6)其他症状:有四肢酸痛、麻木,腰痛,性欲减退,阳痿不育,月经失调,便秘,视力障碍等。糖尿病还有下述不典型症状:经常感到疲乏、劳累;视力下降、视物不清;皮肤瘙痒;手、足经常感到麻木或者刺痛;伤口愈合非常缓慢;反复发生感染。

3.慢性并发症期

2型糖尿病患者慢性并发症的发生与遗传、高血糖、高血压、高血脂、高胰岛素血症等因素有关,多在5～10年后发生,但因为2型糖尿病的发病时间难以确定,有相当部分患者在诊断时就有糖尿病肾脏病变、神经病变、视网膜病变的相关表现。

(1)大血管病变:糖尿病可导致大、中动脉粥样硬化,主要侵犯主动脉、冠状动脉、脑动脉、肾动脉和肢体外周动脉,引起冠心病、缺血性或出血性脑血管病、肾动脉硬化、肢体动脉硬化等。

(2)微血管病变:微循环障碍、微血管瘤形成和微血管基底膜增厚是糖尿病微血管病变的典型改变,主要表现在视网膜、肾、神经、心肌组织,其中主要是糖尿病肾病和视网膜病。

(3)神经病变:病变部位以周围神经为主,通常为对称性,下肢较上肢严重,病情进展缓慢,临床上先出现肢端感觉异常,如袜子或手套状,伴麻木、针刺、灼热或如踏棉垫感。随后有肢痛,夜间及寒冷季节加重,后期可有运动神经受累,出现肌张力减弱,肌力减弱以至肌萎缩和瘫痪。

(4)眼的病变:主要病变是糖尿病视网膜病变,此外,糖尿病还可引起黄斑病、白内障、青光眼、屈光改变、虹膜睫状体病变等。

(5)糖尿病足:糖尿病患者因末梢神经病变,下肢动脉供血不足,以及细菌感染等多种因素,引起足部疼痛、皮肤深溃疡、肢端坏疽等病变,统称为糖尿病足。

(6)糖尿病胃轻瘫:小部分患者存在早饱、恶心、呕吐、腹胀等,症状严重程度因人而异。严重者会出现反流性食管炎,另外,还可引起小肠和结肠排空异常,引起腹痛、便秘、腹泻等症状。

三、辅助检查

1.尿糖测定

尿糖阳性是诊断糖尿病的重要线索,而非诊断依据。尿糖阳性只是提示血糖超过了肾糖阈,肾糖阈降低时,血糖虽正常,尿糖可呈阳性。并发肾脏病变时,肾糖阈升高,虽血糖升高,但尿糖阴性。

2.血清(血浆)葡萄糖测定

血糖升高是诊断糖尿病的主要依据,是判断糖尿病病情和控制情况的主要指标。常用葡萄糖氧化酶法测定。诊断糖尿病时必须用静脉血浆测定血糖。当血糖高于正常范围却又未达到诊断糖尿病的标准时,应进一步做葡萄糖耐量试验(OGTT)。

3.口服葡萄糖耐量试验(OGTT)

空腹血糖,尤其是餐后血糖升高时,糖尿病临床诊断并不困难。遇有下列可疑患者应进一步做 OGTT 检查,以确定诊断:①尿糖阳性,而空腹血糖正常;②餐后 2 小时血糖≥7.8mmol/L,但低于 11.1mmol/L;③有糖尿病的家族史,包括糖尿病孪生子;④女性患者妊娠过期,胎儿过大或有死产病史者;⑤有自发性低血糖反应者。OGTT 是检查人体血糖调节功能的一种方法。正常人一次摄入大量葡萄糖后(国际标准剂量为 75g,儿童剂量 1.75g/kg 体重,最大 75g)在摄入前和摄入后 2 小时分别检测血糖水平。

4.糖化血红蛋白测定

糖化血红蛋白是血红蛋白生成后与糖类经非酶促反应结合而形成的产物,它的合成过程很缓慢,而且是相当不可逆的,持续 3 个月以上(接近红细胞生命期)。糖化血红蛋白所占比例能反映出测定前 1～3 个月内平均血糖水平,用于了解糖尿病患者的血糖水平;还可作为用药的监测指标之一。

5.血浆胰岛素及 C 肽测定

(1)胰岛素测定主要用于糖尿病的诊断与分型。正常人空腹血浆胰岛素浓度为 5～20mU/L,口服 75g 无水葡萄糖后,血浆胰岛素在 30～60 分钟达到最高值,峰值是基础值的 5～10 倍,3～4 小时恢复到基础水平。1 型糖尿病呈无峰值的低平曲线,2 型可呈高、正常及低的变化。

(2)C 肽也反映基础和葡萄糖介导的胰岛素释放功能,且不受外源性胰岛素及其抗体的影响。高峰时间同上,峰值为基础值 5～6 倍。

6.自身抗体测定

IAA、GAD65、ICA 等抗体的检测,1 型糖尿病患者发现血糖升高时,其中一种或多种抗体阳性。

7.并发症检查

糖尿病患者根据病情需要应进行血脂、肝功、肾功等检查。急性代谢紊乱时应进行酮体、电解质、酸碱平衡、血气分析等检测。心、肝、肾、眼及神经系统等各项的辅助检查。

四、诊断与鉴别诊断

(一)诊断标准

糖尿病患者达到高血压诊断标准即可诊断糖尿病高血压。

(1)临床症状:具备多饮、多尿、多食、消瘦等典型"三多一少"症状者。

(2)实验室诊断标准:诊断标准:采用 WHO(1999)糖尿病诊断标准,2007 年《中国 2 型糖尿病防治指南》亦采用此标准,见表 1-1。

(二)糖尿病分型

1.1 型糖尿病

β 细胞破坏,通常造成胰岛素的绝对缺乏。

1-1　糖代谢分类（WHO,1999）

糖代谢分类	FBG(mmol/L)	2h PBG(mmol/L)
正常血糖（NGR）	<6.1	<7.8
空腹血糖受损（IFG）	<6.1～7.0	<7.8
糖耐量减低（IGT）	<6.1	<7.8～11.1
糖尿病（DM）	≥7.0	≥11.1

2.2 型糖尿病

可从胰岛素抵抗为主伴相对胰岛素缺乏，到胰岛素分泌缺陷为主或者不伴胰岛素抵抗。

3.其他特殊类型

包括β细胞功能遗传性缺陷、胰岛素作用遗传性缺陷、胰腺外分泌疾病、内分泌疾病、药物或化学品所致，以及感染、不常见的免疫介导糖尿病及其他遗传综合征有时伴发的糖尿病等。

4.妊娠糖尿病

（三）鉴别诊断

1.西医

本病应与肾性糖尿、继发性糖尿病、药物引起高血糖及甲状腺功能亢进症、胃空肠吻合术后等鉴别。

2.中医

本病应与口渴症及瘿病相鉴别。

五、治疗

1.论治原则

论治原则为辨别虚实，分清标本。

本病以肾虚为本，肺燥、胃热、痰浊、瘀血为标。临床上不是所有的糖尿病均表现有"三多一少"症，尤其是 2 型糖尿病患者中有 40%～60% 的患者缺乏典型的糖尿病症状，难以按三消辨证论治，故在三消辨证理论基础上，进行证候和证型辨证，遵循中医的四诊（望、闻、问、切）、八纲（阴阳、表里、寒热、气血）以及脏腑理论，对糖尿病进行系统的辨证论治。以八纲辨证为纲，以脏腑辨证为目，糖尿病患者具有热盛、阴虚、气虚及阳虚四大基本证候。此外，还有虚实夹杂证，临证时应予详细辨别。虚证当以益气养阴、滋养肝肾、健脾温阳为主，根据兼瘀、夹湿热、夹寒湿的不同，分别采用活血通络、清热利湿、祛寒燥湿等标本同治的原则。病到后期，虚中有实，病情复杂，则宜标本兼顾，攻补兼施。

2.分证论治

（1）肺热津伤：

主症：烦渴多饮，口干舌燥，尿频量多，溲赤便秘，舌边尖红、苔薄黄，脉滑数。

治则：清热润肺，生津止渴。

方药：消渴方（《丹溪心法》）加减（天花粉、黄连、生地黄、葛根、生石膏、麦冬、沙参、知母、玉竹、天冬、当归、枸杞等）。

加减：口渴多饮加乌梅、石斛；尿频量特多，尿浊如脂加生牡蛎、山萸肉、五倍子、益智仁；消谷善饥者，重用黄连；大便干结者，加火麻仁、桃仁、郁李仁。

(2)气阴两虚：

主症：咽干舌燥，疲乏无力，汗出气短，易感冒，少食腹胀，心悸失眠，腰膝酸软无力，小便正常，大便正常或稀溏，舌胖或舌边有齿印，苔白，脉沉细。

治则：益气养阴。

方药：生脉饮(《医学启源》)加减(北沙参、麦冬、五味子、天花粉、生地黄、茯苓、黄芪、山药、葛根、知母、生鸡内金、炙甘草等)。

加减：口干明显者加熟地黄、石斛、葛根、芦根；肢体乏力，气短困倦者加党参、黄芪、黄精；腰膝酸软无力者加炒杜仲、怀牛膝、炒续断、桑寄生；大便干结难解者加火麻仁、肉苁蓉、当归、何首乌。

(3)气阴两虚兼瘀：

主症：咽干舌燥，疲乏无力，汗出气短，肢体麻木、刺痛，胸痹心痛，舌胖或有齿印，舌质暗或有瘀斑点，脉沉细。

治则：益气养阴、活血化瘀。

方药：益气降糖活血汤加减(木香、当归、赤芍、川芎、葛根、丹参、黄芪、北沙参、黄精、益母草等)。

加减：腰膝酸软无力者加炒杜仲、怀牛膝、炒续断、桑寄生；心悸胸闷、睡眠不安者加太子参、麦冬、五味子、柏子仁；大便干结难解者加火麻仁、肉苁蓉、当归、何首乌、桃仁。

(4)肝肾阴虚：

主症：咽干舌燥，腰膝酸软，头晕耳鸣，双目干涩，视物模糊，遗精，潮热盗汗，心烦失眠，舌红少苔，脉沉细。

治则：滋养肝肾。

方药：六味地黄汤(《小儿药证直诀》)加减(细生地、枣皮、山药、茯苓、泽泻、当归、丹皮、黄精、肉苁蓉、菊花、枸杞、葛根、决明子等)。

加减：肢体麻木、刺痛者加鸡血藤、川芎、白芍、络石藤、路路通；头晕甚者加天麻、川芎、炒杜仲、怀牛膝；大便干结难解者加火麻仁、肉苁蓉、柏子仁、何首乌；尿量多且混浊者加益智仁、五味子、桑螵蛸、芡实。

(5)阴阳两虚：

主症：水肿，畏寒肢冷，神疲倦怠，面色㿠白无华，腰膝酸冷，阳痿或遗精，小便清长，大便溏泻，舌淡胖，苔白润，脉沉细无力。

治则：阴阳双补。

方药：肾气丸(《金匮要略》)加减(组成：制附子、桂枝、牛膝、车前子、熟地黄、山药、泽泻、山茱萸、茯苓、仙茅、淫羊藿、丹皮等)。

加减：心悸胸闷、睡眠不安者加太子参、麦冬、五味子、川芎；水肿甚，尿中泡沫者加黄芪、玉米须、薏苡仁、芡实；头晕者加天麻、钩藤、炒杜仲、川芎；纳差者加木香、波蔻、焦楂、炒二芽、炒鸡内金。

3.中医特色治疗

(1)专方专药：

1)益气降糖活血汤：木香、当归、赤芍、川芎、葛根、丹参、黄芪、北沙参、黄精、益母草等组成，具有益气养阴、活血化瘀等功效。适用于糖尿病气阴两虚兼瘀为主的患者。

2)脾肾双补方：黄芪、山药、苍术、玄参、生地、熟地黄、麦冬、党参、五味子等组成，具有益气健脾、滋阴补肾之功效。适用于糖尿病脾肾亏虚者(施今墨方)。

3)降糖方：玄参、生地、麦冬、党参、五味子、茯苓、黄芪、牡蛎、葛根、山药、丹参等组成，具有益气养阴补肾。适用于糖尿病气阴两虚者(祝谌予方)。

4)生地八物汤：生地黄、山药、知母、麦冬、黄芩、黄连、黄柏、丹皮、荷叶等组成，具有养阴清热之功效，适用于糖尿病胃热肾虚者。

5)生脉地黄汤：生地黄、山药、山萸肉、泽泻、茯苓、丹皮、北沙参、麦冬、五味子等组成，具有滋补肾阴之功效。适用于糖尿病气阴两虚者。

加减：腰膝酸软无力者加炒杜仲、怀牛膝、炒续断、桑寄生；心悸胸闷、睡眠不安者加太子参、麦冬、五味子、柏子仁；大便干结难解者加火麻仁、肉苁蓉、制首乌；血压偏高者加炒杜仲、红花、夏枯草；血脂高加山楂、泽泻、茵陈；纳差加鸡内金、炒莱菔子、焦楂、炒麦芽。

6)根据患者不同证型及病情选择静滴注射用盐酸川芎嗪、舒血宁注射液、注射用灯盏花、参芪扶正注射液、大株红景天注射液、天麻素注射液、血塞通注射液、黄芪注射液等静脉滴注。

7)中成药：

A.糖脉康颗粒。药物组成：黄芪、生地黄、赤芍、丹参、牛膝、麦冬、黄精等十一味药。功能主治：养阴清热，活血化瘀，益气固肾。适用于2型糖尿病及并发症见上述症状者，属气阴两虚兼瘀血症所致的倦怠乏力、气短懒言、自虚盗汗、五心烦热、口渴喜饮、便秘等。2型糖尿病见上述证候者。

B.消渴康颗粒。药物组成：生石膏、知母、生地黄、麦冬、天花粉、玉竹、玄参、牛膝、丹参、泽泻、党参、山萸肉、枇杷叶、南五味子。功能主治：清热养阴，生津止渴。适用于2型糖尿病阴虚热盛型。症见：口渴喜饮，消谷易饥，小便频数，急躁易怒，怕热心烦，大便干结等。

C.金芪降糖片。药物组成：黄芪、金银花、黄连等。功能主治：清热泻火，补中益气。用于内热兼气虚所致的消渴病，症见口渴喜饮、易饥多食、气短乏力；2型糖尿病轻、中见上述证候者。

D.消渴丸。药物组成：葛根、地黄、黄芪、天花粉、玉米须、南五味子、山药、格列本脲。功能主治：滋肾养阴，益气生津。用于气阴两虚所致的消渴病，症见多饮、多尿、多食、消瘦、体倦乏力、眠差腰痛；2型糖尿病见上述证候者。

(2)针刺治疗：

1)实证选肺俞、胰俞、胃俞、心俞、脾俞、三焦俞、肝俞、足三里、内关、三阴交等穴，用毫针行泻法，每次3~5穴，不灸。

2)虚证需辨证施治：

A.心脾两虚选脾俞、心俞、胃俞、足三里、三阴交、中脘等，每次3~4穴，每日1次，15次为1个疗程。足三里、三阴交、脾俞用补法，其余穴位用泻法。

B.肝肾亏虚选肾俞、关元、气海、太溪、三阴交、阳陵泉等,每次 3~4 穴,每日 1 次,15 次为 1 个疗程。用毫针行平针法。

C.脾肾两虚选脾俞、肾俞、胃俞、足三里、关元、气海、合谷、内关、三阴交等,每次 4~5 穴,每日 1 次,15 次为 1 个疗程。用毫针行补法并配合艾灸法。

D.阴虚火旺选肾俞、心俞、神门、三阴交等,每次 3~4 穴,每日 1 次,15 次为 1 个疗程。用毫针行补法。

(3)艾灸治疗:可隔姜艾灸双足三里、双三阴交。通过刺激该穴位,调整机体免疫系统,治以温经散寒,疏通经络。

(4)耳压治疗:据病情取穴,可选神门、心、内分泌、皮质下。通过刺激穴位调节机体内分泌功能,改善高血糖,治疗糖尿病自主神经病变。

(5)中药热罨包腰部、双下肢:根据药物渗透原理,将中药汁通过皮肤吸收,治以滋补肝肾,益气活血。改善糖尿病周围神经病变及糖尿病肾病。

(6)直流电药物离子导入:直流电药物离子导入双肾俞、双足三里、双三阴交。通过刺激该穴位,调节机体内分泌,治以舒筋活络,行气活血,化瘀止痛。治疗糖尿病周围神经病变。

(7)食疗:中国自古有"民以食为天""药食同源"的说法,很多食物也可是药物,目前认为粗粮、麦麸、纤维素、豆类、蔬菜有降糖、降血脂的作用。糖尿病患者宜食食品:山药、大白菜、小白菜、青菜、油菜、卷心菜、紫菜薹、莴苣、绿豆芽、冬瓜、西葫芦、黄瓜、番茄、苦瓜、南瓜、萝卜、鲜蘑菇、芹菜、韭菜、菠菜、蒜苗、芥菜、生菜、茼蒿、水芹、茄子、雪里蕻、豌豆苗、鸡毛菜、龙须菜、萝卜缨等蔬菜,含糖量都在 3% 以下。尤其是山药,糖尿病患者可蒸山药做主粮,也可做菜、熬粥等,具有健脾益气、固肾等作用,长期服用能取得降血糖养生的作用。

肺热津伤患者饮食宜清淡,宜选用凉而滋润的食物,如冬瓜、苦瓜、白菜、萝卜等,口渴甚时可用白茅根、金银花煎水代茶饮,具有清热生津止渴的作用。气阴两虚患者宜食益气养阴之品,如兔肉、香菇、百合等,忌食辛辣、煎炸等燥热之品,口渴甚时,可用沙参、玉竹适量煎水代茶饮,具有养阴生津止渴的作用。汗出明显时予淮山药、北黄芪、党参炖鸡。气阴两虚兼瘀患者宜适量增加活血化瘀的食物,如金针菜、山楂、木耳,还可食川芎鱼头汤等。肝肾阴虚患者,需避免劳累,饮食宜食地黄粥、枸杞粥、桑葚汁等。

1)荷叶绿豆粥:

原料:绿豆 200g,大米 100g,荷叶一张。

制法:先将绿豆泡发,加清水 300mL,煎煮至豆开,再加入大米熬煮成粥,熟时取荷叶一张,盖粥锅上,10 分钟后关火,闷 10 分钟即可食用,早晚服 1 次。

功效:调脂降压。适用于肥胖型糖尿病合并高血压病、高脂血症患者口干舌燥、头晕闷痛者。

2)葛根粉粥:

原料:葛根 50g,大米 100g,山药 100g,枸杞 10g。

制法:先将葛根洗净切片,加水磨成浆,取淀粉晒干。粳米洗净加清水 300mL 并放入新鲜山药熬煮,在半熟时加入葛根粉及枸杞子,继续熬煮到熟,即可食用。

功效:清热养阴,健脾益气,生津止渴。适用于糖尿病合并高血压病、冠心病患者口燥咽干,烦渴多饮者。

3)枸杞蒸蛋:

原料:枸杞子10g,新鲜鸡蛋2个,少许精盐。

制法:先将鸡蛋打入碗中,加入少许精盐,加适量水调匀,将蛋蒸至10分钟,撒上洗净的枸杞子再蒸5分钟,即可食用。

功效:滋补肝肾,养心安神。适用于糖尿病头晕眼花,心悸失眠者。

4)荠菜粥:

原料:新鲜荠菜100g,粳米200g,薏苡仁50g。

制法:粳米、薏苡仁洗净加清水500mL煮粥,粥即将煮熟时将洗净切碎的荠菜,继续熬煮10分钟后即可食用。

功效:健脾益气,清肝明目。适用于糖尿病患者肾性水肿、目赤肿痛者。

5)玉米须黄芪瘦肉汤:

原料:玉米须30g,黄芪50g,山药50g,瘦肉50g。

制法:将玉米须、黄芪、山药洗净煮汤,再将瘦肉切片放入汤中,以盐调味。

功效:益气健脾,利尿消肿。适用于糖尿病及糖尿病肾病浮肿。

6)芡实粥:

原料:芡实50g,大米100g,茯苓30g。

制法:先煮芡实,将芡实放入500mL的冷水中,煮至半熟,再将大米洗净入锅中同时放入茯苓,继续煮沸20分钟,改为文火煮熟即成。

功效:凉润补虚,利尿消肿。适用于糖尿病慢性腹泻,小便频数,糖尿病肾病面目浮肿,小便不利。

7)蘑菇菠菜鸡蛋汤:

原料:鲜蘑菇100g,菠菜250g,鸡蛋两个,水100mL,干淀粉50g,盐适量,生姜、香菜少许。

制法:冷水中加入食盐少许,姜丝适量及蘑菇煮沸,将干淀粉用水拌成均匀稀糊状,淋入锅内,锅沸,将鸡蛋搅匀入锅内咸蛋花,放入菠菜,滚一下,据口味酌加麻油、味精,端锅放香菜,置温可食。

功效:益胃理气、止渴润燥,滋阴润燥,补脾养血。适用于糖尿病多食易饥,口渴多饮,身体消瘦,潮热盗汗,小便频多,大便秘结,头晕耳鸣,目赤目眩,舌红苔黄,脉象细数。

8)鸡丝拌苦瓜:

原料:鸡胸肉100g,苦瓜200g,葱白少许,白醋、味精、盐、麻油少许。

制法:鸡胸肉切为寸长鸡丝,苦瓜去瓤子,竖切为寸长细条;葱白切为寸长细丝。锅内放水,稍放一点麻油,水沸加入苦瓜,翻两下,捞出摊在盘内;鸡丝入锅少倾捞入盘内,将葱白放在鸡肉表面,加入少许食盐、味精、白醋、麻油或椒油,拌匀即可食。

功效:清热解毒,益气补虚,调补阴阳。适用于糖尿病上消型。临床表现为咽干、口渴多饮。小便量多,色黄,食量一如常人,舌红少津,苔黄,脉数。

9)猪胰汤:

原料:猪胰一条,薏苡仁100g,黄芪30g,山药150g,适量盐。

制法:将黄芪、山药煎取浓汁,与猪胰、薏苡仁共煮成汤,加入适量盐,分 2～3 次食用。

功效:益气养阴。适用于糖尿病气阴两虚者。

10)金樱子煮鲫鱼汤:

原料:鲫鱼一条(300～500g),金樱子 30g,适量盐、味精、葱、姜等调味品。

制法:将鲫鱼去脏留鳞,洗净,与金樱子同时入锅,加入适量清水炖煮,至汤呈乳白色时加入适量盐、味精、葱、姜等调味品,再煮沸后即可起锅,分多次食用。

功效:补肾固涩。适用于糖尿病阳痿遗精者。

功效:益气健脾。适用于糖尿病初发合并胃肠病变者。

六、转 归 与 预 后

糖尿病的转归及预后与其防治的关系极为密切,糖尿病一旦确诊,患者预后大多不良,主要存在因血糖波动而发生急性、慢性并发症,如低血糖、糖尿病酮症酸中毒、糖尿病高渗性昏迷、糖尿病乳酸性酸中毒、各种感染以及糖尿病眼病、糖尿病性肾病、糖尿病性周围神经病变、糖尿病自主神经病变、糖尿病足、糖尿病心脑血管病变、糖尿病胃肠动力紊乱等,这些并发症常伴随糖尿病患者的始终,使致残率及致死率居高不下,严重威胁糖尿病患者生命。就目前的医疗水平来看,糖尿病尚不能治愈,但若能早期发现,并采取合理的治疗方案,可望得到良好的控制,维持于健康状态,预防或减少并发症的发生,可和健康人群一样,健康长寿。

七、预 防 与 调 护

加强糖尿病的三级预防工作,预防糖尿病的发生、发展,延缓和控制糖尿病并发症的出现,提高和改善糖尿病患者的生存和生活质量,降低致残率、致死率的发生。

1.一级预防

对高危人群实行早期预防、筛查,避免发生糖耐量异常及糖尿病。新生儿及早产儿不吃牛奶蛋白,避免新生儿易感;防止和纠正肥胖;避免高糖、高脂、低纤维素的饮食,食物成分分配合理,粗细搭配,荤素适中;避免严重精神创伤及外伤;适量增加体力活动,做到劳逸结合。

2.二级预防

对葡萄糖耐量异常者进行早期干预,防止由隐性阶段转为显性阶段,发展成为糖尿病;及时发现无症状的糖尿病,找出早期干预治疗的有效方法。即对已诊断的糖尿病患者预防糖尿病并发症,主要是慢性并发症,防治糖尿病并发症的关键是尽早和尽可能地控制好患者的血糖、血压,纠正血脂紊乱和肥胖,戒烟等导致并发症的危险因素。对 2 型糖尿病患者定期进行糖尿病并发症及相关疾病的筛查,了解患者有无糖尿病并发症以及有关的疾病或代谢紊乱,如高血压、血脂紊乱或心脑血管疾病等,以加强相关的治疗措施,全面达到治疗的目标。

3.三级预防

糖尿病的三级预防就是减少或延缓糖尿病并发症的发生和发展,降低糖尿病患者的残疾率和死亡率,改善糖尿病患者的生活质量。DCCT 试验和 UKPDS 试验均已证实,严格地控制好血糖可以降低糖尿病患者的病死率和残废率。通过有效的治疗,慢性并发症的发展在早期是可能终止或逆转的。

第二十三节　甲状腺疾病

一、甲状腺功能亢进症

甲状腺功能亢进症，简称"甲亢"，归属于甲状腺毒症范畴，甲状腺毒症是指血循环中甲状腺激素过多，引起以神经、循环、消化等系统兴奋性增高和代谢亢进为主要表现的一组临床综合征。其中由于甲状腺腺体本身功能亢进，合成和分泌甲状腺激素增加所导致的甲状腺毒症称为甲状腺功能亢进症。临床表现以高代谢综合征、神经兴奋性增高、甲状腺弥漫性肿大、不同程度的突眼为特征，是内分泌系统常见的一大类疾病。各年龄段均可发病，尤以 20～40 岁女性多发，据统计本病发病率为 0.5%～1%。随着我国经济的迅速增长，社会竞争激烈、家庭及工作压力的不断增大，以及饮食结构的改变，本病发病率呈日益上升趋势。

甲亢属于中医的瘿病范畴，但两者之间并不相等。临床上可根据相关突出症状将其归为"心悸"（伴甲亢性心脏病者）、"自汗"（伴泌汗功能异常者）、"消渴"（伴多饮、多食、形体消瘦者）等，更符合辨证论治的需要。甲亢病机复杂，临床表现多样，目前提倡采用中西医结合的治疗方法，取长补短，可收到较为满意的疗效。

（一）病因病机

本病虽归于"瘿病"范畴，但中医的"瘿"是指甲状腺肿大。宋代陈言《三因极一病证方论·瘿瘤证治》将"瘿"分为石、肉、筋、血、气五瘿。文中描述的五种瘿病形态既包括甲亢性甲状腺肿，也有其他颈部肿瘤，故治疗时应注意辨析。

历代医家多把"瘿病"责之于肝，强调气滞、痰浊、瘀血等邪实因素为瘿病的主要病机。近年来随着对甲亢的研究不断深入，越来越多的医家认为，先天禀赋不足，如素体阴亏，阴虚阳亢，加之情志刺激导致人体气血阴阳平衡紊乱为诱因，变生阴虚火旺、气阴两虚、阴损及阳等诸症，病程可夹杂痰瘀为患。其病位涉及肝、肾、心为主；初起多实，病久则由实致虚，尤以阴虚、气虚为主，以致成为虚实夹杂之证。

1.先天肝肾阴虚

先天禀赋不足、肝肾阴虚是甲亢发病的内在基础。由于先天肝肾不足，脏腑失养，故阴虚之人尤易徒生虚火，扰神动怒，日久便灼津成痰，从而痰凝气结血瘀，发为瘿病。甲亢中期随着病情的发展，肝郁化火或痰郁结火，阴伤阳亢；痰气、瘀血及火热之邪，与阴液耗伤互为因果，阴虚则痰火愈结愈炽，进一步耗伤阴液，形成恶性循环。如《证治汇补·惊悸怔忡》记载："有阴气内虚，虚火妄动，心悸体瘦，五心烦热，面赤唇燥，左脉微弱或虚火无力者是也。"而妇人之所以好发，是以肝血为先天，若先天天癸亏虚，冲任失充，更兼妇人经、带、胎、产、乳等影响肝经气血，每遇情志不遂等诱因，更易发病。《临证指南医案》云："女子以肝为先天，阴性凝结，易于怫郁。"现代西医研究证实，甲亢与甲状腺的自身免疫反应及遗传因素密切相关，与此甚为契合。

2.情志失调

甲亢的发生，其后天因素多由患者恼怒忧思，久郁不解或突受精神刺激，情志不遂，肝失疏泄,气郁痰凝;或肝气横逆犯脾,脾失健运,聚湿成痰,痰气交阻;而五志过极易化火伤阴,灼津成痰,气血不畅,则痰瘀互结,交阻颈前,渐起瘿肿。而甲亢病情进退又与情志变化密切相关。《诸病源候论·瘿候》言:"瘿者,由忧患气结所生";《圣济总录》言:"瘿病,妇人多有之,缘忧患有甚于男子也。"由于女性容易受到情绪的影响,故其较男性更易罹患甲亢。

3.饮食水土失宜

长期嗜食肥甘厚味或偏嗜辛辣刺激之物,一则脾胃受损,聚湿生痰;二则辛辣之品,助生胃火,肝胃火盛,灼津成痰,终致瘿病发生。瘿病发生与水土因素也有极为密切的关系,对此古人亦有观察。《吕氏春秋·尽数篇》载曰:"轻水所,多秃与瘿人";《诸病源候论·瘿候》曰:"诸山水黑土中,出泉流者,不可久居,常食令人作瘿病,动气增患。"以上各论均说明本病的发生与地理环境有一定关系。

4.失治误治,他病转化

甲亢也可由其他医源性因素导致,如过用益火伤阴药物,而致肝肾阴虚阳亢;或甲减治疗用药过度;也可因过用高碘中药或长期服用抗心律失常、慢性咽炎的高碘药物等而诱发。这在用药泛滥的当今社会并不少见,需加强关注。他病转化者,如甲状腺炎早期未得到正确治疗或甲减过度治疗等,均可导致甲亢。

(二)临床表现

1.甲亢典型临床表现

甲亢症状和体征主要由循环中甲状腺激素(TH)过多引起,其严重程度与病史长短、激素升高的程度和患者年龄等因素相关。临床表现主要有:

(1)甲状腺毒症:

1)高代谢综合征:由于 T_3、T_4 分泌过多,促进物质代谢,患者常有疲乏无力,怕热多汗,皮肤温暖潮湿,体重下降。TH 加速糖的吸收利用和糖原分解等,可致糖耐量异常或使原有糖尿病加重;TH 促使脂肪分解与氧化,胆固醇合成、转化及排出,常致血中总胆固醇降低;蛋白质代谢加速,负氮平衡,尿肌酸排出增多。

2)精神神经系统:TH 导致大脑皮质兴奋,患者表现多言好动,紧张多虑,焦躁易怒,不安失眠等;患者对儿茶酚胺类敏感性增加,故有手、眼睑和舌肌细震颤,腱反射亢进;精神狂躁或有幻觉。

3)心血管系统:TH 对心肌细胞有直接兴奋作用,且能增强儿茶酚胺作用,导致患者心悸气短,心动过速,第一心音亢进,收缩压升高、舒张压降低,脉压增大。严重者可继发甲亢性心脏病,其中心律失常表现最常见,房颤为主,伴心室率增快(>120 次/分);心脏增大;部分患者可有心力衰竭,右心衰竭多见。

4)消化系统:因 TH 促进代谢消耗增加,患者常有食欲亢进,多食消瘦;由于肠蠕动增加,消化吸收不良,患者排便次数增多,便中含较多不消化残渣;严重者长期腹泻。

年老或病久者可合并甲亢性肝损害:临床症状较轻微,多表现为轻度的消化障碍,如厌油、纳差、肝区不适;或无症状,仅肝功能检查提示异常;严重者可出现黄疸。

5)肌肉骨骼系统:由于机体负氮平衡,磷酸肌酸分解增强,临床 30%～50%患者出现肌无力。甲亢也可影响骨骼钙含量,导致骨质疏松,尿钙增多,但血钙一般正常。严重者并发甲亢性肌病:急性甲亢性肌病,罕见,可迅速发展为延髓麻痹,表现为迅速发展的严重肌无力,无明显肌肉萎缩;慢性甲亢性肌病,多见,表现为肌无力进行性加重,甚至肌萎缩,无肌肉瘫痪和感觉障碍;甲亢伴周期性麻痹,多见于亚洲青壮年男性,表现为发作性肌无力,呈弛缓性瘫痪,伴血钾降低,但尿钾不高;甲亢伴重症肌无力,罕见,临床表现同一般重症肌无力。另有毒性弥漫性甲状腺肿(Graves 肢端病),罕见,表现有增生性骨膜下骨炎,外形似杵状指或肥大性骨关节病变。

6)生殖内分泌系统:TH 常导致女性月经减少或闭经;男性有阳痿,偶有乳腺发育,催乳素水平增高。影响内分泌系统可见垂体肾上腺轴功能早期反应增强,久病反应下降,储备功能下降。

7)造血系统:白细胞总数偏低,但淋巴细胞比例增加,单核细胞偏高,血小板寿命缩短,有时出现血小板减少性紫癜。

8)皮肤及肢端:下肢黏液性水肿,多为对称性、非凹陷性,好发胫前,早期皮肤增厚,呈淡红或淡紫色,病久皮肤粗厚,如树皮样,皮损融合。

(2)甲状腺肿:

1)视诊:甲状腺多呈弥漫性、对称性肿大,肿大程度与甲亢轻重无明显关系。

2)触诊:甲状腺随吞咽动作上下移动,扪之震颤,质软,久病者较韧。

3)听诊:左右叶上下级可闻及动脉收缩期杂音,为特征性表现。另有极少数甲状腺位于胸骨后纵隔内,需要同位素或 X 线检查确定。

(3)眼征:

1)非浸润性突眼:为轻度突眼,突眼度<18mm,由于 TH 所致交感神经兴奋性增高有关,使眼外肌与上睑肌群张力增高,球后及眶内软组织改变不大,甲亢控制后可自行恢复,预后良好。其特征性表现有:瞬目减少,双目炯炯(Stellwag 征);向下看时,上眼睑不能随眼球下落(Von Graefe 征);向上看时,前额皮肤不能皱起(Joffroy 征);两眼看近物时,眼球辐射不良(Mobius 征)。

2)浸润性突眼:约占 5%,突眼程度与甲亢无明显关系。眼球可显著突出,突眼度一般在 19mm 以上,两侧常不对等,有时仅一侧突眼。患者自诉异物感明显,眼球胀痛,畏光、流泪、复视,视力减退。查体:眼睑肿胀,结膜充血水肿,眼球活动受限,视野缩小。重者伴发角膜溃疡、全眼球炎,甚至失明。

2.甲亢特殊临床表现

(1)甲状腺危象:多发生于甲亢较重,治疗不充分患者,由感染、手术、创伤、精神刺激等诱发。临床表现有:高热大汗,心动过速(140 次/分以上),烦躁谵妄,恶心呕吐,严重者可并发心力衰竭、休克及昏迷,死亡率为 20% 以上。

(2)T_3 型甲亢:患者 T_3 和 T_4 的比例失调,T_3 产生量显著多于 T_4,发生机制尚不清楚。临床表现同一般甲亢。实验室检查 TT_3、FT_3 升高,但 TT_4、FT_4 正常。

(3)T_4 型甲亢:仅 T_4 升高见于两种情况,一是碘甲亢,大约有 1/3 碘甲亢患者的 T_3 是正常的;另一种是甲亢伴其他严重性疾病(又称假 T_4 型甲亢),此时 T_4 在外周转变为 T_3 障碍,T_3 主要来自甲状腺的分泌,故 T_3 正常。临床表现同一般甲亢。实验室检查 TT_4、FT_4 升高,

但 TT_3、FT_3 正常。

(4)亚临床甲亢:患者不伴或伴有轻微的甲亢症状。实验室检查见血清 TSH 水平低于正常值下限,而 TT_3、TT_4 在正常范围,部分患者可发展为临床型甲亢。

(5)妊娠合并甲亢:指原有甲亢妇女怀孕后甲亢复发。除了一般甲亢表现外,孕妇体重不能随妊娠月数增加而增长,重者发生早产、流产、妊娠高血压综合征、畸胎等。注意此型需与妊娠剧吐型甲亢鉴别,其由于 HCG 病理性升高,刺激促甲状腺激素受体(TSHR)出现甲状腺毒症表现。

(6)淡漠型甲亢:患者无典型甲亢症状,实验室检查同一般甲亢表现。主要症状为纳差、消瘦、精神抑郁,甲状腺常不大,也无典型突眼,起病隐匿,老年人多见,易漏诊误诊。

(7)桥本甲亢:指桥本甲状腺炎与 Graves 病同时存在,甲状腺穿刺活检结果兼具两者特征。血清抗甲状腺球(TGAb)和抗甲状腺过氧化物酶抗体(TPOAb)高滴度。当甲状腺刺激性抗体(TSAb)占优势时,临床表现为 Graves 病;当 TPOAb 占优势时,临床表现为桥本甲状腺炎或(和)甲减。

(三)辅助检查

1.甲状腺功能测定

(1)血清游离甲状腺素(FT_4)与游离三碘甲状腺原氨酸(FT_3):FT_3、FT_4 是循环血中甲状腺激素的活性部分,不受血中甲状腺素结合球蛋白(TBG)变化的影响,直接反映甲状腺功能状态,有较高的敏感性和特异性。

(2)血清甲状腺素(TT_4)与血清总三碘甲状腺原氨酸(TT_3):二者受 TBG 变化影响,故分析时必须注意。TT_4 是判定甲状腺功能最基本筛选指标。TT_3 为诊断甲亢初起或治程中疗效观察与治后复发先兆的敏感指标,特别是诊断 T_3 甲亢的特异指标。

(3)血清反 T_3(rT_3):rT_3 一般与 T_4 变化一致,部分甲亢初期或复发早期仅有 rT_3 升高,可作为较敏感的指标。在严重营养不良或某些全身疾病状态时,rT_3 明显升高,为诊断低 T_3 综合征的重要指标。

(4)促甲状腺激素免疫放射测定分析:有很高的灵敏度,可作为单一指标进行甲亢筛查,广泛用于甲亢诊断及治疗监测。一般甲亢患者 $TSH < 0.1mIU/L$,但垂体性甲亢 TSH 不降低或升高。

2.甲状腺自身抗体测定

(1)甲状腺刺激性抗体(TSAb)测定:TSAb 作用于 TSHR 是目前公认导致 GD 的根本原因。TSAb 阳性率在 GD 患者中可达 $80\% \sim 95\%$ 以上,对本病不但有早期诊断意义,也被作为判断 Graves 病预后和抗甲状腺药物停药的指标。因 TSAb 可以通过胎盘导致新生儿甲亢,所以对新生儿甲亢也有预测作用。

(2)TSH 受体抗体(TRAb)测定:临床上检测为简便,往往通过检测 TRAb 推断 TSAb 水平,意义基本同 TSAb 测定。

(3)甲状腺球蛋白抗体(TGAb)和甲状腺过氧化物酶抗体(TPOAb):二者阳性反映甲状腺自身免疫状态的存在,在 Graves 病时其滴度不及桥本氏病高,经治疗多可下降。

3.甲状腺摄^{131}I率测定

主要是对引起甲状腺毒症原因有鉴别意义。甲状腺功能本身亢进时,^{131}I摄取率增高,高峰前移(在3～6小时出现)。注意本法不能反映甲亢病情严重程度。

4.甲状腺B超

B超检查已作为甲状腺疾病诊断的常规辅助检查,用以确定结节位置、外形、大小等。二维声像图见甲状腺对称均匀肿大,腺体回声弥漫性减低,甲状腺上下动脉内径可增宽。彩色多普勒见腺体满布搏动性的彩色血流信号,即"火海征"。病久或反复发作者可能无典型表现,仅为血流信号较正常丰富。

5.甲状腺核素扫描

非常规检查,主要用于可触及的甲状腺结节性质的判定,可根据结节摄取核素能力的不同分为热结节、温结节、冷结节,对多结节性甲状腺肿伴甲亢和自主高功能腺瘤的诊断意义较大。

6.甲状腺穿刺细胞学检查

非常规检查,在甲亢病因诊断困难时,可明确甲状腺细胞病变性质,排除恶变可能。

(四)诊断与鉴别诊断

1.甲亢的诊断程序

(1)先明确甲状腺毒症的诊断。

(2)再确定甲状腺毒症是否源于甲状腺功能亢进。

(3)最后确定引起甲亢的原因。

2.临床甲亢的诊断标准

(1)临床高代谢的症状和体征。

(2)甲状腺体征:甲状腺肿大和(或)甲状腺结节。少数病例无甲状腺体征。

(3)血清激素:TT_4、FT_4、TT_3、FT_3增高,TSH降低,一般<0.1mIU/L。T_3型甲亢时仅有TT_3、FT_3升高。

3.Graves病的诊断标准

(1)临床甲亢症状和体征。

(2)甲状腺弥漫性肿大(触诊和B超证实),少数病例可以无甲状腺肿大。

(3)血清TSH浓度降低,甲状腺激素浓度升高。

(4)眼球突出和其他浸润性眼征。

(5)胫前黏液性水肿。

(6)甲状腺TSH受体抗体(TRAb或TSAb)阳性。

以上标准中,(1)(2)(3)项为诊断必备条件,(4)(5)(6)项为诊断辅助条件。

4.鉴别诊断

(1)西医:本病应与其他可引发甲状腺毒症疾病相鉴别,如亚急性甲状腺炎、妊娠剧吐型甲亢;与甲状腺系统其他疾病相鉴别,如单纯性甲状腺肿、甲状腺癌等。

(2)中医:本病应与瘿病、消渴、虚劳、惊悸等相鉴别。

（五）治疗

1.辨证分型治疗

（1）气郁痰结：

主症：精神抑郁，胸闷肋痛，手指震颤，颈前肿胀，眼突，舌质红、苔薄黄或黄腻，脉弦滑。

治则：疏肝理气，化痰散结。

方药：丹栀逍遥散合海藻玉壶汤加减（柴胡、当归、白芍药、白术、茯苓、丹皮、栀子、青皮、川芎、半夏、浙贝母、连翘、海藻、昆布、甘草）。

加减：若热象明显，可减少当归、白术用量，以防温燥。热扰心神，而见心悸失眠者，加生地黄、百合、夜交藤。

（2）肝火旺盛：

主症：烦躁易怒，怕热汗多，口苦口干，多食易饥，颜面烘热，手指震颤，眼突颈大。舌质红、苔黄，脉弦数。

治则：清肝泻火。

方药：龙胆泻肝汤加减（龙胆草、夏枯草、黄芩、栀子、生地黄、当归、柴胡、知母、白芍药、石斛、玉竹、甘草）。

加减：热扰心神者，重用生地黄，加酸枣仁、夜交藤、丹参；手指颤抖明显者加钩藤、石决明、白蒺藜；多汗甚加浮小麦、五味子；兼大便秘结者，酌用大黄或增液承气汤通腑泻热。

（3）阴虚火旺：

主症：五心烦热，心悸汗出，烦躁易怒，失眠多梦，多食易饥，眼突手颤，颈前肿大。舌红少苔，脉弦细数。

治则：滋阴清热，养心柔肝。

方药：天王补心丹加减（生地黄、玄参、麦门冬、天门冬、当归、丹参、太子参、茯苓、五味子、酸枣仁、柏子仁、远志、朱砂、桔梗、牡蛎）。

加减：肝阴虚明显者，加白芍药、枸杞子；阴虚内热，烦热汗多者，可加栀子、知母；胃阴不足，多食易饥明显者，可加玉竹、石斛。

（4）气阴两虚：

主症：心悸怔忡，汗出气短，手足心热，手指振颤，颈大眼突，饥不欲食，消瘦，神疲乏力，失眠，虚烦潮热或渴不欲饮，腹胀脘闷，大便溏薄或头晕耳鸣，腰酸齿摇或足跗水肿。舌质红或红绛或淡红、苔少。脉细而无力或细数无力或缓而无力或结代促。

治则：益气养阴。

方药：生脉散加味（太子参、麦门冬、五味子、黄芪、茯苓、陈皮、柴胡、甘草）。

加减：心气阴两虚明显者，可合归脾汤加减；脾虚为主者，可合四君子、补中益气汤加减；肾虚明显者可合六味地黄丸加减；足跗水肿者，可在益气养阴的基础上加用泽泻、茯苓、猪苓、车前子等；瘀血明显者，可合桃红四物汤加减。

2.中成药治疗

（1）龙胆泻肝丸：清肝胆，利湿热。适用于肝火旺盛者，每次6g，每天2次。

（2）丹栀逍遥胶囊：疏肝健脾，解郁清热。适用于气郁痰结者，每次4粒，每天2次。

（3）天王补心丹：适用于阴虚火旺者，每次 8 丸，每天 2 次，口服。

（4）生脉饮口服液：适用于气阴两虚者，每次 1 支，每天 3 次，口服。

3.古今效验方治疗

十全流气饮（《外科正宗》）。

组方：陈皮、赤茯苓、乌药、川芎、当归、白芍药各 3g，香附 2.4g，青皮 1.8g，甘草 1.5g，木香 0.9g。

服法：上药加生姜 3 片，大枣 2 枚，用水 400mL，煎至 320mL，空腹时服。

主治：忧思抑郁，致生气瘿、肉瘤，皮色不变，日久渐大者。

4.外治

（1）针灸疗法：

选穴：合谷、足三里、三阴交、丰隆、膻中。

操作：气滞痰凝者加太冲、内关；阴虚火旺者加太溪、阴郗；声音嘶哑者加廉泉、扶突。用泻法。每天 1 次，10 天为 1 个疗程。

（2）电针疗法：

主穴：将高频的两端置于肿大的甲状腺外侧，强刺激。辅穴：两组低频输出线，一组置于两侧太阳穴，弱刺激；一组置于双手内关和神门穴，中等刺激。每天 1 次，10 天为 1 个疗程。

二、甲状腺功能减退症

甲状腺功能减退症，简称甲减，是指组织的甲状腺激素作用不足或阙如的一种病理状态，即是指甲状腺激素的合成、分泌或生物效应不足所致的一组内分泌疾病。甲减为常见的内分泌疾病，其发病率有地区及种族的差异。碘缺乏地区的发病率明显较碘供给充分地区高。女性甲减较男性多见，且随年龄增加患病率上升。新生儿甲减发病率约为 1/4 000，青春期甲减发病率降低，随着年龄增加，其患病率上升，在年龄大于 65 岁的人群中，显性甲减的患病率为 2%～5%。99% 以上甲减为原发性甲减，仅不足 1% 的病例为 TSH 缺乏引起。原发性甲减绝大多数系由自身免疫性甲状腺炎、甲状腺放射碘治疗或甲状腺手术导致。

甲减在中医无专有病名，基于甲减的临床表现多为气血亏虚、脏腑虚损、肾阳不足等的证候表现，故一般将其归属于"虚劳"范畴；但某些甲减系甲状腺切除或放射碘治疗后导致，则应属于"虚损"之列；《黄帝内经》中即将甲状腺肿大或结节称为"瘿"，故伴甲状腺肿大或结节的甲减，如地方性碘缺乏、桥本甲状腺炎等所致伴甲状腺肿大或结节者，可称为"瘿病·虚劳证"。

（一）病因病机

甲减属于"虚劳"或"虚损"之疾，《素问·通评虚实论篇》曰："精气夺则虚"，本病大多由于禀赋不足或后天失调、病久失调、积劳内伤所致。病机是元气虚怯，肾阳虚衰，乃脏腑功能减退，气血生化不足。病变脏腑以肾为主，病位涉及心、脾、肝等脏。由于阳气虚衰，无力运化，临床也可见痰湿、瘀血等病理产物夹杂。

甲状腺激素有促进生长发育、产热、调节代谢等作用，故甲减患者表现出一派虚损证候，而以肾阳虚衰最为明显。20 世纪 60 年代建立的"阳虚"动物模型即表现甲减的临床症状。近年来研究进一步表明阳虚证患者血清甲状腺素含量偏低,证实了阳虚与甲减的内在关系。

肾为先天之本,内藏元阳真火,温养五脏六腑。肾为先天之本,元阳所居,甲减有始于胎儿期或新生儿者,患儿智力水平低下、生长发育迟缓、身材矮小,称为呆小病,足可证明甲减与肾虚关系密切。甲减始于幼年期或成年期者也多为禀赋不足或久劳内伤、久病失治所致,其临床主症为元气亏乏、气血不足之神疲乏力、畏寒怯冷等,乃是一派虚寒之象。除此以外,尚可见记忆力减退、毛发脱落、性欲低下等症,也是肾阳虚的表现。肾阳不足,命门火衰,火不生土,则脾阳受损,脾为后天之本,气血生化之源,脾主肌肉且统血,故甲减患者常见肌无力、疼痛、贫血之症,妇女则可有月经紊乱甚至崩漏等表现。又因肾阳虚衰,命火不能蒸运,心阳亦鼓动无能,而有心阳虚衰之候,常见心动过缓,脉沉迟缓的心肾阳虚之象。阳虚则水运不化,水湿凝聚成痰,故甲减患者可合并黏液性水肿;阳虚无以运血,故瘀血之象可兼夹而见。肝气内郁,气机郁滞,津凝成痰,痰气交阻于颈,痰阻血瘀,遂成瘿肿。由于妇女多见性情抑郁,多思多虑,加之经、产期肾气亏虚,外邪乘虚而入,造成妇女易患甲状腺疾病,因此甲状腺疾病女性患者多于男性。另外,部分患者尚见皮肤粗糙、少汗、大便秘结、舌红苔少,此乃阳损及阴,阴阳两虚而见阴津不足之象。

总之,阳虚为甲减之病本,肾阳虚衰,命火不足是其关键,病位又常涉及脾、心、肝三脏,而见脾肾阳虚、心肾阳虚,并常伴肝气郁滞或肝阳上亢之证,阳损及阴,阴阳两虚也是常见证型。痰浊瘀血则为其病之标,黏液性水肿即为痰浊之象,源于脾肾阳虚不能运化水湿,聚而成痰;瘿肿即为痰气交阻于颈,痰阻血瘀而成。

(二)诊断

甲减的诊断包括明确甲减、病变定位及查明病因3个步骤。

呆小病的早期诊断极为重要,应创造条件将血清甲状腺激素及TSH列为新生儿常规检测项目。争取早日确诊和治疗以避免或尽可能减轻永久性智力发育缺陷。成人甲减典型病例诊断不难,但轻症及不典型者,早期诊断并不容易,重要的是医生考虑到本病可能,进行甲状腺功能检查,以确定诊断。一般来说,TSH增高伴FT_4低于正常即可诊断原发性甲减,T_3价值不大。在下丘脑和垂体性甲减,TSH正常或降低,靠FT_4降低诊断。TRH兴奋试验有助于定位病变在下丘脑还是垂体。

1.临床表现

一般表现有易疲劳、怕冷、记忆力减退、反应迟钝、精神抑郁、嗜睡、体重增加、便秘、月经不调、肌肉痉挛等。体检可见表情淡漠、面色苍白、皮肤干燥粗糙、黏液性水肿面容、毛发稀疏、眉毛外1/3脱落等。

2.辅助检查

(1)直接依据:

1)血清TSH和T_3、T_4是最有用的检测项目:原发性甲减,TSH可升高;而垂体性或下丘脑性甲减,则偏低乃至测不出,可伴有其他腺垂体激素分泌低下。除消耗性甲减及甲状腺激素抵抗外,不管何种类型甲减,血清总T_4和FT_4均低下,血清T_3测定轻症患者可在正常范围。由于总T_3、T_4受TBG的影响,故可测定游离T_3、T_4协助诊断。亚临床甲减仅有TSH增高,血清T_4正常。

2）甲状腺摄¹³¹I率：明显低于正常，常为低平曲线。

3）促甲状腺激素释放激素试验（TRH 兴奋试验）：如 TSH 原来正常或偏低者，在 TRH 刺激后引起升高，并呈延迟反应，表明病变在下丘脑。如 TSH 为正常低值、正常或略高而 TRH 刺激后血中 TSH 不升高或过低（弱）反应，表明病变在垂体或为垂体 TSH 储备功能降低。如 TSH 原属偏高，TRH 刺激后更明显，表明病变在甲状腺。

4）抗体测定：怀疑甲减由自身免疫性甲状腺炎所引起时，应测定甲状腺球蛋白抗体（TGAb）、甲状腺微粒体抗体（MCA）和甲状腺过氧化物酶抗体（TPOAb），其中以 MCA 和 TPOAb 的敏感性和特异性较高。

（2）间接依据：

1）血红蛋白及红细胞减少：常呈轻、中度贫血，小细胞性、正常细胞性、大细胞性贫血三者均可见。

2）血脂：血清三酰甘油、LDL-C 常增高，HDL-C 降低。

3）X 线检查：可见心脏向两侧增大，可伴心包积液和胸腔积液；部分患者蝶鞍增大。

4）基础代谢率降低：常在 -45%～-35%，有时可达 -70%。

（三）鉴别诊断

早期或轻症甲减患者症状不典型，需行甲状腺功能检查明确诊断，注意与以下疾病相鉴别。

1.贫血

甲减患者可合并贫血，需与其他原因的贫血鉴别。甲减患者常有基础代谢率降低、反应迟钝等表现，血清甲状腺激素和甲状腺摄¹³¹I率均有助于鉴别。

2.蝶鞍增大

应与垂体瘤鉴别。伴溢乳者需与垂体催乳素瘤鉴别。

3.慢性肾炎

甲减患者的黏液性水肿与肾炎水肿的临床症状有些相似，二者均有脑力及体力活动缓慢、皮肤苍白水肿、食欲减退、贫血、血胆固醇增高等症状。二者的鉴别主要依靠肾炎的急性发病或病史、肾功能改变、蛋白尿及水肿的凹陷性与黏液性水肿的区别。

（四）辨证施治

1.肾阳虚衰

主症：形寒怯冷，精神萎靡，表情淡漠，头昏嗜睡，思维迟钝，面色苍白，毛发稀疏，性欲减退，月经不调。舌淡胖，脉沉迟。

治则：温肾助阳，益气祛寒。

方药：桂附八味丸化裁（黄芪 15g，党参 20g，熟附子 9g，肉桂 9g，肉苁蓉 9g，熟地黄 15g，山茱萸 15g，山药 15g，茯苓 15g，泽泻 15g）。

方解：本型是甲减的基本证型，其他证型均是在此基础上，又增脾阳、心阳虚衰或肾阴不足的表现，故温肾助阳益气是甲减的基本治法。本方宗《黄帝内经》"善补阳者，必于阴中求阳"之旨，故以桂附八味丸为主方化裁，桂附八味丸乃是以地黄、山茱萸、山药等滋阴剂为主，纳少量桂附于滋阴剂中，取其微微生火之义；茯苓、泽泻利水渗湿，意在补中寓泻，以使补而不腻；加入肉苁蓉,阴阳兼顾;黄芪、党参可助其温阳益气之力。若肾阳虚衰甚者,可伍以仙茅、仙灵脾、鹿茸加强温肾之功;若兼脾虚,则可配黄芪、党参、白术脾肾双补;若有血瘀征象,可加丹参、桃仁活血通脉。

2.脾肾阳虚

主症:面浮无华,神疲肢软,手足麻木,四肢不温,少气懒言,头晕目眩,纳减腹胀,口淡乏味,畏寒便溏,男子阳痿,妇女月经不调或见崩漏。舌质淡胖、苔白滑或薄腻,脉弱濡软或沉迟无力。

治则:温中健脾,扶阳补肾。

方药:补中益气汤或香砂六君丸合四神丸加减(黄芪15g,党参10g,白术12g,茯苓15g,熟附子9g,补骨脂15g,吴茱萸6g,升麻6g,当归10g,砂仁3g(后下),陈皮6g,干姜4片,红枣4枚)。

方解:甲减虽主病在肾,但肾阳虚衰,火不暖土,则可累及后天脾土之运化,而见脾肾阳虚证,临床症状常见神疲乏力肢软的气虚症状,以及纳呆口淡的脾虚症状;脾为运化之源,脾主统血,故可见贫血和妇女月经不调的症状。温补脾肾为本证治则,临床较为常用,常参、芪、术、附并用;也可补肾、健脾交替应用。本方取补中益气汤之义,黄芪、党参、白术补益中气,升麻升提之;而且脾肾两虚,火不暖土,方用四神加减,附子、补骨脂、吴茱萸脾肾同补;姜、枣、陈皮、当归调和气血;本证除正虚外,常可有食滞及湿聚的情况,故酌加消导之品。临床应用如腹胀食滞者,可加大腹皮、焦三仙等;纳食减少,可加木香、砂仁;黏液性水肿患者脾肾阳虚证多见,此时可用茯苓、泽泻、车前子等利水消肿之品,但需在补肾健脾的基础上应用,不可孟浪攻逐水饮,不仅无益,反伤正气;脾虚下陷,可加白芷、柴胡以升提;妇女月经过多,可加阿胶、参三七以固冲涩经。

3.心肾阳虚

主症:形寒肢冷,心悸怔忡,胸闷息短,面目虚浮,头晕目眩,耳鸣重听,肢软无力。舌淡色黯,舌苔薄白,脉沉迟细弱或见结代。

治则:温补心肾,强心复脉。

方药:真武汤合炙甘草汤加减(黄芪15g,党参12g,熟附子9g,桂枝9g,茯苓15g,白芍药15g,猪苓15g,杜仲12g,生地10g,丹参15g,生姜30g,甘草15g)。

方解:心肾阳虚型是以肾阳不足及心阳衰微之证并见的证型,临床除形寒肢冷等阳虚表现外,以心动过缓、脉沉迟微弱等为主要表现,由于心阳虚衰,血运不足,心神失养,故可见头晕目眩、耳鸣重听,阳虚水泛故可见面虚浮、胸闷息短。故以真武汤合炙甘草汤化裁,温补心肾,强心复脉。心者以血为养,然必得阳气振奋以脉道通利,故方中生地、芍药、丹参以养血活血;而以大剂姜、桂、黄芪、党参以温阳通脉;附子温补肾阳;猪茯苓行有余之水。对心动过缓者,为鼓舞心阳,可酌加麻黄6g、细辛3g,以增加心率;若脉迟不复或用参附汤、生脉散,并酌加细辛用量以鼓舞心阳。

4.阴阳两虚

主症:畏寒肢冷,眩晕耳鸣,视物模糊,皮肤粗糙,小便清长或遗尿,大便秘结,口干咽燥,但喜热饮,男子阳痿,女子不孕。舌淡苔少,脉沉细。

治则:温润滋阴,调补阴阳。

处方:以六味地黄丸、左归丸等化裁(熟地黄 15g,山药 15g,山萸肉 12g,黄精 20g,菟丝子 9g,仙灵脾 9g,肉苁蓉 9g,何首乌 15g,枸杞子 12g,女贞子 12g,茯苓 15g,泽泻 15g)。

方解:阳虚虽是甲减的基本证型,但是阴阳互根互用,临床上单纯的阳虚证候是很少见的,因此本型亦是甲减的常见证型。方中重用熟地等滋肾以填真阴;枸杞益精明目;山茱萸、何首乌滋肾益肝;同时黄精、菟丝子、仙灵脾等于养阴之中,勿忘阳虚为本,阴阳互补。对甲减临床症情应注意观察肾精不足及肾阴不足的表现,诸如本证之皮肤粗糙、大便秘结、口干咽燥、苔少脉细等表现,及时加入滋肾填精之品,是有助于本病的恢复的。若大量滋阴药物使用后,大便仍干结难下者,可酌加麻仁、枳实以通导;若阳虚明显者,可加附子、肉桂;阴虚明显者,加生地黄、生脉散等;本方阴柔滋腻之品较多,久服每宜滞碍脾胃,故宜加入陈皮、砂仁理气醒脾。

三、亚急性甲状腺炎

亚急性甲状腺炎(简称亚甲炎)通常是指亚急性疼痛性甲状腺炎,又称病毒性甲状腺炎、亚急性非化脓性甲状腺炎、De Quervain 甲状腺炎、肉芽肿性甲状腺炎、假结核性甲状腺炎、巨细胞性甲状腺炎等,是甲状腺的一种自发缓解性的炎症状态,特征性表现为甲状腺疼痛、触痛,并向咽部、耳部放射,摄碘率受抑制。本病占就诊甲状腺疾病的 3%～5%,多见于中年妇女,年龄为 30～50 岁,女性比男性发病率高 3 倍以上。发病有季节性,如夏季是其发病的高峰。近年来本病逐渐增多,临床变化复杂,且易复发,导致健康水平下降,但多数患者可得到痊愈。本病可因季节或病毒流行而有人群发病的特点。

亚急性甲状腺炎,属中医"瘿病""瘿肿""热病"等范畴。医学文献中《五十二病方》最早有了关于瘿病治疗的记载,可惜内容残缺不全。《外台秘要》曰:"疗颈下卒结,囊渐大欲成瘿。海藻酒方……稍含咽之,日三。"最早记载应用植物类药海藻、昆布治疗瘿病,并首创治疗瘿病的方剂"海藻酒"。《诸病源候论》对瘿病的病因病机作了比较详细的阐述。《圣济总录》记载:"此疾,妇人多有之,缘忧恚有甚于男子也……石瘿泥瘿劳瘿忧瘿气瘿,是为五瘿……"这是最早关于瘿病和性别之间关系的描述,同时第一次把瘿病分为五类(石瘿、泥瘿、劳瘿、忧瘿、气瘿),并进行了详细的比较与论述。当代医家从中西医结合的角度把不同的瘿病和不同的甲状腺疾病对应联系起来,认为瘿痛相当于亚急性甲状腺炎和瘿肿。

(一)病因病机

1.发病因素

亚急性甲状腺炎多发于年龄为 30～50 岁的女性,病位在甲状腺,与肝、脾、心、肾及三焦密切相关。中医认为本病多由外感时邪、七情不和、正气不足所致。

2.病机及演变规律

《医宗金鉴·瘿瘤》中提出"瘿者,如缨络之状……多外感六邪,营卫气血凝郁,内因七情,忧恚怒气,湿痰瘀滞,山风水气而成,皆不痛痒。"《外科正宗·瘿瘤论》中认为"夫人生瘿瘤之症……乃五脏瘀血、浊气、痰滞而成"。一般认为本病多在正气不足时,内伤七情复感湿、热等外邪,形成湿浊,湿热内蕴,津液输布失常,聚而生痰,痰布颈形成痰核,邪热与血相结,最终导致气滞血瘀痰凝，气、血、痰、热互结于颈前而发"瘿瘤"，而引起局部肿块疼痛，乃成瘿病。本病以正虚为本，以气滞血瘀、肝郁痰凝为标，本虚标实是本病的病机特点。

3.分证病机

(1)风热犯表证：风温邪热袭表，风热上攻，热毒壅盛，灼伤津液，炼液为痰，痰阻气机，气血运行不畅，发为瘿瘤。

(2)肝郁化火证：七情不和，肝脾失调，肝郁蕴热，复感风湿，内外合邪而成或正气不足，气血虚弱，气机不利，聚湿生痰，壅滞颈靥，久蕴化热或复感风湿，上壅结喉而致。

(3)脾肾阳虚证：因素体阳虚，感冒风寒，阳虚寒凝，痰浊积聚，以致瘿痛肿硬胀痛而发病。

(4)气郁痰凝证：情志失调，肝气郁结于内，久郁化火，火盛伤津，炼液为痰，气郁与火痰结于颈前而发瘿瘤。

(二)诊断

1.症状及体征

起病时患者常有上呼吸道感染。典型者亚急性甲状腺炎型者整个病期可分为早期伴甲状腺功能亢进症，中期伴甲状腺功能减退症及恢复期三期。

(1)早期(甲亢期)：起病多急骤，常有上呼吸道感染症状及体征如发热，伴怕冷、寒战、疲乏无力、肌肉酸痛和食欲减退，淋巴结肿大。最为特征性的表现为甲状腺部位的疼痛和压痛，常向颌下、耳后或颈部等处放射，咀嚼和吞咽时疼痛加重甲状腺病变范围不一，可先从一叶开始，以后扩大或转移到另一叶或始终限于一叶。病变腺体肿大，坚硬，压痛显著。无震颤及血管杂音。亦有患者首先表现为无痛性结节、质硬、TSH受抑制，须注意鉴别。病变广泛时，泡内甲状腺激素以及非激素碘化蛋白质一时性大量释放入血，因而除感染的一般表现外，尚可伴有甲状腺功能亢进的常见表现，如一过性心悸、神经过敏等，但是一般不超过2～4周。

(2)中期(过渡期及甲减期)：本病多为自限性，一般持续数周至数月可以完全缓解，少部分患者迁延1～2年，极少数有终身甲减的后遗症。大部分本病患者临床上不出现甲减期，经历甲亢期以后，从过渡期直接进入恢复期；少数患者出现甲减期，时间持续2～4个月，甲状腺功能逐渐恢复正常。极少数患者因为甲状腺受到严重损坏，进入甲减期以后，不能恢复，有终身甲减的后遗症。

(3)恢复期：症状逐渐缓解，甲状腺肿及结节逐渐消失，也有不少病例，遗留小结节以后缓慢吸收。如果治疗及时，患者大多可得到完全恢复，极少数变成永久性甲状腺功能减退症患者。

2.辅助检查

(1)一般检查：血白细胞计数轻中度增高，中性粒细胞正常或稍高，红细胞沉降率(ESR)明显增速，绝大部分红细胞沉降率(ESR)≥40mm/h，可达100mm/h。

(2)甲状腺功能检查：甲亢期血清 T_3、T_4、FT_3 与 FT_4 浓度升高，TSH分泌受抑制而降低，甲状腺摄碘率降低，出现所谓的"分离现象"。甲亢期甲状腺摄碘率可以低至测不出。甲减期患者血清 T_3、T_4、FT_3 与 FT_4 浓度减低，TSH升高，甲状腺摄碘率可反跳性升高。恢复期，各项指标趋于正常。甲状腺相关抗体阴性或呈低滴度。

(3)彩色多普勒超声检查：急性期，超声示甲状腺轻中度肿大，内部回声分布不均匀，可见低回声或无回声区,无包膜;在恢复期,超声示为伴血运轻微增加的等回声区。一般1年后血运恢复正常。彩色多普勒超声是一种无创而快捷的检查方法,对本病的诊断、鉴别诊断、治疗后监测及评价有重要意义。

(4)甲状腺同位素扫描:甲状腺扫描可见甲状腺肿大,但图像显影不均匀或残缺。甲状腺摄碘率降低时,同位素碘不能用于扫描。

(5)甲状腺活检:组织活检可见特征性多核巨细胞或肉芽肿样改变。

(三)鉴别诊断

1.急性化脓性甲状腺炎

是甲状腺的化脓性感染,好发生于儿童及青年人,多为连接口咽及甲状腺处存在的瘘管继发感染所致。临床表现为高热,甲状腺部位红、肿、痛,血白细胞升高,无甲状腺功能的改变,细针穿刺细胞学检查可发现病原菌及炎性细胞浸润。

2.桥本甲状腺炎

很少发生甲状腺疼痛或触痛,没有特异性的碘代谢紊乱及血沉的变化,甲状腺相关抗体升高,细针穿刺细胞学检查未见巨细胞。

3.甲状腺出血或坏死

即刻发生的甲状腺剧烈疼痛,可能与甲状腺部位手术、穿刺、药物注射有关,也可继发于结节性甲状腺病变。血沉、甲状腺激素等指标大多正常。可结合多普勒超声显像、细胞学的检查做鉴别。

4.无痛性甲状腺炎

轻中度甲状腺肿,部分患者无肿大,无全身症状,无甲状腺疼痛,血沉增快不明显,必要时甲状腺穿刺或组织活检。

5.甲状腺癌

亚急性甲状腺炎血沉快,甲状腺摄碘率受抑制而降低,应用泼尼松治疗疗效显著,可资鉴别。必要时可做甲状腺穿刺活检。

(四)中医治疗

1.治疗原则

本病病位在甲状腺,与肝、脾、心、肾及三焦密切相关。中医认为本病多由外感时邪、七情不和、正气不足所致。目前亚急性甲状腺炎的辨证分型尚未统一,结合本病的发病过程,按早、中、晚三期辨证论治较为合理。

2.分证论治

(1)早期:

1)风热犯表型:

主症:恶寒发热,热重寒轻,头痛身楚,咽喉肿痛,颈项强痛,转则不利,瘿肿灼痛,触之痛甚,可向耳、枕及下颌部放射,口干咽燥,渴喜冷饮,咳嗽痰少而黏,自汗乏力,舌质红、苔薄黄,脉浮数。

治则:疏风解表、清热解毒、利咽止痛。

方药:银翘散(《温病条辨》)加减(银花、连翘、薄荷、牛蒡子、荆芥穗、淡豆豉、芦根、竹叶、桔梗、甘草等)。

加减:热重者可加生石膏;瘿肿甚者可加天花粉。

2)肝郁化火型:

主症:瘿肿灼热而痛,心烦易急,咽部梗阻感,口渴喜饮,食欲亢进,双手细颤,失眠多梦,乏力多汗,女子则见经前乳胀.大便不调,舌质红、苔薄黄,脉弦而数。

治则:疏肝解郁、清肝泻火。

方药:丹栀逍遥散散(《内科摘要》)加减(白术、柴胡、当归、茯苓、牡丹皮、山栀、芍药、薄荷、甘草等组成)。

加减:瘿肿甚者可加皂角刺、天花粉等。

(2)中期(脾肾阳虚型):

主症:瘿肿,面色㿠白,畏寒肢冷,神疲懒动,纳呆便溏,肢体虚浮,性欲减退,男子可见阳痿,女子可见经量减少或闭经,舌淡胖、苔白滑,脉沉细。

治则:温补脾肾,利水消肿。

方药:阳和汤(《外科证治全生集》)加减(熟地、鹿角胶、肉桂、姜炭、白芥子、麻黄等)。

加减:兼气虚者可加黄芪、党参;阳虚阴寒重者可加附子。

(3)后期(气郁痰凝型):

主症:瘿肿,局部作胀,头晕胸闷,痰黏或有喉间有梗塞感,舌红苔黄腻,脉弦滑。

治则:疏肝理气,化痰散结。

处方:海藻玉壶汤(《医宗金鉴》)加减(海藻、昆布、贝母、连翘、半夏、青皮、川芎、当归、甘草等。

加减:气郁甚者可加柴胡、香附等)。

3.中医特色治疗

(1)专方专药:

1)清热消瘿汤:由金银花、连翘、板蓝根、大青叶、夏枯草、半枝莲、赤芍、蒲公英、浙贝母、甘草等组成。具有清热散结、化痰消瘿等功效。适用于亚急性甲状腺炎早期患者。

2)龙胆解毒汤:由龙胆草、柴胡、黄芩、栀子、郁金、川楝子、合欢花、连翘、金银花、鱼腥草等组成。具有清热解毒、消瘿散结等功效。适用于亚急性甲状腺炎早期肝郁化火证患者。

3)柴胡软坚汤:由柴胡、黄芩、浙贝、玄参、葛根、西洋参、夏枯草、半夏、桔梗、黄药子、生牡蛎、甘草等组成。具有清肝解郁、消瘿散结等功效。适用于亚急性甲状腺炎早期肝郁化火证肿块坚大者。

4)海藻玉壶汤:由海藻、昆布、贝母、连翘、半夏、青皮、川芎、当归、甘草等组成。具有疏肝理气,化痰散结等功效。适用于亚急性甲状腺炎后期气郁痰凝证患者。

5)中成药:

A.六神丸:由珍珠粉、牛黄、麝香、雄黄、冰片、蟾酥等组成,10粒,一日3次。适用于甲状腺肿痛明显者。

B.雷公藤多苷片:为雷公藤提取物,60mg,每日3次。适用于阳虚兼痰凝证。

C.银黄口服液:由金银花、黄芩等组成,每次服10mL,每日3次。适用于风热犯表证。

D.板蓝根冲剂:每次 10g,每日 3 次,适用于风热犯表证。

E.生脉饮:由人参、五味子、麦门冬等组成,每次 10mL,每日 3 次。适用于后期恢复。

(2)针刺治疗:针刺治疗取血海、气海、丰隆、合谷、阿是穴等为主穴。风热者加外关、尺泽;肝郁化火者配期门、太冲;脾肾阳虚者配脾俞、肾俞、足三里;气郁痰凝者配太冲、三阴交、三焦俞。

(3)中药外敷治疗:芙蓉膏。由芙蓉叶、大黄、泽兰叶、黄柏、黄芩,黄连、冰片组成,具有清热解毒消肿作用,适用于甲状腺肿痛明显者。

(4)食疗:亚甲炎的食疗应根据不同的阶段选择不同的食疗方。

1)疾病初期:发热,咽喉痛,颈前部肿大疼痛、压痛明显、咳嗽、低头时疼痛加重,并可向颌下、耳后、前胸等处放射,肿物增大迅速,质地坚硬,周围淋巴结无肿大。多数患者有心悸、怕热、多汗、多食易饥、大便次数增多、精神紧张、手抖等甲亢症状,舌红苔薄,脉弦数。

A.绿豆银花粥:绿豆 50g,金银花 15g,大米 50g。将大米、绿豆煮烂以后,放入金银花,煮 3～5 分钟后作为稀粥食用。

B.白萝卜汁:将白萝卜 500g 洗净削皮后,切片捣碎成汁,频频饮用;或将白萝卜切丝,放入少许白糖和醋,拌匀后食用;也可将白萝卜叶洗净捣烂成汁,放入醋和酱油拌匀食用。

C.生橄榄汁:将生橄榄 50g 洗净后去核捣碎成汁饮用;或将生橄榄嚼碎食用均可。

2)疾病中期:疲倦乏力,怕冷、喜暖,嗜睡,精神不振,食欲减退,腹胀,便秘,面部浮肿,舌体胖大、边缘有齿痕,舌质淡红、苔白脉沉细等。

A.参芪薏仁粥:薏仁米 50g,党参 15g,生黄芪 15g。用砂锅将生黄芪煮 20 分钟后滤去生黄芪,用其汁煮薏仁米和党参,煮烂以后食用。

B.黄芪炖鸡肉:鸡肉 200g,生黄芪 30g,生姜 3 片,黄酒、食盐、酱油各少许。将生黄芪用砂锅煮汁后去掉黄芪,用其汁将切好的鸡肉块炖烂后,放入黄酒、生姜、食盐和酱油,食用之。

C.姜枣茶:生姜 3 片,大枣 10 个,洗净后放入水中煮开,代茶饮,食生姜、大枣。

3)疾病后期:疾病初、中期时的各种症状逐渐消失,颈前部留有小结节,随吞咽上下活动,无痛感。纳食、二便正常,舌红苔白,脉弦等。

A.海带汤:海带 100g,生姜 2 片,食盐、酱油各少许。将海带切丝,煮烂以后,入生姜、食盐和酱油,再稍煮片刻,喝汤吃海带。

B.炒山慈姑片:生山慈姑 250g,去皮切片,用食用油炒熟后,入食盐少许,再入醋拌匀食用之;或将山慈姑蒸熟后,加入蜂蜜少许拌匀食用之;或将山慈姑煮熟后,加入冰糖少许拌匀食用之。

C.山楂:将生山楂 10 个洗净后食用;或将干山楂片煮水,加入冰糖或蜂蜜少许,代茶饮。

(五)转归与预后

本病的预后良好,可以自然缓解。一些患者在病情缓解后,数月内还可能再次或多次复发,反复发作虽不常见而在临床上可能遇到,但最终甲状腺功能回至正常。然而,甲状腺局部不适可持续存在几个月。通常在病后数周或数月以后,大多数患者甲状腺功能指标均恢复正常,而滤泡贮碘功能的恢复却很慢,可以长至临床完全缓解以后的 1 年以上。永久性甲状腺功能低减的发生率不到 10%,在以前曾有甲状腺手术或同时有自身免疫性甲状腺炎的患者容易有这种结果,极少数病例可发展为慢性淋巴性细胞性甲状腺炎或毒性弥漫性甲状腺肿。

在轻症或不典型病例中,甲状腺仅略增大,疼痛和压痛轻微,不发热,全身症状轻微,临床上也未必有甲亢或甲减表现。本病病程长短不一,可自数周至半年以上,一般为 2～3 个月,故称亚急性甲状腺炎。病情缓解后,尚可能复发。本病完全恢复后,复发率大约为 2%,复发时的临床表现及实验室检查结果均较首次发病时为轻,病程持续时间亦较短。

(六)预防与调护

增强机体抵抗力,避免上呼吸道感染和咽炎,对预防本病发生有重要意义。平时要做好流感的预防工作,要注意天气变化,及时增减衣物。发病后,在饮食上宜食含高热量、高维生素、足够蛋白质和糖类的食物;宜用性味平和类食物,如谷类、豆类、水果、蔬菜等。患者还要注意平时要忌刺激、辛辣、兴奋、提神的食物,如葱、蒜、姜、花椒、咖啡、可乐等。在情志上,要保持心情愉悦,有助于疾病的康复。

四、甲状腺结节

本病根据其主要临床表现,如颈部肿块、颈部胀闷、咽有阻塞感或伴有声音嘶哑等,归属于中医学"瘿瘤"的范畴。

(一)病因病机

1.发病因素

(1)水土失宜:因居位高山地区,易感受山岚瘴气或久饮沙水,瘴气及沙水入脉中,搏结颈下而成瘿瘤。

(2)情志内伤:由于长期郁忿恼怒或情志不遂,使气机郁滞,肝气失于条达,则津液敷布失常易于凝聚成痰,气滞痰凝,凝结为痰浊,壅结颈前,形成瘿瘤。痰气凝滞日久,使血液的运行亦受到障碍而产生血行瘀滞,痰浊瘀血久而蕴结成毒,可致瘿肿乃至结节。正如《济生方·瘿瘤论治》说:"夫瘿瘤者,多由喜怒不节,忧思过度,而成斯疾焉。大抵人之气血,循环一身,常欲无滞留之患,调摄失宜,气滞血滞,为瘿为瘤。"

(3)饮食失调:一则影响脾胃功能,使脾失健运,不能运化水湿,聚而生痰;二则影响气血的正常运行,痰气瘀结颈前而发为瘿瘤。

2.病机及演变规律

本病的主要病机是肝郁气滞,脾失健运,痰湿内生,气血瘀滞,痰湿凝结颈前,日久引起血脉瘀阻,以气、痰、瘀三者合而为患。瘿瘤之症,虽有气滞、痰凝、血瘀之别,但其发病之内在因素,即是人体正气虚弱。疾病的发生与人体正气有着密切关系,由于正气不足,以致病邪乘虚而入,结聚于经络、脏腑,导致气滞、痰凝、血瘀等病理变化,酿成瘿瘤之病。《内经》云:"邪之所凑,其气必虚。"总之,历代医学对甲状腺结节的形成,归结为肝郁气滞、痰凝血瘀。本病初起多实,病久则由实致虚,尤以阴虚、气虚为主,故本病为虚实夹杂之证,以肝肾气(阴)虚为本,气滞、痰凝、血瘀为标。

3.病位、病性

本病病位在肝、脾,涉及心、肾,病性为虚,本虚标实。

4.分证病机

(1)肝郁气滞:患者心情抑郁,肝气不舒,气机郁滞,痰浊壅阻,凝结颈前形成颈部结节。

(2)痰结血瘀:患者饮食不节,损伤脾胃,脾失健运,痰湿内生,痰气交阻,血脉瘀滞、壅结于颈前成瘿。

(3)心肝阴虚:患者操劳过累,心肝阴精内耗,阴精不足于下,无法滋养于颈部,而发为本病。

(4)气虚痰瘀:患者体质本虚,脾胃不足,不能化生气血,同时痰湿内生,气虚与痰湿互结于颈前,日久发为本病。

(二)临床表现

1.症状

绝大多数甲状腺结节患者没有临床症状,常常是通过体检或自身触摸或影像学检查发现。当结节压迫周围组织时,可出现相应的临床表现,如声音嘶哑、憋气、吞咽困难等。

2.体征

详细的病史采集和全面的体格检查对于评估甲状腺结节性质很重要。病史采集要点是患者的年龄、性别、有无头颈部放射线检查治疗史,结节的大小及变化和增长的速度、有无局部症状、有无甲亢及甲状腺功能减退的症状,有无甲状腺肿瘤、甲状腺髓样癌或多发性内分泌腺瘤病(MEN)2 型、家族性多发性息肉病、Cowden 病和 Gardner 综合征等家族性疾病史等。体格检查的重点是结节的数目、大小、质地、活动度、有无压痛、有无颈部淋巴结肿大等。提示甲状腺恶性结节临床证据包括:①有颈部放射线检查治疗史;②有甲状腺髓样癌或 MEN2 型家族史;③年龄小于 20 岁或大于 70 岁;④男性;⑤结节增长迅速,且直径超过 2cm;⑥伴持续性声音嘶哑、发音困难、吞咽困难和呼吸困难;⑦结节质地硬、形状不规则、固定;⑧伴颈部淋巴结肿大。

(三)辅助检查

1.实验室检查

(1)血清促甲状腺素(TSH)和甲状腺激素:所有甲状腺结节患者均应进行血清 TSH 和甲状腺激素水平测定。甲状腺恶性肿瘤患者绝大多数甲状腺功能正常。如果血清 TSH 减低,甲状腺激素增高,提示高功能结节。此类结节绝大多数为良性。

(2)甲状腺自身抗体:血清甲状腺过氧化物酶抗体(TPOAb)和甲状腺球蛋白抗体(TGAb)水平是检测桥本甲状腺炎的金指标之一,特别是血清 TSH 水平增高者。85%以上桥本甲状腺炎患者血清抗甲状腺抗体水平升高。但是少数桥本甲状腺炎可合并甲状腺乳头状癌或甲状腺淋巴瘤。

(3)甲状腺球蛋白(TG)水平测定:血清 TG 对鉴别结节性质没有帮助。

(4)血清降钙素水平测定:血清降钙素水平明显升高提示甲状腺结节为髓样癌。有甲状腺髓样癌家族史或多发性内分泌腺瘤病家族史者,应检测基础或刺激状态下血清降钙素水平。

2.甲状腺超声检查

高清晰甲状腺超声检查是评价甲状腺结节最敏感的方法。B 超检查是甲状腺结节首选的诊断方法。B 超检查不仅能测量甲状腺大小,还可显示出直径 2～3mm 的小结节。可以判断出甲状腺结节的数目和大小;是囊性、实性还是混合性;有无包膜及包膜是否完整;有无血流及血流状况。对于在B超中发现外周有浸润、界线模糊不清的结节,其内部常伴有钙化强光团,彩超显示血流信号增强的结节,以及囊性结节中囊壁厚度不均,囊壁上有结节状隆起者,都要怀疑恶性肿瘤的可能。它不仅可用于结节性质的判别,也可用于超声引导下甲状腺细针穿刺细胞学(FNAC)检查。

3.甲状腺核素显像

甲状腺核素显像的特点是能够评价结节的功能,判断结节有无分泌功能,而对于判断其结节的性质即良性、恶性临床意义不大。

4.磁共振成像(MRI)和计算机断层扫描(CT)检查

MRI或CT对帮助发现甲状腺结节、判断结节性质不如甲状腺超声敏感,且价格昂贵。但对评估甲状腺结节和周围组织的关系,特别是发现胸骨后甲状腺肿有诊断价值。

5.FNAC检查

FANC检查是评估甲状腺结节性质最准确最有效的方法。要获得足够的标本,须抽吸活检3~6次。囊性甲状腺结节宜在超声指导下,细针抽吸结节的边缘实质部位,而不是抽吸囊液或碎渣,仅此目的需超声指导,对临床上可扪到结节则仅需手扪指导抽吸。FNAC的敏感性、特异性、准确性受穿刺技术、取材部位、染色方法、细胞病理学诊断经验等多种因素的影响。目前国内甲状腺FNAC主要用于排除桥本甲状腺炎。

(四)鉴别诊断

1.甲状腺腺瘤

单个或多个,呈圆形或椭圆形,质地较韧,表面光滑,边缘清楚,无压痛,随吞咽上下活动,腺瘤生长缓慢,临床上大多无症状。甲状腺显像一般为"温结节",囊腺瘤可为"凉、冷结节"。甲状腺自主高功能腺瘤(Plummer病)常有甲亢症状,甲状腺显像为"热结节"。

2.甲状腺囊肿

一般无临床症状,囊肿表面光滑,边界清楚,质地较硬,随吞咽上下活动,无压痛。偶可因囊内出血,迅速增大,局部出现疼痛,甲状腺显像为"凉、冷结节"。B超示结节内含有液体,边界清楚,即可确诊。

3.结节性甲状腺肿

以中年女性多见,结节内可有出血、囊变和钙化,结节的大小可由数毫米至数厘米,临床主要表现为甲状腺肿大,触诊时可扪及大小不等的多个结节,结节的质地多为中等硬度,少数患者仅能扪及单个结节,但在做甲状腺显像或手术时,常发现有多个结节。患者的临床症状不多,一般仅有颈前不适感觉,甲状腺功能检查大多正常。

4.亚急性甲状腺炎

起病急,发热、咽痛、甲状腺明显疼痛及触痛。急性期血沉加快,血 T_3、T_4 升高,吸碘率降低,糖皮质激素治疗效果好。甲状腺显像常示放射性分布减低。亚急性甲状腺炎应与甲状腺腺瘤内急性出血相鉴别,后者一般无全身症状,血沉不快,血 T_3、T_4 与吸碘率无分离现象。

5.慢性淋巴细胞性甲状腺炎

甲状腺弥漫性肿大,质地硬如橡皮,无压痛。甲状腺显像示放射性分布不均匀,血

TMAb、TGAb 明显升高。应注意本病与甲状腺癌可同时并发,难以鉴别。

6.慢性纤维性甲状腺炎

结节与周围甲状腺组织粘连固定,质地坚硬。起病及发展过程缓慢,局部压迫症状明显,与甲状腺癌难以鉴别,但局部淋巴结不肿大,摄碘率正常或偏低。

7.甲状腺癌

其病理分型为乳头状、滤泡状、未分化和髓样癌。早期一般无自觉症状,偶然由本人或他人发现颈前部有一肿物,无疼痛,发展快,质地硬,表面不规则,与周围组织粘连或伴有颈部淋巴结肿大及声音嘶哑、吞咽困难、呼吸困难等压迫症状。甲状腺显像多为"凉、冷结节",^{99m}Tc-MIBI 甲状腺亲肿瘤显像常为阳性。B超检查、CT 检查示肿物边界不规则,与周围组织分界不清,有时可见钙化点等。

(五)中医论治

1.治疗原则

对于甲状腺结节,应充分利用现代医学发展技术,发扬中医治未病的思想,通过辨证论治,尽早运用中药进行干预,预防甲状腺结节的形成。本病是在正气亏虚脏腑功能失调的基础上,由气滞、痰凝、血瘀而为病。其病理特点是本虚标实,虚实夹杂。治以疏肝理气,化痰软坚,活血化瘀;同时,因所有的甲状腺疾病都可能以结节的形式存在,不同的致病因素,作用于不同体质的个体,产生的症状和证候也各有差别,很难以一方一法来治疗甲状腺结节,所以在辨证施治过程中,一定要详察病因,精辨病机,谨守因时、因地、因人制宜的治疗原则。治疗中还应注意古之医家多采用含碘丰富的方药,如海藻丸、昆布丸、海藻玉壶丹等治疗瘿瘤,这与当时碘缺乏有关。中国医科大学"碘致甲状腺疾病"课题组的调查结果显示,碘超足量和碘过量对于甲状腺的健康都是不安全的,特别是对甲状腺疾病易感人群的危害,所以现在治疗甲状腺结节不可完全遵循古方。

2.分证论治

(1)肝郁气滞:

主症:情志抑郁,胸闷不舒,口干喜饮,甲状腺旁肿核突起,随吞咽上下移动,遇郁怒肿核增大。舌红苔薄微腻,脉细弦。

治则:疏肝理气,解郁消肿。

方药:四海舒郁丸(《疡医大全》)加减(木香、昆布、海藻、海带、海螵蛸、海蛤壳)。

加减:酌加柴胡、香附、枳壳、陈皮、黄药子疏肝理气散结。

(2)痰结血瘀:

主症:颈部结节,按之较硬,胸闷,纳差,舌质暗紫、苔薄白或白腻,脉弦或涩。

治则:理气活血,化瘿消痰。

方药:海藻玉壶汤(《医宗金鉴》)加减(海藻、浙贝母、昆布、陈皮、青皮、川芎、当归、半夏、连翘、黄药子、蝉蜕、茯苓、夏枯草、薏苡仁)。

加减:口干咽燥者,去半夏、香附,加麦冬、玄参、生地、丹皮。

(3)心肝阴虚:

主症:颈前结节,质软,心悸烦躁,少寐,面部烘热,咽干口苦,手颤失眠,颈部肿块、质韧,盗汗神疲,舌红少苔,脉弦细数。

治则:滋阴疏肝消瘿。

方药:一贯煎和天王补心丹(《续名医类案》《校注妇人良方》)加减(

生地、玄参、麦冬、沙参、枸杞子、茯苓、五味子、当归、丹参、酸枣仁、柏子仁、远志、川楝子)。

加减:兼有气虚加黄芪、党参。

(4)气虚痰瘀:

主症:颈部结节,乏力,头晕,纳食减少,大便秘结,舌淡暗,苔薄,脉弱。

治则:益气化痰,消瘿散结。

方药:经验方(生黄芪、太子参、茯苓、淫羊藿、浙贝母、当归、三棱、桃仁)。

加减:兼有阴虚火旺者加生地、北沙参;阳虚明显者加桂枝、附子;结节质地硬者加山慈姑。

3.中医特色治疗

(1)专方专药:

1)软坚汤:由夏枯草、莪术、白芍、生牡蛎、黄药子、土鳖、茯苓、首乌、浙贝、生蛤壳、甘草等组成。具有化痰散结、软坚消肿、活血化瘀之功效。气虚加党参;有瘀者加三七粉冲服。

2)消瘿汤:由夏枯草、海藻、玄参、牡蛎、三棱、莪术、黄药子、浙贝母、僵蚕、白芥子、当归、香附等组成。具有软坚化痰、活血化瘀消肿之功效。

3)活血化瘀汤:由当归、海藻、川贝、半夏、黄药子、牡蛎、桃仁、赤芍等组成。具有活血化瘀、软坚消肿之功效。

4)海藻玉壶汤:由海藻、昆布、海浮石、夏枯草、黄药子、当归、香附、半夏、陈皮、郁金、象贝、牡蛎等组成。具有理气化痰消瘿、养血活血之功效。质地坚硬,无明显虚弱证者,酌加赤芍、山慈姑、三棱、莪术;胸闷心悸失眠者加合欢皮、远志、枣仁;口干咽燥者,去半夏、香附,加麦冬、玄参、生地、丹皮;病久体弱者,酌加党参、黄芪、何首乌、黄精。

5)四海舒郁汤:由海带、海藻、昆布、海螵蛸、海蛤粉、青木香、陈皮、夏枯草、香附、煅牡蛎、山慈姑、郁金等组成。具有理气解郁、化痰软坚、消瘿散结之功效,若甲状腺肿大,皮质坚硬,病程长加三棱、莪术、桃仁;心悸胸闷者加薤白、全瓜蒌;失眠者加枣仁、柏子仁、夜交藤、珍珠母;兼有气虚证加黄芪、党参;伴血虚、阴虚症状加全当归、玄参、生地、黄精。

6)海贝柴香汤:由海藻、昆布、香附、郁金、柴胡、连翘、浙贝、鳖甲、牡蛎、夏枯草、半枝莲、玄参、瓦楞子等组成。痰多,舌苔厚腻加天竺黄、白芥子、法半夏、陈皮、胆南星、海浮石;包块质硬或治疗后期消散缓慢,去夏枯草、连翘、海藻、昆布,加当归、川芎、桃仁、赤芍、丹参;腹瘤囊肿型去牡蛎、瓦楞子,加牵牛子、泽泻;阴虚潮热、心烦,去夏枯草、连翘、半枝莲,酌加栀子、丹皮、青蒿、沙参、生地、天花粉;表卫不固加黄芪、防风、白术。

7)消瘿1号方:由柴胡、赤芍、香附、青陈皮、夏枯草、玄参、海藻、昆布、黄药子、龙葵、山慈姑、全瓜蒌、王不留行、生牡蛎等组成。内热症加银柴胡、丹皮、生地、沙参、白芍;有瘀加红花、莪术、三棱、炮甲珠;心慌,夜寐不宁加远志、丹参、当归。

8)瘿瘤散结汤:由香附、郁金、青皮、三棱、莪术、山慈姑、全瓜蒌、白芥子、海蛤壳、生牡蛎、八月札、白花蛇舌草等组成。肿块质地较硬,病程较长者加桃仁、鬼羽箭、石见穿、皂角刺、乳香、没药;大便燥结难行者,重用全瓜蒌或加生大黄;妊娠、经期去三棱、莪术,加丹参、赤芍;神倦乏力,面色少华加炙黄芪、党参、当归、黄精。

9)化痰汤:由黄药子、海藻、昆布、当归、夏枯草、陈皮、蛤壳、桃仁等组成。心悸甚者加酸枣仁、远志、灵磁石;多梦少寐加合欢皮、天王补心丹;痰多加制半夏、白芥子、土贝母;体虚加党参、地黄;震颤加锻牡蛎、石决明;肿块坚硬加三棱、莪术、炙甲片。

10)化痰散结汤:由酒炒黄药子、海藻、昆布、海浮石、生牡蛎、当归、川芎、红花、土贝、半夏、乌药、八月札、夏枯草、玄参、柴胡等组成。体弱去红花或减量,加党参;瘿块明显肿大加三棱、莪术,重用牡蛎;阴虚加鳖甲,重用贝母;脾虚加白术、青皮;失眠加酸枣仁或柏子仁;青春期、哺乳期,传染病和感染性疾病时加凤尾草,重用夏枯草、海藻、昆布、牡蛎、贝母。

11)中成药:甲亢丸。适用于因内伤七情,忧思恼怒,日久酿成痰气郁结的良性甲状腺结节。

(2)针刺治疗:性甲状腺肿瘤可以配以针灸治疗。

1)针刺水突、间使、内关、神门、太溪、复溜、照海、合谷、丰隆。将其分两组,任选一组穴位,交替使用。采用平补平泻手法,每次留针 15~30 分钟,10 日为 1 个疗程,间隔 3~4 日后可再行针刺。

2)针刺风池、水突、天突、合谷、足三里诸穴,皆用泻法,采用强刺激,间歇留针 30 分钟。注意勿刺伤颈总动脉及喉返神经。

(3)按摩:可以选择相应脏腑经络的穴位进行保健按摩。如肝火旺盛可选择太冲穴,心悸可按摩手部的内关穴。

(4)药物外治:

1)阳和解凝膏外敷。瘿肿处疼痛灼热者,可用鲜品商陆根或牛蒡子捣烂外敷患处。

2)华南胡椒(全株)2 份,野菊花 1 份,生盐适量。上药一起捣烂,隔水蒸熟,待温度适宜时外敷患处,1 剂可多次使用。

(5)食疗:

1)紫菜粥:干紫菜 15g,猪肉末 50g,精盐 5g,味精 1g,葱花 5g,胡椒粉 2g,麻油 15g,粳米100g。本方具有清热解毒、润肺化痰、软坚散结的功效。

2)海带排骨汤:海带 50g,排骨 200g,黄酒、精盐、味精、白糖、葱段、姜片适量。本方具有软坚化痰、清热利尿的功效。

(六)转归与预后

临床上早期明确甲状腺结节的性质,区分其为良性或是恶性病变,对治疗方案的选择、预后等具有重要的意义。

(七)预防与调护

减少精神、心理压力,减少颈部 X 线照射,高碘地区防止碘摄入过量,合理膳食,定期体检。

第二十四节 血脂异常（脂蛋白异常血症）

血脂异常指血浆中脂质量和质的异常。由于脂质不溶或微溶于水，在血浆中必须与蛋白质结合以脂蛋白的形式存在，因此，血脂异常实际上表现为脂蛋白异常血症。血脂异常少数为全身性疾病所致（继发性），多数是遗传缺陷与环境因素相互作用的结果（原发性）。血脂异常可作为代谢综合征的组分之一，与多种疾病如肥胖症、2 型糖尿病、高血压、冠心病、脑卒中等密切相关。长期血脂异常可导致动脉粥样硬化，增加心脑血管病的发病率和病死率。随着生活水平提高和生活方式改变，我国血脂异常的患病率已明显升高。据《中国居民营养与健康现状》（2004 年）报道，我国成人血脂异常患病率为 18.6%，估计患者数有 1.6 亿。防治血脂异常对延长寿命、提高生活质量具有重要意义。

中医学无高脂血症的病名，但对膏脂的认识却源远流长。《辞源》曰："脂也，凝者曰脂，释者曰膏。"膏脂过多则体形肥胖，《内经》称为"膏人""脂人""肥贵人"等。如《素问·通评虚实论篇》曰："肥贵人，则膏粱之疾也。"根据高脂血症的临床表现，属中医"眩晕""痰饮""瘀血"等范畴。

一、血脂和脂蛋白概述

（一）血脂、脂蛋白和载脂蛋白

（1）血脂是血浆中的中性脂肪（三酰甘油和胆固醇）和类脂（磷脂、糖脂、固醇、类固醇）的总称。

（2）血浆脂蛋白是由蛋白质［载脂蛋白（Apo）］和三酰甘油、胆固醇、磷脂等组成的球形大分子复合物。应用超速离心方法，可将血浆脂蛋白分为五大类：乳糜微粒（CM）、极低密度脂蛋白（VLDL）、中间密度脂蛋白（IDL）、低密度脂蛋白（LDL）和高密度脂蛋白（HDL）。这五类脂蛋白的密度依次增加，而颗粒则依次变小。此外，还有脂蛋白（a）[Lp（a）]。各类脂蛋白上述 4 种成分的组成及其比例不同，因而其理化性质、代谢途径和生理功能也各有差异。

（3）载脂蛋白是脂蛋白中的蛋白质，因其与脂质结合在血浆中转运脂类的功能而命名。已发现有 20 多种 Apo。常用的分类法是 Alaupovic 提出的 ABC 分类法，按载脂蛋白的组成分为 ApoA、B、C、D、E。由于氨基酸组成的差异，每一型又可分若干亚型。例如，ApoA 可分 A I、A II、A IV；ApoB 可分 B_{48}、B_{100}；ApoC 可分 C I、C II、C III；ApoE 有 E I、E III 等。载脂蛋白除了与脂质结合形成水溶性物质、成为转运脂类的载体以外，还可参与酶活动的调节以及参与脂蛋白与细胞膜受体的识别和结合反应。

（二）脂蛋白及其代谢

人体脂蛋白有两条代谢途径：外源性代谢途径指饮食摄入的胆固醇和三酰甘油在小肠中合成 CM 及其代谢过程；内源性代谢途径是指由肝脏合成的 VLDL 转变为 IDL 和 LDL，以及 LDL 被肝脏或其他器官代谢的过程。此外，还有一个胆固醇逆转运途径，即 HDL 的代谢。

1.乳糜微粒（CM）

颗粒最大，密度最小，富含三酰甘油，但 Apo 比例最小。CM 的主要功能是把外源性三酰甘油运送到体内肝外组织。由于 CM 颗粒大,不能进入动脉壁内,一般不致引起动脉粥样硬化,但易诱发急性胰腺炎;CM 残粒可被巨噬细胞表面受体所识别而摄取,可能与动脉粥样硬化有关。

2.极低密度脂蛋白(VLDL)

颗粒比 CM 小,密度约为 1,也富含三酰甘油,但所含胆固醇、磷脂和 Apo 比例增大。VLDL 的主要功能是把内源性三酰甘油运送到体内肝外组织,也向外周组织间接或直接提供胆固醇。目前多认为 VLDL 水平升高是冠心病的危险因素。

3.低密度脂蛋白(LDL)

颗粒比 VLDL 小,密度比 VLDL 高,胆固醇所占比例特别大,ApoB-100 占其 Apo 含量的 95%。LDL 的主要功能是将胆固醇转运到肝外组织,为导致动脉粥样硬化的重要脂蛋白。经过氧化或其他化学修饰后的 LDL,具有更强的致动脉粥样硬化作用。LDL 为异质性颗粒,其中 LDk 为小而致密的 LDL(sLDL)。由于小颗粒 LDL 容易进入动脉壁内,且更容易被氧化修饰,所以具有更强的致动脉粥样硬化作用。

4.高密度脂蛋白(HDL)

颗粒最小,密度最高,蛋白质和脂肪含量约各占一半,载脂蛋白以 ApoA I 和 ApoA II 为主。HDL 的生理功能是将外周组织包括动脉壁在内的胆固醇转运到肝脏进行代谢,这一过程称为胆固醇的逆转运,可能是 HDL 抗动脉粥样硬化作用的主要机制。

(三)血脂及其代谢

1.胆固醇

食物中的胆固醇(外源性)主要为游离胆固醇,在小肠腔内与磷脂、胆酸结合成微粒,在肠黏膜吸收后与长链脂肪酸结合形成胆固醇酯。大部分胆固醇酯形成 CM,少量组成 VLDL,经淋巴系统进入体循环。内源性胆固醇在肝和小肠黏膜由乙酸合成而来,糖类、氨基酸、脂肪酸代谢产生的乙酰辅酶 A 是合成胆固醇的基质,合成过程受 3-羟基-3-甲基戊二酸单酰辅酶 A(HMG-CoA)还原酶催化。循环中胆固醇的去路包括构成细胞膜,生成类固醇激素、维生素 D、胆酸盐,储存于组织等。未被吸收的胆固醇在小肠下段转化为类固醇随粪便排出。排入肠腔的胆固醇和胆酸盐可再吸收经肠肝循环回收肝脏再利用。

2.三酰甘油

外源性三酰甘油来自食物,消化、吸收后成为乳糜微粒的主要成分。内源性三酰甘油主要由小肠(利用吸收的脂肪酸)和肝(利用乙酸和脂肪酸)合成,构成脂蛋白(主要是 VLDL)后进入血浆。血浆中的三酰甘油是机体恒定的能量来源,它在脂蛋白脂酶(LPL)作用下分解为游离脂肪酸(FFA)供肌细胞氧化或储存于脂肪组织。脂肪组织中的脂肪又可被脂肪酶水解为 FFA 和甘油,进入循环后供其他组织利用。

二、分类

1.表型分类

目前国际通用世界卫生组织(WHO)制定的分类系统。根据各种脂蛋白升高的程度将脂蛋白异常血症分为五型,其中第Ⅱ型又分为两个亚型,共六型。其中Ⅱa、Ⅱb和Ⅳ型较常见。本分类法不涉及病因,称为表型分类。

临床上也可简单地将血脂异常分为高胆固醇血症、高三酰甘油血症、混合性高脂血症和低高密度脂蛋白胆固醇血症。

2.按是否继发于全身系统性疾病分类

分为原发性和继发性血脂异常两大类。继发性血脂异常可由于全身系统性疾病所引起,也可由于应用某些药物所引起。在排除了继发性血脂异常后,就可以诊断为原发性血脂异常。原发性和继发性血脂异常可同时存在。

3.基因分类

相当一部分原发性血脂异常患者存在一个或多个遗传基因缺陷,由基因缺陷所致的血脂异常多具有家族聚集性,有明显的遗传倾向,称为家族性脂蛋白异常血症,包括颇为常见而突变基因尚未确定的家族性混合型高脂血症、家族性高三酰甘油血症。原因不明的称为散发性或多基因性脂蛋白异常血症。

三、病因病机

本病多由于先天禀赋异常,加上后天的饮食不节、过逸少动、情志内伤、年老体衰及他病不愈等,导致脏腑功能失调或虚损所致。以肝、脾、肾三脏之虚为本,痰浊、瘀血为标。可以概括为:脾失健运,痰湿内生;肾虚开阖不利,水湿内停;肝气郁结,气滞血瘀;痰湿血瘀,留滞脉络;本虚标实,虚实夹杂。本病病机虽错综复杂,但不外虚、痰、瘀、滞四者。

1.饮食不节

饮食不节,摄食过度或恣食肥腻甘甜厚味,过多膏脂随饮食进入人体,输布、转化不及,滞留血中,因而血脂升高。《素问·生气通天论篇》云:“味过于甘,心气喘满”,嗜酒无度则可戕伐脾胃气机而致脾胃气虚、运化失职。或长期饱食则可致食滞中焦,损及脾胃,使脾脏运化输布水谷之精微失常,致使饮食不归正化,不能化精微以营养全身;食滞日久,又可聚湿生痰,反而变生脂浊,混入血中,引起血脂升高。

2.过逸少动

或生性喜静,贪睡少动;或终日伏案,多坐少走;人体气机失于疏畅,津液输布不利。膏脂转化利用不及,以致生多用少,沉积体内,浸淫血中,引起血脂升高。《世补斋医书》云:“逸之为病,正不小也。……安逸所生病,与劳相反。经云:劳者温之,逸者行之。行谓使气运行也。……人体欲得劳动,但不当使极耳!动则谷气易消,血脉流利,病不能生。”

3.情志内伤

思虑伤脾,脾失健运,膏脂运化输布失常,血脂升高;或郁怒伤肝,肝失条达,气血运行不畅,则气滞血瘀。肝郁化火,“木旺乘土”则脾失健运,水谷精微运化失常,不能散精于肝,滞留血脉,引起高脂血症。《血证论》曰:“木之性主于疏泄,食气入胃,全赖肝木之气以疏泄之,而水谷乃化。”

4.体质禀赋

父母肥胖,自幼多脂,成年以后,形体更加丰腴,而阳气常多不足,津液膏脂输化迟缓,血中膏脂过多。或素体阴虚阳亢,脂化为膏,溶入血中,血脂升高。

5.年老体衰

人老则五脏六腑皆衰,以肾为主。肾的生理功能失常,肾阳虚,不能温煦脾阳,脾失健运;不能温煦心阳,心阳不振;肾阳虚衰,气化失司,水湿上泛为痰。肾阴亏损,不能滋养肝阴,则肝阳上亢,水不涵木,则木克脾土;阴虚火旺,则煎液为痰。肾阴肾阳虚损均能导致机体水湿、津液代谢障碍,水谷精微不能散精于肝、上归于肺,滞留于血脉,致高脂血症。

6.消渴、水肿、胁痛、黄疸、积聚等证不愈消渴证

基本病机属阴虚燥热,由于虚火内扰,胃热消谷,患者常多饮多食,但饮食精微不能变脂而储藏,人体之脂反尽溶为膏,混入血中,导致血脂升高。水肿日久,损及脾肾,肾虚不能主液,脾虚失于健运,以致膏脂代谢失常。胁痛、黄疸、积聚三者皆属肝、胆之病,肝病气机失于疏泄,影响膏脂的输布转化,胆病而不能净浊化脂,引起血脂升高。

四、临床表现

血脂异常可见于不同年龄、性别的人群,某些家族性血脂异常可发生于婴幼儿。

(一)黄色瘤、早发性角膜环和脂血症眼底改变

由于脂质局部沉积所引起,其中以黄色瘤较为常见。黄色瘤是一种异常的局限性皮肤隆起,颜色可为黄色、橘黄色或棕红色,多呈结节、斑块或丘疹形状,质地一般柔软,最常见的是眼睑周围扁平黄色瘤。早发性角膜环出现于 40 岁以下,多伴有血脂异常。严重的高三酰甘油血症可产生脂血症眼底改变。

(二)动脉粥样硬化

脂质在血管内皮沉积引起动脉粥样硬化,引起早发性和进展迅速的心脑血管和周围血管病变。血脂异常可作为代谢综合征的一部分,常与肥胖症、高血压、冠心病、糖耐量异常或糖尿病等疾病同时存在或先后发生。严重的高三酰甘油血症可引起急性胰腺炎,应予重视。多数血脂异常患者无任何症状和异常体征,而于常规血液生化检查时被发现。

五、实验室检查

血脂异常是通过实验室检查而发现、诊断及分型的。

(一)生化检查

测定空腹状态下(禁食 12～14 小时)血浆或血清 TC、TG、LDL-C 和 HDL-C 是最常用的实验室检查方法。TC 是所有脂蛋白中胆固醇的总和,TG 是所有脂蛋白中三酰甘油的总和。LDL-C 和 HDL-C 分别指 LDL 和 HDL 中的胆固醇含量。

决定治疗前,至少有 2 次血脂检查的结果。

(二)超速离心技术

是脂蛋白异常血症分型的金标准,但所要求的仪器设备昂贵,技术操作复杂,一般临床实验室难以做到。

(三)脂蛋白电泳

将脂蛋白分为位于原点不移动的乳糜微粒、前 β-脂蛋白、β-和 α-脂蛋白共 4 条脂蛋白区

带,分别相当于超速离心法中的 CM、VLDL、IDL 和 LDL,以及 HDL。仅为半定量分析,结果变异较大,目前已不常应用。

六、诊断

详细询问病史,包括个人饮食和生活习惯、有无引起继发性血脂异常的相关疾病、引起血脂异常的药物应用史以及家族史。体格检查须全面、系统,并注意有无黄色瘤、角膜环和脂血症眼底改变等。血脂检查的重点对象包括:①已有冠心病、脑血管病或周围动脉粥样硬化病者;②有高血压、糖尿病、肥胖、吸烟者;③有冠心病或动脉粥样硬化家族史者,尤其是直系亲属中有早发冠心病或其他动脉粥样硬化证据者;④有皮肤黄色瘤者;⑤有家族性高脂血症者。从预防的角度出发,建议 20 岁以上的成年人至少每 5 年测定一次血脂,建议 40 岁以上男性和绝经期后女性每年进行血脂检查;对于缺血性心血管疾病及其高危人群,则应每 3~6 个月测定一次。首次发现血脂异常时应在 2~4 周内再予复查。

诊断标准:根据《中国成人血脂异常防治指南(2007 年)》,中国人血清 TC 的合适范围为<5.18mmol/L(200mg/dL),5.18~6.19mmol/L(200~239mg/dL)为边缘升高,≥6.22mmol/L(240mg/dL)为升高。血清 LDL-C 的合适范围为<3.37mmol/L(130mg/dL),3.37~4.12mmol/L(130~159mg/dL)为边缘升高,≥4.14mmol/L(160mg/dL)为升高。血清 HDL-C 的合适范围为≥1.04mmol/L(40mg/dL),≥1.55mmol/L(60mg/dL)为升高,<1.04mmol/L(40mg/dL)为减低。TG 的合适范围为<1.70mmol/L(150mg/dL),1.70~2.25mmol/L(150~199mg/dL)为边缘升高,≥2.26mmol/L(200mg/dL)为升高。

分类诊断:根据前述系统进行表型分类,并鉴别原发性血脂异常和继发性血脂异常。对原发性家族性脂蛋白异常血症可进行基因诊断。

七、治疗

(一)辨证论治

1.痰浊中阻证

主症:四肢倦怠,胸脘痞满,腹胀纳呆,大便溏薄,形体肥胖,心悸眩晕,舌体胖、边有齿痕、苔腻,脉滑。

治则:化痰降浊。

方药:导痰汤加减。

加减:可酌加白术、泽泻、决明子等健脾利湿之品。咳嗽痰多,加瓜蒌、胆南星、竹茹以化痰降逆。

2.肝郁脾虚证

主症:精神抑郁或心烦易怒,肢倦乏力,胁肋胀满窜痛,月经不调,口干,不思饮食,腹胀纳呆,舌苔白,脉弦细。

治则:疏肝解郁,健脾和胃。

方药:逍遥散加减。

加减:若气短乏力者,加黄芪、太子参健脾益气;如胸胁胀痛甚者,加青皮、丹参以理气化瘀止痛;眩晕者,加菊花、代赭石清肝泻火,镇肝潜阳。

3.胃热滞脾证

主症:多食,消谷善饥,体胖壮实,脘腹胀满,面色红润,口干口苦,心烦头昏,舌红、苔黄腻,脉弦滑。

治则:清胃泄热。

方药:保和丸合小承气汤加减。

加减:胃热腹胀甚者,加石膏、枳壳以清热理气;若脘腹胀满,大便秘结者,加黄芩、黄连、知母滋阴清热,润肠通便。

4.肝肾阴虚证

主症:头晕目眩,腰膝酸软,失眠多梦,耳鸣健忘,咽干口燥,五心烦热,胁痛,颧红盗汗,舌红少苔,脉细数。

治则:滋养肝肾。

方药:杞菊地黄汤加减。

加减:可酌加黄精、何首乌、菟丝子、麦门冬、沙参等以养阴生津,补养肝肾。如阴虚内热,失眠盗汗者,加知母、黄柏以滋阴降火;若眩晕重者,加桑寄生、生代赭石补益肝肾,镇肝潜阳。

5.脾肾阳虚证

主症:畏寒肢冷,腰膝腿软,面色㿠白,大便稀溏,腹胀纳呆,耳鸣眼花,腹胀不舒,舌淡胖、苔白滑,脉沉细。

治则:温补脾肾。

方药:附子理中汤加减。

加减:畏寒肢冷者,加补骨脂、仙茅、益智仁温阳散寒;腹胀便溏者,加厚朴、陈皮、苍术、莱菔子健脾除湿;若气短自汗,加人参、黄芪益气固表。

6.气滞血瘀证

主症:胸胁胀闷,胁下痞块刺痛拒按,心烦易怒,夜不能寐或夜寐不安,舌紫暗或见瘀斑,脉沉涩。

治则:活血祛瘀,行气止痛。

方药:血府逐瘀汤合失笑散加减。

加减:瘀热内结,心烦易怒,口干口苦,大便秘结者,加茵陈蒿、山栀子、大黄、黄芩等泻热通腑;性情急躁者,加郁金、黄芩疏肝清热;胸痛甚者,加瓜蒌、薤白通阳散结。

(二)常用中药制剂

1.脂必妥胶囊

功效:健脾消食,活血化瘀。用于高脂血症。用法:口服,每日3次,每次1粒。

2.山楂降脂片

功效:降血脂。用于高脂血症。用法:口服,每日3次,每次1~2片。

八、预后

长期高脂饮食及持续血脂异常均增加动脉粥样硬化的危险性,并可导致脑血管病、心血管病尤其是冠心病及周围血管病的发生。

九、预防与调护

加强宣传教育,提倡科学膳食,均衡营养,注意膳食纤维的摄入;规律地进行体育锻炼,防止肥胖,戒烟酒,并与心血管疾病、肥胖症、糖尿病等慢性病防治的卫生宣教相结合。此外,定期健康检查有助于及早发现血脂异常,以便及时治疗。

第二十五节 肥胖症

本病病名与祖国医学相同,属"肥胖"范畴。历代医籍对肥胖病的论述非常多。对本病的最早记载见于《内经》,如《素问·阴阳应象大论篇》中有"肥贵人"及"年五十,体重,耳目不聪明矣"的描述。

一、病因病机

(一)发病因素

肥胖自古有之,其形成在中医看来,与先天禀赋、地理环境、过食肥甘、疏于劳作运动、七情过度、脾胃虚弱、痰饮水湿等有关。也有不少人认为肥脂即是痰浊。

(二)病机及演变规律

《灵枢·卫气失常》即把肥胖人分为膏型、脂型、肉型。过食肥甘厚味者,损伤脾胃,湿热熏蒸,炼液为痰,痰浊膏脂瘀积,致使形态肥胖,固有"肥人多痰"之说。①年老体衰:对某地区肥胖者进行统计后发现,随着年龄的增长肥胖症的患病率逐渐升高。这很可能与老年人肾阳亏虚、阴气渐衰有关。②先天禀赋:将人体分为9种体质,认为阳虚质、痰湿质最易患肥胖症,尤其是痰湿质。③过食肥甘:有学者认为过食肥甘会导致脾胃运化失职,使水谷不化精微而酿生痰湿,引起肥脂积蓄而致肥胖,还认为饮食因素是在体质因素的基础上导致肥胖病的主要原因。④缺乏运动:《内经》有"久卧伤气,久坐伤肉"之说,伤气则气虚,伤肉则脾虚,脾气虚弱,运化失司,水谷精微不能输布,水湿内停,形成肥胖浮肿。⑤情志不遂:经常忧郁、恼怒、精神紧张,易致肝气不疏,而木郁克土,必致脾失健运,湿浊内停而引起肥胖。有学者认为肝气郁结是单纯性肥胖症的重要因素,并从肝论治取得较好疗效。

(三)分证病机

1.脾虚痰湿

脾主运化,为后天之本,痰湿的产生与肺、脾、肾三脏功能有密切的关系,三脏之中尤以脾的功能最重要,如果脾运健旺,则脏腑气血充和;若脾运失健,胃虽能纳谷,但纳入之谷不能变成营养物质运送到周身,反酿成痰湿,纳食愈多,痰湿愈甚,日积月累,则成肥胖。

2.胃热湿阻

肥胖蕴热常以胃热为著,其特征为消谷善饥,胃纳过旺,必加重脾运负担,久则脾运不及,易积湿生痰,痰湿蕴热,复困脾胃,两者之间恶性循环;另一方面,胃纳所受之物,并非皆为气血生化所需之物,诸如肥甘之品,反影响气血生化,导致人体脂质代谢紊乱,使机体脂质储存增多,形成肥胖病。

3.气滞血瘀

气为血帅,血为气母。气血运行相辅相成,脾不健运,气血生化乏源,气虚则血行不畅,加之痰湿内阻,气机升降出入受阻,终则导致血瘀,瘀滞既成,脂积瘀阻,又使气机滞塞,恶性循环,致使痰脂滞留周身皮肤之间、腹膜之中、脏腑之内,易生他变。所谓"肥人多瘀""痰瘀同源"即是此意。

4.痰浊壅阻

饮食不节,嗜食肥甘厚腻,脾失健运,痰浊壅阻中焦,浊气充塞,使经气运行不畅,困遏了脏腑,使之难以发挥正常的功能,故身体肥胖。

5.脾肾两虚

肾为先天之本,化气行水。中年以后,肾气由盛转衰加之脾病及肾,脾肾阳虚,不能化气行水,水湿运化无权加重体内湿浊。痰瘀脂泛溢肌肤而发肥胖。

二、临床表现

(一)症状

肥胖患者畏热多汗,易感疲乏,呼吸短促,下肢浮肿。肥胖可引起骨关节炎,平足,皮肤皱褶处皮炎,静脉曲张,腹壁疝和隔疝。男性脂肪分布以颈及躯干部、腹部为主,四肢较少;女性则以腹部、腹以下臀部、胸部及四肢为主。轻度肥胖者常无症状,中重度肥胖者可引起肥胖-换气低下综合征(Pickwickian 综合征),其特征为肺泡换气不足、瞌睡和缺氧、二氧化碳潴留(二氧化碳分压持续升高在 48mmHg 以上)。由于缺氧、肺高压、继发性红细胞增多,最后可出现心肺功能衰竭。不同病因引起的肥胖症,其临床表现不同。肥胖患者可因体形而有自卑感、焦虑、抑郁等身心相关问题。另外,肥胖者往往伴有糖尿病、高血压、痛风。

(二)体征

轻型肥胖患者多无不良反应;中、重度肥胖患者即出现症状:两下肢沉重感,活动时气促,体力劳动易疲倦,弯腰前屈困难,腰、腿痛,怕热多汗,皮肤皱折糜烂,嗜睡酣眠,多食善饥,喜食零食、糖果糕点甜食,如不及时进食即感心悸、冷汗、手颤,以及便秘、性功能减退,女性可伴有月经不调等症状,部分患者由于内分泌功能失调而浮肿,也可因为脂肪过多或活动减少,下肢血液、淋巴液回流受阻而引起浮肿。

三、辅助检查

(一)常规检查

肥胖的常规检查一般包括:①体重指数(BMI)。BMI＝体重(kg)/身高^2(m^2),1998 年

WHO 公布 BMI 正常值为 20～25，如 BMI 为 25～30 为超重，＞30 为重度肥胖（肥胖症）。②腰臀比（WHR）。腹型肥胖与代谢综合征危险性密切相关，1998 年 WHO 建议欧洲男性腰围 94cm，女性 80cm 是较合适的临界值；亚洲人群以男性腰围 90cm，女性 80cm 作为临界值，WHR 偏高为中心型肥胖。

（二）实验室检查

（1）血尿常规、血脂、血糖、肝肾功能、心电图等，目的在于发现相关的危险因素和靶器官的损害。

（2）排除继发性肥胖，行相关疾病的检查，如甲状腺功能减退症、下丘脑综合征、皮质醇增多症、多囊卵巢综合征或男性性腺功能低下等；另外，染色体检查，可检出遗传性疾病。

（三）仪器测量法

仪器测量法是测量体脂成分的经典方法，具体包括水下称重法、生物电阻抗法、整体电传导（TOBEL）、双能 X 线吸收法（DEXA）、CT 扫描及磁共振（MRI）、超声波法；另外如体钾测定、同位素稀释法、中子激活法等，因价格昂贵、不易操作，不能测量局部体脂。

四、鉴别诊断

肥胖症可作为某些疾病如甲状腺功能减退症、库欣综合征、胰岛素瘤、2 型糖尿病、性功能减退症、下丘脑、遗传性肥胖、药物性肥胖的临床表现之一（继发性肥胖），原发性（单纯性）肥胖应与继发性肥胖症相鉴别。后者有其原发病的临床表现，例如，甲减患者有其特殊的外貌；库欣综合征患者其肥胖呈向心性，并同时有高血压、满月脸、痤疮、皮肤紫纹；多囊卵巢综合征有多毛及男性化。进行相关内分泌激素测定和功能试验有助于鉴别诊断。

五、治疗

（一）辨证分型治疗

1.脾虚湿阻型

主症：肥胖水肿，疲乏无力，肢体困重，尿少纳差，腹满，脉沉细，舌苔薄腻，舌质淡红。

治则：健脾补气，化湿利水。

方药：参苓白术散加减（人参、白术、茯苓、甘草、山药、莲子肉、桔梗、扁豆、薏苡仁、砂仁）。

加减：水湿重者加车前草、木通、汉防己；腹胀明显者加厚朴；疲乏重者加黄芪、山药。

2.胃热湿阻型

主症：肥胖，头胀头晕，消谷善饥，困楚怠惰，口渴喜饮，脉滑小数，舌苔腻微黄，舌质红。

治则：清胃泻火，利水通腑。

方药：小承气汤加减（大黄、厚朴、枳实）。

加减：热甚者加黄连、生石膏；湿重者加车前草、汉防己、苍术、白术；头胀重者加菊花、夏枯草；若大便干，将炙大黄改为生大黄，加胡黄连或番泻叶代茶饮。

3.肝瘀气滞型

主症：肥胖，胸胁苦满，胃脘痞满，月经不调，闭经，失眠，多梦，脉弦细，舌质暗红。

治则:疏肝理气,活血化瘀。

方药:柴胡疏肝散或逍遥散加减(柴胡、当归、白芍药、茯苓、炙甘草、生姜、薄荷)。

加减:大便干者加生大黄;血瘀重者加生蒲黄、三棱、莪术;气滞重者加枳实;热盛者加黄芩、黄连;烦躁者加生石决明、草决明;胁痛者加川楝子。

4.脾肾两虚型

主症:肥胖,疲乏无力,腰酸腿软,阳痿,阴寒,脉沉细无力,舌苔薄,舌质淡红。

治则:健脾补肾,温阳化湿。

方药:真武汤或附子理中汤加减(炮附片、白术、茯苓、白芍药、生姜)。

加减:水肿重者加汉防己、大腹皮;自汗无力者加党参、黄芪;腹胀者加陈皮、法半夏。

5.阴虚内热型

主症:肥胖,头昏眼花,头胀头痛,腰膝酸软,五心烦热,低热,脉数而弦,舌红苔薄。

治则:滋阴补肾,平肝泻火。

方药:杞菊地黄汤加减(熟地黄、山茱萸、山药、泽泻、茯苓、丹皮、枸杞子、菊花)。

加减:头晕重者加生石决明、草决明;头痛加天麻、钩藤;腰酸重者加牛膝;烦热者加黄柏、知母。

(二)中成药治疗

1.防风通圣丸

1袋,每日2次。

2.新清宁片

3～5片,每日3次。

3.连翘败毒丸

1袋,每日2次。

4.大黄䗪虫丸

9g,每日2次。

5.减肥降脂灵

本药具有促进脂肪代谢,降低血脂的功能,用于单纯性肥胖症。胶囊剂型、每次4粒,每日3次,饭前40分钟用温开水服用,服药后再服温开水或茶水1～2杯。1个月为1个疗程,连服2～3个疗程。

6.降脂灵

本方具有补肝益肾,养血明目,降脂的功效,用于肝肾阴虚,头晕目眩,高血脂症。片剂,每次5片,1日3次,口服。

7.月见草油

本药具有降血脂、抗心律不齐、减肥作用,用于防治动脉硬化、高血脂、肥胖症等。胶囊,每次5～6粒,每日2次,口服。

(三)古今效验方治疗

1.防己黄芪汤(《金匮要略》)

汉防己、黄芪、白术、甘草、生姜、大枣。健脾利水,用于肥胖病脾虚水肿者。

2.泽泻汤(《金贵要略》)

泽泻、白术。健脾利水,用于脾虚水肿肥胖者。

3.防风通圣散(《宣明论》)

防风、麻黄、荆芥、薄荷、连翘、桔梗、川芎、当归、白术、山楂、酒军、芒硝、石膏、黄芩、滑石、甘草、白芍药。解表通里,疏风清热。用于肥胖者。

4.二陈汤(《和剂局方》)

陈皮、半夏、茯苓、甘草。健脾化痰,用于脾虚痰湿肥胖者,可与泽泻汤合用。

5.导痰汤(《济生方》)

陈皮、半夏、茯苓、甘草、枳实、胆南星。清热涤痰,用于痰热肥胖者。

6.温胆汤(《千金方》)

陈皮、半夏、茯苓、甘草、竹茹、枳实、生姜、大枣。温化痰浊,用于痰湿肥胖者。

7.五皮饮(《和剂局方》)

五加皮、茯苓皮、大腹皮、生姜皮、地骨皮。健脾利水,用于脾虚水湿肥胖者。

8.藿香正气散(《和剂局方》)

藿香、苏叶、白芷、大腹皮、茯苓、白术、半夏曲、陈皮,厚朴、桔梗、炙甘草、生姜、大枣。用于脾虚湿浊肥胖者。

9.五苓散(《伤寒论》)

猪苓、茯苓、白术、泽泻、桂枝。用于脾虚湿浊肥胖者。

(四)食疗

1.荷叶粥

鲜荷叶一张,粳米100g,冰糖少许。①粳米淘净,鲜荷叶洗净,切成一寸方的块。②鲜荷叶放入锅内,加清水适量,用武火烧沸后,转用文火煮10～15分钟,去渣留汁。③粳米、荷叶汁放入锅内,加冰糖、清水适量,用武火烧沸后,转用文火煮至米烂成粥。每日2次,作早、晚餐食用。

2.赤小豆粥

赤小豆30g,粳米50g。将赤小豆、粳米洗净、入锅,加清水煮至米烂成粥。每日2次,作早、晚餐食用,久服可利水湿,健脾、减重。

3.燕麦片粥

燕麦片50g。将燕麦片放入锅内,加清水待水开时,搅拌、煮至熟软。或以牛奶250mL与燕麦片煮粥即可。每日1次,早餐服用。具有降脂、减肥作用,适用于肥胖、高脂血症、冠心病患者及健康者日常保健用。

4.茯苓饼

茯苓200g,面粉100g。将茯苓研成粉末,与面粉和水混合后做成饼,烙熟即成。经常食用,具有健脾化湿,养胃之功效,适宜长期服用。

(五)外治

1.针灸治疗

(1)体针:有人认为,针刺可使基础胃活动水平降低并能延迟餐后胃排空时间而降低食欲,还可抑制由于肥胖引起的 5-羟色胺的升高。

取穴：梁丘、公孙、三阴交、内关、丰隆、关元、足三里、天枢、曲池等穴。

有人主张分型取穴：痰湿中阻、脾失健运，取内关、水分、天枢、关元、丰隆（以上用平补平泻），三阴交、列缺（以上用补法）；胃亢脾弱，湿热内蕴，取曲池、支沟、四满、三阴交（以上用平补平泻），内庭、腹结（以上用泻法）；冲任失调，带脉不和，取支沟、中注（以上用平补法），关元、带脉、血海、太溪（以上用补法）。隔日 1 次，留针半小时，15 天为 1 个疗程。

（2）耳针：取穴内分泌、脑、肺、胃、口、饥点、渴点、三焦等，用王不留行籽或莱菔子贴埋或针刺。

2.推拿按摩

患者取卧位，术者按肺经、胃经、脾经、膀胱经走向进行按摩推拿、点穴。腹部按摩减肥法是一种简单有效的方法。常用穴位有关元穴、天枢穴、中脘穴。手法有：①二指叠按法，即食指、中指或无名指重叠置于按摩部位，按的轻重以手下有脉搏跳动和患者不痛为宜，原则是"轻不离皮，重不摩骨"，似有似无；②波浪式推压法，两手手指并拢，自然伸直，左手手掌置于右手指背上，左右掌指平贴腹部，用力向前推按，继而左手掌用力向后压，一推一回，由上而下慢慢移动，似水中的浪花。

第二十六节　卵巢功能早衰

卵巢功能早衰（POF）是指妇女在 40 岁以前出现持续性闭经和性器官萎缩，并伴有卵泡刺激素（FSH）和黄体生成素（LH）升高，而雌激素（E_2）降低的病症。是由于卵巢合成性激素功能低下，或者不能合成，降低了对下丘脑-垂体轴的负反馈作用，使得促生殖激素增高，雌激素水平降低的一种状态。其主要特点是卵巢功能、生殖功能和内分泌功能丧失。卵巢功能早衰发病率有逐年上升的趋势，据国内流行病学调查统计，POF 在一般人群中发病率为 1‰～3‰，是妇科内分泌领域的常见病。

卵巢功能早衰在中国医籍中没有与其相对应的病名，《傅青主女科》称之为"年未老经水断"。从其症状来看，多归属于"闭经""不孕""虚劳""血枯""脏躁""百合病"等病症范畴。但早衰一词早在 2000 年前的《素问·阴阳应象大论篇》一书中提出，即"能知七损八益，则二者可调，不知用此，则早衰之节也。年四十，而阴气自半也，起居衰矣"。

对于卵巢功能早衰的治疗，西医主要通过激素替代疗法，以期达到治疗目的，但效果不佳。采用中医治疗该病能恢复脏腑冲任之功能，进而使性腺轴功能恢复，卵巢功能早衰现象得以纠正，有较好的临床疗效。

一、病因病机

（一）中医

《素问·上古天真论篇》云："女子七岁，肾气盛，齿更，发长。二七，而天癸至……七七，任脉虚,太冲脉衰少,天癸竭,地道不通。"阐明了女性生长、衰老的规律,可见维持肾的功能可延缓衰老的进程,保持青春。本病的根本病因为肾虚,多脏腑尤其是肝、脾的功能失常是其发展、演变的促进因素,情志不畅、气血失调、痰瘀壅滞常与本病相互影响。

1.肾虚

若先天禀赋不足,精气未充,肾气未盛,或房劳多产,久病大病,耗损真阴,以致肾气亏虚,精血匮乏,冲脉不盛,任脉不通,冲任血海失养。是本病的主要病因病机。

2.肝郁

《万氏妇人科》云:"忧愁思虑,恼怒怨恨,气郁血滞而经不行。"肝藏血,司血海,主疏泄。若素多忧虑,或七情内伤,忿怒伤肝,肝气郁结,气机不畅,则肝气逆乱,疏泄失司,气结则血滞,致冲任失调而发为本病。

3.血虚

若素体血虚,或久病伤血,营血亏虚,或饮食、劳倦、思虑伤脾,脾虚化源不足,冲任血海不充,而致本病。

4.血瘀

感受寒邪,寒客胞宫,血受寒则凝,或肝郁气滞,气郁血滞,致冲任受阻,瘀血阻于脉道,血行不畅,经血受阻而为病。

5.痰湿

若素体脾虚、湿热内蕴,或不慎感受湿热之邪,或饮食不节伤脾,或肝木犯脾,或脾失健运,湿聚成痰,与血相搏,痰阻冲任,冲任二脉受阻,便血不得下行而成病。

(二)西医

卵巢功能早衰的病因目前尚不清楚,认为可能与遗传、免疫、感染、医源性、环境、心理因素等有关,这些使卵巢先天性卵细胞数量减少,使其闭锁加速或直接破坏,使卵细胞过早耗竭。

1.遗传学因素

认为卵巢功能早衰可能与 X 染色体缺陷、X-连锁基因、常染色体基因突变相关。许多基因已被筛选为 POF 候选基因,但至今没有一个被公认的 POF 遗传标记。

2.免疫性因素

约30%的 POF 涉及自身免疫机制,但自身免疫性 POF 的确切发病机制至今未明。临床发现 5%~30%的 POF 患者同时患有其他自身免疫性疾病,筛查同时存在的自身免疫性疾病,是在临床实践中唯一可行的 POF 免疫性病因的筛查方法。

3.外界因素

(1)医源性因素:如盆腔手术、放化疗、免疫抑制剂治疗(环磷酰胺、雷公藤等)、子宫动脉栓塞等。

(2)环境损伤。

(3)心理因素:强烈的情绪波动或突然巨大的精神刺激可引起 POF,长期焦虑、忧伤、恐惧等负性情绪和神经性食欲减退等可导致提早绝经。

4.特发性 POF

大多数 POF 患者找不到明确的病因,称为特发性 POF,包括卵泡缺失和卵巢抵抗综合征

（ROS）。

二、诊断与鉴别诊断

（一）诊断标准

公认的卵巢早衰的诊断标准是 40 岁以前出现至少 4 个月以上闭经,并有 2 次或以上血清 FSH＞40U/L(两次检查间隔 1 个月以上),雌二醇水平＜73.2pmol/L。病史、体格检查及其他辅助实验室检查可有助于相关病因疾病的诊断。

（二）鉴别诊断

1.西医

本病应与多囊卵巢综合征、垂体肿瘤、增生性关节炎、原发性高血压等相鉴别。

2.中医

主要应与眩晕、心悸、水肿等疾病相鉴别。

三、治疗

（一）辨证论治

1.肾阳亏虚

主症:初潮延迟或月经不规则,月经量减少渐至停闭,面色晦暗或㿠白,精神萎靡,头晕耳鸣,形寒肢冷,腰酸背痛,小便清长,夜尿频数,舌淡苔白,脉沉细弱。

治则:温肾壮阳,补血调经。

方药:阳和汤合二仙汤加味。熟地黄 20g,鹿角霜、鹿角胶、仙茅、女贞子各 15g,白芥子、干姜、旱莲草、阳起石各 10g,肉桂、麻黄、甘草各 6g。全方共奏温补肾阳之功。如兼有脾虚者,合理中丸加减;月经量过多者,加补骨脂、菟丝子、杜仲各 15g。

2.肝肾阴虚

主症:月经周期延后,经量减少、色红质稠,渐至月经停闭不行,五心烦热,颧红唇干,盗汗,便秘,阴道干燥,舌红少苔,脉细数。

治则:补肾养肝,调补冲任。

方药:左归丸合一贯煎加减。熟地 20g,山药、山茱萸、枸杞子、鹿角胶、菟丝子、杜仲各 15g,沙参、川楝子、生地、麦冬各 12g,当归 10g,甘草 6g。诸药合用既滋养肝肾,又调理冲任。

3.气血两虚

主症:月经周期延迟、量少、色淡红、质薄,渐至经闭不行,面色萎黄,神疲乏力,头晕眼花,心悸气短,舌淡苔薄白,脉沉缓或细弱。

治则:益气养血调经。

方药:人参养荣汤加减。党参、黄芪各 20g,白术、茯苓、熟地黄各 15g,当归、白芍、五味子各 10g,陈皮、肉桂、甘草各 6g。诸药配伍,共奏气血双补以调经之功。若见心悸失眠、多梦者,宜养心阴,方用柏子仁丸。

4.气滞血瘀

主症:月经停闭不行,胸胁胀痛,精神抑郁,烦躁易怒,小腹胀痛拒按,舌紫黯、有瘀斑瘀点,脉沉弦而涩。

治则:理气活血,祛瘀通经。

方药:血府逐瘀汤加减。当归、生地、川芎、柴胡各 15g,桃仁、赤芍、红花、枳壳各 12g,甘草 6g。全方既能活血化瘀养血,又能理气解郁。若肝郁甚者,可加陈皮 6g,香附 10g。

5.痰湿阻滞

主症:月经延后,经量少、色淡、质黏稠,渐至月经停闭,神疲倦怠,面浮肢肿,胸闷泛恶,纳少痰多,舌白苔厚腻,脉滑。

治则:健脾燥湿,豁痰调经。

方药:二陈汤合苍附导痰汤。陈皮、天南星各 10g,茯苓、半夏、枳实各 12g,生姜、甘草各 6g。诸药合用有健脾燥湿豁痰以调经之效。若脾虚甚者,加用四君子汤以加强健脾之功。

(二)中药人工周期疗法

根据不同时期,用中药调整月经周期,这种方法叫作中药人工周期疗法。应用中药人工周期疗法,先补后攻,攻补兼施,能够助排卵,改善症状,调整月经周期,取得了较好的临床疗效。

1.卵泡期

滋肾养血,调理冲任,以促进卵泡发育。药用:生地、熟地、菟丝子、补骨脂、续断等。

2.排卵前期

滋养精血,辅以助阳调气活血。药用:山茱萸、桑寄生、杜仲等。

3.黄体期

温补肾阳。药用:二仙汤加鹿角霜、蛇床子等。

4.行经期

调整冲任,通经活血。药用:当归、丹参、蒲黄、川断、细辛、香附、牛膝等。

以上方药根据临床随症加减治疗,效果尚佳。连服 3～6 个周期为 1 个疗程。

(三)特色专方

1.补肾养肝汤

当归、鸡血藤各 20g,熟地黄、菟丝子、白芍药、枸杞子、丹参各 15g,川芎、淫羊藿、仙茅、川牛膝各 10g,甘草 6g。每日 1 剂,水煎 2 次,取汁 500mL,分早、晚两次服。每疗程 25 日。有补益肝肾之效。对于治疗肝肾阴虚者,效果佳。

2.滋肾固经汤

由炙黄芪、熟地、女贞子、桑椹子、肉苁蓉、淫羊藿、河车、当归、丹参等组成。每日 1 剂,水煎服,分早、晚两次服用。功效:滋肾养阴,调理冲任。用于肝肾阴虚者。

3.补肾养经汤

覆盆子、菟丝子、枸杞子、太子参、当归、黄芪、川续断、女贞子、紫河车粉(冲服),每日 1 剂,水煎服,分早、晚两次服用。全方共奏补肾调经之效。连用 3 个月经周期。

4.柴胡疏肝散

陈皮 6g,柴胡 6g,川芎 5g,香附 5g,枳壳 5g,芍药 5g,甘草 3g。功效:疏肝解郁,行气调经。每日 1 剂,水煎服,分早、晚两次服用。用于肝郁气滞者。

5.五子二仙汤

五味子12g,覆盆子12g,车前子12g,枸杞12g,菟丝子12g,当归9g,巴戟9g,仙茅9g,仙灵脾9g,黄柏9g,知母9g。每日1剂,水煎服,分早、晚两次温服。既可益肾填精,又有调经之功。适用于肾虚者。

6.一贯煎

由生地黄、沙参、麦冬、枸杞子、川楝子、当归、女贞子、柴胡、白芍、牡丹皮、甘草组成。每日1剂,水煎服,分早、晚两次温服。诸药合用以滋肾养肝。用于肝肾阴虚者。

7.滋肾益冲抗衰汤

熟地、巴戟天、当归、鹿角片(先煎)、龟甲(先煎)、牛膝、茺蔚子各12g,灵芝、枸杞子、菟丝子、怀山药、仙灵脾、太子参、丹参各15g,知母、黄柏各10g,紫河车(研粉吞)6g。1天1剂,煎汁,分早、晚两次服。3个月为1个疗程。具有补肾养血活血之效。适用于肾虚者。

(四)中成药

1.益肾养元丸

由菟丝子、女贞子、枸杞子、紫河车、西洋参、丹参等药物组成。将上述药物按工艺制成梧桐子大小浓缩丸,每日3次,每次5g(18~20粒)。功效:补益肝肾,健脾益气。用于脾肾肝虚者。

2.乌鳖口服液

主要由炙鳖甲、制首乌、川断、白术、枸杞子、茯苓等组成。每支10mL,含生药14g,每日口服2次,每次1支。3个月为1个疗程,有滋阴补肾之功。

3.归肾丸

熟地250g,山药、山茱萸肉、茯苓、枸杞、杜仲(盐水炒)、菟丝子(制)各120g,。功效:滋补肾阴。适用于肝肾阴虚者。

4.调肝补肾通经丸

由生地黄、熟地黄、山茱萸、山药、茯苓、牡丹皮、泽泻、菟丝子、覆盆子、五味子、柴胡、郁金、香附、鸡血藤、丹参、黄芪、薄荷组成。诸药合用补肾调肝。用于肾虚肝郁者。

5.逍遥丸

柴胡、当归、白芍、白术(炒)、茯苓、薄荷、生姜、甘草(炙)等组成。口服,一次1丸,一日两次。功效:疏肝健脾,养血调经。用于肝郁气滞者。

6.河车大造胶囊

由紫河车、熟地黄、龟甲(制)、天冬、麦冬、杜仲(盐炒)、牛膝(盐炒)、黄柏(盐炒)组成。口服,一次3粒,一日3次。滋阴清热,补肾益肺。用于肺肾两亏,虚劳咳嗽,潮热骨蒸,盗汗遗精,腰膝酸软等阴虚症状。

7.滋肾育胎丸

菟丝子、桑寄生、白术、杜仲、续断、人参、熟地黄、何首乌、艾叶、阿胶(炒)、鹿角霜等15味。功效:补肾健脾,益气培元。适用于脾肾阳虚者。

8.坤泰胶囊

由熟地黄、黄连、白芍、黄芩、阿胶、茯苓等药物组成。口服,一次4粒,一日3次,2~4周为 1 个疗程。功效：滋阴清热，安神除烦。用于阴虚火旺者。

（五）针灸疗法

针灸对垂体分泌功能及生殖内分泌功能的影响主要是针灸能激活脑内多巴胺系统，调整脑-垂体-卵巢的自身功能，使生殖内分泌恢复正常，调整生理的动态平衡，因而对人体垂体促性腺激素的作用比较持久，停止治疗后较长时间内效应明显。大量研究表明针灸治疗卵巢功能早衰取得了较好的临床疗效，且无副作用，是治疗本病较有效的方法。

基本取穴：关元、中极、子宫、大赫、肾俞、归来及胸 5 至腰 4 夹脊穴等。肾阳亏虚者加气海、命门、次髎、涌泉等；肝肾阴虚者加肝俞、三阴交、阳陵泉、太溪、风池等；气血两虚者加脾俞、足三里、血海、三阴交等；气滞血瘀者加肝俞、太冲、合谷、四关等；痰湿阻滞者加丰隆、足三里、阴陵泉、中脘等穴。各穴均直刺，施补泻手法，肾阳亏虚型、气血两虚均以补法为主；肝肾阴虚型行平补平泻；气滞血瘀型、痰湿阻滞型以泻法为主。治疗隔日 1 次，3 个月为 1 个疗程，2 个疗程为限，每疗程之间休息 1 周。有酸麻胀等得气感觉后加用电针，选用连续波，频率 20Hz，电流强度 1～4mA，以患者耐受为度，留针 20 分钟。15 次为 1 个疗程。临床证实，针灸治疗卵巢功能早衰具有可靠的疗效。

（六）其他特色疗法

1.艾灸

取穴：关元、肾俞、中极、次髎、足三里、气海、三阴交等穴。各 3 壮，隔日 1 次，10 次后停 1 周，再继续行艾灸治疗，20 次为 1 个疗程。艾灸能起到调理脾胃、补益肾气以加强人体正气，调补气血，温通血脉的作用。临床观察艾灸穴位可达到平衡阴阳，提高机体免疫力，强身健体，以促早衰脏器恢复正常之目的。单纯艾灸治疗卵巢功能早衰的效果没有结合中药内服的疗效显著，两者配合治疗起到协同治疗作用。

2.衬垫灸法

治疗取关元、气海、大赫、内关、公孙、足三里、三阴交、太冲、太溪等穴位。制作：用干净的白布 5～6 层，取干姜 15g 煎汤 300mL 左右，与面粉调成薄浆糊，把 5～6 层白布制成硬衬，晒干后剪成 10cm 左右的方块备用。患者仰卧于治疗床上，医生右手持已经点燃的艾条，左手持衬垫放在施治的穴位上，将艾条点燃的一端按压在衬垫上，约 5 秒，施治的穴位即觉灼热，此时立即提起艾条，称为"一壮"。然后将衬垫稍转动一下，再放在原穴位上，再将艾条点燃的一端按压衬垫上，约 5 秒，原穴位上又觉灼热，立即提起艾条，称为"二壮"。如此施治 5 次，即"五壮"后，再更换其他穴位，以施灸的穴位的皮肤出现红晕为限。每周治疗 3 次，12 次为 1 个疗程，治疗 4 个疗程，疗程间隔 1 周，如遇来经，则待经净再行治疗。

3.耳穴贴压法

现代医家及研究者对耳穴与经络脏腑的关系进行了大量的研究，表明耳穴不仅与经络脏腑有相关性，而且具有相对特异性，按压耳穴能影响相应的脏腑功能活动。临床研究证实了耳穴贴压法能有效改善女性卵巢功能早衰的临床症状，调整自主神经系统功能和血清内分泌激素。

取穴以子宫、卵巢、内分泌、肾、脑垂体等为主穴，交感、神门、皮质下、促性腺激素点为配穴，另据辨证酌加肝、脾、心等穴。隔日 1 次，20 次为 1 个疗程。神经系统是耳穴与内脏、肢体联系的重要途径,研究显示了耳穴贴压法能够明显改善女性患者烘热汗出、烦躁易怒、阴道干涩、失眠、心悸等一系列临床症状。这说明了耳穴贴压法能对机体神经内分泌系统起到整体调节作用,使机体的自主神经系统、内分泌系统趋于更健康的稳态。

4.隔姜灸

主穴有关元、卵巢、三阴交、血海、神阙穴等。取生姜一块,选新鲜老姜,沿生姜纤维纵向切取,切成厚 0.2～0.5cm 厚的姜片,大小可据穴区部位所在和选用的艾炷的大小而定,中间用三棱针穿刺数孔。施灸时,将其放在穴区,置大或中等艾炷放在其上,点燃。待患者有局部灼痛感时,略略提起姜片,或更换艾炷再灸。一般每次灸 5～10 壮,以局部潮红为度。灸毕用正红花油涂于施灸部位,一是防皮肤灼伤,二是更能增强艾灸活血化瘀、散寒止痛功效。

5.俞募穴埋线

俞募穴,是五脏六腑之气聚集输注于胸背部的特定穴,用于诊治相应脏腑的疾病。利用俞募穴埋线法可使经气由阳行阴,由阴行阳,阴阳互通,腹背前后相应,从而使阴阳相对平衡,维持正常的生理功能。

取穴:肝俞、脾俞、肾俞、心俞、期门、章门、京门、巨阙等。操作:常规皮肤消毒后,取一次性医用 6 号注射针头做套管,长 40mm,直径 0.3mm,一次性不锈钢毫针(剪去针尖)做针芯。将 4-0 号医用羊肠线剪成 2cm 线段若干,浸泡在 75% 酒精内备用。将针芯退出少许,用无菌手术钳将羊肠线放入针头内,左手拇、食指将穴位局部皮肤撑开,使之绷紧(勿碰触到消毒区域),右手持针垂直穴位快速刺入,出现针感后,将针芯向前推进,边推针芯,边退针管,将羊肠线植入穴位的肌肉层,最后将针芯及针管退出,用医用脱脂棉签按压局部 5 秒(如有出血,按压至止血,再将针孔处消毒,用医用输液贴覆盖局部 1～2 小时)。14 天埋线 1 次。

6.按摩

穴位按摩,可有效改善卵巢早衰后体内激素变化,可按摩以下的穴位:①血海:两个大拇指重叠按压这个穴位,以感到酸胀感为宜;《素问·上古天真论篇》王冰注:"冲为血海。"其气血输注出入的重要穴位,上在大杼穴,下出于上巨虚和下巨虚穴。其证候:"血海有余,则常想其身大,怫然不知其所病;血海不足,亦常想其身小,狭然不知其所病。"②三阴交:以感到酸胀感为宜。③涌泉:在床上取坐位,双脚自然向上分开,或取盘腿坐位;然后用双手拇指从足跟向足尖方向涌泉穴处,做前后反复的推搓;或用双手手掌自然轻缓地拍打涌泉穴,最好以足底部有热感为适宜。④关元、气海、神阙穴:指腹轻柔按压此穴。

7.足底反射法

全足施术,重点加强垂体、小脑及脑干、大脑、甲状腺、甲状旁腺、生殖腺、心、肺、脾、胃、小肠、肝、胆、上下身淋巴结、下腹部、肩胛骨等反射区。手法轻重结合,每次治疗 45 分钟,开始治疗前喝温开水,边做足部按摩边喝水,按摩后及时排出小便。足底反射法治疗卵巢功能早衰具有较好的临床疗效。

第二章　妇科常见疾病诊疗

第一节　功能失调性子宫出血

正常月经的周期为 21~35 天,经期持续 3~7 天,平均失血量为 20~60mL。凡不符合上述标准者均属异常子宫出血。功能失调性子宫出血是一种常见的妇科疾病,是指排除全身或生殖道器质性病变,而由于生殖内分泌轴功能失调引起的异常子宫出血,分为无排卵型功能失调性子宫出血及有排卵型功能失调性子宫出血。

本病根据症状偏重不同归属于中医崩漏、月经先期、月经过多、经期延长、月经先后无定期等疾病范畴进行论治。

一、病因病机

中医认为,功能失调性子宫出血与多种因素引起肾-天癸-冲任-胞宫轴严重失调有关,其主要的病因病机是各种因素导致冲任不固,不能制约经血,子宫藏泻失常。导致本病的常见病因主要有以下四个方面:素体脾虚或劳倦思虑、饮食不节损伤脾气,脾失统摄,冲任不固,不能制约经血;先天肾气不足或房劳多产损伤肾气或七七之年肾气渐衰,致冲任不固,不能制约经血;素体阳盛血热或阴虚内热,热伤冲任,迫血妄行;七情内伤或寒凝、热灼、虚滞致气滞血瘀,瘀阻冲任,血不归经而妄行。

二、临床表现

(一)症状

1.有排卵型功能失调性子宫出血

(1)月经过多:周期规则,经量过多(>80mL)。

(2)经期延长:周期规则,经期延长(>7 日)。

(3)月经不规则:周期不规则,时或提前时或延后 7 天以上,但经期正常。

(4)月经过频:月经频发,周期缩短,<21 日。

2.无排卵型功能失调性子宫出血

无排卵型功能失调性子宫出血表现为阴道不规则流血,量多或淋漓日久不净或月经停闭数月后出现阴道流血不止。

(二)体征

功能失调性子宫出血一般无体征,若出血量多,可呈贫血貌,若急性大量出血,可出现失血性休克。

三、辅助检查

(一)诊断性刮宫

其目的是止血和明确子宫内膜病理诊断。年龄＞35岁、药物治疗无效或存在子宫内膜癌高危因素的异常子宫出血已婚患者,应行诊刮明确子宫内膜有无病变。

(二)超声检查

经阴道B超检查可了解子宫大小、形状、子宫内膜厚度及回声异常排除宫腔内病变等。

(三)宫腔镜检查

在宫腔镜直视下,选择病变区取材活检并可止血;可排除各种宫腔内病变,如子宫内膜息肉、子宫黏膜下肌瘤、子宫内膜癌等。

四、鉴别诊断

在诊断功能失调性子宫出血前,必须排除生殖器官病变或全身性疾病所导致的生殖道出血,需注意鉴别的有:

1.异常妊娠或妊娠并发症

如流产、异位妊娠、葡萄胎、子宫复旧不良、胎盘残留等。常可通过仔细询问病史、血或尿HCG测定、B超检查等协助诊断。

2.生殖器官肿瘤

如子宫内膜癌、宫颈癌、滋养细胞肿瘤、子宫肌瘤、卵巢肿瘤等。一般通过盆腔检查、B超、诊刮及相关特殊检查等鉴别。

3.生殖器官感染

如急性或慢性子宫内膜炎、子宫肌炎和生殖道淋病双球菌、支原体和衣原体感染等。妇科检查常有宫体压痛或附件区压痛等,检测病原菌可确诊。

4.生殖道损伤

如阴道裂伤出血,妇科检查即可确诊。

5.激素类药物使用不当及宫内节育器或异物引起的子宫不规则出血

6.全身性疾病

如血液病、肝肾衰竭、甲状腺功能亢进症和减退症等。可以通过血常规、凝血功能、肝肾功能及根据甲状腺病变的临床表现和甲状腺激素的测定进行鉴别诊断。

五、辨证论治

(一)出血期

1.阴虚血热

主症:经血非时突然而下或经来先期,量多势急或量少淋漓,色红,质稠,或伴两颧潮红,心烦,手足心热或小便黄少或大便干结,舌红苔少,脉细数。

治则:滋阴清热,止血调经。

方药:保阴煎(《景岳全书》)合二至丸(《医方集解》)加益母草、何首乌、阿胶(生地黄,熟地黄,白芍,山药,续断,黄芩,黄柏,女贞子,墨旱莲,甘草,益母草,阿首乌,阿胶)。

加减:出血量多如崩,加仙鹤草、乌贼骨;出血淋漓不断,加生蒲黄(布包煎)、生三七粉(冲服);头晕眼花,疲倦乏力,加党参、黄芪、白术、枸杞子。

2.气阴两虚

主症:经血非时突然而下或经来先期,先量多势急,继则淋漓日久,色红或淡,质稠或清或神疲乏力,倦怠嗜睡,或失眠多梦,或潮热汗出,或小便黄少,或大便干结,舌红或淡、苔薄黄或苔薄白,脉细数无力。

治则:益气养阴,清热凉血止血。

方药:保阴煎(《景岳全书》)合生脉散(《内外伤辨惑论》)加黄芪(黄芪,生地黄,熟地黄,白芍,山药,续断,黄芩,黄柏,甘草,人参,麦冬,五味子)。

加减:心烦、失眠少寐,加柏子仁、酸枣仁、夜交藤;出血量多,加荆芥炭、侧柏炭、蒲黄炭。

3.阳盛血热

主症:经血非时而下或经来先期或量多如注或淋漓日久不净、色深红、质稠,口渴烦热或有发热,或正值暑热之季,小便黄或大便干结,舌红、苔黄或黄腻,脉洪数。

治则:清热凉血,止血调经。

方药:清热固经汤(《简明中医妇科学》)加味(生地黄,地骨皮,炙龟甲,牡蛎粉,阿胶,黄芩,藕节,棕榈炭,甘草,焦栀子,地榆,沙参)。

加减:热瘀互结,见腹痛有块,去棕榈炭、牡蛎粉,加益母草、枳壳、生三七粉、夏枯草。

4.肝郁血热

主症:经血非时而下或月经提前,量或多或少,色紫红有块,或少腹胀痛,或胸闷胁胀,乳房胀痛,或心烦易怒,或口苦咽干,舌红、苔薄黄,脉弦数。

治则:清肝解郁,止血调经。

方药:丹栀逍遥散(《女科撮要》)加味(牡丹皮,炒栀子,当归,白芍,柴胡,白术,茯苓,炙甘草,炒香附,蒲黄炭,血余炭)。

加减:出血量多者,加地榆、贯众。

5.气滞血瘀

主症:出血淋漓不尽或突然出血量多,血色紫黯有块,小腹疼痛拒按或乳房胀痛,舌质紫黯或有瘀点、苔薄白,脉沉涩或弦紧。

治则:活血化瘀,止血调经。

例方:四物汤(《太平惠民和剂局方》)合失笑散(《太平惠民和剂局方》)加味(熟地黄,当归,川芎,白芍,炒蒲黄,五灵脂,茜草炭,乌贼骨,生三七粉)。

加减:瘀久化热,口干苦,经血色红、量多,加黄连、仙鹤草、地榆、夏枯草。

6.肾虚血热

主症:经血非时而下,出血量少或多,淋漓不断,血色鲜红,质稍稠,头晕耳鸣,腰膝酸软或心烦,手足心热,颧赤唇红,舌红、苔少,脉细数。

治则:滋肾益阴,固冲止血。

方药:左归丸(《景岳全书》)去川牛膝合二至丸(《医方集解》)(熟地黄,山药,枸杞子,山茱萸,菟丝子,鹿角胶,龟甲胶,女贞子,旱莲草)。

加减:兼有瘀血,症见小腹疼痛,经行不畅,色黯有块等,加生三七粉、益母草、炒蒲黄、炒五灵脂、丹参、赤芍;出血量多,加太子参、黄芪;若阴虚有热者,酌加生地黄、麦冬、地骨皮;肝阴不足,症见咽干、眩晕者,加夏枯草、牡蛎;心阴不足,症见心烦、眠差者,加五味子、夜交藤。

7.肝肾阴虚

主症:月经非时而下或经来先期,经期延长,经血黯红,量少而淋漓不畅,咽干颧红,心烦潮热,腰酸腿软,舌红苔少或光剥苔,脉沉细无力。

治则:滋补肝肾,止血调经。

方药:左归饮(《景岳全书》)合二至丸(《医方集解》)加味(黄连,熟地黄,山茱萸,山药,茯苓,枸杞子,仙鹤草,女贞子,墨旱莲,制首乌,夏枯草,炙甘草)。

加减:出血量多、色红、无块,去茯苓,生地黄易熟地黄,加黄芪、生地榆、苎麻根。

8.湿热

主症:经血非时而下或经来先期,出血量多或淋漓日久,血色紫黯秽臭或有块或夹黏液,少腹胀痛,甚则拒按,或有发热,或困倦肢重,或口渴不欲饮,舌质红、苔黄腻,脉濡数。

治则:清热除湿,止血调经。

方药:五味消毒饮(《医宗金鉴》)加味(野菊花,蒲公英,紫花地丁,天葵子,金银花,南沙参,仙鹤草,夏枯草,香附,益母草)。

加减:湿重,去天葵子,加薏苡仁、法半夏;热重,加黄连、大蓟、小蓟、椿白皮;血量多加蚕沙。

9.肾阳虚

主症:经血非时而下,出血量多,淋漓不尽,色淡质稀,腰痛如折,畏寒肢冷,小便清长,大便溏薄,面色晦黯,舌淡黯、苔薄白,脉沉弱。

治则:温肾助阳,固冲止血。

方药:右归丸(《景岳全书》)去肉桂、当归,加黄芪、覆盆子、赤石脂(制附子,熟地黄,山药,山茱萸,枸杞子,菟丝子,鹿角胶,杜仲,黄芪,覆盆子,赤石脂)。

加减:若为年少肾气不足,可于上方加紫河车、仙茅、仙灵脾,以加强补肾益冲之功;肾阳虚,脾阳失煦,症兼浮肿、纳差、四肢欠温者,加茯苓、砂仁、炮姜,健脾温中;症见出血量多、色黯红有块、小腹疼痛者,为寒凝致瘀,可酌加乳香、没药、五灵脂,共奏温经活血之效。

10.气血两虚

主症:出血量多或淋漓不尽,血色淡薄,面色无华,气短懒言,食欲减退,便溏,舌质淡、苔薄白湿润,脉细弱。

治则:补脾摄血,引血归经。

方药:归脾汤(《校注妇人良方》)加减(黄芪,党参,酸枣仁,木香,白术,龙眼肉,仙鹤草,白芍,茜草,甘草,乌贼骨)。

加减:漏下不止,加生蒲黄、五灵脂、生三七粉(冲服)。

11.脾肾阳虚

主症:月经非时而下或月经提前,经期延长,经血量多,色淡,面色㿠白,神疲乏力,畏寒肢冷,腰膝酸软,纳呆便溏,舌淡体胖或舌边有齿痕,脉虚或沉迟。

治则:温补脾肾,止血固冲。

方药:右归饮(《景岳全书》)合举元煎(《景岳全书》)加减[黄芪,太子参,白术,熟地黄,山茱萸,山药,杜仲,枸杞子,煅牡蛎,升麻,菟丝子,鹿角胶(烊化)]。

加减:出血量多、色淡、无块,加补骨脂、赤石脂、仙鹤草;血瘀加丹参、红花。

(二)非出血期

1.肾虚

主症:青春期肾气未充或更年期天癸竭,出血量多或淋漓日久,血止后头晕耳鸣,腰膝酸软,舌淡或红、苔白或少,脉沉细或脉细数。

治则:补肾固冲,调经。

方药:杞菊地黄汤(《医级》)加紫河车(枸杞子,熟地黄,生地黄,茯苓,山茱萸,牡丹皮,泽泻,山药,菊花,紫河车粉)。

加减:偏肾阴不足,症见五心烦热,潮热汗出,加女贞子、墨旱莲、菟丝子、覆盆子、杜仲、肉苁蓉、炒白术;偏肾阳不足,症见畏寒肢冷,面色晦暗,小便清长,去牡丹皮、生地黄、泽泻、菊花,加补骨脂、菟丝子、川续断、黄芪、仙灵脾、炒白术、巴戟天、焦艾叶;偏肾精不足,临床无明显阴阳偏盛偏虚,加仙灵脾、巴戟天、川续断、补骨脂、焦山药、菟丝子、枸杞子、女贞子;心阴不足,症见心烦、眠差,加五味子、夜交藤。

2.肝郁

主症:素性抑郁或性急易怒,经血非时而下,出血量多或少,血止后伴有少腹胀痛或胁肋疼痛或乳胀,舌质淡红或红、苔薄白或黄,脉弦数。

治则:疏肝解郁,调冲。

方药:滋水清肝饮(《医宗己任编》)[柴胡,当归,白芍,栀子,生地黄,牡丹皮,山茱萸,茯苓,泽泻,山药,大枣]。

加减:肝郁伐脾,症见气短、纳差,加黄芪、白术;郁热伤阴,症见口干、心烦、便干,加制首乌、玄参、桑寄生。

3.脾虚

主症:出血量多,日久而止,气短神疲,面色㿠白或面浮肢肿,手足不温或饮食不佳,大便溏,舌质淡、苔薄白,脉弱或沉弱。

治则:健脾补气,养血调经。

方药:固本止崩汤(《傅青主女科》)加味(人参,黄芪,白术,熟地黄,当归,炮姜,升麻,山药,大枣)。

加减:兼血虚者,加制首乌、白芍、桑寄生;心悸失眠,加酸枣仁、夜交藤、五味子。

六、单验方

1. 莲芪益血汤

地榆、仙鹤草、墨旱莲各 30g,白术、生地黄各 15g,当归、升麻、三七、益母草各 6g,蒲黄 10g。用于更年期功能失调性子宫出血——气虚血热夹瘀证。

2. 止崩汤

炙黄芪 30g,党参 15g,怀山药、白芍、芡实、续断、益母草各 15g,白术、炙升麻各 10g,熟地黄、阿胶各 20g,海螵蛸、赤石脂各 12g,甘草 5g。用于崩漏气阴两虚夹瘀证。

3. 加减温经汤

当归、白芍、牡丹皮各 10g,熟地黄、麦冬各 15g,桂枝、吴茱萸、三七粉(冲服)、甘草各 6g,川芎 8g,阿胶(烊化)、鹿角胶(烊化)各 12g,乌贼骨 30g。用于肾虚血瘀型崩漏。

4. 举陷汤

党参、白芍、山药、熟地黄各 25g,白术、当归各 15g,黄芪 30g,升麻、柴胡、藁本、防风、荆芥穗(炭)各 10g。用于崩漏气虚证。

5. 调经汤

地榆、乌贼骨各 30g,生地黄 24g,地骨皮 20g,山茱萸、麦冬、白芍、女贞子、墨旱莲、栀子(炭)、牡丹皮、阿胶(烊化)、玄参、龟甲各 10g。用于功血阴虚血热证。

6. 益气健脾化瘀汤

党参、黄芪各 25g,炒白术、炒地榆各 15g,生山药、生龙骨(先煎)、生牡蛎(先煎)各 30g,荆芥炭、茜草、鸡内金各 10g,三七末 3g(冲)。用于功血气虚血瘀证。

七、中成药

1. 桂枝茯苓胶囊

组成:桂枝,茯苓,芍药,牡丹皮,桃仁。

主治:通阳行水,化瘀消癥。主治血瘀证,尤其是治疗妇科血瘀证;可用于子宫内膜不规则剥脱之功血属瘀血阻滞型。

用法:口服,1 次 3 粒,每日 3 次,饭后服。经期停服。疗程 3 个月或遵嘱。

规格:胶囊。每粒装 0.31g。

2. 丹栀逍遥丸

组成:柴胡,白芍,当归,白术(麸炒),牡丹皮,栀子(姜炙),茯苓,甘草,薄荷,生姜。

主治:调和肝脾,清热凉血。可用于肝郁血热型功能失调性子宫出血者。

用法:口服,1 次 6～9g,每日 2 次。

规格:水丸。每 100 粒重约 6g,每袋 6g、9g、18g。

3. 归脾丸

组成:党参,白术,黄芪,龙眼肉,酸枣仁,木香,当归,远志,甘草,茯苓,大枣,生姜。

主治：健脾养心，益气补血。适用于食少体倦、面色萎黄、健忘失眠、心悸及各种出血等症。适用于肝肾阴虚型功能失调性子宫出血。

用法：每次 6~9g，每日 3 次，1 个月为 1 个疗程。

规格：水丸。每 100 粒重约 6g，每袋 6g。蜜丸每丸 9g。

第二节　闭经

原发性闭经是指女性年逾 16 岁，虽有第二性征发育但无月经来潮；或年逾 14 岁，尚无第二性征发育及月经。继发性闭经是指月经来潮后停止 3 个周期或 6 个月以上。闭经古称"经闭""不月""月事不来""经水不通"等。

一、病因病机

闭经的病因病机首分虚实两类。虚者多因精血匮乏，冲任不充，血海空虚，无血可下；实者多为邪气阻隔，冲任瘀滞，脉道不通，经不得下。

1.肾虚

素禀肾虚或早婚多产，房事不节；或久病、惊恐伤肾，可致肾精亏损而血少，肾气虚弱而气衰，冲任不充，血海不能满盈，则月经停闭。

2.脾虚

脾胃素虚或饮食劳倦；或忧思过度，损伤脾运，则气血生化乏源，冲任空虚，血海不能满盈，致使月经停闭。

3.精血亏虚

素体精血亏虚或数伤于血，精不化气；或大病久病，营阴耗损，冲任血少，胞脉空虚，血海不能满盈，致使月经停闭。

4.气滞血瘀

素性抑郁或七情所伤，肝气郁结，久则气滞血瘀，冲任瘀阻，胞脉不通，经血不得下行，遂致月经停闭。

5.寒凝血瘀

经期产后，感受寒邪；或过食生冷；或淋雨涉水，寒湿之邪客于冲任，凝涩胞脉，经血不得下行，遂致月经停闭。

6.痰湿阻滞

素体肥胖，痰湿偏盛或饮食劳倦，脾失健运，内生痰湿下注冲任，壅遏闭塞胞脉，经血不得下行，遂致月经停闭。

二、诊断

（一）病史

有月经初潮延迟及月经后期病史；或反复刮宫史、产后出血史、结核病史；或过度紧张劳累、过度精神刺激史;或有不当节食减肥史;或有环境改变、疾病影响、使用药物(避孕药、镇静药、抗抑郁药、激素类)、放化疗及妇科手术史等。

(二)症状

女性年逾 16 岁,虽有第二性征发育但无月经来潮;或年逾 14 岁,尚无第二性征发育及月经。或月经来潮后停止 3 个周期或 6 个月以上。应注意体格发育和营养状况,有无厌食、恶心,有无周期性下腹疼痛,有无体重改变(肥胖或消瘦),有无婚久不孕、痤疮、多毛、头痛、复视、溢乳、烘热汗出、烦躁、失眠、阴道干涩、毛发脱落、畏寒肢冷、性欲减退等症状。

(三)检查

1.全身检查

注意观察患者体质和精神状态,形态特征和营养状况,全身毛发分布和身高、体重,女性第二性征发育情况等。

2.妇科检查

了解内外生殖器官发育情况,有无缺失、畸形、肿块或萎缩。先天发育不良、原发性闭经者,尤需注意外阴发育情况,有无处女膜闭锁及阴道病变,可查及子宫偏小、畸形等;子宫过早萎缩,多见于下丘脑、垂体病变或卵巢早衰;同时应注意有无处女膜闭锁及阴道、卵巢等病变。

3.辅助检查

(1)血清激素,如卵巢激素(E_2、P、T)、促性腺激素(FSH、LH)、催乳素(PRL)及甲状腺、肾上腺功能测定,对于诊断下丘脑-垂体-卵巢性腺轴功能失调性闭经具有意义。

(2)基础体温(BBT)测定、宫颈黏液结晶和阴道脱落细胞检查,有助于诊断卵巢性闭经。

(3)超声及影像学检查、B超检查,可了解子宫、卵巢大小及卵泡发育、内膜厚薄等情况;子宫输卵管碘油造影可间接了解内生殖器情况及其病变;必要时可行 CT、MRI 检查。

(4)诊断性刮宫手术或宫腔镜、腹腔镜检查等,均可协助判断闭经的原因。

三、鉴别诊断

1.生理性闭经

妊娠期、哺乳期月经停闭多属于生理性闭经。年龄在 12~16 岁的女性,月经初潮 1 年内发生月经停闭或 44~54 岁之间的妇女出现月经停闭,无其他不适症状,可不作闭经论。

2.闭经的鉴别诊断

闭经涵盖了许多西医妇科疾病,如多囊卵巢综合征、卵巢早衰、闭经泌乳综合征、席汉综合征等,临床治疗前需根据病史、症状体征和辅助检查加以鉴别,明确诊断。

四、辨证论治

(一)肾虚

1.肾气虚证

主症:年逾 18 周岁尚未行经或月经初潮来迟,周期延后,量少,经色淡或黯,质稀,逐渐发为闭经,面色淡白或晦暗,腰膝酸软,头晕耳鸣,夜尿频多,大便不实或四肢不温,带下甚少,妇科检查常见子宫发育不良;舌淡苔薄,脉沉细。

治则:补益肾气调经。

方药:益肾通经汤(《实用妇科方剂》)加味(熟地黄,当归,赤芍,柏子仁,泽兰,卷柏,仙灵脾,续断,牛膝,丹参,茺蔚子,紫河车)。

加减:若闭经日久,畏寒肢冷甚者,酌加菟丝子、肉桂、紫河车;夜尿频数者,酌加金樱子、覆盆子;若肢冷、畏寒,可加肉桂以温肾阳,通经络;若带下清冷、腰酸腹冷,可加紫石英、巴戟天以温肾暖宫;若兼见脾气虚者,可加入四君子汤。

2.肾阴虚证

主症:月经初潮来迟或月经后期量少,渐至闭经,头晕耳鸣,腰膝酸软或足跟痛,手足心热,甚则潮热盗汗,心烦少寐,颧红唇赤;舌红、苔少或无苔,脉细数。

治则:滋肾益阴,养血调经。

方药:左归丸(《景岳全书》)(熟地黄,山药,枸杞子,山茱萸,川牛膝,菟丝子,鹿角胶,龟甲胶)。

加减:若潮热盗汗者,酌加青蒿、鳖甲、地骨皮;心烦不寐者,酌加柏子仁、丹参、珍珠母;阴虚肺燥,咳嗽咯血者,酌加白及、仙鹤草。

3.肾阳虚证

主症:月经初潮来迟或月经后期量少,渐至闭经,头晕耳鸣,腰痛如折,畏寒肢冷,小便清长,夜尿多,大便溏薄,面色晦黯或目眶黯黑;舌淡苔白,脉沉弱。

治则:温肾助阳,养血调经。

方药:十补丸(《济生方》)(熟地黄,山药,山茱萸,泽泻,茯苓,牡丹皮,肉桂,五味子,炮附子,鹿茸)。

加减:若咽干、手足心热者,加知母、地骨皮清虚热;若喜叹息,纳谷不香者,加制香附、党参以调肝健脾,有益于精血化生;如见健忘、失眠可加入炒酸枣仁、夜交藤养血安神。

(二)脾虚

主症:月经停闭数月,肢倦神疲,食欲减退,脘腹胀闷,大便溏薄,面色淡黄;舌淡胖有齿痕、苔白腻,脉缓弱。

治则:健脾益气,养血调经。

方药:参苓白术散(《太平惠民和剂局方》)加味(人参,白术,茯苓,白扁豆,甘草,山药,莲子肉,桔梗,薏苡仁,砂仁,当归,牛膝)。

加减:若腹痛隐隐,痛则欲泻,泻后痛止,可加陈皮、白芍扶脾抑肝。

(三)血虚

主症:月经停闭数月,头晕目花,心悸怔忡,少寐多梦,皮肤不润,面色萎黄;舌淡,苔少,脉细。

治则:补血养血,活血调经。

方药:小营煎(《景岳全书》)加味(当归,熟地黄,白芍,山药,枸杞子,炙甘草,鸡内金,鸡血藤)。

加减:若血虚日久,渐至阴虚血枯经闭者,症见月经停闭,形体羸瘦,骨蒸潮热或咳嗽唾血,两颧潮红,舌绛苔少,甚或无苔,脉细数。治宜滋肾养血,壮水制火,方用补肾地黄汤(《陈素庵妇科补解》)。

(四)气血虚弱

主症:月经逐渐后延,量少,经色淡而质薄,继而经停不行或头昏眼花或心悸气短,神疲肢倦或食欲减退,毛发不泽或易脱落,赢瘦萎黄;舌淡苔少或白薄,脉沉缓或虚数。

治则:补气养血调经。

方药:人参养荣汤(《太平惠民和剂局方》)(人参,黄芪,煨白术,茯苓,远志,陈皮,五味子,当归,白芍,熟地黄,肉桂心,炙甘草)。

加减:若因产后大出血所致经闭者,除见气血虚弱征象外,更见神情淡漠,阴道干涩,阴、腋毛脱落,性欲减退,生殖器官萎缩等征,此乃精血亏败,肾气虚惫,冲任虚衰之证,可于上方加鹿茸、鹿角霜、紫河车等血肉之品,长期服用。若因虫积而致血虚闭经,当先治虫(同内科),继以扶脾胃、补气血而治经闭。

(五)阴虚血燥

主症:经血由少而渐至闭经,五心烦热,潮热汗出,两颧潮红或有咳嗽唾血;舌红苔少,脉弦数或细数。

治则:养阴清热调经。

方药:加减一阴煎(《景岳全书》)加味(生地黄,熟地黄,白芍,知母,地骨皮,麦冬,炙甘草,黄精,丹参,枳壳,女贞子)。

加减:虚烦潮热甚者,加青蒿、鳖甲;兼咳嗽、咳血者,酌加五味子、百合、川贝母、阿胶;虚烦少寐、心悸者,加柏子仁、夜交藤;若因实火灼阴,而致血燥闭经者,宜于方中加玄参、黄柏;如有结核病,同时应给予抗结核治疗。

(六)气滞血瘀

主症:月经停闭数月,小腹胀痛拒按,精神抑郁,烦躁易怒,胸胁胀满,嗳气叹息,舌边紫黯或有瘀点,脉沉弦或涩而有力。

治则:行气活血,祛瘀通经。

方药:膈下逐瘀汤(《医林改错》)(当归,赤芍,桃仁,川芎,枳壳,红花,延胡索,五灵脂,牡丹皮,乌药,香附,甘草)。

加减:若烦躁胁痛者,酌加柴胡、郁金、栀子;夹热而口干、便结、脉数者,酌加黄柏、知母、大黄;偏于气滞,症见胸胁及少腹胀甚者,上方加莪术、青皮、木香;偏于血瘀,症见少腹疼痛拒按者,上方加姜黄、三棱;若气郁化火,症见口苦心烦,胸胁胀满,舌红、苔薄黄、脉弦而数者,可加黄芩、栀子以清泻肝火;若肝郁脾虚,纳少便溏者,可改用逍遥散加味。

(七)寒凝血瘀

主症:月经停闭数月,小腹冷痛拒按,得热则痛缓,形寒肢冷,面色青白,舌紫黯、苔白,脉沉紧。

治则:温经散寒,活血调经。

方药:温经汤(《妇人大全良方》)[当归,川芎,肉桂,莪术(醋炒),牡丹皮,人参,牛膝,甘草]。

加减:若兼腰痛者,加狗脊、千年健。

(八)痰湿阻滞

主症:月经停闭数月,带下量多,色白质稠,形体肥胖或面浮肢肿,神疲肢倦,头晕目眩,心悸气短,胸脘满闷,舌淡胖,苔白腻,脉滑。

治则:豁痰除湿,活血通经。

方药:苍附导痰丸(《叶天士女科》)合佛手散(《普济本事方》)(苍术,香附,枳壳,陈皮,天南星,甘草,半夏,神曲,生姜,当归,川芎)。

加减:若胸脘满闷者,酌加瓜蒌、枳壳;肢体浮肿明显者,酌加益母草、泽泻、泽兰。若呕恶、脘闷可加厚朴、竹茹以宽胸和胃止呕;若因经期或人流术后感染湿热之邪或痰湿郁久化热,湿热阻滞而经闭者,可用四妙散加味治疗,以清利湿热,活血通经。本型闭经在祛痰除湿治疗一段时间后,宜佐以温肾药,可选用菟丝子、巴戟天、仙灵脾以温肾益冲,使痰去而经通。

五、单验方

1.当归四逆汤

当归 15g,桂枝、通草各 10g,芍药 12g,细辛 1.5g,甘草 6g,大枣 5 枚。用于闭经、多囊卵巢综合征。每日 1 剂,早晚分服,10 天为 1 个疗程,连服 2~3 个疗程。

2.车前麦芽饮

炒麦芽、益母草各 30g,乌梅 9g,生地黄、川牛膝、红花、白芍各 15g,甘草 6g,炒枳壳 12g,车前子 20g(另包),用于闭经溢乳综合征。

3.养血通经汤

胎盘粉 30g,生水蛭 10g,鸡内金 15g(前三味研细冲服),生山楂、熟地黄各 20g,当归、白芍、甘草、川芎各 15g。用于肾虚血瘀闭经。每日 1 剂,分 2 次服。10 剂为 1 个疗程。

4.化痰通经汤

半夏、胆南星、贝母、当归、红花、三棱、莪术、香附各 10g,茯苓 15g,益母草 20g,川牛膝 30g。用于痰瘀互结闭经。每周服药 5 剂,每日 2 次,20 剂为 1 个疗程,若 1 个疗程后月经未潮,停 5 天后,再进行下一个疗程。

5.益肾通经汤

柏子仁、熟地黄、泽兰叶、当归、卷柏、赤芍各 10g,续断、牛膝、丹参各 12g,茺蔚子 15g。用于人流术后肾虚血瘀闭经。

六、中成药

1.八珍益母丸

组成:党参,白术(炒),茯苓,甘草,当归,白芍(酒炒),川芎,熟地黄。

主治:补气血,调月经。用于月经逐渐后延,量少,血色淡而质薄,继而停闭不行者。

用法:口服,水蜜丸 1 次 6g,小蜜丸 1 次 9g,大蜜丸 1 次 1 丸,每日 2 次。

规格:大蜜丸,每丸重 9g。

2.活血调经丸

组成:熟地黄,黄芩,五灵脂,当归,延胡索,干姜,青皮,川芎,生地黄,香附,陈皮,枳壳,赤芍,苏木,阿胶,红花,茯苓,牡丹皮,砂仁。

主治:活血理气,行瘀调经。用于血瘀气滞,少腹冷痛,月经不调。月经数月不来,精神抑郁不乐,烦躁易怒,两胁胀闷,少腹胀痛或拒按,脉沉弦而涩者。

用法:1次1袋,每日2次,黄酒或温开水送服。戒气恼,忌食生冷。

规格:6袋/盒。

3.艾附暖宫丸

组成:艾叶(炭),香附(醋制),吴茱萸(制),肉桂,当归,川芎,白芍(酒炒),生地黄,黄芪(蜜炙),续断。

主治:理气补血,暖宫调经。用于月经数月不行,小腹冷痛,得温则舒,肢冷畏寒,大便溏泄,白带量多,舌苔白,脉沉紧或沉迟者。

用法:口服,小蜜丸1次9g,大蜜丸1次1丸,每日2次或3次。

规格:大蜜丸。每丸重9g。

4.蛤蚧补肾丸(胶囊)

组成:蛤蚧,淫羊藿,麻雀(干),当归,黄芪,牛膝,枸杞子,锁阳,党参,肉苁蓉,熟地黄,续断,菟丝子,葫芦巴,狗鞭,鹿茸。

主治:壮阳益肾,填精补血。用于身体虚弱,真元不足,小便频数,用于年过18周岁未行经或月经错后、量少逐渐至闭经者。

用法:口服,1次3粒或4粒,每日2次或3次。

规格:每粒装0.5g。

5.平胃散(丸)

组成:苍术,厚朴,陈皮,甘草,生姜,大枣。

主治:燥湿运脾,行气和胃。可用于月经渐少,数月不行,形体肥胖,胸闷脘胀或头晕嗜睡或面浮足肿或带下量多色白,舌质胖、苔白腻,脉滑者。

用法:水丸或散剂,袋装。口服,每次6～12g,每日3次,儿童剂量酌减。本品辛苦温燥,易伤阴血,虚证、热证忌服,孕妇慎用。

规格:丸剂,每20丸1g。散剂,每袋6g。

第三节　痛经

痛经为妇科常见病,是指行经前后或月经期出现周期性下腹疼痛、坠胀,伴有腰酸或其他不适,症状严重影响生活质量者。痛经分原发性和继发性两类,原发性痛经为痉挛性无盆腔器质性病变的痛经,占痛经的90%以上;继发性痛经是指盆腔器质性疾病引起的痛经。

一、病因病机

中医认为该病的发生主要与肝肾亏虚、气滞血瘀有关。痛经病位在子宫、冲任,以"不荣则痛"或"不通则痛"为主要病机。虚者多为气血、肝肾亏虚,胞脉失去濡养,不荣则痛;实者多为气滞、寒凝、血瘀,阻滞胞宫,气血运行不畅,不通则痛。

二、临床表现

(一)症状

(1)原发性痛经在青春期多见,常在初潮后1～2年内发病。

(2)疼痛多自月经来潮后开始,最早出现在经前12小时,以行经第1日疼痛最为剧烈,持续2～3日后缓解,疼痛常呈痉挛性,通常位于下腹部耻骨上,可放射至腰骶部和大腿内侧。

(3)可伴有恶心、呕吐、腹泻、头晕、乏力等症状,严重时面色发白、出冷汗,甚至晕厥。

(二)体征

原发性痛经妇科检查无异常发现,继发性痛经可因病变的不同而发现相应的体征。

三、鉴别诊断

(1)行经前后的急性阑尾炎、结肠炎、膀胱炎等鉴别:此类疾病可有腹痛、二便异常表现,通过体格检查及血尿常规、C-反应蛋白及B超等相关辅助检查可助鉴别。

(2)妊娠期腹痛:应与先兆流产、难免流产、异位妊娠等妊娠相关疾病相鉴别,妊娠相关疾病可有停经史,腹痛及阴道流血临床表现,通过血尿HCG、B超等相关辅助检查可助鉴别。

(3)盆腔炎性疾病:常见症状为下腹疼痛、阴道分泌物增多,活动或性交后加重。通过妇科检查、白带化验、病原微生物检查及B超等可助鉴别。

四、辨证论治

(一)肾气亏损

主症:经期或经后小腹隐隐作痛,喜按,月经量少,色淡质稀,头晕耳鸣,腰酸腿软,小便清长,面色晦黯,舌淡苔薄,脉沉细。

治则:补肾填精,养血止痛。

方药:调肝汤(《傅青主女科》)(当归,白芍,山茱萸,巴戟天,甘草,山药,阿胶)。

加减:若经量少者,酌加鹿角胶、熟地黄、枸杞子;腰骶酸痛剧者,酌加桑寄生、杜仲、狗脊。

(二)气血虚弱

主症:经期或经后小腹隐痛喜按,月经量少,色淡质稀,神疲乏力,头晕心悸,失眠多梦,面色苍白,舌淡苔薄,脉细弱。

治则:补气养血,和中止痛。

方药:十全大补汤(《太平惠民和剂局方》)(人参,黄芪,白术,茯苓,甘草,肉桂,当归,川芎,白芍,熟地黄)。

加减:症见头晕、心悸、眠差等,属血虚者,加枸杞子、夜交藤;症见腰腿酸软属肾虚者,加菟丝子、续断、桑寄生;畏冷喜热者,酌加附子、艾叶、仙茅。

(三)气滞血瘀

主症:经前或经期小腹疼痛拒按,行经量少,淋漓不畅,血色紫黯有血块或呈腐肉片样物,块下则疼痛减轻,经前乳房作胀,胸闷不舒,舌质紫黯,舌边或有瘀点,脉沉弦或弦紧。

治则:理气活血,逐瘀止痛。

例方:

1.膈下逐瘀汤(《医林改错》)

用药:当归,川芎,赤芍,桃仁,红花,枳壳,延胡索,五灵脂,牡丹皮,乌药,香附,甘草。

加减:若痛经剧烈伴有恶心呕吐者,酌加吴茱萸、半夏、莪术;若兼小腹胀坠或痛连肛门者,酌加姜黄、川楝子;兼寒者小腹冷痛,酌加艾叶、小茴香。若兼热者,症见经色深红而有块,舌苔黄,脉数,治宜清热凉血,化瘀止痛,方用清热调血汤(《古今医鉴》)(牡丹皮,黄连,生地黄,当归,白芍,川芎,红花,桃仁,莪术,香附,延胡索)。

2.八物汤(《医垒元戎》)

用药:当归,芍药,川芎,熟地黄,川楝子,木香,槟榔,延胡索。

加减:若兼口苦,舌苔黄,月经持续时间延长,经色紫黯,经质稠黏者,为肝郁化热之象,当佐以清泄肝热之品,加栀子、夏枯草、仙鹤草。兼前后二阴坠胀者,宜用八物汤加柴胡、升麻。若症见食少、胸脘闷者,为肝郁伐脾,宜加炒白术、茯苓、陈皮。痛而见恶心呕吐者,为肝气挟冲气犯胃,当佐以和胃降逆之品,可于方中加黄连、吴茱萸、生姜。

(四)寒凝胞中

1.阳虚内寒

主症:经期或经后小腹冷痛喜按,得热痛减,经量少,经色黯淡,腰腿酸软,小便清长,脉沉,苔白润。

治则:温经暖宫,调血止痛。

方药:温经汤(《金匮要略》)加味(吴茱萸,桂枝,当归,川芎,生姜,半夏,牡丹皮,麦冬,人参,阿胶,芍药,甘草,附子,艾叶,小茴香)。

加减:若痛经发作时,酌加延胡索、小茴香;小腹冷凉,四肢不温者,酌加熟附子、巴戟天;人参益气,元气不虚者可去之;生姜、半夏温中和胃安冲气,疼痛而见恶心呕吐者用。若经行期间,小腹绵绵而痛,喜暖喜按,月经量少,色淡质稀,畏寒肢冷,腰骶冷痛,面色淡白,舌淡苔白,脉沉细而迟或细涩,为虚寒所致痛经,治宜温经养血止痛,方用大营煎加小茴香、补骨脂。

2.寒湿凝滞

主症:经前或经期小腹冷痛,得热痛减,按之痛甚,月经后期,经量少,经色黯黑有块或黑豆汁样,畏寒,手足欠温,带下量多,舌苔白腻,脉沉紧。

治则:温经散寒除湿,活血理气止痛。

方药:少腹逐瘀汤(《医林改错》)加味(小茴香,干姜,延胡索,没药,当归,川芎,肉桂,赤芍,蒲黄,五灵脂,苍术,茯苓)。

加减：若小腹冷痛者，加吴茱萸、法半夏、白芷；口干、便秘、舌苔黄者，去干姜，易生姜，加炒黄芩；白带多者加茯苓、泽泻。

（五）湿热蕴结

主症：经前或经期，小腹灼痛拒按，痛连腰骶或平时小腹痛，至经前疼痛加剧，量多或经期长，经色紫红，质稠或有血块，平素带下量多，黄稠臭秽或伴低热，小便黄赤，舌红、苔黄腻，脉滑数或濡数。

治则：清热除湿，化瘀止痛。

方药：清热调血汤（《古今医鉴》）加味（牡丹皮，黄连，生地黄，当归，白芍，川芎，红花，桃仁，莪术，香附，延胡索，鸡血藤，败酱草，薏苡仁）。

加减：若月经过多或经期延长者，酌加槐花、地榆、马齿苋；带下量多者，酌加黄柏、臭椿皮。

五、单验方

（1）化瘀消膜汤：三棱、莪术、炒五灵脂、炒蒲黄、王不留行、香附、菟丝子各 10g，当归、山楂、党参各 15g，血竭 2g。有行气化瘀消结之功。适用于气滞血瘀型重证痛经。

（2）没竭失笑散：蒲黄 30g，五灵脂、白术、山楂各 12g，没药、川楝子各 10g，血竭、青皮各 5g。有化瘀消膜的功效。适用于膜样痛经。

（3）加味没竭汤：生蒲黄 30g，炒五灵脂、三棱、莪术各 15g，青皮 6g，生山楂 12g，乳香、没药各 3g，血竭粉 2g。经前 2 周开始服用，连用 15 天。行气化瘀，适用于各型痛经。

（4）生蒲黄，生五灵脂，炒当归，炒白芍，制香附，乌药，延胡索，九香虫，肉桂。温经散寒，活血化瘀，理气止痛，适用于寒凝胞中型痛经。

（5）加减黑逍遥散：生地黄，当归，延胡索，贯众，柴胡，刘寄奴，月季花，巴戟天。松弛子宫平滑肌，解痉止痛，适用于各型痛经。

（6）药醋蛋：鸡蛋、食醋、黑大豆、生黄芪、香附等组成药醋蛋。补气养血，调经止痛，治疗原发性痛经。

六、中成药

1.田七痛经胶囊

组成：三七，延胡索，小茴香，五灵脂，冰片，蒲黄，木香。

主治：通调气血，止痛调经。用于经期腹痛及因寒所致的月经失调。

用法：口服，经期或经前 5 天服用，1 次 3～5 粒，每日 3 次；经后可继续服用，1 次 3～5 粒，每日 2 次或 3 次。

规格：每粒装 0.4g，12 粒/板×2 板/盒。

2.七制香附丸

组成：香附，当归，川芎，白芍，熟地黄，白术，陈皮，砂仁，黄芩等。

主治：疏肝养血，行气止痛。用于肝郁气滞，经血运行不畅，阻于胞宫而引起痛经者。

用法：口服，每次 6g，每日 2 次。

规格：丸剂。每袋 6g。

3.艾附暖宫丸

组成：艾叶（炭），香附（醋制），吴茱萸（制），肉桂，当归，川芎，白芍（酒炒），生地黄，黄芪（蜜炙），续断。

主治：理气补血，暖宫调经。用于寒凝胞宫痛经者。

用法：口服，小蜜丸 1 次 9g，大蜜丸 1 次 1 丸，每日 2 次或 3 次。

规格：大蜜丸，每丸重 9g。

4.左归丸

组成：熟地黄，山药，山茱萸，鹿角胶，龟甲胶，枸杞子，菟丝子，怀牛膝等。

主治：滋养肝肾，填精益髓。适宜治疗肝肾不足、精血亏虚、冲任失濡、胞脉失养而引起痛经者。

用法：口服，1 次 9g，每日 2 次。

规格：每 10 粒重 1g，60g/瓶。

5.乌鸡白凤丸

组成：乌鸡，人参，黄芪，丹参，当归，白芍，川芎，生地黄，熟地黄，甘草，制香附，鹿角胶，鹿角霜，银柴胡，牡蛎，鳖甲，桑螵蛸，芡实，山药，天冬。

主治：补气养血，调经止痛。用于气血虚弱型痛经。

用法：口服，温黄酒或温开水送服，1 次 1 丸，每日 2 次。孕妇忌服。

规格：每丸重 9g。每盒装 6 丸。

第四节　经前期综合征

经前期综合征是指反复在经前出现周期性以情感、行为障碍和躯体症状为特征的综合征，影响正常工作和学习，月经来潮后症状自然消失。

本病归属于中医月经前后诸证范畴进行论治。

一、病因病机

中医认为，该病的发生主要与肝、脾、气血有关。妇女经、孕、产、乳等数伤于血，使妇女处于血不足、气偏盛的状态，成为该病发病的内在条件。行经之前，阴血下注冲任胞宫，血海满盈，而全身阴血相对不足，脏腑功能失调，气血失和，从而出现一系列证候。月经以血为本，同时与肝、肾、脾关系密切。肝、脾、肾功能失调，气血、经络受阻是导致该病的重要因素。肝郁气滞则胁肋、乳房胀痛；肝火上扰或肝肾阴虚，清窍失养，则头晕头痛、烦躁失眠；阴虚火旺则经行发热、口糜、便血；气血虚弱则经脉失养，经行一身疼痛，酸楚麻木；血虚生风，则经行风疹块；脾肾阳虚则水湿停聚，泛于肌肤则水肿，水湿下注则经行泄泻。

二、诊断

（一）症状

多见于 25～45 岁妇女,症状出现于月经前 1～2 周,月经来潮后迅速减轻直至消失,周期性反复出现为其临床表现特点,主要表现为:

1.躯体症状

头痛、背痛、乳房胀痛、腹部胀满、便秘、肢体浮肿、体重增加、运动协调功能减退。

2.精神症状

易怒、焦虑、抑郁、情绪不稳定、疲乏,以及饮食、睡眠、性欲改变。

3.行为改变

注意力不集中、工作效率低、记忆力减退、神经质、易激动等。

（二）体征

肢体可见轻度浮肿。

（三）辅助检查

必要时可记录基础体温,以了解症状出现与卵巢功能的关系。

三、鉴别诊断

1.轻度精神障碍

经前期综合征与月经相关,并周期性出现,而轻度精神障碍发作与月经周期无关联,严重程度也缺乏规律性。

2.围绝经期综合征

围绝经期妇女常出现如停经,烘热汗出,心烦,心悸,失眠,腰背,四肢疼痛等症状,可通过内分泌激素水平测定、B 超等检查协助诊断。

四、辨证论治

（一）经行发热

1.肝肾阴虚

主症:经期或经后出现身热或表现为午后潮热,伴见头晕目眩,耳鸣重听,胁痛,咽干,腰膝酸软,五心烦热。经行常延后,经量偏少,经色鲜红。颧红唇赤,舌红少苔,脉虚细而数。

治则:清热养阴。

方药:四物济阴汤(《陈素庵妇科补解》)去荆芥(川芎,当归,白芍,生地黄,麦冬,杜仲,茯苓,知母,柴胡,牡丹皮,生甘草)。

加减:伴有经行不畅者加川牛膝、益母草,以活血通经;胁肋或小腹胀痛者加荔枝核、香附以理气行滞;盗汗者加麻黄根、牡丹皮,以退热敛汗。

2.血热内盛

主症:经前或经期身热面赤或心烦易怒,口干喜饮,尿黄便结,月经先期,经色深红,经量偏多,唇红舌赤,脉滑数。

治则:清热凉血调经。

方药:清经散(《傅青主女科》)加味[牡丹皮,地骨皮,白芍,熟地黄(或生地黄),青蒿,黄柏,茯苓,益母草]。

加减:夹有瘀血者,加失笑散、益母草;兼有脾胃虚弱者,加陈皮、党参、神曲;经量多者加龙骨、牡蛎、仙鹤草、白茅根,以凉血固经;情绪欠稳定者加合欢皮、石菖蒲,以调和情志;大便干燥者,加酒大黄,以泻热通便。

3.气血虚弱

主症:经行或经后发热,形寒,自汗,少气懒言,神疲肢软,舌淡、苔薄白,脉虚缓。

治则:益气固表。

方药:补中益气汤(《脾胃论》)(黄芪,甘草,人参,当归,陈皮,升麻,柴胡,白术)。

加减:如兼怔忡心悸,眠差梦多,去升麻、柴胡、陈皮,加茯神、酸枣仁、远志、龙眼肉、木香、生姜、大枣;如伴经量少,色暗淡,质稀薄或腰骶酸痛,舌淡而嫩,去升麻、柴胡、陈皮,加鹿角胶、菟丝子、杜仲、制附片等以温肾阳,益精气;若溲多便溏者,加益智仁、补骨脂以温补脾肾;自汗过多者,加生牡蛎、浮小麦,以敛汗;形寒肢冷者,加桂枝以温经通络;若月经量多,加煅龙牡、仙鹤草收涩止血。

4.瘀热壅阻

主症:经前或经期发热腹痛,经色紫黑,挟有血块,舌黯或尖边有瘀点,脉沉弦数。

治则:化瘀养血,清热凉血。

方药:血府逐瘀汤(《医林改错》)(当归,赤芍,川芎,生地黄,桃仁,红花,甘草,枳壳,柴胡,桔梗,牛膝)。

加减:若伴腹痛者,加延胡索、荔枝核以理气止痛;若血热内盛,蕴久成毒者,加金银花、连翘以清热解毒。

(二)经行乳房胀痛

1.肝气郁结

主症:经前或经行乳房胀痛或乳头痒痛,甚者不可触,精神抑郁,胸闷胁胀,时叹息,经行不畅,色黯红,小腹胀痛,舌苔薄白,脉弦。

治则:疏肝解郁,理气止痛。

方药:柴胡疏肝散(《景岳全书》)(柴胡,枳壳,香附,陈皮,赤芍,川芎,炙甘草)。

加减:若乳房胀痛有硬结,加夏枯草软坚散结;若经行不畅,加桃仁、益母草、川牛膝活血通经。

2.肝肾阴虚

主症:经行或经后乳房胀痛,两目干涩,五心烦热,咽干口燥,腰膝酸软,月经量少、色淡,舌红少苔,脉细数。

治则:滋肾养肝。

方药:一贯煎(《柳州医话》)(沙参,麦冬,当归,生地黄,枸杞子,川楝子)。

加减:若乳房胀痛较甚,加丹参、鳖甲养血活血通络。

（三）经行头痛

1.血虚

主症:经期或经后头部绵绵作痛,头晕眼花,心悸少寐,神疲乏力,月经量少、色淡、质稀,舌淡苔薄,脉虚细。

治则:养血益气。

方药:八珍汤(《正体类要》)(熟地黄,当归,川芎,白芍,党参,茯苓,白术,炙甘草)。

加减:若血虚肝旺,头胀痛耳鸣,加桑叶、龟甲以清肝明目,滋阴潜阳。

2.阴虚阳亢

主症:经前或经期头痛,头晕目眩,烦躁易怒,腰膝酸软,五心烦热,月经量少、色鲜红,舌红少苔,脉细数。

治则:滋阴潜阳,平肝止痛。

方药:杞菊地黄丸(《医级》)(熟地黄,山茱萸,山药,茯苓,牡丹皮,泽泻,枸杞子,菊花)。

加减:若肝火炽盛,头痛剧烈,伴口苦,大便干,可加龙胆草、黄芩、生石决明,清肝泻火。

3.血瘀

主症:经前或经期头痛剧烈,痛如锥刺或经行不畅,色紫黯,有血块,小腹疼痛拒按,舌黯或边尖有瘀点,脉沉弦或弦涩。

治则:活血化瘀通窍。

方药:通窍活血汤(《医林改错》)加减(赤芍,川芎,桃仁,红花,生姜,大枣,牛膝)。

加减:若经行不畅,小腹疼痛拒按者,加益母草、莪术、延胡索以行气活血,化瘀止痛。

4.痰湿阻滞

主症:经前或经期头痛头重,眩晕,胸闷泛恶,少食多寐,平时带下量多、色白、质黏,舌淡胖、苔厚腻,脉濡滑。

治则:健脾化湿除痰。

方药:半夏白术天麻汤(《医学心悟》)(半夏,白术,天麻,橘红,茯苓,炙甘草,蔓荆子,生姜,大枣)。

加减:体虚者可加党参、黄芪,以补气;脘痞纳呆者可加厚朴、枳壳以行气和中;痰湿郁久化热,出现口苦,舌苔黄腻,大便不畅者加黄连、枳壳、竹茹,以清热化痰。

5.肾阳虚

主症:经前或经期泄泻或天亮前泄泻,腰膝酸软,畏寒肢冷,头晕耳鸣,月经量少、色淡、质稀,舌淡苔白,脉沉迟。

治则:温肾健脾,除湿止泻。

方药:健固汤(《傅青主女科》)合四神丸(《校注妇人良方》)(党参,白术,茯苓,薏苡仁,巴戟天,补骨脂,吴茱萸,肉豆蔻,五味子,生姜,大枣)。

加减:若腰膝酸软,畏寒肢冷明显,加川续断、桑寄生、杜仲温肾强腰膝。

（四）经行肿胀

1.脾肾阳虚

主症:经前或经期面浮肢肿,纳呆腹胀,大便溏薄,腰膝酸软,月经量多,色淡、质稀,舌淡、苔薄白或白腻,脉沉细。

治则:温肾健脾,化气行水。

方药:苓桂术甘汤(《金匮要略》)加味(茯苓,白术,桂枝,甘草,补骨脂,川芎,巴戟天)。

加减:若月经量多者,加仙鹤草、炮姜炭、棕榈炭温阳固涩止血。

2.气滞血瘀证

主症:经行或经前面浮、肢体肿胀不适,尤以下肢肿胀为主,月经错后,量少,色紫黯有块,伴有小腹胀痛,胸脘胁肋闷胀,烦躁嗳逆不舒,乳房胀痛,舌质紫黯,脉弦涩。

治则:理气活血,化瘀利水。

方药:八物汤(《济阴纲目》)加味(当归,川芎,赤芍,延胡索,川楝子,木香,槟榔,茯苓皮,泽兰,泽泻)。

加减:若月经量少,经行不畅,加桃仁、益母草、川牛膝活血通经。

(五)经行吐衄

1.肺肾阴虚

主症:经前或经期吐血、衄血,量少,色暗红,头晕耳鸣,两颧潮红,五心烦热,月经先期、量少、色鲜红,舌红少苔,脉细数。

治则:滋肾润肺,引血下行。

方药:顺经汤(《傅青主女科》)加减(当归,白芍,生地黄,熟地黄,沙参,牡丹皮,女贞子,墨旱莲,荆芥炭,川牛膝)。

加减:若咳血、咯血甚者可加白茅根、浙贝母、桔梗以滋肺镇咳止血;若潮热明显者,加青蒿、鳖甲、地骨皮以滋阴退虚热;若兼大便干燥者,加玄参、芒硝以润燥通便。

2.胃热炽盛

主症:正值经期或经行前吐血、衄血、齿衄,量多,色鲜红,月经提前,口干欲冷饮,口臭,大便秘结或胸中烦热,舌红苔黄,脉数或滑数。

治则:清胃泄热,平冲降逆。

方药:三黄四物汤(《医宗金鉴》)加减(当归,赤芍,生地黄,大黄,黄芩,黄连,牛膝,益母草)。

加减:若口干口渴甚者,加石斛、芦根以滋阴清热生津;若大便燥结,数日未解者,加芒硝以增强清胃泻火,通便之力;若恶心呕吐者,加清竹茹、陈皮以平冲降逆止呕。

(六)经行口糜

1.阴虚火旺

主症:经期或经行后口舌黏膜糜烂、破溃疼痛,月经先期量少,色红赤,形瘦,咽干,五心烦热,尿少色黄,舌瘦红、少苔,脉细数。

治则:滋阴清热。

方药:知柏地黄丸(《医宗金鉴》)加减(熟地黄,山药,山茱萸,泽泻,茯苓,牡丹皮,知母,黄柏)。

加减:若口干舌燥明显者可加麦冬、玄参;若大便偏软者,去知母,加炒白术、炒扁豆;若月经量少明显者,加当归、制首乌、白芍滋补阴血。

2.胃热熏蒸

主症:经前或经期口舌生疮,溃烂,口臭,咽燥,喜冷饮,尿黄,便结,舌红、苔黄厚腻,脉滑数。

治则:清胃泻火。

方药:凉膈散(《太平惠民和剂局方》)加减(大黄,甘草,栀子,薄荷,黄芩,连翘,竹叶,黄连)。

加减:若经行不畅,加丹参、凌霄花、泽兰、桃仁;若腹胀脘痞,加枳壳、广木香;若小便甚少者,加车前子、泽泻、碧玉散;若月经量多,加茜草炭、益母草、生地黄凉血止血。

(七)经行情志异常

1.肝郁气滞

主症:经前或经期烦躁易怒或抑郁不乐,头晕目眩,口苦咽干,胸胁胀满,不思饮食,月经量多,色深红,舌红、苔黄,脉弦数。

治则:疏肝解郁,镇静安神。

方药:龙胆泻肝汤(《医宗金鉴》)(龙胆草,栀子,黄芩,车前子,木通,泽泻,生地黄,当归,甘草,柴胡)。

2.痰火上扰

主症:经前或经期精神狂躁,语无伦次,头痛,失眠,心胸烦闷,不思饮食,舌红、苔黄腻,脉滑有力。

治则:清热涤痰,镇心开窍。

方药:生铁落饮(《医学心悟》)(天冬,麦冬,贝母,胆南星,橘红,远志,连翘,茯苓,茯神,玄参,朱砂,石菖蒲,生铁落)。

3.心血不足

主症:经前或经期精神恍惚,心神不宁,无故悲伤,心悸失眠,月经量少,色淡,舌淡、苔薄白,脉细。

治则:养血安神,宁心开窍。

方药:养心汤(《证治准绳》)(黄芪,茯苓,茯神,当归,川芎,炙甘草,半夏,柏子仁,远志,五味子,人参,肉桂,酸枣仁)。

五、单验方

1.疏经散

佛手、香橼皮、白芍、刺蒺藜、木贼、无花果各 10g,青皮、玫瑰花、绿萼梅、柴胡各 5g,木蝴蝶、甘草各 3g。水煎分服,每日 1 剂。适用于肝郁气滞之经前乳房胀痛症。

2.疏肝汤

制香附、郁金、婆罗子、合欢皮、路路通、焦白术、炒枳壳、炒乌药、赤芍。药用常规剂量,水煎分两次服。适用于肝气郁结型经行乳胀。

3.清胃方

生地黄 20g,木通 10g,乌药 15g,大黄 5g,黄芩 15g,栀子 15g,甘草 5g。水煎分服,经前 1

周,连服 7 剂即愈。适用于胃热熏蒸者。

4.经前乳房胀痛方

柴胡、牡丹皮、香附、王不留行、郁金、栀子各 10g,当归 12g,白芍、山楂、茯苓各 15g,薄荷 3g,路路通 6g,青皮、陈皮各 9g。水煎服,每日 1 剂,于经前 10～15 天开始服用。适用于经前乳房胀痛以肝郁气滞为主者。

5.加味三黄四物汤

黄芩 9g,黄柏 9g,黄连 9g,当归 9g,生地黄 12g,川芎 6g,白芍 9g,仙鹤草 6g,白茅根 9g,槐花 9g。水煎服,每日 2 次,行经前 7 天开始服用。适用于血热型经行吐衄。

6.调肝活血汤

当归、柴胡、桃仁、天麻、香附、地龙、全蝎各 10g,白芷 12～15g,川芎 6～30g,生地黄 15g,丹参 12g,龙骨、牡蛎各 15～30g。适用于肝郁气滞经行头痛。

六、中成药

1.逍遥丸

组成:柴胡、白芍、当归、茯苓、白术、甘草(炙)、薄荷、生姜。

主治:疏肝解郁,健脾养血。主治因肝郁、血虚、脾弱所引起的经前期紧张症。

用法:口服,每次 6～9g,每日 3 次,空腹温开水送服。

规格:水丸。每 100 粒重约 6g。

2.归脾丸

组成:党参、白术、黄芪、龙眼肉、酸枣仁、木香、当归、远志、甘草、茯苓、大枣、生姜。

主治:健脾养心、益气补血。适用于食少体倦、面色萎黄、健忘失眠、心悸及各种出血等症。适用于心脾两虚的经前期综合征。

用法:口服,每次 6～9g,每日 3 次,1 个月为 1 个疗程。

规格:水丸,每 100 粒重约 6g,每袋 6g。蜜丸,每丸 9g。

3.小金丸

组成:制草乌、木鳖子、五灵脂、路路通、地龙、当归、乳香、没药、木香、香墨。

主治:活血止痛,解毒消肿,用于经前期综合征有乳腺小叶增生者。

用法:内服,每次 1.5～3g,每日 2 次。

规格:糊丸。3g/瓶。

4.六味地黄丸

组成:熟地黄、山茱萸、山药、泽泻、牡丹皮、茯苓。

主治:滋阴补肾、补血养血,常用于血虚或肾阴不足的经前期综合征。

用法:口服,水蜜丸 1 次 6g,小蜜丸 1 次 9g,大蜜丸 1 次 1 丸,每日 2 次。

规格:大蜜丸。每丸重 9g。

第五节　带下量多

带下量过多,色、质、气味异常或伴全身、局部症状者,称为"带下过多",又称"下白物""流秽物"等。

本病始见于《素问·骨空论篇》:"任脉为病……女子带下瘕聚。"《诸病源候论》明确提出了"带下病"之名,并分"带五色俱下候"。《傅青主女科》认为"带下俱是湿证",并以五色带下论述其病机及治法。

西医妇科疾病如阴道炎、宫颈炎、盆腔炎性疾病等引起的阴道分泌物异常与带下过多临床表现类似者,可参照本病辨证治疗。

一、病因病机

带下过多系湿邪为患,而脾肾功能失常是发生的内在条件,感受湿热、湿毒之邪是重要的外在病因。任脉不固,带脉失约是带下过多的核心病机。

1.脾虚

饮食不节,劳倦过度或忧思气结,损伤脾气,脾阳不振,运化失职,湿浊停聚,流注下焦,伤及任带,任脉不固,带脉失约,而致带下过多。

2.肾阳虚

素禀肾虚或房劳多产或年老体虚,久病伤肾,肾阳虚损,气化失常,水湿下注,任带失约;或肾气不固,封藏失职,阴液滑脱,而致带下过多。

3.阴虚夹湿热

素禀阴虚或年老久病,真阴渐亏或房事不节,阴虚失守,下焦复感湿热之邪,伤及任带而致带下过多。

4.湿热下注

素体脾虚,湿浊内生,郁久化热;或情志不畅,肝气犯脾,脾虚湿盛,湿郁化热或感受湿热之邪,以致湿热流注或侵及下焦,损及任带,而致带下过多。

5.湿毒蕴结

经期产后,胞脉空虚或摄生不慎或房事不禁或手术损伤,感染湿毒之邪,湿毒蕴结,损伤任带,而致带下过多。

二、诊断

(一)病史

妇产科术后感染史,盆腔炎性疾病史,急、慢性宫颈炎病史,各类阴道炎病史,房事不节(洁)史。

(二)症状

带下量多、色白或黄或赤白相兼或黄绿如脓或混浊如米泔;质或清稀如水或稠黏如脓或如豆渣凝乳或如泡沫状;气味无臭或有臭气或臭秽难闻;可伴有外阴、阴道灼热瘙痒,坠胀或疼痛或伴尿频、尿痛等症状。

(三)检查

1.妇科检查

可见各类阴道炎、宫颈炎、盆腔炎性疾病的体征,也可发现肿瘤。

2.辅助检查

(1)实验室检查:阴道炎患者阴道分泌物检查清洁度Ⅲ度或以上或可查到滴虫、假丝酵母菌及其他病原体。急性或亚急性盆腔炎,血常规检查白细胞计数增高。必要时可行宫颈分泌物病原体培养、病变局部组织活检等。

(2)B超检查:对盆腔炎性疾病及盆腔肿瘤有意义。

三、鉴别诊断

1.经间期出血、漏下

带下赤色时应与经间期出血、漏下相鉴别。经间期出血是指月经周期正常,在两次月经周期中间出现的周期性出血,一般持续3~5天,能自行停止。漏下是指经血非时而下,淋漓不尽,无正常月经周期。

2.生殖道癥积和癌病

带下量多是一种症状,以妇科生殖道炎症最为常见,生殖道癥积及癌病亦可出现。若生殖道癥积突入阴道时,可见带下量多、色赤白或色黄、淋漓或伴臭味,通过妇科检查可鉴别;若见大量浆液性或脓性或脓血性恶臭白带时,要警惕输卵管癌、子宫颈癌、子宫内膜癌等生殖道癌病的发生,可通过妇科检查、B超检查、诊断性刮宫,以及阴道镜、宫腔镜和腹腔镜检查等进行鉴别。

3.白浊

带下色白量多时需与白浊鉴别。白浊是泌尿生殖系统的化脓性感染,临床特征为尿窍流出混浊如脓之物,多随小便流出,可伴有小便淋漓涩痛。尿道口分泌物做淋球菌培养呈阳性,可资鉴别。

四、中医论治

中医认为带下量多的主要病机是湿邪伤及任带二脉,使任脉不固,带脉失约。湿邪是导致本病的主要原因。本病病位主要在前阴、胞宫;任脉损伤,带脉失约是带下病的核心机制。本病治疗以除湿为主,辅以健脾固肾、清热利湿,并配合外治法。

(一)内治法

1.脾阳虚证

主症:带下量多、色白或淡黄、质稀薄、无臭气,绵绵不断,神疲倦怠,四肢不温,纳少便溏,两足跗肿,面色㿠白,舌质淡,苔白腻,脉缓弱。

治则:健脾益气,升阳除湿。

主方:完带汤加减。

2.肾阳虚证

主症:带下量多,色白清冷,稀薄如水,淋漓不断,头晕耳鸣,腰痛如折,畏寒肢冷,小腹冷感,小便频数,夜间尤甚,大便溏薄,面色晦暗,舌淡润,苔薄白,脉沉细而迟。

治则:温肾助阳,涩精止带。

主方:方选内补丸加减。

3.阴虚夹湿证

主症:带下量不甚多、色黄或赤白相兼、质稠或有臭气,阴部干涩不适或有灼热感,腰膝酸软,头晕耳鸣,颧赤唇红,五心烦热,失眠多梦,舌红、苔少或黄腻,脉细数。

治则:滋阴益肾,清热祛湿。

主方:知柏地黄丸加减。

4.湿热下注证

主症:带下量多、色黄、黏稠、有臭气或伴阴部瘙痒,胸闷心烦,口苦咽干,纳食较差,小腹或少腹作痛,小便短赤,舌红、苔黄腻,脉濡数。

治则:清热利湿止带。

主方:止带方加减。

5.湿毒蕴结证

主症:带下量多、黄绿如脓或赤白相兼或五色杂下、状如米泔、臭秽难闻,小腹疼痛,腰骶酸痛,口苦咽干,小便短赤,舌红、苔黄腻,脉滑数。

治则:清热解毒除湿。

主方:五味消毒饮加减。

(二)外治法

本病外治法常以外洗法及阴道纳药为主。外洗主要用蛇床子散(蛇床子、川椒、明矾、苦参、百部)或川柏止痒洗液、苦参洗液等局部清洗或坐浴。阴道纳药常根据病种不同选择不同的栓剂,常用的有硝呋太尔制霉菌素阴道软胶囊、双唑泰泡腾片、甲硝唑泡腾片等制剂。

第六节　不孕症

不孕症是指有正常性生活,未避孕达 1 年来妊娠者。未避孕而从未妊娠过称为原发性不孕;继发性不孕指曾有过妊娠,之后 1 年以上未避孕而未孕。我国不孕症的发病率为 7%～10%。不孕症为中西医通用病名。

一、病因病机

中医认为,本病的发生主要为脏腑功能失常,气血失调导致冲任病变,胞宫不能摄精成孕。导致本病常见的病因主要有肾虚、肝郁、痰瘀。先天肾气不足或房劳伤肾,冲任虚衰,胞脉失养,不能摄精成孕;或肾阳不足,命门火衰,冲任失于温煦,不能摄精成孕;或肾阴不足,胞失滋润,血海蕴热,冲任失调,不能摄精成孕。素体肝血不足或七情内伤,肝郁气滞,疏泄失常,气血不调,冲任失调,胞宫不能摄精成孕。情志内伤,气机不畅,血随气结;或经期、产后,余血未净,寒、热、湿邪入侵,留于下焦,气血失和,瘀血阻滞,胞络受阻,冲任不通,不能摄精成孕。素体脾虚或劳倦思虑过度,饮食不节伤脾或肾阳虚不能温脾,脾虚湿盛,水湿内停,湿聚成痰,阻滞胞脉胞络,不能摄精成孕。

二、临床表现

(一)症状

不同原因引起的不孕症患者伴有不同的症状。

(1)排卵功能障碍引起者,常伴有月经紊乱、闭经、多毛、肥胖等。

(2)输卵管炎引起者,常伴有下腹痛、白带增多等。

(3)子宫内膜异位症引起者,常伴有痛经、经量过多或经期延长,性交痛。

(4)宫腔粘连引起者,常伴有周期性下腹痛,闭经或经量少。

(5)免疫性不孕症,可无症状。

(二)体征

因致病原因不同,体征各异。

(1)输卵管炎症者,妇科检查可见有附件增厚、压痛。

(2)子宫内膜异位症者,妇科检查后穹隆可触及触痛结节。

(3)子宫肌瘤者,可伴有子宫增大。

(4)多囊卵巢综合征者,常伴有痤疮、多毛、肥胖或扪及增大的卵巢等。

(5)闭经泌乳综合征者,可见患者肥胖、溢乳。

(6)促性腺激素不足者,可见阴毛和腋毛稀少或阙如。

(7)特纳综合征表现为身材矮小,第二性征发育不良,蹼项、盾胸、后发际低、肘外翻等。

三、辅助检查

通过男女双方全面检查找出不孕原因是诊断不孕症的关键。

1.男方检查

精液常规:检查前 4～5 天排精一次,然后禁欲,取精采用手淫法。正常一般每次排出精液 2～6mL,数量应在 2 千万/mL 以上,多者可达 2 亿/mL,活动精子应＞50％。其中快速直线运动精子具有授精能力。

2.女方检查

(1)卵巢功能检查:包括监测排卵和黄体功能检查。常用方法有 B 超监测排卵、基础体温测定、女性激素测定。

(2)输卵管通畅试验:常用方法有输卵管通液术、子宫输卵管碘油造影、子宫输卵管超声造影等;目前应用最广泛、诊断价值最高的方法为子宫-输卵管造影法。

(3)宫腔镜检查:了解宫腔内情况,对于宫腔粘连、黏膜下肌瘤、内膜息肉、子宫畸形等具有重要价值。

(4)腹腔镜检查:上述检查未见异常者,可做腹腔镜了解盆腔情况,直接观察子宫、输卵管、卵巢的病变,并且具有治疗作用。

四、鉴别诊断

本病的鉴别诊断与其他疾患不同。由于涉及的病因十分复杂,故凡涉及可能影响整个生殖及性腺-内分泌轴的各种疾患,都与本病有关,明确诊断这些疾患可为本病的诊断提供依据。

五、辨证论治

(一)辨证要点
主要根据月经、带下、全身症状及舌脉等综合分析,审脏腑、冲任、胞宫之病位,辨气血、寒热、虚实之变化。重视辨病与辨证相结合。

(二)治疗原则
治疗以温养肾气,调理气血为主。调畅情志,择"的候"而合阴阳,以利于受孕。

(三)分型论治
1.肾虚证

(1)肾气虚证:

主症:婚久不孕,月经不调或停闭,量多或少、色淡暗质稀;腰酸膝软,头晕耳鸣,精神疲倦,小便清长;舌淡、苔薄白,脉沉细,两尺尤甚。

证候分析:肾气不足,冲任虚衰,不能摄精成孕,而致不孕;冲任不调,血海失司,故月经不调或停闭,量或多或少;肾主骨生髓,腰为肾之府,肾虚则腰酸膝软,精神疲倦;肾开窍于耳,脑为髓海,髓海不足,则头晕耳鸣;气化失常,则小便清长,经色淡暗质稀。舌淡、苔薄白,脉沉细,均为肾气虚之象。

治则:补益肾气,调补冲任。

方药:毓麟珠(《景岳全书》)(当归、熟地黄、白芍、川芎、人参、白术、茯苓、炙甘草、菟丝子、杜仲、鹿角、霜川椒)。

方解:毓麟珠主治妇人血气俱虚,经脉不调,不受孕者。方中四物汤补血,四君子汤益气;菟丝子、杜仲、鹿角霜温养肝肾;佐以川椒温督脉。全方既温养先天肾气以生精,又培补后天脾胃以生血,精血充足,胎孕乃成。

加减:若经来量多者,加阿胶、炒艾叶固冲止血;若经来量少不畅者,加丹参、鸡血藤活血调经;若心烦少寐者,加柏子仁、夜交藤养心安神;腰酸腿软甚者,加续断、桑寄生补肾强腰。

(2)肾阳虚证:

主症:婚久不孕,初潮延迟,月经后期、量少、色淡质稀,甚至停闭,带下量多、清稀如水;腰膝酸冷,性欲淡漠,面色晦暗,大便溏薄,小便清长;舌淡苔白,脉沉迟。

证候分析:肾阳不足,冲任虚寒,胞宫失煦,故婚久不孕;阳虚内寒,天癸迟至,冲任血海空虚,故初潮延迟,月经后期,甚至闭经;阳虚水泛,湿注任带,故带下量多、清稀如水;肾阳虚外府失煦,则腰膝酸冷,火衰则性欲淡漠;火不暖土,脾阳不足,则大便溏薄;膀胱失约,则小便清长;肾阳虚衰,血失温养,脉络拘急,血行不畅,则面色晦暗,经少色淡质稀。舌淡,苔白,脉沉迟,均为肾阳虚之象。

治则:温肾助阳,调补冲任。

方药:温胞饮(《傅青主女科》)(巴戟天、补骨脂、菟丝子、肉桂、附子、杜仲、白术、山药、芡实、人参)。

方解:温胞饮主治下部冰冷不孕。方中巴戟天、补骨脂、菟丝子、杜仲温肾助阳;肉桂、附子补益命门;人参、白术益气健脾;山药、芡实补肾涩精。全方共奏温肾助阳,暖宫助孕之效。

加减:若小便清长,夜尿多者,加益智仁、桑螵蛸补肾缩小便;性欲淡漠者,加紫石英、肉苁蓉温肾填精;血肉有情之品如紫河车、龟甲、鹿茸等,具补肾阴阳,通补奇经之效,可适时加味。

(3)肾阴虚证:

主症:婚久不孕,月经先期、量少、色红质稠,甚或闭经或带下量少,阴中干涩;腰酸膝软,头晕耳鸣,形体消瘦,五心烦热,失眠多梦;舌淡或舌红、少苔,脉细或细数。

证候分析:肾阴亏虚,冲任血海匮乏,胞宫失养,故致不孕;精血不足,则月经量少,甚或闭经;阴虚内热,热迫血行,故月经先期;血少津亏,阴液不充,任带失养,阴窍失濡,故带下量少,阴中干涩;腰为肾之府,肾虚则腰膝酸软;阴虚血少,清窍失荣,血不养心,故头晕耳鸣,失眠多梦;阴虚火旺,故形体消瘦,五心烦热,经色红质稠。舌淡或舌红、少苔,脉细或细数,均为肾阴虚之象。

治则:滋肾养血,调补冲任。

方药:养精种玉汤(《傅青主女科》)(当归,白芍,熟地黄,山茱萸)。

方解:养精种玉汤主治身瘦水亏火旺不孕。方中当归、白芍养血柔肝;熟地黄补益肾精;山茱萸滋养肝肾。全方具滋肾养血填精之功。

加减:若胁肋隐痛,两目干涩者,加女贞子、旱莲草柔肝养阴;面色萎黄,头晕眼花者,加龟甲、紫河车填精养血;五心烦热,午后潮热者,加地骨皮、牡丹皮、知母滋阴清热。

2.肝气郁结证

主症:婚久不孕,月经周期先后不定、量或多或少、色暗、有血块,经行腹痛或经前胸胁、乳房胀痛;情志抑郁或烦躁易怒;舌淡红、苔薄白,脉弦。

证候分析:肝气郁结,疏泄失常,冲任失和,故婚久不孕;气机不畅,血海蓄溢失常,故月经周期先后不定,量或多或少;气郁血滞,则经色暗,有血块;足厥阴肝经循少腹布胁肋,肝失条达,经脉不利,故经前胸胁、乳房胀痛;肝郁气滞,血行不畅,"不通则痛",故经行腹痛;情怀不畅,郁久化火,故情志抑郁或烦躁易怒。舌淡红、苔薄白,脉弦,均为肝郁之象。

治则:疏肝解郁,理血调经。

方药:开郁种玉汤《(傅青主女科)》(当归、白芍、牡丹皮、香附、白术、茯苓、天花粉)。

方解:开郁种玉汤主治肝郁不孕。方中当归、白芍养血柔肝;白术、茯苓健脾培土;牡丹皮凉血活血;香附理气解郁;天花粉清热生津。全方共成疏肝健脾,养血种子之功。

加减:若痛经较重者,加延胡索、生蒲黄、山楂化瘀止痛;心烦口苦者,加栀子、夏枯草清泄肝热;胸闷纳少者,加陈皮、砂仁健脾和胃;经前乳房胀痛明显者,加橘核、青皮、玫瑰花理气行滞。

3.痰湿内阻证

主症:婚久不孕,月经后期,甚或闭经,带下量多、色白质黏;形体肥胖,胸闷呕恶,心悸头晕;舌淡胖、苔白腻,脉滑。

证候分析:素体脾虚,聚湿成痰或肥胖之体,躯脂满溢,痰湿内盛,壅滞冲任,故婚久不孕;痰阻冲任、胞宫,气机不畅,故月经后期,甚或闭经;湿浊下注,则带下量多,质黏稠;痰浊内阻,饮停心下,清阳不升,则胸闷呕恶,头晕心悸。舌淡胖、苔白腻,脉滑,均为痰湿内停之象。

治则:燥湿化痰,理气调经。

方药:苍附导痰丸。

加减:若带下量多者,加芡实、金樱子固涩止带;胸闷气短者,加瓜蒌、石菖蒲宽胸利气;心悸者,加远志祛痰宁心;月经后期,闭经者,加丹参、泽兰养血活血通经。

4.瘀滞胞宫证

主症:婚久不孕,月经后期、量或多或少、色紫黑、有血块,可伴痛经;平素小腹或少腹疼痛或肛门坠胀不适;舌质紫暗、边有瘀点,脉弦涩。

证候分析:瘀血内停,冲任阻滞,胞脉不通,故致不孕;冲任气血不畅,血海不能按时满溢,故月经周期延后、量少、色紫黑;瘀阻冲任,血不归经,则月经量多,有血块;血瘀气滞,"不通则痛",故经行腹痛或小腹、少腹疼痛,肛门坠胀不适。舌质紫暗、边有瘀点,脉弦涩,均为血瘀之象。

治则:活血化瘀,止痛调经。

方药:少腹逐瘀汤。

加减:若小腹冷痛者,加吴茱萸、乌药温经散寒;经血淋漓不止者,加茜草、三七粉化瘀止血。

六、其他疗法

1.中成药治疗

(1)滋肾育胎丸每次 5g,每日 3 次,口服。适用于脾肾两虚证。

(2)右归丸每次 1 丸,每日 3 次,口服。适用于肾阳虚证。

(3)坤泰胶囊每次 6g,每日 2 次,口服。适用于心肾不交证。

(4)逍遥丸每次 9g,每日 2 次,口服。适用于肝气郁结证。

(5)定坤丹每次 3.5~7g,每日 2 次,口服。适用于气血不足证。

(6)少腹逐瘀丸每次 1 丸,每日 2 次,口服。适用于瘀滞胞宫证。

2.针灸治疗

对排卵障碍所致不孕症,应用针灸促进卵泡发育及排卵。体针取关元、中极、三阴交、子宫、气海、足三里等穴,随证加减;灸法以艾灸为主,取神阙、关元等为主穴。

另外,中药外敷热熨、肛门导入、穴位离子导入及导管介入等疗法,对输卵管性不孕有较好疗效,临证多以内治与外治法联合应用。

七、中西医联合治疗

不孕是生殖健康的不良事件,病因复杂,临床表现纷繁多样,可由多囊卵巢综合征、子宫内膜异位症、高泌乳素血症及盆腔炎性疾病后遗症等妇科疾病导致,亦与多种内、外科疾病密切相关。需详问病史,认真查体,明辨病因,分析病位。临床还要重视男方因素,提倡夫妇同诊。

助孕是中医妇科的优势与特色之一。"求子之道,莫如调经",种子必先调经。肾藏精,主生殖,调经种子重在补肾;肝藏血,主疏泄,调经种子妙在疏肝;女子以血为本,调经种子贵在理血;兼有痰瘀互结,则祛瘀化痰,功在疏通。注重局部与整体相结合,形成了特色鲜明的临证思路与治疗方案,突出体现于两点:一是病证结合治疗。中医辨证与西医辨病相结合,加强治疗的针对性,如排卵障碍性不孕多责之于肾虚,涵盖的病种有异常子宫出血、多囊卵巢综合征、高泌乳素血症、未破裂卵泡黄素化综合征及卵巢早衰等,证型有肾虚血瘀、肾虚痰湿及肾虚肝郁,以补肾为主,兼以疏肝、化痰、活血;输卵管性不孕可由气滞、湿热、寒凝瘀滞等所致,治以活血化瘀通络,内服外治兼施;免疫性不孕以脾肾虚为本,痰瘀互结为标,补益脾肾祛瘀化痰取得较好的临床疗效。二是中西结合治疗。关键在于把握结合治疗的切入点,如中西医联合诱导排卵能提高临床妊娠率且降低副反应;宫腹腔镜联合中药治疗子宫内膜异位症及输卵管性不孕症;中医药联合辅助生殖技术亦展现出良好的应用前景,在提高卵细胞质量及改善子宫内膜容受性等方面均取得了长足的发展,对高龄不孕、反复种植失败等困扰助孕技术的瓶颈问题亦积累了较丰富的临床经验。

不孕症是影响夫妇双方身心健康的医学与社会问题。患者求子心切,常合并心理疾患,辅以心理治疗,建立良好的医患合作关系,可提高受孕率。

八、预后与转归

不孕症的预后与患者年龄、病史、病因及病程关系较为密切。年龄较轻、病因单一、病程短者疗效较好;年龄偏大、病因复杂、病程长者疗效欠佳。

第三章 骨伤科常见疾病诊疗

第一节 上肢骨折

一、锁骨骨折

锁骨位于胸廓顶部的前方,可在皮下触及全长,是外形呈"～"形的细长管状骨,桥架于肩胛骨与躯干骨之间。锁骨又称锁子骨,《医宗金鉴·正骨心法》说:"锁子骨,经名拄骨,横卧于两肩前缺盆之外,其两端外接肩解。"锁骨内侧段前突,附着有胸锁乳突肌和胸大肌,并在内侧与胸骨组成胸锁关节,外侧段后突,附着有三角肌和斜方肌,并在外侧与肩峰形成肩锁关节;为上肢带与躯干连接的唯一骨性结构。其后下方有臂丛神经及锁骨下血管经过。锁骨骨折临床较为常见,多发于儿童。锁骨两个弯曲面交界处直径最小,是锁骨的力学薄弱点,因此骨折多发生在中 1/3 处。

(一)病因病机

多为间接暴力所致,跌倒时因手掌或肩部外侧着地,外力经肩锁关节传至锁骨而发生骨折,以短斜形或横形骨折为多。直接暴力(如棒打枪伤)多引起横断或粉碎性骨折,临床较为少见。幼儿锁骨骨折多为青枝骨折,骨折往往向上成角。

临床上,根据骨折的部分常分为内 1/3、中 1/3 和外 1/3 骨折。中 1/3 骨折患者,骨折内侧段因胸锁乳突肌的牵拉向后上方移位,外侧段因上肢重力及三角肌牵拉向前下方移位。外1/3 骨折患者,除非喙锁韧带断裂,骨折端多无明显移位。严重移位骨折,当骨折断端向后下方移位时,可压迫或刺伤臂丛神经或锁骨下血管,甚至刺破胸膜或肺尖,造成血管、神经损伤或血胸、气胸,临床极为罕见。

(二)诊断与鉴别诊断

1.诊断

(1)临床表现:一般有明确的外伤史,局部肿胀、疼痛、压痛均较明显,肩关节活动受限,患侧上肢外展、上举受限,有移位者断端常有隆起畸形。患者常有特殊体态,患侧肩部下垂并向前、内倾斜,常用健手托住患肢肘部,以减轻上肢重量牵拉而引起的疼痛,头部向患侧倾斜,下颌偏向健侧,使胸锁乳突肌松弛而减少疼痛。检查时可见两侧锁骨不对称,有时断端可触及骨擦感。幼儿患者因缺乏自诉能力,且锁骨处皮下脂肪丰厚,不易触及,尤其是青枝骨折,临床表现不明显,容易漏诊。但通过被动活动患肢时,如上提其手肘或腋下托起时,患儿会因疼痛加重而啼哭,常可提示诊断。若骨折移位严重,损伤臂丛神经或锁骨下血管时,可表现为患肢麻木、感觉和反射减退,患肢血循环障碍,桡动脉搏动减弱或消失。

(2)辅助检查:常规 X 线检查可明确骨折的部位、类型及移位方向。但累计关节面的骨折,很难通过 X 线检查发现,必要时可结合 CT 检查明确骨折。

根据外伤史、临床表现及辅助检查即可明确诊断。

2.鉴别诊断

疾病名称	相同点	鉴别要点
肩锁关节脱位	局部肿胀、疼痛、压痛,肩关节活动受限	锁骨外端高于肩峰,甚至形成梯状畸形,向下牵拉上肢时,骨外端隆起更明显;向下按压骨外端可回复,松手后又隆起;X 线片显示肩锁关节脱位

(三)治疗

儿童的青枝骨折及无移位骨折可以三角巾悬吊患肢保护,限制患肢活动 2~3 周,较大儿童或成人需要复位,常用"∞"字绷带固定 4~6 周。开放性骨折或合并血管神经损伤时应切开复位内固定。

1.药物治疗

初期治以活血祛瘀、消肿止痛,可内服活血止痛汤,外敷消瘀止痛膏或双柏散;中期宜接骨续筋,可内服新伤续断汤、续骨活血汤等,外敷接骨续筋药膏;后期着重养气血、补肝肾、壮筋骨,可内服六味地黄丸,外敷坚骨壮筋膏。儿童患者骨折愈合迅速,一般不需用药。

2.整复手法

患者正坐凳上,挺胸抬头,双手叉腰,术者在背后一足踏于凳缘上,将膝部顶住患者背部正中,双手握其两肩外侧,向背部后侧徐徐牵引,使患者挺胸、肩部后伸,以矫正骨折端重叠移位。如仍有侧方移位,术者以两手的拇指、食指、中指分别捏住两骨折端,一手将骨折内侧段向前下方扳拉,另一手将骨折外侧段向后上方推按,使之复位(图 3-1)。

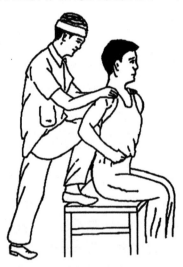

图 3-1 锁骨骨折的整复手法

3.固定方法

复位后,先在两侧腋下各置一块厚棉垫,用绷带从患者背部经患侧肩上、前方绕过腋下至肩后,横过背部,经对侧肩上、前方绕过腋下,横回背部至患侧肩上、前方,如此反复包绕8～12层,包扎后,用三角巾悬吊患肢于胸前,即为"∞"字韧带固定法固定。亦可用双圈固定法或锁骨固定带固定(图3-2)。

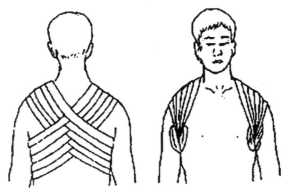

图 3-2　"∞"字韧带固定法固定

4.手术治疗

锁骨骨折有轻度上下移位或重叠移位,复位固定后,极少发生骨折不愈合,患肢功能一般无明显障碍。锁骨骨折严重移位,开放性骨折,成人锁骨远端骨折合并喙锁韧带断裂,臂丛神经、锁骨下血管损伤以及骨折不愈合者需考虑切开复位克氏针或钢板螺钉内固定。骨折不愈合者,可行内固定加植骨术。

5.练功活动

初期可做腕、肘关节屈伸活动和用力握拳活动,中后期逐渐增加肩部练功活动,如肩部的外展和旋转,防止肩关节粘连而导致的功能受限。对于老年患者,尤应注意加强练功活动。

(四)预防护理

复位固定后,应嘱患者尽量保持挺胸位,睡眠时需平卧,肩胛间可垫高以保持双肩后仰,有利于维持骨折复位。固定期间要经常检查骨折对位情况,防止骨折发生再移位,同时观察有无上肢神经或血管受压症状或绷带松动,随时调整绷带松紧度。

二、肩胛骨骨折

肩胛骨骨折是一种临床上比较少见的骨折类型,占全身骨折的0.4%～1%,常为多发伤的一部分。肩胛骨骨折包括肩胛盂部、颈部、体部、肩胛冈、肩峰、喙突的骨折,亦称肩髃骨折、琵琶骨骨折等。多见于成年人,儿童极为少见。

(一)病因病机

直接暴力和间接暴力均可导致肩胛骨折。肩胛盂骨折多由患者跌倒时,肩部着地或上肢外展位肘部或手掌着地,暴力经肱骨头冲击肩胛盂所致,亦可由肩胛体粉碎性骨折所累及;肩胛颈部骨折,多为间接暴力造成,即跌倒时肩部外侧着地或肘部着地而引起;肩胛冈骨折,多与肩峰体部粉碎性骨折同时发生;肩峰骨折,多由自上而下的直接暴力打击或由下向上的传达暴力或肱骨强力外展而产生的杠杆作用而导致；喙突骨折，多并发肩关节脱位或肩锁关节脱位。

（二）诊断与鉴别诊断

1.诊断

（1）临床表现：一般有明确的外伤史，肩胛部肿胀、疼痛、压痛及肩关节活动障碍。粉碎性骨折者因出血多，肿胀明显易见，甚至皮下可有瘀斑出现。而一般的裂缝骨折多无明显肿胀。患侧肩关节以外展活动受限为主，并伴有剧痛而拒绝活动。

（2）辅助检查：肩胛骨前后位、侧位、切线位 X 线检查可显示骨折的部位及移位方向。CT 及 CT 三维重建能更好地显示骨折及骨折块的移位，对肩胛骨骨折的诊断优于 X 线。

根据外伤史、临床表现及辅助检查即可明确诊断。

2.鉴别诊断

疾病名称	相同点	鉴别要点
肋骨骨折	肩背后部疼痛、压痛	伤后胸部疼痛，咳嗽及深呼吸时疼痛加重；挤压胸廓时，骨折部分疼痛加剧；有时可合并气、血胸；X 线片示肋骨骨折

（三）治疗

肩胛骨骨折一般多无明显移位，仅用三角巾悬吊固定患肢 2~3 周。

1.药物治疗

初期治以活血祛瘀、消肿止痛，可内服活血止痛汤，外敷消瘀止痛膏或双柏散；中期宜接骨续筋，可内服新伤续断汤、续骨活血汤等，外敷接骨续筋药膏；后期着重养气血、补肝肾、壮筋骨，可内服六味地黄丸，外敷坚骨壮筋膏。

2.手术治疗

肩胛骨骨折即使骨块有明显移位而畸形愈合者亦多无影响关节功能。除非骨折错位压迫胸廓引起症状时考虑手术治疗。

3.练功活动

初期可做腕、肘部功能屈伸活动。中期加做肩肘功能活动，如用健手扶持患肢缓缓地旋转肩关节、提肩缩颈、展肩屈肘、双手上举等锻炼。后期加强上述锻炼的幅度、次数和力量。肩胛颈部骨折典型移位者早期避免患肩下垂和向下、向前牵拉患肢。

（四）预防护理

肩胛颈骨折严重移位者，早期禁止做患侧上肢提物和牵拉动作。2~3 周后，用健肢辅助患肢前壁做肩关节轻度活动。对老年患者，应鼓励其积极进行锻炼。

三、肱骨外科颈骨折

肱骨外科颈骨折是指肱骨解剖颈下 2~3cm 处的骨折。肱骨外科颈相当于大、小结节下缘与肱骨干的交界处，是松质骨和密质骨交界处，在解剖上是一弱点，易发生骨折。而解剖颈很短，骨折罕见。紧靠肱骨外科颈内侧有腋神经向后进入三角肌内，臂丛神经、腋动脉通过腋窝，严重移位骨折可损伤血管神经。肱骨外科颈骨折多见于老年人，女性发病率较高。

（一）病因病机

肱骨外科颈骨折多因间接暴力所致，直接暴力所致者较少见。多因跌倒时手掌或肘部先着地,传达暴力作用于肱骨外科颈引起骨折。上臂在外展位手掌着地则为外展型骨折,若上臂在内收位肘部着地则为内收型骨折。其中以外展型多见。肱骨外科颈骨折以老年人较多,亦可发生于成年人。

临床分类:

1.裂缝骨折

多因直接暴力直接过用于肩部外侧,造成肱骨大结节粉碎性骨折或外科颈骨折,系骨膜下骨折,多无移位。

2.嵌插骨折

受较小的传达暴力所致,骨折断端互相嵌插。

3.外展型骨折

受外展传达暴力所致,断端外侧嵌插而内侧分离,多向前内侧成角。常伴有肱骨大结节撕脱骨折。

4.内收型骨折

受内收传达暴力所致,此型较为少见。断端外侧分离而内侧嵌插,向外侧成角。

5.骨折合并肩关节脱位

受外展外旋传达暴力所致。若暴力继续作用于肱骨头,可引起肱骨头向前下方脱位,骨折面向外上,位于远端的内侧。若处理不当,常容易造成患肢严重的功能障碍。

肱骨外科颈骨折是接近关节的骨折,周围肌肉发达,而肩关节的关节囊和韧带比较松弛,骨折后容易发生软组织粘连或骨折后结节间沟不平滑而损伤肌腱,易并发肱二头肌长头肌腱炎、冈上肌腱炎或肩关节周围炎。

(二)诊断与鉴别诊断

1.诊断

(1)临床表现:伤后肩部肿胀、疼痛、上臂内侧可见瘀斑,肩关节功能障碍。检查见肩部肿胀或畸形,肱骨外科颈局部有压痛和纵轴叩击痛。非嵌插骨折可见畸形、骨擦音和异常活动。检查桡动脉搏动及上肢运动感觉,诊断是否合并血管、神经损伤。

(2)辅助检查:肩关节正位、穿胸位 X 线检查可明确骨折。必要时加摄腋位和肩胛骨切位片,粉碎性骨折或肩关节活动困难者可行 CT 三维重建,疑有血管损伤可行彩超检查。

根据外伤史、临床表现及辅助检查即可明确诊断。

2.鉴别诊断

疾病名称	相同点	鉴别要点
肱骨大结节骨折	症状、体征相似	肩外侧大结节处压痛,外展活动受限,上臂内侧无瘀斑,无环形压痛

(三)治疗

无移位的裂缝骨折或嵌插骨折,可三角巾悬吊患肢,3 周后开始活动。有移位的骨折需行手法复位固定。若合并肩关节脱位,需先行整复脱位后再整复骨折;若合并血管、神经损伤,则选择手术治疗。

1.药物治疗

初期宜活血祛瘀、消肿止痛,内服和营止痛汤、活血止痛汤,外敷消瘀止痛药膏、双柏散;老年患者则因其气血虚弱,血不荣筋,易致肌肉萎缩,关节不利,在中后期宜养气血、壮筋骨、补肝肾,内服可选用接骨丹、生血补髓汤以舒筋活络、通利关节,外敷接骨续筋膏和接骨膏等。解除固定后可选用海桐皮汤熏洗。

2.整复手法

患者坐位或卧位,屈肘90°,前臂中立位,一助手用布带绕过腋窝向上提拉肩部,另一助手握其肘部,沿肱骨纵轴方向牵拉,纠正缩短移位,然后根据不同类型再采用不同的复位方法。对外展型骨折,先外展牵引,对内收型骨折,先内收牵引。

(1)外展型骨折:术者先外展牵引,然后双手握骨折部,两拇指按于骨折近端的外侧,其他各指抱骨折远端的内侧向外捺正,助手同时在牵拉下内收其上臂直到取得良好对位。

(2)内收型骨折:术者先内收牵引,然后两拇指压住骨折部向内推,其他四指使远端外展,助手在牵引下将上臂外展即可复位。如成角畸形过大,还可继续将上臂上举过头顶,此时术者立于患者前外侧,用两拇指推挤远端,其他四指挤按成角突出处,如有骨擦感,断端相互抵触,则表示成角畸形矫正。

(3)骨折合并肩关节脱位:可先持续牵引下,使肩关节极度外展、上举3～5分钟,利用关节囊的约束力使肱骨头复位,然后再整复骨折。

3.固定方法

(1)超肩关节夹板固定:长夹板三块,下达肘部,上端超过肩部,长夹板上端可钻小孔系以布带结。短夹板一块,由腋窝下达肱骨内上髁,夹板的一端用棉花包裹,呈蘑菇头样,即成蘑菇头样大头垫夹板。助手维持牵引下,将3～4个棉垫放于骨折部的周围,短夹板放在内侧,若内收型骨折,大头垫应放在肱骨内上髁的上部;若外展型骨折,大头垫应顶住腋窝部,并在成角突起处放一平垫,三块长夹板分别放在上臂前、后、外侧,用三条横带将夹板捆紧,然后用长布带绕过对侧腋下固定。

(2)夹板固定配合皮肤牵引:移位明显的内收型骨折,除夹板固定外,尚可配合皮肤牵引3周,肩关节置于外展前屈位,其角度视移位程度而定。

(3)其他固定:目前有腋管夹板固定法、钳肱骨固定法、"O"型石膏塑形固定法等。

4.手术治疗

肱骨外科颈骨折一般不需要手术治疗。如骨折严重移位且手法复位失败或治疗较晚不能手法复位,以及合并血管、神经损伤者,应选择手术治疗。

5.练功活动

肱骨外科颈骨折愈合后,常遗留有肩关节功能障碍,应争取早期练功活动,初期先让患者握拳,屈伸肘、腕关节,舒缩上肢肌肉等活动,3周后练习肩关节各方向活动。活动范围应循序渐进,逐步增加。但初期外展型骨折忌做外展活动,内收型骨折忌做内收活动。一般在4周左右即可解除外固定。后期应配合中药熏洗,以促进肩关节功能恢复。

(四)预防护理

老年患者固定时间过长易引起肩关节周围软组织粘连,并容易导致肩周炎,出现关节功能障碍,因此要注意鼓励和协助患者进行肩部功能锻炼。

四、肱骨干骨折

由肱骨外科颈下 1cm 至内外髁上 2cm 处的一段长管状坚质骨称为肱骨干。其上部较粗,自中 1/3 以下逐渐变细,至下 1/3 渐成扁平状,并稍向前倾。肱骨干骨折很常见。肱骨干中下 1/3 交界处后外侧有一桡神经沟,桡神经在此紧贴骨干穿行,故中下 1/3 交界处骨折,易造成损伤。

(一)病因病机

肱骨干中上部骨折多因直接暴力引起,多为横断或粉碎骨折。肱骨干周围有许多肌肉附着,由于肌肉的牵拉,故在不同平面的骨折就会造成不同方向的移位。上 1/3 骨折(三角肌止点以上)时,近端因胸大肌、背阔肌和大圆肌的牵拉而向前、向内移位;远端因三角肌、喙肱肌、肱二头肌和肱三头肌的牵拉而向上、向外移位。中 1/3 骨折(三角肌止点以下)时,近端因三角肌和喙肱肌牵拉而向外、向前移位;远端因肱二头肌和肱三头肌的牵拉而向上移位。肱骨干下 1/3 骨折多由间接暴力(如投弹、掰手腕)所致,常呈斜行、螺旋骨折。移位可因暴力方式、前臂和肘关节的位置影响而异,多为骨折端向后外成角、骨折远端内收内旋移位。

(二)诊断要点

伤后局部有明显疼痛、压痛、肿胀和功能障碍。骨折移位时,上臂有短缩或成角畸形,并有异常活动和骨擦音。检查时应注意腕和手指的功能,以便确定桡神经是否有损伤。X 线正侧位片可明确骨折的部位、类型和移位情况。根据受伤史、临床表现和 X 线检查可明确诊断。

(三)治疗

治疗肱骨干骨折时,如过度牵引、反复多次整复或体质虚、肌力弱的横断骨折和粉碎骨折患者,再因上肢重量悬垂作用,在固定期间可逐渐发生分离移位。如处理不及时或不恰当,则可致骨折迟缓愈合甚至不愈合。因此,在治疗过程中,必须防止骨折断端分离移位。

1.整复方法

患者坐位或平卧位。一助手用布带通过腋窝向上,另一助手握持前臂在中立位向下,沿上臂纵轴对抗牵引,一般牵引力不宜过大,否则易引起断端分离移位。待重叠移位完全矫正后,根据骨折不同部位的移位情况进行整复。

(1)上 1/3 骨折:在维持牵引下,术者两拇指抵住骨折远端外侧,其余四指环抱近端内侧,将近端托起向外,使断端微向外成角,继而拇指由外推远端向内,即可复位。

(2)中 1/3 骨折:在维持牵引下,术者以两拇指抵住骨折近端外侧挤按向内,其余四指环抱远端内侧向外端提,纠正移位后,术者捏住骨折部,助手徐徐放松牵引,使断端互相接触,微微摇摆骨折远端或从前后内外以两手掌相对挤压骨折处,可感到断端摩擦音逐渐减小,直至消失,骨折处平直,表示基本复位。

(3)下 1/3 骨折:多为螺旋或斜行骨折,仅需轻微力量牵引,矫正成角畸形,将两斜面挤按复正。

2.固定方法

(1)夹板固定:前后内外四块夹板,其长度视骨折部位而定,上 1/3 骨折要超肩关节,下 1/3 骨折要超肘关节,中 1/3 骨折则不超过上、下关节,并应注意前夹板下端不能压迫肘窝。如果移位已完全纠正,可在骨折部的前后方各放一长方形大固定垫,将上、下骨折端紧密包围。若仍有轻度侧方移位时,利用固定垫两点加压;若仍有轻度成角,利用固定垫三点加压,使其逐渐复位。若碎骨片不能满意复位时,也可用固定垫将其逐渐压回,但应注意固定垫厚度宜适中,防止皮肤压迫性坏死。在桡神经沟部位不要放固定垫,以防桡神经受压而麻痹。固定后肘关节屈曲 90°,以木托板将前臂置于中立位,患肢悬吊在胸前。应定期做 X 线检查,以及时发现在固定期间骨折端是否有分离移位。若发现断端分离,应加用弹性绷带上下缠绕肩、肘部,使断端受到纵向挤压而逐渐接近。

(2)石膏固定:对于复位后比较稳定的骨折,可用"U"形石膏固定。若为中、下段长斜行或长螺旋骨折,手法复位后不稳定,可采用上肢悬垂石膏固定,但有可能重量太大,导致骨折端分离,宜采用轻质石膏,并在固定期间严密观察骨折对位对线情况,石膏的长度以及固定时间与夹板固定相同。

3.手术治疗

对开放性骨折、肱骨干多段骨折、手法复位失败者、合并血管神经损伤者、骨折断端有软组织嵌入者或合并同侧肩、肘部骨折者(如侧撞骨折)等,可考虑切开复位钢板内固定,术中注意保护桡神经。

4.药物治疗

按骨折三期辨证用药。骨折迟缓愈合者,应重用接骨续损药,如鳖虫、自然铜、骨碎补之类。闭合性骨折合并桡神经损伤,可将骨折复位后用夹板固定,内服药中加入益气活血、通经活络之品,如黄芪、地龙之类,并选用骨科外洗二方、海桐皮汤熏洗。

5.练功活动

固定后即可做伸屈指、掌、腕关节活动,有利于气血畅通。肿胀开始消退后,患肢上臂肌肉应用力做舒缩活动,逐渐进行肩、肘关节活动。骨折愈合后,应加强肩、肘关节活动,并配合药物熏洗,使肩、肘关节活动功能早日恢复。

五、肱骨髁上骨折

肱骨髁上骨折是指发生于肱骨内外髁水平以上 2～3cm 处的骨折,多发于儿童,偶见于老年人,成人发病率较低(一旦发生多为粉碎骨折)。

肱骨下端较扁薄,髁上部处于疏松骨质和致密骨质交界处,后有鹰嘴窝,前有冠状窝,两窝之间仅为一层极薄的骨片,两髁稍前屈,并与肱骨纵轴形成向前 30°～50°的前倾角。前臂完全旋后,肘关节伸直时,上臂与前臂纵轴呈 10°～15°外翻的携带角,骨折移位可使此角改变而呈肘内翻或肘外翻畸形。肱动脉和正中神经从肱二头肌腱膜下通过,桡神经通过肘窝前外方并分成深浅两支进入前臂。肱骨髁上骨折时,易被刺伤或受挤压而合并血管神经损伤。

(一)病因病机

肱骨髁上骨折多因间接跌倒所致。根据暴力形式和受伤机理的不同,可将肱骨髁上骨折分为伸直型、屈曲型和粉碎型三种。

若在伸肘位摔倒,手掌触地或外力迫使肘部伸直,则引起伸直型骨折。这是因地面反作用力经手掌、前臂传达,将肱骨髁推向后上方,由上而下的重力将肱骨干推向前方,骨线由前下向后上走行,骨折远端携带肘关节向后移位,移位的骨折近端容易造成正中神经和肱动脉的压迫而损伤;若在屈肘位摔倒,肘后侧触地或外力迫使肘关节屈曲,则引起屈曲型骨折。暴力从肘后侧经过尺骨鹰嘴把肱骨髁由后下方推向前上方,骨折线呈后下向前上走行,远端携带肘关节向前移位,此类骨折很少发生血管神经损伤。

如肘部同时受到侧方暴力作用时,可产生相应的移位,根据骨折端侧方移位情况,伸直型及屈曲型又可分为尺偏型和桡偏型。尺偏型骨折易造成骨折近端挤压挫碾桡神经而发生损伤。反之,桡偏型骨折易造成尺神经损伤。

肱骨髁上粉碎型骨折又称肱骨髁间骨折。此类骨折是累及关节面的骨折与髁上骨折有一定的差异,多见于成人。骨折常因肱骨下端受到压缩性的暴力所致,尺骨半月切迹将肱骨下端劈裂而分为内、外髁两骨片,亦可分伸直型和屈曲型两种。有时,受伤姿势虽与骨折类型有关,但并非必然的因果关系。

(二)诊断要点

无移位骨折者,肘部可有肿胀、疼痛,肱骨髁上处有压痛,功能障碍。骨折有移位者,肘部疼痛、肿胀较明显,甚至出现张力性水疱,伸直型骨折肘部呈靴(跟)样畸形,但肘后肱骨内、外髁和鹰嘴三点关系仍保持正常,这一点可与肘关节后脱位相鉴别。此外,还应注意桡动脉的搏动,腕和手指的感觉、活动、温度、颜色,以便确定是否合并神经或血管损伤。神经损伤表现为该神经支配范围的运动和感觉障碍,以桡神经、正中神经损伤为多见。若肘部严重肿胀,桡动脉搏动消失,患肢剧痛,手部皮肤苍白、发凉、麻木,被动伸指有剧烈疼痛者为肱动脉损伤或受压,处理不当则前臂屈肌发生肌肉坏死,纤维化后形成缺血性肌挛缩。骨折畸形愈合的后遗症以肘内翻为多见,肘外翻少见。粉碎型骨折多后遗肘关节不同程度的屈伸活动功能障碍。肘关节X线正侧位片可显示骨折类型和移位方向。伸直型骨折远端向后上方移位,骨折线多从前下方斜向后上方。屈曲型骨折远端向前上方移位,骨折线从后下方斜向前上方。粉碎型骨折两髁分离,骨折线呈"T"形或"Y"形。根据受伤史、临床表现和X线片可做出诊断。

(三)治疗

无移位骨折可置患肢于屈肘90°位,用颈腕带悬吊2~3周。有移位骨折应按以下方法处理。

1.整复方法

肱骨髁上骨折整复手法较多,现将临床上常用的整复手法介绍如下:患者仰卧,两助手分别握住其上臂和前臂,做顺势拔伸牵引,术者两手分别握住远近段,相对挤压,先用端挤手法矫正前后移位,再纠正侧方移位(伸直型骨折时,如果先整复侧方移位易造成近端对前方的血管和正中神经的损伤)。若远段旋前(或旋后),应首先纠正旋转移位,使前臂旋后(或旋前)。纠正上述移位后,若整复伸直型骨折,则以双手拇指从肘后推按远端向前,两手其余四指重叠环抱骨折近端向后提拉,并令助手在牵引下徐徐屈曲肘关节,常可感到骨折复位时的骨擦感;整复屈曲型骨折时,手法与上述相反,应在牵引后将远端向背侧压下,并徐徐伸直肘关节。

尺偏型骨折容易后遗肘内翻畸形,是由于整复不良或尺侧骨皮质遭受挤压,而产生塌陷嵌插所致。因此,在整复肱骨髁上骨折时,应特别注意矫正尺偏畸形,以防止肘内翻的发生。

开放性骨折则应在清创后进行手法复位,再缝合伤口。若系粉碎型骨折或软组织肿胀严重,水疱较多而不能手法整复或整复后固定不稳定者,可在屈肘 45°～90° 位置进行尺骨鹰嘴牵引或皮牵引,重量 1～2kg,一般在 3～7 天后再进行复位。肱骨髁上粉碎骨折并发血循环障碍者,必须紧急处理,首先应在麻醉下整复移位的骨折断端,并行尺骨鹰嘴牵引,以解除骨折端对血管的压迫,如冰冷的手指温度逐渐转暖,手指可主动伸直,则可继续观察。如经上述处理无效,则必须及时探查肱动脉情况。肱骨髁上骨折所造成的神经损伤一般多为挫伤,在 3 个月左右多能自行恢复,除确诊为神经断裂者外,不需过早地进行手术探查。

2.固定方法

(1)夹板固定:复位后固定肘关节于屈曲 90°～110° 位置 3 周。夹板长度应上达三角肌中部水平,内外侧夹板下达(或超过)肘关节,前侧板下至肘横纹,后侧板远端呈向前弧形弯曲,并嵌有铝钉,使最下一条布带斜跨肘关节缚扎而不致滑脱;采用杉树皮夹板固定时,最下一条布带不能斜跨肘关节,而在肘下仅扎内外侧夹板。为防止骨折远端后移,可在鹰嘴后方加一梯形垫;为防止内翻,可在骨折近端外侧及远端内侧分别加塔形垫。夹缚后用颈腕带悬吊。屈曲型骨折应固定肘关节于屈曲 40°～60° 位置 3 周,以后逐渐屈曲至 90° 位置 1～2 周。如外固定后患肢出现血循环障碍,应立即松解全部外固定,置肘关节于屈曲 45° 位置进行观察。

(2)石膏固定:复位后,伸直型骨折用石膏托在曲肘 90°、前臂中立位;屈曲型骨折在伸肘 150°、前臂中立位,固定 4～5 周。X 线片证实骨折愈合良好,即可拆除石膏,开始功能锻炼。

(3)尺骨鹰嘴牵引:伤后时间较长,局部组织损伤严重,出现骨折部严重肿胀时,不能立即行手法复位。应卧床休息,抬高患肢,采用尺骨鹰嘴悬吊牵引,同时加强手指活动,待肿胀消退后行手法复位。手法复位以后,可继续牵引维持复位位置或加用肘关节的小夹板固定。4～6 周 X 线片证实已有骨愈合,可取消牵引,继续小夹板固定,逐渐开始肘关节主动活动。

3.手术治疗

手法复位失败者或合并血管、神经损伤者。可考虑行探查术的同时,直视下复位并以骨圆针交叉内固定。对陈旧性骨折并发肘内翻畸形者,应行截骨矫正术。

4.药物治疗

肱骨髁上骨折的患者以儿童占大多数,且骨折局部血液供应良好,愈合迅速,所以药物治疗以早期的活血化瘀为主,中后期用药较少,功能恢复期可配合药物外敷治疗。

5.练功活动

固定期间多做握拳、腕关节屈伸等活动,粉碎骨折应于伤后 1 周在牵引固定下开始练习肘关节屈伸活动,其他类型骨折应在解除固定后,积极主动锻炼肘关节伸屈活动,严禁暴力被动活动,防止骨化性肌炎的发生。

六、尺骨鹰嘴骨折

尺骨鹰嘴骨折是常见的肘部损伤之一,多发生于成年人,占全身骨折的 1.17%。亦称肘骨骨折、鹅骨骨折。若跌伤其肘尖向上突出，疼痛不止。尺骨鹰嘴呈弯曲状，起于尺骨近端，形似鹰嘴、鹅鼻，鹰嘴突与冠状突相连而构成半月切迹，为有深凹的关节面，此关节面与肱骨滑车关节面构成肱尺关节，是肘关节屈伸的枢纽。鹰嘴骨化中心出现于8～11岁，至14岁骨骺线闭合。尺骨鹰嘴为肱三头肌的附着处，肱三头肌的骤然强力收缩及遭受暴力打击或碰撞易发生尺骨鹰嘴骨折。

（一）病因病机

尺骨鹰嘴骨折多数由于间接暴力或直接暴力造成，但以间接暴力所致者为多见。跌倒时，肘关节突然屈曲、肱三头肌强烈收缩，将尺骨鹰嘴撕脱，近端受肱三头肌牵拉向上移位，骨折线多为横断或斜行。

直接暴力亦可造成尺骨鹰嘴骨折，跌倒时肘后部着地，外力直接撞击鹰嘴或肘后部受到外力直接打击，引起骨折。多为粉碎性，骨折片多无明显移位。鹰嘴骨折线多数侵入半月切迹，属关节内骨折。少数撕脱的骨折片较小，骨折线不影响半月切迹关节面。

（二）诊断

伤后尺骨鹰嘴部有局限性肿胀或疼痛，明显压痛，肘关节屈曲活动疼痛加重，主动伸直功能障碍。骨折有分离移位时，可触及骨折裂隙或骨擦音。肘关节内积血时，鹰嘴两侧凹陷处隆起。肘关节正、侧位X线片可以明确骨折类型和移位程度。尺骨鹰嘴骨折有时需与子骨及成人骨骺线未闭合进行鉴别诊断。对骨折诊断有怀疑时，可拍摄健侧片对照，有助于明确诊断。临床上将骨折分为：

1.无移位骨折

多由直接暴力造成，骨折块无移位。

2.移位骨折

多由间接暴力造成，骨折块有明显移位，骨折线为横断或斜行。

3.粉碎性骨折

严重的直接暴力造成，骨折碎片多无明显移位。

（三）治疗

1.整复方法

尺骨鹰嘴骨折除少数撕脱性骨折外，都涉及关节，属关节内骨折，要求强调解剖复位，以恢复关节面的平整光滑、肘关节的稳定性和屈伸活动功能，避免发生创伤性关节炎。《医宗金鉴·正骨心法·肘骨》介绍："用手法翻其臂骨，拖肘骨令其合缝。其斜弯之筋，以手推摩，令其平复。"若局部肿胀严重，难以摸清骨折近端者，整复前先可穿刺抽出关节内瘀血，然后再进行手法整复。

患者仰卧或坐位。助手站于患者后外侧，用双手固定上臂不动，术者站于患者前方，一手握患肢前臂，将肘关节置于微屈位，前臂旋后，使肱三头肌松弛。另一手拇、食、中三指分别放在鹰嘴的内、外及后方，用力将近端骨折片向下推挤，使之向骨折远端靠拢，并稍加摇晃，至粗糙的骨摩擦感消失，骨折片有稳定感时，即已复位。推鹰嘴的拇、食、中指仍保持向下推按，握前臂之手将关节徐徐伸直，并屈曲数次，使半月切迹的关节面平复如旧，再将患肢置于微屈位。

2.固定方法

无移位的裂纹骨折、儿童青枝骨折及老年人粉碎骨折移位不明显者,可用上臂超肘关节夹板,固定肘关节于屈曲 20°~60°位 3 周或者用上肢直角托板固定 3 周。老年人外固定时间可缩短到 1~2 周。有移位骨折手法整复后,术者放开推按的骨折片时,即在尺骨鹰嘴的上方放置一半圆形缺口朝下的抱骨垫,用胶布条固定于皮肤,再用前、后侧超肘关节夹板固定肘关节于屈曲 0°~20°位 3 周,以后再逐渐改为固定于屈肘 90°位 1~2 周。

3.药物治疗

按骨折三期辨证用药,解除固定后加强中药熏洗。

4.练功疗法

复位固定后即可开始手指、腕关节屈伸活动和肩关节活动,禁止肘关节屈伸活动。第 4 周以后,在健侧手扶持下逐步进行肘关节主动屈伸活动,严禁暴力被动屈肘。老年患者尤应加强功能锻炼。

5.其他疗法

尺骨鹰嘴骨折,骨折端分离移位较大且手法整复不成功者,可考虑手术切开复位,内固定,但应严格掌握手术适应证及方法。

(1)移位较大的鹰嘴尖小骨片撕脱骨折,可用钢丝或丝线将骨折片缝回原处或将骨折片切除,肱三头肌缝合于骨折远端。

(2)移位较大的横断或斜形骨折,可用钢丝行"8"字形或圆形环绕固定或螺丝钉内固定。

(3)老年人严重粉碎性骨折,但粉碎部分不超过半月切迹 1/3 者,可切除粉碎骨折块,将肱三头肌腱与骨折远端缝合固定。

凡经手术切开复位或骨折块切除者,一般均用石膏托固定肘关节于伸直位,3 周后拆去固定,练习屈肘活动,预防肘关节僵直。

七、桡骨头骨折

桡骨头骨折包括桡骨头部、颈部骨折和桡骨头骨骺分离。亦称辅骨上端骨折。桡骨头关节呈浅凹形,似盘状,与肱骨小头相关节,构成肱桡关节。桡骨头尺侧边缘与尺骨桡侧切迹相接触,构成上尺桡关节。桡骨头被环状韧带围绕,附着于尺骨的桡切迹前后缘。因此桡骨头、颈部属关节囊内,桡骨结节位于关节囊外,故桡骨头骨折属关节内骨折。桡骨头骨骺出现于 5~7 岁,至 15 岁骨骺线闭合。临床上桡骨头骨折的发病率约占全身骨折的 0.79%,儿童和青壮年均可发生,儿童则多见桡骨头骨骺分离。对于桡骨头骨折应及时准确治疗,若治疗不当,后期可能影响前臂的旋转功能或引起创伤性关节炎。

(一)病因病机

桡骨头骨折多由间接暴力所致。当跌倒时手掌触地,若肘关节伸直,前臂处于旋前位,由下向上的传达暴力,使桡骨头向上向尺侧冲击,产生肱骨小头的反作用力,同时肘关节出现不同程度的外翻,使得桡骨头更受挤压而发生骨折。在儿童则发生桡骨头骨骺分离。根据受伤机理和骨折形态的不同,骨折可分别为以下六型。

1.裂纹骨折

暴力较小,桡骨头外侧关节面被撞击而发生裂纹骨折,骨折面自桡骨头关节面斜向外侧。此为无移位型骨折。

2.劈裂骨折

桡骨头外侧关节面受较大暴力的撞击,使其外侧缘被劈裂,骨折块占关节面的 1/3～1/2,且常有向外或向外下移位。

3.嵌插骨折

桡骨头受较大的肱骨小头垂直作用力,在桡骨头的颈部产生纵向嵌插,骨折块移位不大。

4.倾斜移位骨折

桡骨头受到垂直外翻暴力的作用,造成桡骨头的颈部骨折,使桡骨头关节面向外倾斜,其关节面的水平线与肱骨小头关节面的水平线交叉成角至 30°～60°,俗称"歪戴帽"。此骨折的两断端仍有部分连接,骨折端的外后侧有不同程度的压缩或嵌插。在儿童则为骨骺分离,其整个骨骺往往向外移位,且带有一小块三角形的干骺端。暴力严重时,可使骨折块翻转移位,桡骨头关节面与肱骨小头关节面的水平线交叉成角大于 60°以上,甚至骨折两断端可完全分离移位。

5.塌陷骨折

桡骨头受到较大暴力的撞击,使桡骨头关节面被挤压而塌陷。

6.粉碎骨折

强大的暴力,可造成桡骨头呈粉碎性骨折,且骨碎片有分离或部分被压缩。

以上各类型骨折,在临床上可单独出现,亦可两型混合出现。

（二）诊断

有明显的外伤史,肘部疼痛,外侧明显肿胀,但若血肿被关节囊包裹,可无明显肿胀,患侧前臂常处于旋前位,肘关节微屈。桡骨头局部压痛明显,肘关节活动受限,前臂旋转则桡骨头处疼痛加重。骨折移位较大的,皮肤可有瘀斑,有时可扪及骨擦感。肘关节 X 线正、侧位片,可明确骨折类型和移位程度。对于 5 岁以下的儿童,由于桡骨头骨骺尚未出现,故只要临床表现符合即可诊断,不必完全依赖 X 线片,此外还应与桡骨头半脱位相鉴别。

（三）治疗

桡骨头骨折属关节内骨折,要求有良好的复位,以利于恢复肘关节的屈伸活动和前臂的旋转功能。对裂纹骨折,不需复位。对嵌插骨折、劈裂骨折(骨折块小于关节面 1/3 且移位不大者)、倾斜骨折(桡骨头关节面倾斜 30°以下)以及塌陷骨折占周径 1/3 以内者,估计日后不影响肘关节功能及前臂旋转功能,则不必强求解剖复位。对移位较大的骨折,如倾斜度在 30°～60°的倾斜移位骨折,骨折块占关节面 1/3～1/2 的劈裂骨折,则应在麻醉或非麻醉下整复,且要求对位良好。对骨折块占桡骨头关节面 1/2 以上或骨折块分离移位较大的劈裂骨折,倾斜度在 60°以上的倾斜移位骨折和分离移位较大的翻转移位骨折,可试行手法或钢针拨正法,在整复不成功时,可考虑手术治疗。

1.整复方法

(1)推挤复位法:患者坐位或仰卧位。助手固定患肢上臂,术者立于患侧,一手握住前臂,将肘关节伸直,并拔伸牵引,另一手置肘背侧环握肘关节,拇指在外侧,按压移位的桡骨头,余指在肘内侧扣住肱骨内髁部向外拔,使肘关节在拔伸的基础上内翻,将肱桡关节间隙张大。握持前臂之手将前臂徐徐来回旋转,另一手的拇指把桡骨头向上、向内推挤,使其复位。

(2)针拨复位法:对手法整复不成功者,可使用针拨复位法。首先将患肘皮肤消毒、铺巾,在X线透视下,术者戴手套,用不锈钢针自肘外后下方,穿过皮肤,使针尖顶住骨折块,向内上方撬拨复位。使用此法,应注意无菌操作,术者必须熟悉局部解剖,避开桡神经,切勿损伤桡骨头关节面。

2.固定方法

裂纹骨折可屈肘90°,用三角巾悬吊2～3周。对有移位骨折整复后,在桡骨头部放置"V"形压垫,从后外侧至前侧包绕,尚可在前臂的中、上1/3处,放置一分骨垫,将肘关节屈曲至90°,前臂旋前位,用超肘前臂夹板,固定3周左右。

3.药物治疗

早期宜活血祛瘀、消肿止痛,内服活血止痛汤或七厘散;中期宜接骨续断,内服肢伤二方或壮骨养血汤;后期宜坚壮筋骨,内服六味地黄汤或生血补髓汤加减;解除固定后,外用海桐皮汤或骨科外洗一、二方熏洗患肢。

4.练功疗法

固定后即可做手指的握拳活动。禁止做前臂的旋转活动。2周后逐渐开始做肘关节的屈伸活动。3周可解除固定,逐渐做前臂的旋转活动。

5.其他疗法

(1)切开复位术:采用肘关节后外侧切口,显露桡骨头。先将前臂旋转,观察骨折及其移位情况。复位中应尽力保持骨膜的完整性,否则桡骨头可失去血液供应,而发生缺血性坏死。复位时,只需用拇指轻轻向上按移位桡骨头,矫正其移位,切忌用力过猛或矫枉过正。复位后,一般不用内固定,但若骨折块不稳定,可用克氏针沿桡骨头长轴固定,自远端穿入至桡骨头关节面以上。术后石膏托固定2～3周。

(2)桡骨头切除术:只适于成人的粉碎性骨折,塌陷性骨折超过周径1/3,嵌插性骨折关节面倾斜度在30°以上,经手法复位和针拨复位无效,且影响前臂旋转功能者。对于骨骺分离,则不宜切除桡骨头,否则会影响桡骨长度,而继发肘外翻畸形、下尺桡关节脱位以及腕部尺骨小头隆起畸形。手术一般主张伤后4～5天进行,切除桡骨头1～1.5cm,必须保留桡骨结节。术后肘关节呈90°三角巾悬吊2周,开始活动。

八、尺骨上1/3骨折合并桡骨头脱位

尺骨上1/3骨折合并桡骨头脱位是上肢最常见最复杂的骨折合并脱位。又称孟特吉亚骨折,占全身骨折的1.7%。这种特殊类型的损伤是指尺骨半月切迹以下的上1/3骨折,桡骨头同时自肱桡关节、上桡尺关节脱位,而肱尺关节无脱位。这与肘关节前脱位合并尺骨鹰嘴骨折有区别。上桡尺关节由桡骨头环状关节面与尺骨桡切迹构成,桡骨头被附着在尺骨切迹前后缘的环状韧带所约束。前臂旋转时,桡骨头在尺骨切迹里旋转。桡神经在肘前部向下分为深支和浅支,桡神经深支绕过桡骨头,进入旋后肌深浅层之间,然后穿出旋后肌位于骨间膜表面走向远侧。尺骨上 1/3 骨折合并桡骨头脱位可发生于各种年龄,但多发生于儿童。因其损伤的类型较为特殊,往往易被忽视(如对桡骨头的脱位未能加以注意),临床上常造成漏诊、误诊或处理不当。在治疗时未能将脱位的桡骨头整复或外固定不良等,可使部分患者变成陈旧性损伤,甚至造成病变;尤其年龄小的患儿伤臂明显发育不良,肢体短小,肘关节屈曲受限,肘外翻畸形,迟发性桡神经深支麻痹以及骨性关节炎等。

(一)病因病机

直接暴力和间接暴力均可造成尺骨上 1/3 骨折合并桡骨头脱位,但以间接暴力所致者为多。根据暴力作用的方向、骨折移位的情况及桡骨头脱位的方向,临床上可分为伸直型、屈曲型、内收型和特殊型 4 种类型。

1.伸直型

比较常见,约占 60%,多见于儿童。跌倒时肘关节处于伸直位或过伸位,前臂旋后,手掌着地,传达暴力由掌心通过尺桡骨传向上前方,先造成尺骨上 1/3 斜形骨折,骨折端向掌侧及桡侧成角移位,由于暴力继续作用和尺骨骨折的推挤,迫使桡骨头冲破或滑出环状韧带,向前外方脱出;或跌倒时手和前臂通常是完全旋前的,当手固定于地面时,由于惯性的作用,整个身体向前,迫使上肢外旋,即造成了前臂的极度旋前而发生孟氏骨折。在成人,外力直接打击前臂上段背侧,亦可造成伸直型骨折,骨折多为横断或粉碎。

2.屈曲型

约占 15%,多见于成人。跌倒时肘关节处于微屈位,前臂旋前,手掌着地,传达暴力由掌心传向外上方,先造成尺骨上 1/3 横断或短斜形骨折,骨折端向背侧、桡侧成角移位,由于暴力继续作用,尺骨骨折端的推挤和骨间膜的牵拉,使桡骨头向后外方脱出。

3.内收型

约占 20%,多见于幼儿,亦可见于年龄较大的儿童。跌倒时身体向患侧倾斜,肘关节处于伸直内收位,前臂旋前,手掌着地,传达暴力由掌心传向外上方,造成尺骨冠状突下方纵行劈裂或横断骨折。骨折端移位较少或仅向桡侧成角,暴力继续作用和尺骨骨折端的推挤,使桡骨头向外侧脱出。

4.特殊型

约占 5%,多见于成人,临床上最少见。从高处跌下或平地跌倒时,肘关节呈伸直或过伸位,手掌先着地,自掌心向上的较大传达暴力,先造成桡、尺骨干中上 1/3 双骨折,并迫使桡骨头向前方脱出或与伸直型的机理大致相同,但又合并了桡骨骨折,可能在桡骨头脱位后,桡骨又受到第 2 次创伤所致。机器绞轧或重物击伤亦可造成。

尺骨上 1/3 骨折合并桡骨头脱位,直接暴力和间接暴力均能引起骨折,而以间接暴力所致者为多,暴力先造成尺骨上 1/3 的骨折,由于暴力的持续作用而造成桡骨头的脱位。桡骨头不同方向的移位,伴有环状韧带不同程度撕裂、肱桡关节囊撕裂和上桡尺关节脱位,撕裂的软组织,又可嵌入肱桡或上桡尺关节内。由于尺骨骨折端发生移位,尺骨变短使上桡尺关节错位,于是便破坏了桡、尺两骨间的相对稳定性。因此肱桡关节很容易滑移而发生脱位,环状韧带即全被撕裂。尺骨骨折移位越大,脱位也就越严重。尺骨失去桡骨的支撑,则更加大移位。骨折移位与关节脱位互为因果。凡尺骨上 1/3 骨折,从 X 线片上虽只是骨折而无桡骨头脱位,在治疗时,亦应按此种骨折处理。因为桡骨头脱位后,可能自动还纳。如忽略对桡骨头的固定,有可能发生再脱位。

尺骨的背侧全长皆位于皮下,机器绞轧或交通事故等严重直接暴力打击或捻挫可撕脱皮肤而造成开放性骨折。间接暴力所致的骨折,严重移位时,锐利的骨折端有时可穿破皮肤,亦可成为开放性骨折。

尺骨上 1/3 骨折合并桡骨头脱位时,由于桡神经可被夹于桡骨头及深筋膜之间或由于桡骨头的牵拉,常可造成桡神经的损伤,约占有 1/10 的病例。

(二)诊断

伤后肘部和前臂疼痛、肿胀、前臂旋转功能及肘关节功能障碍,移位明显者前臂背侧可见尺骨成角畸形。检查时,在肘关节外、后外或外侧可扪及脱出的桡骨头;骨折和脱位处压痛明显,被动旋转前臂时有锐痛,在尺骨上 1/3 处可扪及骨擦音和异常活动。若为不完全骨折,则无骨擦音和异常活动,前臂旋转功能较差。检查时还要注意腕和手指感觉和运动功能,以便确定是否因桡骨头向外脱出而合并桡神经损伤。X 线片检查可以明确骨折的类型和移位的方向。拍摄 X 线片时应包括肘、腕关节,注意有无合并上、下桡尺关节脱位。

尺骨上 1/3 骨折合并桡骨头脱位,若不注意临床检查,常易发生漏诊。必须根据受伤史、临床症状和体征,并认真阅读 X 线片,以做出正确诊断。凡有明显重叠或成角移位的尺骨上、中段骨折,X 线片必须包括肘、腕关节,以免遗漏桡骨头脱位的诊断。正常桡骨头与肱骨头相对,桡骨干纵轴线向上延长,一定通过肱骨小头的中心。肱骨小头骨骺一般在 1~2 岁时出现,因此对 1 岁以内的患儿,最好同时拍摄健侧 X 线片以便对照。如患侧尺骨上 1/3 骨折出现桡骨干纵轴线有向外或向上偏移,应诊断为尺骨上 1/3 骨折合并桡骨头脱位。如 X 线片上仅有尺骨上、中段骨折而无桡骨头脱位者,应详细询问病史,认真检查桡骨头处有无压痛,注意对桡骨头脱位后由于伤者的活动或检查而自动还纳者,亦应按照尺骨上 1/3 骨折合并桡骨头脱位处理。

儿童内收型尺骨上 1/3 骨折合并桡骨头脱位,有时易被误诊为尺骨鹰嘴骨折。两者必须加以鉴别,前者在桡骨头处压痛明显,可扪及脱出的桡骨头,前臂旋转功能障碍;后者压痛仅局限于尺骨鹰嘴,桡骨头处无压痛,前臂旋转功能尚好,且无疼痛,X 线片示患侧桡骨干纵轴线通过肱骨小头的中心。

(三)治疗

新鲜尺骨上 1/3 骨折合并桡骨头脱位绝大多数可采用手法复位,前臂超肘夹板固定。合并桡神经挫伤者,亦可采用手法复位,前臂超肘夹板固定。桡骨头脱位整复后,桡神经多在 3 个月内自行恢复。

开放性骨折的骨折端未在创口内直接暴露者,可在清创缝合后采用闭合手法复位;骨折端外露者,应在清创的同时,在直视下将其复位,但不必采用内固定。

陈旧性骨折时间在 1 个月以内且尺骨骨折移位不大者,可先试行手法复位。

1.复位方法

复位时应根据具体情况决定先整复脱位或先整复骨折。一般原则是先整复桡骨头脱位,再整复尺骨骨折。桡骨头复位后,以桡骨为支撑,则尺骨骨折易于整复。但若尺骨为稳定性骨折或尺骨为斜形或螺旋骨折并有背向移位者,则可先整复尺骨骨折。前者以稳定的尺骨作支撑,使桡骨头易于复位;后者因背向移位的尺骨抵住桡骨,以及变应的骨间膜的牵拉,使脱位的桡骨头难以复位,故应先将尺骨骨折整复,消除阻碍后,桡骨头才易于复位。

(1)伸直型:

1)方法一:患者平卧,肩外展70°~90°,肘伸直,前臂中立位。一助手握持上臂下段,另一助手握持腕部,两助手拔伸牵引,持续3~5分钟,矫正重叠移位。术者立于患者外侧,两拇指放在桡骨头外侧和前侧,向尺侧、背侧按捺,同时嘱牵引远端的助手将肘关节徐徐屈曲90°,使桡骨头复位。复位后嘱牵引近端的助手,用拇指固定桡骨头,维持复位。然后术者两手紧捏尺骨骨折断端,助手在牵引下来回小幅度旋转前臂,并逐渐屈曲肘关节至120°~130°,利用已复位的桡骨的支撑作用使尺骨对位。若仍有向掌侧、桡侧成角移位,术者可将尺骨骨折远端向尺侧、背侧按捺、提拉,使之复位。若仍有残余侧方移位,可用摇晃手法加以矫正。

2)方法二:患者正坐,肩外展70°~90°,肘伸直,前臂中立位。助手握持上臂下段,术者站于患肢外侧,一手握持肘部,另一手握持腕部,进行拔伸牵引。术者一手拇指在肘部前外方将脱位的桡骨头向尺侧、背侧按捺,另一手将肘关节徐徐屈曲90°~100°,使桡骨头复位。然后嘱助手用拇指固定已复位的桡骨头,以防止再脱位。术者两手拇指在背侧尺、桡骨间隙,余指在掌侧尺、桡骨间隙进行挤捏分骨,继而两拇指分别按压在尺骨骨折的远、近端,矫正成角,再用推挤手法,矫正侧方移位。

3)方法三:先整复桡骨头脱位,操作同一法。桡骨头复位后,肘屈曲90°,将肩外展外旋,前臂向头顶之方向,尺骨向上,前臂仍保持中立位。在肩外展外旋时,术者应捏住骨折断端,以免再移位。两助手继续拔伸牵引,牵引远端的助手将患侧手腕向桡侧偏,以使尺骨远侧断端向尺侧翘起,术者捏住尺骨向上提拉复位,同时轻轻摇晃使骨折断端相嵌,并使之复位。此法适用于尺骨远端向桡侧移位或成角较大、重叠较多的锯齿状骨折者。

(2)屈曲型:

1)方法一:患者平卧,肩外展70°~90°,肘关节半伸屈位。一助手握持上臂下段,另一助手握腕部,两助手进行拔伸牵引。术者两拇指在背侧、桡侧按住桡骨头并向掌侧、尺侧按捺,同时助手将肘关节徐徐伸直,使桡骨头复位,有时还可听到或感觉到桡骨头复位的滑动声,然后术者在尺、桡骨间隙挤捏分骨,并将尺骨骨折远端向掌侧、尺侧按捺,使尺骨复位。

2)方法二:患者平卧,肩外展70°~90°,肘伸直,前臂旋前。一助手握持上臂下段,另一助手握腕部,两助手进行拔伸牵引,持续3~5分钟,以矫正重叠移位。术者两手握患者前臂,两拇指置于尺骨骨折向背侧成角突起部,向掌侧按捺以矫正成角畸形,然后术者两手在桡、尺骨间隙进行夹挤分骨,以矫正桡侧移位,桡骨头一般能随之复位。

(3)内收型:

1)方法一:患者平卧,肩外展,肘伸直或半伸屈位,前臂旋后。两助手分别握持上臂下段和腕部,进行拔伸牵引。术者站于患肢外侧,拇指放在桡骨头外侧,同时助手在维持牵引下将患者肘关节外展,向内侧推按脱出的桡骨头,使之还纳。与此同时,尺骨向桡侧成角畸形亦随之矫正。

2)方法二:即快速捶击复位法。患者坐位,前臂旋后,放在铺有棉垫的桌上,一助手固定上臂。术者一手握前臂,在骤然用力拔伸牵引时,另手握拳,由肘关节的桡侧捶击向桡侧脱位的桡骨头,脱位立即复位,向桡侧成角的尺骨骨折亦随之矫正。当患儿将要吵闹时,复位已告结束。复位后,肘关节屈曲90°。

(4)特殊型:先做桡骨头脱位的整复手法,同内收型。桡骨头复位后,术者用手捏住复位的桡骨头做临时固定,再按桡尺骨干双骨折处理,应用牵引、分骨、反折、按捺等手法使之复位。

2.固定方法

复位后,在维持牵引下,先以尺骨骨折平面为中心,在前臂的掌侧与背侧各置一分骨垫,于骨折的掌侧(伸直型)或背侧(屈曲型)置一平垫,在桡骨头的前外侧(伸直型、特殊型)或后侧(屈曲型)或外侧(内收型)放置葫芦垫;在尺骨内侧的上、下端分别放一平垫,用胶布固定。然后在前臂掌、背侧与桡、尺侧分别放置长度适宜的夹板,用4道布带捆绑。伸直型、内收型和特殊型骨折脱位应固定于肘关节极度屈曲位2~3周,待骨折初步稳定后,改为肘关节屈曲90°位固定2~3周,屈曲型宜固定于肘关节近伸直位2~3周后,改为肘关节屈曲90°位固定2周。X线片显示尺骨骨折线模糊,有连续性骨痂生长,骨折临床愈合后,才可拆除固定。

3.药物治疗

初期宜活血化瘀、消肿止痛,内服和营止痛汤或肢伤一方,瘀肿较甚者加三七或云南白药;外敷跌打万花油或消肿止痛膏。中期宜和营生新、接骨续损,内服续骨活血汤或肢伤二方;外敷驳骨散或接骨膏。后期宜补肝肾、壮筋骨、养气血,内服六味地黄汤、肢伤三方,解除夹板后,外用散瘀和伤汤或骨科外洗一、二方熏洗患肢。

4.练功疗法

复位固定后,应做指掌关节的屈伸、握拳活动和肩关节活动的功能锻炼。肘关节不要过早活动,禁止做前臂旋转活动。3周内伸直型和特殊型禁止伸肘活动,屈曲型禁止做屈肘活动,以免因肱三头肌牵拉引起桡骨头再脱位、环状韧带再损伤以及骨折部位向掌侧或背侧成角移位。3周后骨折初步稳定,可逐步做肘关节屈伸活动,如小云手等,但前臂应始终保持中立位,严防尺骨骨折处发生旋转活动,否则可造成尺骨迟缓愈合或不愈合。当骨折临床愈合,拆除夹板固定后,可加强肘关节伸屈活动,并开始进行前臂旋转活动功能的锻炼。

5.其他疗法

新鲜骨折若经多次复位不成功或固定不稳固者,可考虑闭合复位穿针内固定或切开复位内固定。闭合复位穿针内固定:在臂丛麻醉下,先将桡骨头手法复位,屈肘90°,消毒铺巾,助手保持尺骨对位,用细骨圆针或三棱针自鹰嘴突部钻入尺骨髓腔内,钢针达尺骨近端时,在X线透视下将尺骨远端髓腔对位,顺行穿过,针尾留于皮外1~2cm,覆盖无菌纱布,外固石膏托或夹板固定前臂于中立位。尺骨切开复位内固定时,一般采用桡骨头手法复位,尺骨切开复位,三棱针或四孔接骨板内固定。陈旧骨折畸形愈合者,成人可行桡骨头切除术,儿童则须手术整复,不可切除桡骨头,以免影响桡骨的长度,可将桡骨头复位,环状韧带重建,尺骨斜形截骨延长内固定。

九、桡骨远端骨折

桡骨远端骨折是桡骨远端关节面以上 2～3cm 范围内的骨折,是腕部最常见的骨折。桡骨远端与腕骨(舟状骨与月骨)形成关节面,其背侧边缘长于掌侧,故关节面向掌侧倾斜 10°～15°。桡骨远端内侧缘切迹与尺骨头形成下尺桡关节,切迹的下缘为三角纤维软骨的基底部所附着,三角软骨的尖端起于尺骨茎突基底部。前臂旋转时桡骨沿尺骨头回旋,而以尺骨头为中心。桡骨远端外侧的茎突,较其内侧长 1～1.5cm,故其关节面还向尺侧倾斜 20°～25° (图 3-3)。这些关系在骨折时常被破坏,在整复时应尽可能恢复正常解剖。

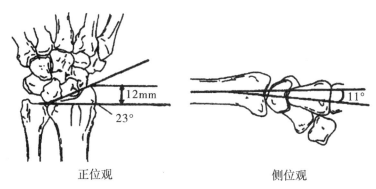

正位观　　　　　　　　侧位观

图 3-3　桡骨远端正、侧位观

(一)病因病机

多为间接暴力所致,跌倒时,躯干向下的重力与地面向上的反作用力交集于桡骨远端而发生骨折。骨折是否有移位与暴力的大小有关。根据受伤姿势和骨折移位的不同,可分为四种类型的骨折。

1.伸直型

它又称 Colles 骨折,此型最多见。跌倒时,肘部伸直前臂旋前,腕关节呈背伸位,手掌先着地,暴力引起桡骨远端骨折。暴力较轻时,骨折嵌插而无明显移位。暴力较大时,骨折远段向桡侧和背侧移位,桡骨远端关节面改向背侧倾斜,向尺侧倾斜减少或完全消失,甚至向桡侧倾斜。

2.屈曲型

它又称 Smith 骨折。跌倒时,手背着地,腕关节急剧掌屈所致。远侧骨折端向掌侧及桡侧移位。

3.背侧缘型

跌倒时,前臂旋前,腕背伸位手掌着地,外力使腕骨冲击桡骨远端关节面的背侧缘,造成桡骨远端背侧缘劈裂骨折,伴有腕关节向背侧脱位或半脱位。远端骨折块呈楔形,包括该关节面的 1/3,骨折块移向近侧及背侧,腕骨随之移位,此类骨折较少见。

4.掌侧缘型

跌倒时,腕关节呈掌屈位,手背先着地,造成桡骨远端掌侧缘劈裂骨折,同时伴有腕关节向掌侧脱位或半脱位。

（二）诊断

1.临床表现

（1）症状：伤后局部肿胀、疼痛，手腕功能部分或完全丧失。

（2）体格检查：腕关节局部压痛（＋），肿胀，活动受限。伸直型骨折从腕部侧位观，骨折远端向背侧移位时，可见"餐叉样"畸形；从腕部正位观，向桡侧移位时，呈"枪刺样"畸形。缩短移位时，可触及上移的桡骨茎突；无移位或不完全骨折时，肿胀多不明显，仅觉局部疼痛和压痛，可有环状压痛和纵轴压痛，腕和指运动不便，握力减弱。

2.辅助检查

腕关节 X 线正侧位片，可明确骨折类型和移位方向。

（三）治疗

1.整复方法

无移位的骨折或不完全骨折不需要整复，可用掌、背侧夹板固定 2～3 周即可；有移位的骨折则必须根据骨折类型采用不同的复位方法。

（1）伸直型：患者坐位，前臂中立，屈肘 90°。一助手握住上臂，术者两手拇指并列置于骨折远端的背侧，其他四指置于腕掌部，扣紧大小鱼际肌，逆移位方向持续摇摆牵引，感到（或听到）骨擦音，估计骨折重叠、嵌插已牵开时，将远端旋前 10°～15°，猛力牵抖并迅速尺偏掌屈，骨折即可复位。

（2）屈曲型：患者取坐位或卧位，患肢前臂旋前，手掌向下。医者一手握前臂下段，另一手握腕部，两手沿原来移位方向拔伸牵引 3～5 分钟，待嵌入或重叠移位矫正后，握前臂的拇指置于骨折远端桡侧向尺侧按捺，同时将腕关节尺偏，以矫正其向桡侧移位。然后拇指置于近端背侧用力向下按压，食指置于骨折远端掌侧用力向上端提，同时将患腕背伸，使之复位。

（3）背侧缘型：患者取仰卧位，术者与助手先拔伸牵引，并将腕部轻度屈曲，然后两手相对挤压，在腕背之手用拇指推按背侧缘骨折片，使之复位。

（4）掌侧缘型：患者取坐位，前臂中立位。助手握持上臂下段，一助手持握手指，两助手拔伸牵引，并将患肢轻度背伸。医者两手掌基底部在骨折处掌、背侧相对挤按，使掌侧缘骨折片复位。

2.固定方法

伸直型骨折先在骨折远端背侧和近端掌侧分别放置一平垫，然后放上夹板，夹板上端达前臂中、上 1/3，桡、背侧夹板下端应超过腕关节，限制手腕的桡偏和背伸活动；屈曲型骨折则在远端的掌侧和近端的背侧各放一平垫，桡、掌侧夹板下端应超过腕关节，限制桡偏和掌屈活动。扎上 3 条布带，最后将前臂悬挂胸前，保持固定 4～5 周。背侧缘型或掌侧缘型骨折，在整复成功后，可用石膏超腕关节固定。

3.手术治疗

如果桡骨长度、掌倾角或者尺偏角出现显著的变化或粉碎性骨折者，骨折线通过关节面，对位不良者容易遗留腕关节功能障碍或致创伤性关节炎形成，故要求正确对位，应该考虑手术治疗。手术方式包括闭合复位经皮穿针治疗、外固定架固定、切开复位内固定（包括背侧钢板和掌侧钢板固定以及特异性切开复位内固定）等。

4.药物治疗

儿童骨折早期治则是活血祛瘀、消肿止痛,中后期可不用内服药物。中年人骨折按三期辨证用药。老人骨折中后期着重养气血、壮筋骨、补肝肾。解除固定后,均应用中药熏洗以舒筋活络,通利关节。

5.练功活动

固定期间积极做指间关节、指掌关节屈伸锻炼及肩肘部活动。解除固定后,做腕关节屈伸和前臂旋转锻炼。

(四)预防和调护

复位固定后应观察手部血液循环,随时调整夹板松紧度;注意将患肢保持在旋后 15°或中立位,纠正骨折再移位倾向;伸直型骨折固定期间应避免腕关节桡偏与背伸活动。

十、腕舟骨骨折

腕舟骨骨折,是临床上较常见的骨折,约占腕骨骨折的 80%以上。腕舟骨是近排腕骨中最长、大的一块,呈长弧形,其状如舟,但很不规则,其远端超过近排腕骨而平于头状骨的中部,其腰部相当于两排腕骨关节的平面。腕舟骨分为结节、腰部和体部三个部分。其远端与大、小多角骨相关节,为滑动型关节,在其尺侧远端与头状骨相关节,为杵臼关节,稍近侧与月骨相关节,有旋转作用;近心端与桡骨远端相关节,主要为屈伸活动,还有内收、外展及少许旋转活动。舟骨为连系远近排腕骨的稳定柱桩,比其他腕骨易受损伤折断。

(一)病因病机

多为间接暴力所致,好发于青壮年。跌倒时,手掌先着地,腕关节强度桡偏背伸,暴力向上传达,舟骨被锐利的桡骨关节面的背侧缘或茎突缘切断。骨折可发生于腰部、近端或结节部,其中以腰部多见。腕舟骨腰部发生骨折后,腕舟骨远端的骨折块与远排腕骨一起活动,两排腕骨间就通过腕舟骨骨折断面活动,故腕舟骨骨折端所受剪力很大,难以固定。且由于掌侧腕横韧带附着在舟骨结节部,而舟骨其余表面多为关节软骨所覆盖,血液供应较差,故除结节部骨折愈合较佳外,其余部位骨折容易发生迟缓愈合、不愈合或缺血性坏死。

(二)诊断

1.临床表现

(1)症状:伤后局部轻度疼痛,腕关节活动功能障碍。

(2)体征:鼻烟窝部位肿胀、压痛明显,将腕关节桡倾、屈曲拇指和食指而叩击其掌指关节时亦可引起疼痛。

2.辅助检查

X 线检查,腕部正位、侧位和尺偏斜位片可协助诊断。但第一次拍摄 X 线片未发现骨折而临床表现仍有可疑时,可于 2~3 周以后重复 X 线检查,因此时骨折端的骨质被吸收,骨折较易显露。

(三)治疗

舟骨骨折很少移位,一般不需整复。若有移位时,可在用手牵引下使患腕尺偏,以拇指向内按压骨块，即可复位。鼻烟窝部位处放棉花球作固定垫，然后用塑形夹板或纸壳夹板固定腕关节伸直而略向尺侧偏、拇指于对掌位，固定范围包括前臂下 1/3、腕、拇掌及拇指指间关节，新鲜及陈旧性骨折均可采用。亦可用短臂石膏管形固定腕关节于背伸 25°～30°、尺偏 10°、拇指对掌和前臂中立位。结节部骨折一般约 6 周均可愈合，其余部位骨折愈合时间可为 3～6 个月，甚至更长时间，故应定期做 X 线检查。如骨折仍未愈合则须继续固定，加强功能锻炼，直至正斜位 X 线片证实骨折线消失、骨折已临床愈合，才能解除外固定。对迟缓愈合的腕舟骨骨折，中后期应加强接骨续筋、益肝补肾中药内服和熏洗。

骨折长时间不愈合且有明显症状，以及发生缺血性坏死者，可根据患者的年龄、工作性质、临床症状及腕舟骨的病理变化，而采用不同的手术方法。对于年轻患者，骨折端有轻度硬化、舟骨腰部骨折，时间已超过 3 个月，仍无愈合征象，但未并发创伤性关节炎者可考虑行自体骨植骨术；腕舟骨腰部骨折，近侧骨折端发生缺血性坏死，已有创伤性关节炎形成，腕桡偏时，因桡骨茎突阻挡而发生剧烈疼痛者，可行单纯桡骨茎突切除；腕舟骨近端骨折块发生缺血性坏死，腕关节疼痛，但无创伤性关节炎发生时，可行近端骨折切除术；腕舟骨骨折不愈合，关节活动受限，腕关节疼痛，且有严重创伤性关节炎者，可行腕关节融合术。

（四）预防护理

腕舟骨骨折患者，可靠地固定是保证疗效的关键。应定期做 X 线摄片检查，根据骨折愈合情况而决定解除固定的时间，以免过早解除固定，影响治疗效果。根据医嘱要求，督促患者进行功能锻炼。

十一、掌骨骨折

（一）病因病机

第 1 掌骨短而粗，活动度较大，骨折多发生在基底部。第 2、3 掌骨细长，且较突出，握拳击物时，暴力常落在第 2、3 掌骨上，故易骨折，也称为"拳击骨折"。第 4、5 掌骨短细，其中以第 5 掌骨易受直接暴力而骨折，而当其受间接暴力时可致掌骨颈骨折。

（二）诊断

1.临床表现

（1）症状：掌骨全长均可在皮下摸到，骨折时局部肿痛，功能障碍。

（2）体格检查：骨折处有明显压痛，纵压或叩击掌骨头则疼痛加剧，如有重叠移位，则该掌骨短缩，可见掌骨头凹陷。

2.辅助检查

宜摄手掌的正位与斜位 X 线片，因侧位片第 2～4 掌骨互相重叠，容易漏诊。

掌骨骨折可分下列几种：

Ⅰ型（第 1 掌骨基底部骨折）：多由间接暴力引起，骨折远端受拇长屈肌、拇短屈肌与拇指内收肌的牵拉，近端受拇长展肌的牵拉，骨折总是向桡背侧突起成角。

Ⅱ型（第 1 掌骨基底部骨折脱位）：亦由间接暴力引起，骨折线呈斜形经过第 1 掌腕关节面，第 1 掌骨基底部内侧的三角形骨块，因有掌侧韧带相连，仍留在原位，而骨折远端从大多角骨关节面上脱位至背侧及桡侧。

Ⅲ型(掌骨颈骨折)：由间接暴力或直接暴力所致,但以握拳时掌骨头受到冲击的传达暴力所致者为多见。第5掌骨因其易暴露和受打击,故最多见,第2、3掌骨次之。骨折后断端受骨间肌与蚓状肌的牵拉,而向背侧突起成角,掌骨头向掌侧屈转;又因手背伸肌腱牵拉,以致近节指骨向背侧脱位,掌指关节过伸,手指越伸直,畸形越明显。

Ⅳ型(掌骨干骨折)：可为单根骨折或多根骨折。由直接暴力所致者,多为横断或粉碎骨折。扭转及传达暴力引起者,多为斜形或螺旋形骨折。骨折后因骨间肌及屈指肌的牵拉,使骨折向背侧成角及侧方移位,单根的掌骨骨折移位较轻,而多根骨折则移位较明显,且对骨间肌的损伤也比较严重。

(三)治疗

手的功能复杂,灵巧精细,骨折必须正确对线和对位,畸形愈合有碍于手部功能恢复。

1.第1掌骨基底部骨折

在常规麻醉下,先将拇指向远侧与桡侧牵引,以后将第1掌骨头向桡侧与背侧推扳,同时以拇指用力向掌侧与尺侧按顶骨折处以矫正向桡侧与背侧突起成角。手法整复后应用外展夹板固定,4周后解除外固定,进行功能锻炼。

2.第1掌骨基底部骨折脱位

第1掌骨骨折合并拇指腕掌关节脱位,又称为 Bennett 骨折脱位。骨折线偏于基底掌侧,与掌骨干近乎平行,直通腕掌关节,使基底一分为二:掌侧骨折块小,有掌侧韧带相连,留在原位;背侧骨折块较大,即第1掌骨,受拇长展肌腱牵拉向桡背侧移位。拇收肌作用于第1掌骨远端,使之向内侧移位,并经掌骨向近侧传导,于基底部产生杠杆作用,使之进一步向桡背侧移位。整复手法和固定方法同掌骨基底部骨折。但因这种骨折脱位很不稳定,容易引起短缩与移位。若复位后不能稳定时,可采用细钢针经皮肤做闭合穿针内固定。亦可采用局部加压短臂石膏管形外固定的同时加用拇指牵引,在石膏上包一粗铁丝,于拇指的两侧粘一条 2cm×10cm 胶布做皮肤牵引或做拇指末节指骨骨牵引 3～4 周。陈旧性骨折脱位宜行切开复位内固定,固定拇指于握拳位。

3.掌骨颈骨折

由于骨折端向背侧成角,常有错误地将掌指关节固定于过伸位者。因在过伸位时,侧副韧带松弛,掌骨头仍向掌侧屈转不能整复。只有在屈曲90°位时,侧副韧带紧张,用食指压顶近节指骨头,使指骨基底部位于掌骨头之掌侧,将骨断片向背侧顶,同时用拇指将掌骨干向掌侧压才能准确整复。

4.掌骨干骨折

横断骨折、短斜骨折整复后比较稳定者,宜采用手法整复、夹板固定。在牵引下先矫正向背侧突起成角,以后用食指与拇指在骨折的两旁自掌侧与背侧行分骨挤压,并放置两个分骨垫以胶布固定,如骨折片向掌侧成角则在掌侧放一小毡垫以胶布固定,最后在掌侧与背侧各放一块夹板,厚 2～3mm,以胶布固定,外加绷带包扎(图 3-4)。斜形、粉碎、短缩较多的不稳定骨折,宜加用指骨末节骨牵引。

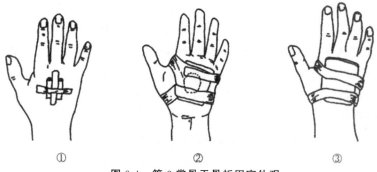

① ② ③

图 3-4 第 3 掌骨干骨折固定外观

保守治疗无效可选择钢针、螺钉、微型钢板及锚钉等切开复位内固定治疗。

(四)预防和调护

复位固定后,应密切观察患部血运情况,及时调整夹板松紧度,压垫不宜过厚过硬,以免引起压迫溃疡。手指要保持适当的位置,以防造成重新移位、骨折畸形愈合及关节僵硬。此类骨折如果复位良好,固定正确,护理得当,一般都可痊愈,预后较好。但如果整复不当或固定不良,可造成掌指关节创伤性关节炎。

十二、指骨骨折

指骨骨折为手部最常见的骨折,骨折段受附着肌腱牵拉而造成较为典型的畸形。治疗时不可轻视,处理不当可发生畸形愈合,还可因关节囊挛缩,骨折端与邻近肌腱相粘连而导致关节功能障碍,对手的功能产生不良影响。

指骨共 11 块,为短管状骨,每节指骨的近端称为基部,远端称为头部,基部和头部除末节外,都有关节软骨覆盖,称为关节面。指总伸肌腱附着末节指骨基底的背侧,指深屈肌腱附着末节指骨基底的掌侧,近节指骨基底有骨间附着,背侧有蚓状肌附着,这些肌肉的牵拉是造成骨折移位的原因之一。

(一)病因病机

指骨骨折多由直接暴力所致,易引起开放性骨折。有横断、斜形、螺旋、粉碎或波及关节的骨折。骨折可发生于近节、中节或末节,而以近节骨干骨折后多见。

(二)诊断

1.临床表现

(1)症状:患者均有明显的外伤史,伤后手指疼痛、活动明显受限,渐肿胀。

(2)体征:指骨均在皮下,只要注意检查,不易漏诊。骨折时有明显肿胀、压痛和骨擦音,活动功能受限,还有明显外观畸形。

2.辅助检查

X 线检查,即能见骨折及类型。骨折处可见明显的骨皮质不连续。根据骨折位置可分为:

(1)近节指骨骨折:骨折断端因骨间肌与蚓状肌牵拉而向掌侧突起成角。

(2)指骨颈骨折:骨折亦向掌侧突起成角,由于伸肌腱中央部的牵拉,远端可向背侧旋转达90°,使远端的背侧与近端的断面相对而阻止骨片的整复。

(3)末节指骨基底背侧骨折:末节指骨基底背侧为指伸肌腱扩张的止点,多由于手指伸直时,指端受暴力弯曲引起撕脱性骨折,骨折块大小不等,多为三角形,为关节内骨折。如在接球时,指端被球撞击所致。骨折后末节手指屈曲呈典型的锤状畸形,不能主动伸直,又称锤状指。

(三)治疗

1.药物治疗

早期宜活血祛瘀、消肿止痛,内服肢伤一方或七厘散。中期宜接骨续损,内服肢伤二方或接骨丹、八厘散。后期如无兼证,可免服药物。解除固定后,可用上肢洗方或八仙逍遥汤煎水熏洗患手。

2.手法整复及固定

指骨骨折必须尽量做到解剖复位,不能有成角、旋转、重叠畸形,以免愈合后造成手指的功能障碍。对于闭合性骨折,可用手法复位、夹板固定。对于开放性骨折,应彻底清创,力求伤口一期愈合,复位后手指尽量固定在功能位。

(1)指骨干骨折:在神经阻滞麻醉下拔伸牵引,用拇指与食指自尺桡侧挤压矫正侧方移位,然后将远端逐渐掌屈,同时以另一手拇指将近端自掌侧向背侧顶住以矫正向掌侧突起成角。复位后根据成角情况放置小固定垫,用夹板局部固定患指,再令患指握一裹有 3~4 层纱布的小圆柱状固定物(小木棒或玻璃瓶),使手指屈向舟状骨结节,以胶布固定,外加绷带包扎。3 周后去除固定,用舒筋活血药熏洗,进行功能锻炼。

(2)指骨颈骨折:整复时应加大畸形,用反折手法:将骨折远端呈 90°向背侧牵引,然后迅速屈曲手指,屈曲时应将近端的掌侧屈向背侧。固定方法与指骨干骨折相同。

(3)末节指骨基底背侧撕脱骨折:无明显移位或骨折块不超过基底关节面 1/3 的骨折,可行闭合复位外固定治疗。整复和固定较容易,只要将近侧指间关节屈曲、远侧指间关节过伸,便可使指骨基底向被撕脱的骨片靠近,然后用塑料夹板或石膏固定。如系末节指骨粉碎骨折或指端骨折,其折块较小;如合并开放性骨折,在清创缝合时,应将碎片切除,以免将来指端引起疼痛。

3.其他治疗方法

对开放性骨折和闭合性骨折复位后位置不佳者,应行切开复位内固定。其固定的方法很多,按具体情况而定,常用的方法仍为克氏针固定,但应以牢固可靠为原则。而指骨基底部撕脱骨折多采用张力带固定治疗。指骨骨折也可采用螺钉固定。

(四)预防护理

末节指骨骨折,在愈合过程中,不可能有大量的外骨痂出现,在观察 X 线片时,只要骨折线较为模糊,临床症状已无疼痛,即说明骨折已愈合,不应因看不到明显骨痂即认为骨折尚未愈合,而长期进行固定。开放性骨折应彻底清创,争取一期愈合。除位于指浅屈肌腱止点近侧的中节指骨骨折外,其余应固定在功能位,以免引起关节囊和侧副韧带挛缩,而造成关节僵硬。固定后,要抬高患肢,以利于消肿除脓,在不影响指移位的情况下,活动其余手指,防止其发生功能障碍。

第二节　下肢骨折

一、股骨颈骨折

股骨头颈古称髀枢,俗称胯骨轴。股骨颈骨折是指股骨头下至股骨颈基底部之间的骨折。

股骨颈位于股骨头和转子间线之间,平均纵径约 3.08cm,横径约 2.37cm。股骨颈和股骨干之间夹角称为内倾角或颈干角,正常 110°～140°,儿童平均 151°。颈干角大于正常值为髋外翻,小于正常值为髋内翻。股骨颈中轴线与股骨两髁中点的连线所形成的夹角称为前倾角或扭转角,正常值 12°～15°。治疗股骨颈和股骨转子间骨折时必须保持良好的颈干角和前倾角,否则会遗留关节畸形,影响关节功能。股骨颈的前面部分全部在关节囊内,而后面只有内侧 2/3 在关节囊内。股骨头、颈部的血液供应主要来自三个途径:①关节囊的小动脉:来源于旋股内动脉、旋股外动脉、臀下动脉和闭孔动脉的吻合部,分上下两组进入股骨颈。上组为上干骺端动脉,在滑膜和骨膜间行走,进入股骨颈基底部的上外侧;其分支为外骺动脉,供应股骨头的外上部分。下组为下干骺端动脉,进入股骨颈基底部的内下侧。②股骨干滋养动脉:此路血运仅达股骨颈基底部,小部分与关节囊的小动脉有吻合支。③圆韧带的小动脉:由闭孔动脉发出,称为内骺动脉,仅供应股骨头内下部分血运,与前述外骺动脉之间有吻合支。股骨头的血液供应主要依靠来自关节囊和圆韧带的血管,如果遭到破坏,将容易导致股骨颈骨折不愈合或股骨头缺血性坏死。

(一)病因病机

股骨颈骨折是老年人的常见损伤,女性多于男性,多为传递或扭转外力引起。由于股骨颈部位于松质骨和密质骨的交界处,骨质较细小但负重量较大,更因老年人筋骨衰弱,多有不同程度骨质疏松,即使轻微的外力,如髋部旋转内收时臀部着地滑倒,便可导致骨折。除非交通事故或高处坠落等强大暴力,青壮年或儿童很少发生股骨颈骨折。

股骨颈骨折的自然愈合时间平均为 5～6 个月,其愈合速度不但与骨折部位、类型和移位程度有关,而且与复位、固定和护理质量也有密切关系。骨折不愈合、股骨头缺血坏死是股骨颈骨折最常见、最严重,更是尚未解决的并发症。一般认为,股骨颈骨折的不愈合率为 10%～30%,股骨头缺血坏死率为 20%～40%,但不愈合与坏死之间并无明确的关联性。股骨头坏死最早出现时间可在伤后 3 个月内,但也可迟至伤后 4 年或更长时间。坏死初期多发生在股骨头外上方,后期可逐渐累及整个股骨头,最终导致股骨头塌陷和创伤性关节炎而引起不可逆性的疼痛和功能障碍。

根据骨折的形态、移位、部位等不同,临床上股骨颈骨折有多种分类方法。

(1)按照骨折发生的解剖部位,骨折可分为头部、颈部和基底部三种类型。因为前两者骨折线位于关节囊内,又称囊内骨折;后者位于关节囊外,又称囊外骨折。囊内骨折的骨折不愈合和股骨头缺血坏死的发生率明显增高。

(2)按照正位 X 线片上骨折线与股骨干纵轴垂直线(水平线)所形成的倾斜角(林顿角)大

小,股骨颈骨折可分为Ⅰ、Ⅱ、Ⅲ型。

Ⅰ型骨折:林顿角小于30°。骨折较为稳定,血运破坏较少,骨折愈合率较高。

Ⅱ型骨折:林顿角在30°～50°之间。骨折不稳定,较易发生骨折不愈合或股骨头缺血坏死。

Ⅲ型骨折:林顿角大于70°。骨折极不稳定,血供破坏较大,骨折不愈合和股骨头缺血坏死的发生率明显增高。

(3)按照骨折移位的程度,股骨颈骨折可以分为Ⅰ、Ⅱ、Ⅲ、Ⅳ型。

1)Ⅰ型:部分骨折。骨折没有通过整个股骨颈,股骨颈有部分骨质连接,骨折无移位。近折端保持较好血运,愈合良好。

2)Ⅱ型:完全骨折但无移位。如系头下骨折,愈合虽有可能但股骨头坏死时有发生。

3)Ⅲ型:部分移位骨折。其移位多为远折端向上移位而近折端向下嵌插在远折端的断面里,形成股骨头向内旋转移位,颈干角变小。

4)Ⅳ型:股骨颈骨折完全移位,两侧的骨折端完全分离,近折端可以产生旋转,远折端多向后上移位,关节囊和滑膜多有严重损伤,容易引起股骨头缺血坏死。

Garden分类是目前临床应用较多的一种股骨颈骨折分类方法。

(二)诊断与鉴别诊断

1.诊断

(1)临床表现:老年人伤后或无明显外伤突发一侧髋部疼痛、患肢不敢站立、行走或诉肿胀和皮下瘀斑。体检腹股沟中点下方压痛;髋关节屈伸、旋转等运动障碍并引起局部疼痛加重;纵轴叩击痛和大转子局部叩击痛(＋)。骨折移位时,患肢可有短缩、外旋、外展、屈髋屈膝等畸形,囊外骨折更明显;股骨大转子上移,布瑞安三角底边缩短,大转子顶点在内拉通线之上。

(2)辅助检查:骨盆平片或髋部正位和侧位X线片多可确定骨折部位、类型和移位情况。CT及其三维重建对决定治疗方案及判断预后更有帮助,MRI对隐匿性骨折的诊断更有意义。

根据受伤史、临床表现和影像学检查多可明确诊断。

少数无移位骨折或早期嵌插骨折甚至可无明确的外伤或者伤后仍可站立或行走。因此,对所有主诉髋部疼痛不适的老年患者都应仔细认真体检,对临床怀疑骨折而早期X线片骨折线不明显的患者,应拍摄健侧照片对比或CT、MRI检查,也可先按无移位骨折处理,1～2周后再摄片复查以免漏诊或误诊。

2.鉴别诊断

股骨颈骨折应与股骨转子间骨折临床鉴别。两者发病年龄接近,受伤机制基本相同,但股骨颈骨折受伤史或更隐匿,由于股骨颈大多位于关节囊内,因此外观肿胀和瘀斑以及患肢畸形等均没有转子间骨折明显。

(三)治疗

缓解骨折疼痛,恢复或改善关节功能,避免或减少骨折引起的并发症是股骨颈骨折治疗的主要目的。临床应根据骨折时间、移位及其程度,以及患者的年龄和全身情况等决定具体治疗方案。新鲜无移位骨折或嵌插骨折无须复位,患肢制动或固定;移位骨折应首选内固定或关节置换;陈旧骨折可根据情况或采用改变下肢力线的股骨近端截骨术或关节置换成形术。

1.整复方法

（1）骨牵引逐步复位法：患者入院后，在外展中立位行胫骨结节或股骨髁上骨牵引，重量4～8kg，2～3天后改为轻度内旋位牵引，以纠正骨折的向前成角，并床边摄片了解骨折复位情况。如骨折尚未复位，可根据X线片调整牵引角度和牵引重量。复位一般在1周内完成。此法的优点是不加重原有损伤，无须麻醉。

（2）手法复位：患者仰卧位，助手固定骨盆，术者左手托腘窝，右手握踝部，屈髋屈膝各90°，大腿内旋位沿股骨干纵轴向上牵引纠正短缩移位，保持髋关节内旋位逐渐伸髋、伸膝、下肢外展，纠正成角畸形等移位。复位后做托掌试验，将患足跟置于术者手掌之上，如患肢外旋畸形消失，说明复位成功。手法复位可在手术内固定前进行或与上法配合使用。

（3）骨折整复台牵引复位法：复位在手术室进行。麻醉后，将患肢置于骨折专用整复台上，会阴部用立柱挡住，两足捆绑于整复台的足托上。旋转骨折整复台的螺旋使患肢在适当的位置上，纵轴牵引下肢纠正短缩畸形，再将患肢外展、内旋，使断面扣紧。透视确认骨折复位成功。

2.固定方法

可采用持续牵引固定或外展夹板固定。适用于无移位或外展嵌插型稳定骨折以及不能耐受手术者。患者卧床，患肢外展、中立位或轻度内旋位皮肤或骨牵引，牵引重量为4～5kg，牵引时间3～6个月，待X线片证实骨折临床愈合后解除牵引。也可选用上端超过髂嵴，下端抵达足底的外展夹板固定患肢。为防止患肢过度外旋，牵引或夹板固定时可在患足穿一带有横板的丁字鞋以维持患肢中立位。固定期间应复查X线片，如骨折移位应考虑手术治疗。

3.练功活动

固定后即可进行股四头肌、足踝关节和全身锻炼，防止肌肉萎缩、关节僵硬和骨质疏松，减少压疮、肺部感染等并发症。固定期间应做到不盘腿、少侧卧，迟负重。无移位骨折可在伤后约3个月经X线片证实骨折临床愈合后扶双拐不负重行走活动。

4.药物治疗

普通股骨颈骨折可按骨折三期辨证用药治疗。对老年患者，更应注意全身疾病和并发症的处理。对无移位骨折或嵌插骨折，早期瘀肿不甚，可提早应用补益肝肾、强筋壮骨方药；对便秘、腹胀患者，应以养阴润燥为主，不可攻下太过，如麻仁丸；对长期卧床患者，在补益肝肾同时更要注意健脾养胃，促进饮食。

5.手术内固定

适用于全身条件稳定、骨质较好的股骨颈骨折。骨折整复台复位，正侧位透视证实骨折解剖复位，选用2～3枚中空加压螺钉或滑动髋螺钉经皮或开放固定。考虑股骨头颈血供重建需要，骨折内固定后不建议早期过多负重行走。

6.人工关节置换

对于内固定可能愈合不好的患者，如头下型骨折和GardenⅢ、Ⅳ型骨折，高龄或骨质疏松明显的骨折以及陈旧性骨折、骨折不愈合、股骨头缺血坏死患者，应选用人工全髋或半髋关节置换，以减少并发症及降低再手术率。

(四)预防护理

正常老年人首先应注意骨质疏松治疗,手杖协助行走,以减少跌倒造成骨折。骨折卧床期间应加强护理,包括定时翻身、保持骶尾部干燥、经常按胸叩背、鼓励咳嗽排痰和饮水排尿、功能锻炼等,骨折稳定后尽早下床不负重锻炼活动,以防止或减少压疮、坠积性肺炎、尿路感染、下肢静脉血栓、便秘等卧床并发症。同时还应注意心、脑等内科疾病的护理和治疗。骨折内固定后,鼓励早期活动但应避免过早负重行走,定期复查,以减少股骨头坏死的发生。关节置换者可早期功能活动。

二、股骨转子间骨折

股骨转子间骨折,也称股骨粗隆间骨折,是发生于股骨大小转子间部位的骨折,常见于老年人。

股骨大转子呈长方形,罩于股骨颈后上部。主要由松质骨构成。大转子的内面下部与股骨干及股骨颈的骨松质相连,上部形成转子间窝。小转子在股骨干之后、上、内侧,大转子平面之下,髂腰肌附着其上。大小转子间前面为转子间线,是关节囊及髋关节韧带的附着处;后面为转子间嵴,骨盆出来的小外旋肌多附着其上。股骨转子间周围有丰富的肌肉层,其血运丰富,营养较股骨头明显优越。因此股骨转子间骨折很少发生不愈合或骨坏死,但整复不良或过早负重常会造成骨折畸形愈合而影响功能,如髋内翻畸形。

(一)病因病机

股骨转子间骨折的原因和受伤机制与股骨颈骨折相似,多为间接暴力。其骨折平均年龄比股骨颈骨折更高。由于骨质疏松更为明显,粉碎骨折也更多见。传统上根据骨折的受力方向和骨折线方向及位置将其分为三型,即顺转子间骨折、反转子间骨折和转子下骨折。

1.顺转子间骨折

骨折线自大转子顶点上方或稍下方开始,斜向内下方走行,达小转子的上方或稍下方,其骨折线走向与转子间线或转子间嵴基本平行,小转子或保持完整或成为游离骨片,但由于股骨上端内侧的骨支柱基本保持完整,即使小转子游离髋内翻也多不严重。骨折远端可因下肢重量及外旋肌作用而外旋移位。如暴力较大而致粉碎骨折,不但小转子游离,大转子及内侧支柱也破碎,此时远端上移,患肢外旋、短缩畸形,髋内翻明显。

2.反转子间骨折

骨折线自大转子下方斜向内上方行走,达小转子上方。骨折线的走向与转子间线或转子间嵴大致垂直,小转子亦可成为游离骨片。骨折近端因外展肌和外旋肌作用而外展、外旋,远端因内收肌及髂腰肌牵拉而向内、向上移位。

3.转子下骨折

骨折线经大、小转子下方,骨折近端可因髂腰肌、臀中肌、臀小肌及外旋肌牵拉而屈曲、外展、外旋,近端内移、外旋移位。骨折可为斜形或横断形,也可轻度粉碎。

顺转子间粉碎骨折、反转子间骨折以及转子下骨折均属不稳定骨折。

除此之外,临床常用的分类方法还包括 AO 分型和 Evans-Jensen 分型。

（二）诊断与鉴别诊断

1.诊断

（1）临床表现：高龄患者，明显外伤史。伤后髋部疼痛、肿胀，患肢不能站立行走。检查患肢不同程度短缩、内收、外旋畸形，髋部肿胀、瘀斑，腹股沟及大转子压痛（＋），纵轴叩击痛（＋），明显移位者可触及大转子上移。

（2）辅助检查：骨盆平片或髋部正侧位 X 线片可确定骨折部位和基本类型及移位情况。CT 及三维重建对决定治疗方案更有帮助。

2.鉴别诊断

股骨转子间骨折临床应与股骨颈骨折鉴别。两者发病年龄接近，受伤机制基本相同，但股骨转子间骨折受伤史或更突出。由于股骨转子间位于关节囊之外，因此外观肿胀和瘀斑更加明显；也由于没有关节囊约束，骨折后下肢外旋等畸形也可更明显。

根据受伤史、临床表现和影像学检查多可明确诊断。

（三）治疗

股骨转子间骨折治疗的主要目的是让患者早期活动，尽快恢复伤前的功能状态，减少并发症。如果仅考虑骨折愈合，保守治疗（牵引）多可奏效，但长期卧床不仅并发症较多，而且容易发生髋内翻畸形。因此，近年来更多观点认为，如果患者伤前基础条件较好，股骨转子间骨折应早期内固定及术后早期肢体活动，保守治疗只适于不能耐受麻醉及手术的患者（如近期心梗患者），以及伤前不能活动且伤后无明显不适者。

1.手法整复

无移位骨折无须整复，有移位骨折的整复方法与股骨颈骨折相同。尽可能的解剖复位是良好固定和愈合的基础。

2.固定方法

无移位的稳定骨折，仅用"丁字鞋"或皮肤牵引制动。移位骨折采用外展中立位持续骨牵引或与外展夹板固定结合。牵引重量 6～8kg，牵引时间 8～10 周，X 线片证实骨折临床愈合后解除牵引。

3.练功活动

骨折复位固定后，即应积极进行股四头肌、踝关节以及全身锻炼，防止肌肉萎缩、关节挛缩僵硬、骨质疏松及卧床并发症。解除外固定后，先在床上做髋膝关节的功能锻炼，然后扶双拐不负重行走锻炼，负重活动必须在 X 线片证实骨折良好愈合后进行。

4.药物治疗

与股骨颈骨折基本相同。早期应注意活血化瘀、消肿止痛；对年老体虚患者，不宜过用桃仁、红花之类，宜用三七、丹参等，使瘀祛而不伤新。后期宜补气血、壮筋骨，可用八珍汤、健步虎潜丸等。局部瘀肿明显者，可外敷消肿止痛膏。

5.手术内固定

股骨转子间骨折的内固定方法主要有髓外固定和髓内固定两种。前者包括滑动加压髋螺钉系统（如 DHS 和 DCS）、股骨近端解剖钢板等，后者包括 PFNA、Gamma 钉等，临床更建议髓内固定。手术可以经皮微创或开放。对于手术内固定患者，术中、术后摄片证实内固定位置良好后可早期下床功能锻炼。

6.其他手术治疗

对于拒绝手术内固定或高风险的患者,可以选用外固定支架复位固定。对于畸形愈合的青壮年患者,可行转子下截骨术纠正髋内翻。对于高龄骨质疏松明显的不稳定骨折患者,可以考虑初始人工关节置换手术。

(四)预防护理

与股骨颈骨折基本相同。如骨质疏松治疗、预防跌倒、卧床护理、股骨转子间骨早期锻炼等。对持续牵引患者,要注意观察患肢体位,保持外展、中立位。行 PFNA 内固定骨折愈合前,要避免过早、过多负重运动,并定期复查,防止髋内翻。

三、股骨干骨折

股骨干骨折指小转子下 2～5cm 至股骨髁上 2～5cm 内的骨折。骨折可以发生在任何年龄,以 20～40 岁的青壮年和 10 岁以下的儿童常见,男性多于女性。

股骨是人体最长、最坚强的管状骨。骨干表面光滑,其后方有一骨性隆起,名股骨嵴或股骨粗线,是肌肉附着及营养动脉的进入处,也是手术中纠正旋转移位的良好标志。股骨嵴向下至远端时分为二歧到股骨髁,形成髁上嵴。正常时股骨干有轻度向前突出的弧线,以利于股四头肌的伸膝作用。股骨干髓腔略呈圆形,上、中 1/3 的内径基本均匀一致,其间有一狭窄区,下 1/3 渐变宽。

股骨干周围有丰厚的肌肉包围,主要包括前侧的伸肌群、后侧的屈肌群和内侧的内收肌群。由于内外侧肌群的不平衡,骨折时常因内收肌作用而发生远折端向内移位或断端向外成角倾向;由于丰厚肌群的收缩牵拉,多数股骨干骨折稳定性较差,单纯外固定或简单内固定难以保持骨折复位后的位置,甚至造成内固定物的弯曲、折断。股动静脉在股骨上、中 1/3 时离开骨干较远,在下 1/3 时则靠近股骨后方行走,骨折时或有损伤。

(一)病因病机

股骨干骨折多由重物砸伤、挤压、车辆撞击等强大的横向直接暴力和高处坠落、跌仆等强大的杠杆或扭转等间接暴力所致,前者骨折多为横形或粉碎,后者多为斜形或螺旋形。除青枝骨折外,均为不稳定骨折。

股骨干骨折的移位方向除与暴力大小、方向以及搬运等因素有关外,还与骨折部位的肌肉牵拉有密切关系。其移位方向有一定规律可循。

上 1/3 骨折时,近端受髂腰肌和臀中、小肌及其他外旋肌的牵拉而产生屈曲、外展、外旋移位;远端因内收肌群的作用产生向后、上、内移位。

中 1/3 骨折时,除断端重叠外,移位无一定规律。多数骨折近端呈外展、屈曲倾向,远端因内收肌作用向内上移位,使骨折端向前外成角。

下 1/3 骨折时,远折端受膝关节后侧关节囊及腓肠肌的牵拉向后倾斜移位,严重时可能刺伤腘动脉。

强大暴力在导致股骨干骨折的同时也会造成局部软组织的严重损伤,一般认为,成人股骨干骨折时,其断端的髓腔和软组织损伤的出血可达 500～1 000mL 甚至更多。加上骨折后突然的疼痛刺激,股骨干骨折早期可以发生创伤性或失血性休克。另外,由于暴力强大且复杂,股骨干骨折的同时还可以并发身体其他部位(如脏器、血管、神经)的损伤和骨折以及挤压综合征等。

(二)诊断

1.临床表现

明显、强大的外伤史。伤后患侧大腿剧烈疼痛,肿胀,活动丧失。体检患肢短缩、成角或旋转畸形,局部明显压痛和肿胀增粗,并有异常活动和骨擦音。

2.辅助检查

股骨正、侧位 X 线片可显示骨折的部位、类型和移位情况。

由于股骨干骨折多为强大暴力所致,因此在骨折诊断的同时,更应行全身其他部位的检查,注意多发损伤、多发骨折、创伤性或失血性休克、血管神经损伤、脏器损伤、挤压综合征、脂肪栓塞综合征等并发症或合并症的诊断。如骨折后的剧痛及断端出血(患肢肿胀如比健侧增粗 1cm,一般估计内出血量为 500mL)易导致休克;下 1/3 骨折时向后移位的断端可能损伤腘血管和神经;严重挤压伤、粉碎性骨折或多段骨折的患者,要注意并发脂肪栓塞综合征、挤压综合征和腹腔脏器损伤的可能;高处坠落者应排除颅脑、脊柱及腹腔脏器损伤。

(三)治疗

新鲜股骨干骨折的治疗应该从院前处理开始,包括临时固定、正确搬运等。应首先纠正休克等全身情况,对脏器和血管神经损伤也应优先处理。虽然多数股骨干骨折采用非手术治疗也可以获得较好的复位和骨折愈合,但由于骨折的不稳定,单纯的手法复位和夹板、石膏外固定容易导致骨折继发移位而发生畸形愈合或不愈合,必须配合持续牵引或手术治疗。与成人相比,儿童骨折愈合更快,复位要求也稍低,但旋转和过大的成角移位必须纠正。

1.整复方法

(1)持续牵引复位:此法适用于多数股骨干骨折,尤其是不稳定骨折。只要牵引方向和重量合适,复位过程中多数不需要特别的复位手法,对残留移位略加手法即可。例如,横断骨折的侧方移位可以双手掌行端提、挤压手法;粉碎骨折可以手掌夹挤复位;斜形骨折背向移位时可以回旋手法调整。

(2)手法复位:复位时患者仰卧位,一助手固定骨盆,另一助手双手握小腿上段,首先纵轴顺势牵引纠正短缩移位,并逐渐屈髋屈膝,然后再按不同部位骨折采用不同手法。例如,上 1/3 骨折时,患肢外展略外旋,然后由助手握近端向后挤按,术者握远端由后向前端提。中 1/3 骨折时,将患肢外展,同时用手自断端外侧向内推挤,再以双手在断端前后、内外夹挤。下 1/3 骨折时,维持牵引下屈曲膝关节,并以双手置于腘窝内作支点,将骨折远端由后向前向近端推挤。

2.固定方法

根据不同年龄、不同部位,选用不同的固定方法。例如,新生儿产伤骨折可用竹帘或硬纸板固定 2～3 周,也可将患肢极度屈曲后固定于自己躯干上。儿童稳定骨折,可以夹板固定 3 周左右。不稳定股骨干骨折,则须在持续牵引的基础上配合夹板固定或者手术内固定。

（1）持续牵引:根据年龄不同选用不同的牵引方法。

1）悬吊皮肤牵引:适用于 3 岁以内的患者。先用两条宽度不超过大腿周径一半的胶布贴于两下肢内外侧,长度超过骨折处 3～5cm 或达到大腿根部。在足底远端约 3cm 处用带孔小木板撑开胶布,牵引绳穿过木板孔并打结。双髋屈曲 90°垂直向上,两下肢同时牵引,重量以使患儿臀部离开床面 1～2cm 为度。牵引时间约 3 周,其间根据复位情况或可加用夹板。3 周后去除牵引,改用夹板固定直至骨折愈合。牵引过程中注意会阴部清洁及胶布脱落,并密切观察下肢血运情况。

2）水平皮肤牵引:适用于 4～8 岁儿童。长条胶布粘贴于患肢内外侧,牵引重量 3～5kg,牵引时间 4～8 周。牵引期间应辅助夹板固定。上 1/3 骨折采取患肢屈髋、屈膝、外展、外旋位;中 1/3 骨折取屈髋、稍外展位;下 1/3 骨折应强度屈膝位。

3）骨骼牵引:适用于 8～12 岁以上的儿童以及成年患者。除远端向前移位的下 1/3 骨折于屈髋外展位用胫骨结节牵引外,其他部位骨折应于外展中立位用股骨髁上或股骨髁冰钳牵引。初始牵引重量为体重的 1/9～1/7,复位后维持重量约 5kg 左右。牵引方向应与股骨干纵轴一致,牵引过程中可根据复位情况调整牵引方向和重量,保持牵引效能并防止过度牵引,也可辅助手法复位。骨折复位后加用夹板固定。牵引时间为 8～12 周。

（2）夹板固定:一般用四块夹板,其中外侧板和内侧板远端稍凹或呈叉状,以免直接压迫骨牵引针;前侧板近端呈斜坡形或与腹股沟折纹一致,以免影响屈髋活动;后侧板两端稍向后弯曲,以适应臀部与腘部的形状。上 1/3 骨折可配合超髋外展板固定,下 1/3 骨折时内外两侧夹板应超膝固定。夹板固定时可根据骨折移位情况加用固定垫,例如,上 1/3 骨折时平垫放于近端的前方和外侧;中 1/3 骨折时平垫放于断端的外侧和前侧;下 1/3 骨折时,平垫放在近端的前方。

3.练功活动

非手术治疗者,练功活动应从复位后的次日开始,初期练习股四头肌收缩和踝、趾关节屈伸活动。第 3 周起允许直坐床上,用健足蹬床,以两手扶床练习抬臀,使身体离开床面,开始锻炼髋、膝关节活动。第 5 周开始两手握吊杆,健足踩在床上支撑,收腹、抬臀,臀部完全离床,躯干与大腿、小腿成一直线,以加大髋、膝关节的活动范围。第 7 周后如果摄片证实骨折无再移位,可扶床练习站立。解除牵引后,先床上活动 1 周,然后夹板保护下逐渐扶拐下地不负重步行锻炼。当骨折端有连续性骨痂时,逐渐增加患肢负重;经观察证实骨折稳定后改用单拐行走,1～2 周后逐渐弃拐活动。X 线片证实骨折愈合良好,可解除夹板固定。

4.药物治疗

按骨折三期辨证用药,如早期可服用新伤续断汤,肿胀疼痛明显者可用双柏散膏外敷;中期可服用接骨丹;后期服用健步虎潜丸,也可配合海桐皮汤煎水外洗。

5.合并症和并发症处理

骨折早期应密切注意血压、血象、呼吸、脉搏以及肢体肿胀等变化,在专科医师的协助下积极处理休克、其他组织脏器损伤、脂肪栓塞综合征、挤压综合征等并发症。

6.手术内固定

对于开放性骨折,骨折合并重要血管、神经损伤需要手术探查者,骨折断端嵌夹软组织,合并全身多发骨折,以及牵引治疗失败的股骨干骨折应采用手术复位和内固定治疗。对于其他不稳定型股骨干骨折,为减少牵引并发症,防止骨折畸形愈合,更早更好地恢复肢体功能,也可以考虑手术治疗。手术内固定应首选交锁髓内钉固定,如中段及近中段骨折;其次选用解剖型锁定加压钢板,如上段或下段骨折。对早期骨折不稳定但无手术条件的患者可临时外固定支架固定。术后摄片证实骨折及内固定位置良好,可早期功能锻炼并逐渐负重活动。

7.畸形愈合和不愈合处理

(1)畸形愈合:股骨干骨折非手术治疗发生短缩、成角或旋转等畸形愈合,如果骨折在3个月之内且体质良好者,可在充分麻醉下,试行闭合折骨或断端小切口锉开骨折端,重新复位外固定或直接切开复位内固定。如超过3个月,骨折多已愈合坚固,此时应选择切开复位和坚强内固定。手术治疗出现畸形愈合或内固定失效者也应重新手术。

(2)迟缓愈合和不愈合:迟缓愈合者,应加强或调整外固定并延长固定时间,并配合按摩、理疗、中药内服或外敷,避免患肢负重、运动,促进骨折愈合。骨折不愈合者,应行手术切开复位、内固定和植骨术。

(四)预防护理

持续牵引时,应根据骨折移位和复位情况观察并调整牵引重量和牵引体位、方向,同时应注意牵引架或床头不可抵挡牵引重量,防止针眼感染。固定期间还应注意调整夹板松紧,保持骶尾部干燥,防止骨突处的压疮。骨折中后期要注意制动与锻炼的关系,切不可因为锻炼而影响骨折稳定,特别是非手术者。

四、股骨髁间骨折

股骨髁间骨折是指股骨远端内外髁之间的骨折,临床上多见于交通事故车祸,多发生于青壮年男性。

股骨下端形成两个均匀后方突出的骨膨大,分别叫内髁和外髁,两髁之间构成髁间窝。两髁前后、下面均为关节面。前面的关节面相连成髌面,与股骨构成髌股关节。后下面与胫骨平台构成关节。两髁的侧面上,各有一突起,分别称为内上髁和外上髁,后面的粗糙部为胫腓侧副韧带附着处。在内上髁的顶部有一小隆突叫收肌结节,为大收肌腱止点,后上面的三角形小面为腓肠肌内侧头附着部。外上髁较小,下有一深沟,称为腘肌沟,腘肌腱由此经过。有三个组织起于股骨外上髁,腓肠肌外侧头位于后上,腘肌腱位于前下,腓侧副韧带位于其间,同时越过腘肌腱。

在股骨两髁之间有一深凹,为髁间窝,作为腘窝之底,此处的骨皮质厚而粗糙,有两个压迹,膝交叉韧带附着其上,前交叉韧带附着于外髁内面的最后部,而后交叉韧带则附着于股骨内髁外面的前部。髁间窝与腘平面之间有一条髁间线,有腘斜韧带及关节囊附着。

由股骨两髁关节面画一线,另沿股骨干中线画一线,在内侧相交成之角名股内角,约100°,正常时股骨机械轴线应落于膝关节中心,与股骨解剖轴所呈角度约为6°,如有膝外翻或膝内翻时,股骨机械轴线落于膝关节后外侧或内侧。

股骨下端血液供应有很多滋养孔,有三组,每组形成血管筛区。髁上孔在干骺部,前群在髁面以上,一般有 10~15 个大孔及许多小孔;后群位于腘平面,大小孔与前群相等。髁孔在股前髁部,有 3~5 个孔,平均分布于内外侧髁的表面,髁间孔在髁间窝部,有 15~25 个孔,有几个大的孔。其大小至少与股骨干的滋养孔相等。

(一)病因病机

多因间接暴力或直接暴力引起,股骨髁近侧为松质骨与坚质骨交界处,当从高处跌下或碰撞,先发生股骨髁上骨折,如暴力继续传达,骨皮质坚硬的骨折近端嵌插于股骨两髁之间。根据骨折部位分为单髁或双髁骨折,暴力很大时将股骨髁劈为内、外两块成为"Y""T"型骨折。

两髁分别向内、外侧分离移位。髁间骨折为关节内骨折,关节腔常有大量积血,形成膝关节的巨大血肿,严重损伤者可伴膝关节脱位或侧副韧带及交叉韧带损伤。

(二)诊断

有明显外伤史,伤后膝部疼痛剧烈、高度肿胀,关节腔内有大量积血,并出现瘀血斑、畸形,沿股骨下端两侧自上而下,仔细触摸,常触及向内外分离移位骨折块,以手轻轻按两髁时,很易触知骨擦音。X 线摄片,膝关节正、侧位片可以确诊,观察骨折线的形状和骨折移位程度,并注意是否有碎骨片进入关节腔,应注意检查足背动脉和胫后动脉搏动情况,因血肿过大压迫或骨折端移位,可能伤及腘动、静脉。如做侧推试验检查者为阳性,可考虑为内外侧副韧带损伤,抽屉试验阳性考虑为交叉韧带的损伤。

(三)治疗

股骨髁间骨折的治疗,应达到良好的对位,关节面光滑完整,才能有效地恢复关节功能和防止发生创伤性关节炎。

1.整复方法

有移位的骨折,应行手法整复,整复前先在严格无菌操作下抽吸关节内积血,抽尽后注入 1%普鲁卡因 5~10mL,起到局部麻醉作用。整复时,患者仰卧,一助手握住股上段,一助手握足及小腿下段,做持续拔伸牵引,术者立于患侧,双手相加,两手掌根部抱于两髁,相对扣挤,并纠正因腓肠肌的牵拉而产生两骨块的轻度后旋,在施行扣挤法时,助手在用力牵引下,将膝关节于伸直的基础上做几次轻度屈曲动作,有利于骨折块准确对位(图 3-5)。

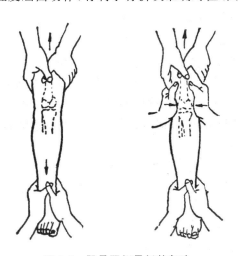

图 3-5　股骨髁间骨折整复法

2.固定方法

(1)无明显移位的裂缝骨折,无须整复,外敷伤科药膏,外以夹板扎缚固定,将患肢略抬高,腘部垫以软枕以使膝关节保持在微屈位。

(2)有移位的骨折,经手法整复后,在维持拔伸牵引下,外敷伤科药膏裹以纱布,用4块小夹板固定,内外侧夹板下端屈成弧形,使之与内外髁之膨隆形成相符,外以扎带扎缚,并在小腿贴胶布做皮肤牵引,使伤肢伸直位,腘窝部垫以药棉垫,牵引重量3～4kg,若肌肉较发达,皮肤牵引力不足时,可用胫骨结节骨牵引,牵引时间4～5周。

经上法复位骨折块仍有移位,可用闭合插钢针法内固定。骨折固定后,助手按压移位髁部,术者在无菌操作下,分别由股骨内髁的内下缘和股骨外髁的外下缘,向上呈40°角各插入一直径2mm的骨圆针,将移位的骨块固定于骨折近端,如髁间有分离,可再由外髁向内侧横插入骨圆针,将两髁贯穿固定(图3-6)。针尖要穿过对侧骨皮质0.3cm,将针尾剪断,弯曲埋于皮下,如为单纯股骨内髁或外髁骨折,可插一骨圆针固定,方法同前,无菌敷料包扎,超膝关节夹板或石膏托固定8～12周,临床愈合后拔针。

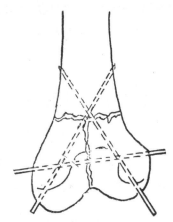

图3-6 股骨髁间骨折闭合插针固定

3.药物治疗

一般按骨折三期辨证论治原则处理,若局部血肿较大,应加大活血化瘀消肿药,有瘀血发热者,可服清心药加减,亦可外敷消肿止痛接骨药膏。解除固定后,用中草药熏洗。

4.练功疗法

早期做股四头肌主动舒缩活动及踝关节、跖趾关节背伸跖屈活动,通过肌肉及关节活动,以改善血液循环,加速肿胀消退,并防止肌肉萎缩。7～10天之后,骨折端基本稳定时,可轻微屈伸膝关节,牵引患肢可由别人用手托起腘窝,做托起放下动作,每日活动数次,以使膝关节产生轻度屈伸运动,可以防止关节粘连,并对关节面有"自身模造"的作用,骨折基本连接后,即可主动做膝屈伸锻炼,并下地站立,扶拐行走。

5.手术切开复位内固定术

(1)适应证:股骨髁间骨折骨块移位大,经闭合手法整复而对位不良或固定不稳定易再移位者;开放性骨折;内外侧副韧带及交叉韧带断裂。

(2)手术步骤与方法:在硬膜外麻醉下,患者仰卧位,取膝前髌骨内侧纵切口,长约14cm,

切开皮肤与皮下组织,注意勿伤及切口内侧的隐神经髌下支,纵行切开深筋膜及股直肌与股内侧肌的腱联合部,于髌骨内侧切开髌支持带与关节囊,向外推开髌骨即显露两骨折块,清除关节内积血,略牵引小腿并微屈膝,用骨撬起动骨块并以手按挤,使之正确对位,用骨钻钻孔,选用合适的弯形四孔钢板和适当长度的螺丝钉做内固定。冲洗切口关节腔,彻底止血,仔细缝合关节囊,然后逐层缝合切口。若侧副韧带及交叉韧带断裂,做修补缝合。长腿石膏托固定屈膝20°～30°,2～4周。骨折较稳定并复位固定良好者,2周可除去石膏;粉碎骨折不稳定者,4周除去石膏,骨折完全愈合前,不须负重。

预后:股骨髁间骨折因髁部血运丰富,双髁骨折一般4～6周临床愈合。预后好坏,取决于骨折复位的程度,对位愈好,疗效愈佳。骨折块复位不良,虽然骨折线不通过负重的关节面,由于两髁负重关节失去正常协调关系或由于两髁向前方髌股关节面不光滑,晚期可继发创伤性关节炎,骨折块移位较大,错位连接者,可造成膝关节畸形(内翻或外翻)。

五、髌骨骨折

髌骨骨折又称膝盖骨骨折。髌骨又名连骸骨。《医宗金鉴·正骨心法》曰:"膝盖骨,即连骸,亦名髌骨。形圆而扁,覆于楗骱上下两骨之端,内面有筋联属,其筋上过大腿……"。髌骨骨折多见于30～50岁的成年人,儿童极少见。

髌骨是人体最大的种籽骨,呈三角形,底边在上面,尖端在下后面。髌骨本身没有骨膜,前面粗糙,完全为股四头肌腱膜包围。股四头肌腱连接髌骨上部,并跨过前面移行于髌下韧带,止于胫骨结节。髌骨血的供应来自膝关节血管网。髌骨的后面完全为软骨所覆盖,与股骨构成髌股关节,其中部有一嵴将它分为两个小面,外侧小面较内侧小面宽而深,正好与股骨两髁的关节面相适应。在出生时髌骨完全为透明软骨构成,2～5岁时始出现骨化中心,17～18岁骨化完成。

(一)病因病机

髌骨骨折可由间接暴力或直接暴力所造成。间接暴力引起者为多数,如跳跃、踢球,膝屈曲跌倒等情况,膝关节处于半屈位,髌骨受股四头肌张力收缩,髌骨与股骨滑车顶点密切接触成为支点,髌骨受到强力牵拉而骨折,这类骨折,多呈横形,骨折线可在髌骨中部或在髌骨之下端,骨片移位分离。直接暴力,如打击、脚踢、跪倒等,也可引起骨折,此类骨折多为粉碎性或星形,骨折块移位较少(图3-7)。髌骨两侧的股四头肌筋膜以及关节囊一般完整,对伸膝功能影响较小,骨折线经过上1/3部或横过髌骨中央者比较少见,骨折线经过下1/3者最多见,骨折块上段大、下段小,下段多是粉碎形。临床上分类:无移位的髌骨骨折占20%。有移位的髌骨骨折占80%。①髌骨横形骨折;②髌骨粉碎性骨折;③髌骨下粉碎性骨折;④髌骨上极粉碎性骨折;⑤髌骨纵形及边缘骨折。

(二)诊断

有明显外伤史,伤后即觉膝部疼痛乏力,不能伸直膝关节或不能站立。髌骨骨折是一种关节内的骨折,故膝关节内有大量积血,肿胀严重,血肿迅速渗于皮下疏松结缔组织中,形成局部瘀血斑,由于髌骨位置表浅,可触及骨折端,移位明显时,其上下骨折间可触到一凹沟,有时触到骨擦音。X 线摄片检查,可显示骨折的类型和移位情况,如为纵裂或边缘骨折,须自髌骨的纵轴方向投照才能查出;边缘骨折需与副髌骨相鉴别,副髌骨多在髌骨的外上角,整齐圆滑,与髌骨的界线清楚,且多为两侧性。

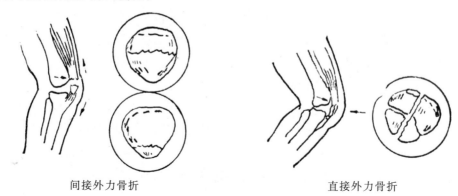

间接外力骨折　　　　　　　　　　　　　　直接外力骨折

图 3-7　膝盖骨骨折的发生与移位

(三)治疗

髌骨骨折的治疗,是要求恢复伸膝装置功能并保持关节面的完整光滑,防止创伤性关节炎发生和膝关节粘连强直。祖国医学对髌骨骨折的治疗,有很好的认识和治疗方法,如《医宗金鉴·正骨心法》说:"如有跌打损伤,膝盖上移者,其筋即肿大,株连于腘内之筋……","宜详视其骨如何斜错,按法推拿,以复其位,内服补筋丸。"《伤科汇纂》曰:"用抱膝以固之,庶免复离原位……,将抱膝器,足插于膝盖两傍,以竹圈辖住膝盖,令其稳妥,不得移动,再用白布宽带紧紧缚之。"这种治疗方法目前临床上仍运用,但现在对髌骨骨折治疗有所改进和发展。

1.整复方法

无移位的髌骨骨折,后侧关节面完整者,无须手法整复。有移位骨折,骨折块分离不甚大者(间隙分离 1cm 之内)可用手法复位。复位时先将膝关节内积血抽吸干净,注入 1% 普鲁卡因 5～10mL,起局部麻醉作用,伤肢置于伸直位,医者站在患肢侧旁,一手虎口固定于膝盖上沿,另一手拇、食指将髌骨下缘向上推挤,使骨折块靠拢,然后医者用一手拇指围住髌骨,另一手沿髌骨边缘触摸,检查是否平整(图 3-8)。

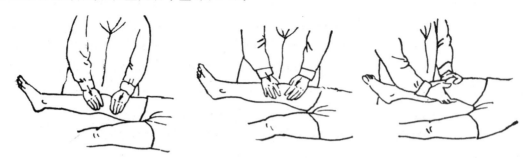

图 3-8　髌骨骨折复位手法

2.固定方法

(1)抱膝圈固定法:量好髌骨轮廓大小,用胶皮电线做圈,外层缠绷带棉花,另加布带 4 条,各长 10cm,后侧板长度由大腿中部到小腿中部,宽 13cm,厚 1cm,板中部两侧加固定螺丝钉,复位满意后,立即用抱膝圈固定,膝伸直位于后侧板上,膝关节后侧及髌骨周围衬好棉垫,将抱膝圈固定于髌骨周围,固定带分别捆扎在后托板上(图3-9)。注意松紧度,以不妨碍血液循环为准,然后将后托板两端用绷带固定,固定后抬高患肢,仍须注意有无腓总神经受压情况。最初1周内应X线透视2～3次,如有移位应及时矫正,要求每天检查固定带松紧度及固定圈有无移动,若肿胀消退,则根据髌骨大小缩小抱膝圈。

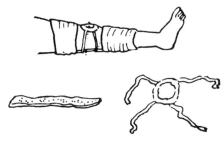

图3-9 抱膝器固定法

(2)布兜多头弹性带固定法:术者以两手拇、食、中指将上下骨折端相对挤按,再将活动夹板置于膝关节后面,活动轴正对膝关节活动,然后将半月形抱骨垫分别卡在髌骨上下缘,正好是两手指推挤的位置,用2条粘胶固定,再用半月状多头弹性带先固定在远端的抱骨垫上,此带稍向膝下方偏斜,将5根弹性带分别置于活动木板的螺丝鼻上,然后利用另一个多头弹性带固定在近端的抱骨垫上,此带亦稍向膝下方偏斜,将5根弹性带分别系于活动板的螺丝鼻上,上下2～3条弹性带在膝侧交叉,松紧度要一致,而后再放前弹性带,松紧度适宜,上下左右压力均匀。注意事项与抱膝圈固定法相同。

(3)闭合穿针加压固定法:适用横形骨折。其方法为皮肤常规消毒,局麻,在无菌操作下,用骨钻在两骨块上分别钻入2根克氏针,钢针须穿于骨块中央,进针方向须与髌骨面平行,2根针亦应平行而在同一平面,穿针后整复,骨块对正后,将2根针之两端紧拢扎紧,以使两骨块紧密接触而稳定,然后穿入两木块固定之,消毒纱布保护针眼孔,以防感染,再用夹板固定膝伸直位。

(4)抓髌器固定法:适用于有分离移位的新鲜闭合性髌骨骨折,操作方法是按照无菌操作技术,麻醉后,抽净膝内积血,遂将其间距宽的双钩抓在髌骨上极前缘上,将其间距窄的双钩抓在髌骨下极前缘,拧紧加压螺丝,骨折即可自行复位,保持固定。抓髌器是应用机械加压力与金属弹性应变力而使骨折闭合复位,加压固定,加速愈合。术后2日可不扶拐行走,3周屈膝活动,6周左右可达骨折愈合。

3.药物治疗

髌骨骨折后关节内积血肿胀严重,故初期宜服大剂量活血化瘀、消肿止痛药,如活血化瘀汤加苡仁、茯苓、防己、车前子、茅根、通草等药物,以后按三期辨证用药,后期服补肝肾强筋壮骨的虎潜丸、补筋丸、六味地黄丸等,去除固定后,用海桐皮汤或下肢洗方熏洗。

4.练功疗法

骨折初期固定期间,可将患肢稍抬高,进行跖趾关节及踝关节跖屈背伸活动,限制股四头肌收缩活动,经1～2周肿胀消退以后,可保持伸膝位下地扶拐行走,解除外固定后,逐步锻炼股四头肌舒缩活动、膝关节屈伸活动,在骨折未牢固愈合前,不能用力做屈膝动作,注意避免滑跌,以免再发生骨折。

5.手术切开内固定术

(1)适应证:适用于横形移位1cm以上骨折,经手法复位不成功者,骨折端有软组织嵌插,及大多数粉碎性骨折。

(2)手术方法:患者在硬膜外麻醉下,仰卧位,常规消毒,取髌骨横弧形切口,凸面向下,切开皮肤、皮下,向上翻开皮瓣,呈露骨折线,清除关节腔内、骨折面上血块,将翻入的骨膜及髌前组织复回髌骨表面,直视下骨折端对位。内固定方法有多种,可分为两类:一类行内固定后仍需一定时间的外固定,如环形丝线或环形钢丝内固定;另一类内固定比较坚强,不需外固定,如AO张力带钢丝和改良张力带钢丝内固定。改良张力带钢丝内固定方法是在屈膝10°位下,对横形骨折,自远端骨折面,逆行穿出2根克氏针,正位上两针各在中1/3与侧1/3交界处,在侧位、针穿过髌骨前后经中点,针自髌腱两侧穿出,至针尾与骨折面相平时,将髌骨骨折复位,用2把特制的大中钳(或用中钳)在髌骨两侧上、下夹持,暂时固定。术者手指伸入关节腔内,检查关节面是否平稳,把克氏针穿入近折端,自股四头肌穿出剪断针尾,使针在髌骨上下各露出0.5cm,于上极将针端折弯成90°,然后将弯自骨向后转180°,靠近髌骨上极骨皮质,以防针向下滑出,用18号钢丝自克氏针一端后面,绕过髌骨前面,再将同一针的另一端后面绕至髌前拉紧,在髌下极扭紧打结,另一针用同样方法固定,缝合髌骨组织及扩张部,缝合切口包扎,在手术台上屈膝90°,检查固定效果。

术后处理:不用外固定,术后第2天练习股四头肌收缩,术后2周能屈膝并下地行走。

对严重的粉碎性骨折,移位很大,难以复位的,可做髌骨部分切除术和髌骨全切除术,但对全切除术应慎重。

预后:髌骨骨折一般4~6周即可愈合,对位良好者,预后佳,功能恢复好;如对位不良,尤其是前后错位,关节软骨面不光滑,可能日后并发创伤性关节炎。

六、踝部骨折

踝关节由胫、腓骨下端与距骨滑车构成。胫骨下端内侧向下突起形成内踝,其后缘向下突出者形成后踝,腓骨下端形成外踝。外踝的位置比内踝低,故踝关节内翻幅度比外翻幅度大。踝关节两侧有内侧的三角韧带和外侧的副韧带连接,控制其内外翻运动幅度。关节囊前后松弛,两侧紧张,并与内外侧韧带相延续,正常时其跖屈背伸运动幅度大,内外翻运动幅度小。由内外踝与胫骨下端前缘和后缘形成的踝穴,距骨居于其中,构成屈戌关节。距骨分为头、颈、体三部,前宽后窄,其上面为鞍状关节面。踝部背伸运动时,距骨头(宽)部进入踝穴,其骨性结构较稳定;跖屈运动时,距骨体(窄)部进入踝穴,其骨性结构不稳定。

(一)病因病机

踝关节骨折临床较多见,多发生于青年或成年人。踝关节较其他关节面积小,而负担重量及活动量较大,故易发生损伤。踝关节骨折可有多种外力所致,根据其所受外力作用和骨折移位情况分为外旋、外翻、内翻、跖屈、背伸、纵压和直接外力所致骨折。其中以外旋、外翻骨折较多见。

根据踝关节损伤的程度,可以分为三度:单踝骨折为Ⅰ度;双踝骨折伴距骨轻度脱位为Ⅱ度;三踝骨折伴距骨脱位为Ⅲ度。

1.外旋骨折

多为踝部受外旋暴力所致,骨折发生时距骨体外旋撞击外踝造成外踝在关节水平以上发生由内下向外上后走行的螺旋骨折(骨折线高于关节水平)。暴力强大时,内踝受三角韧带的牵拉而发生撕脱性骨折(骨折线低于关节水平)。当距骨体向外侧脱出时,常伴有胫骨下端前缘或者后缘的撕脱骨折。

2.外翻骨折

多为踝部受外翻暴力所致,骨折发生时,距骨体外翻撞击外踝造成由内下向外上走行的斜行骨折(骨折线高于关节水平)。同时内侧三角韧带受牵拉而发生损伤或造成内踝的撕脱性骨折(横行、骨折线低于关节水平),暴力强大时,可造成距骨向外脱位、合并前缘或后缘的骨折。

3.内翻骨折

多为踝部受到内翻暴力所致,骨折发生时距骨体内翻,外侧副韧带紧张造成外踝的撕脱性骨折(骨折线低于关节水平)。同时距骨体撞击内踝造成内踝斜行骨折(骨折线高于关节水平)。暴力严重时可以造成距骨向内脱位,合并胫骨下端后缘骨折。

4.跖屈骨折

踝部受到跖屈暴力所致,骨折发生时,跖屈的距骨体撞击胫骨下端后缘发生骨折,暴力强大时,可造成距骨的向后脱位和胫骨下端前缘的撕脱骨折。

5.背伸骨折

背伸骨折临床较少见,多为踝部受到背伸暴力所致,此类暴力往往造成距骨的骨折。受伤时距骨体向前移位,造成胫骨下端前缘骨折。

6.纵压骨折

多为高处坠落,踝部受到距骨的撞击,胫骨下端在矢状面或冠状面发生"Y"或"T"形骨折,使胫骨下端关节面严重破坏。

7.直接外力骨折

本类骨折较少见。多为踝部受到直接暴力打压或挤压造成,骨折多为不规则的粉碎型,伴有严重的软组织损伤。

上述类型的骨折是以单一的暴力所致,但踝部受伤机理较为复杂,往往合并多种骨折类型和移位方式。

(二)诊断要点

局部瘀肿、疼痛和压痛,功能障碍,可闻及骨擦音。外翻骨折多呈外翻畸形,内翻骨折多呈内翻畸形,距骨脱位时,则畸形更加明显。X线片可显示骨折脱位程度和损伤类型。

(三)治疗

踝关节骨折的治疗,重在达到良好对位,恢复关节面的平整,保持踝穴的稳定性,才能保证踝关节的功能。无移位骨折仅将踝关节固定在0°中立位3～4周即可,有移位的骨折脱位应予以整复。

1.整复方法

患者平卧屈膝,助手抱住其大腿,术者握其足跟和足背做顺势拔伸,外翻损伤使踝部内翻,内翻损伤使踝部外翻,跖屈损伤使踝部背伸;反之,背伸损伤使踝部跖屈,外旋损伤使踝部内旋。如有下胫腓联合分离,可在内、外两踝部加以挤压;如后踝骨折合并距骨后脱位,可用一手握胫骨下端向后推,另一手握前足向前提,并徐徐将踝关节背伸。利用紧张的关节囊将后踝拉下或利用长袜套套住整个下肢,下端超过足尖 20cm,用绳结扎,做悬吊滑动牵引,使后踝逐渐复位,对于纵压型骨折,可以在手法复位的基础上,配合跟骨牵引治疗。总之,要根据受伤机制和损伤类型并分析 X 线片,以酌定其整复手法。

2.固定方法

(1)夹板固定:先在内外踝的上方各放一塔形垫,下方各放一梯形垫,用 5 块夹板进行固定,其中内、外、后板上自小腿上 1/3,下平足跟,前内侧及前外侧夹板较窄,其长度上起胫骨结节,下至踝关节上。夹板必须塑形,使内翻骨折固定在外翻位,使外翻骨折固定在内翻位。将踝关节固定于 0°或中立位 4~6 周。

(2)石膏固定:外旋、外翻、内翻型骨折多采用"U"形石膏固定,用以增加侧方应力,防止再移位。外旋骨折应在踝关节中立位固定;外翻骨折在内翻位固定;内翻骨折在中立稍外翻位固定。跖屈、背伸、纵压、直接外力型骨折多采用石膏托固定,跖屈骨折应在踝关节背伸位固定;背伸骨折在跖屈位固定;纵压和直接外力型多采用中立位固定。固定时间为 4~6 周。

3.手术治疗

若手法复位失败或开放性骨折脱位,可考虑切开复位内固定;陈旧性骨折脱位则考虑切开复位植骨术或关节融合术。

4.药物治疗

按骨折三期辨证用药,一般中期以后应注意舒筋活络、通利关节;后期局部肿胀难消,应行气活血,健脾利湿。

5.整复固定后,鼓励患者做足趾活动和踝部背伸活动

双踝骨折从第 3 周起,可在保持夹板固定的情况下加大踝关节的主动活动范围,并辅以被动活动。被动活动时,术者一手握紧内、外侧夹板,另一手握前足,使足部做背伸和跖屈活动,但不做旋转和翻转活动。5 周后可将外固定打开,对踝关节周围的软组织进行按摩,理顺经络,点按商丘、解溪、丘墟、昆仑、太溪等穴,并配合中药熏洗。在袜套悬吊牵引期间亦多做踝关节的伸屈活动。

七、距骨骨折

足骨由 28 块小骨组成,其中包括跗骨 7 块、跖骨 5 块、趾骨 14 块、固定的籽骨 2 块,由韧带与肌肉相连,构成 3 个主要足弓,即内侧纵弓、外侧纵弓与跖骨间的横弓。足弓有负重、推进行走与吸收人体震荡的功能。距骨是足弓的顶,上与胫骨下端相连接,下连跟骨与舟状骨。

(一)病因病机

多因踝背伸外翻暴力所致,如机动车驾驶员足踩刹车时撞车,足踝强烈背伸,胫骨下端的

前缘像凿子一样插入距骨颈体之间,将距骨劈成前后两段。如暴力继续作用,则合并跟距关节脱位,跟骨、距骨头连同足向前上方移位。待暴力消失时,因跟腱与周围肌腱的弹性,足向后回缩,跟骨的载距突常钩住距骨体下面之内侧结节,而使整个骨折的距骨体随之向后移位,脱位于胫腓踝穴之后方,距骨体向外旋转,骨折面朝向外上方,甚至还合并内踝骨折。踝跖屈内翻暴力可引起距骨前脱位,单纯跖屈暴力可因胫骨后踝与距骨体后唇猛烈顶压而引起距骨后唇骨折,临床较少见。

距骨表面 3/5 为软骨面,故发生骨折时,骨折线多经过关节面,发生创伤性关节炎的机会较多。距骨的主要血液供应自距骨颈部进入,距骨颈骨折时,常损伤来自足背的血液供应,所以距骨体很容易发生缺血性坏死。

(二)诊断要点

伤后局部肿胀、疼痛、不能站立行走。明显移位时则出现畸形。踝部与跗骨正侧位 X 线片,可以明确骨折的移位程度、类型及有无合并脱位。

(三)治疗

治疗距骨骨折时,要求恢复踝关节的活动功能,并保持关节面的完整光滑,防止创伤性关节炎的发生。无移位的骨折,可采用夹板或石膏固定;有移位的骨折,需手法整复固定;整复困难的应手术治疗。

1.整复方法

单纯距骨颈骨折时,患肢膝关节屈曲至 90°,术者一手握住前足,轻度外翻后,向下向后推压,另手握住胫骨下端后侧向前端提,使距骨头与距骨体两骨折块对合;合并距骨体后脱位时,应先增加畸形,即将踝关节极度背伸、稍向外翻,以解除载距突与距骨体的绞锁,并将距骨体向前上方推压,使其复入踝穴,然后用拇指向前顶住距骨体,踝关节稍跖屈,使两骨折块对合;距骨后唇骨折伴有距骨前脱位时,先将踝关节极度跖屈内翻,用拇指压住距骨体的外上方,用力向内后方将其推入踝穴。距骨脱位复位后,往往其后唇骨折片亦随之复位。

2.固定方法

距骨颈骨折整复后,应将踝关节固定在跖屈稍外翻 8 周;距骨后唇骨折伴有距骨前脱位者,应固定在功能位 4～6 周;切开整复内固定或关节融合术者,应用石膏管型固定踝关节在功能位 3 个月。

3.手术治疗

新鲜骨折手法整复失败,可切开整复。距骨体缺血性坏死,距骨粉碎骨折,距骨体陈旧性脱位或并发踝关节严重创伤性关节炎,应行胫距、距跟关节融合术。

4.药物治疗

距骨骨折容易引起骨的缺血性坏死。故中后期应重用补气血、益肝肾、壮筋骨的药物,以促进骨折愈合。

5.固定期间应做足趾、膝关节屈伸锻炼

解除固定后,应开始扶拐逐渐负重步行锻炼;并实施局部按摩,配合中药熏洗,并进行踝关节屈伸、内翻、外翻活动锻炼,施行关节融合术者,则扶拐锻炼时间要长些。

八、跟骨骨折

跟骨骨折在跗骨骨折中最为常见,约占 60％。跟骨呈不规则长方形,共有 6 个表面和 4 个关节面。上表面的 3 个关节面与距骨形成距跟关节,为重要的负重关节;前表面的 1 个关节与骰骨形成跟骰关节。跟骨结节上缘与跟距关节面形成 30°～40°的角度,称为跟骨结节角(Bohler 角),是跟距关系的一个重要标志。跟骨骨折常波及跟距关节,易继发创伤性关节炎。

(一)病因病机

多由传达暴力导致,从高处跌下时足跟着地,体重经过距骨传达至跟骨,在地面的反作用力下导致跟骨骨折。少数也因跟腱的牵拉导致撕脱骨折或者扭伤引起载距突的撕脱骨折。

跟骨骨折类型主要分为:

1.不波及跟距关节的跟骨骨折

跟骨结节纵行骨折、跟骨结节水平(鸟嘴形)骨折、跟骨载距突骨折、跟骨前端骨折、接近跟距关节的骨折等。此类骨折预后良好。

2.波及跟距关节的跟骨骨折

如外侧跟距关节塌陷骨折、全部跟距关节塌陷骨折等。治疗难度较大,预后不良,容易继发创伤性关节炎而影响功能,是跟骨骨折治疗的难点之一。

(二)诊断要点

有明显的外伤史,多有高处跌落或者足部扭伤史。跟部疼痛、压痛、肿胀,皮下瘀斑,足跟不能着地,可伴有足、踝部关节活动受限,足跟横径增宽,足弓塌陷或足部内外翻畸形。应注意检查足筋膜间隔综合征,同时可能因暴力向上传达而导致同侧下肢其他部位、骨盆以及脊柱和颅脑的损伤,应注意检查,以免漏诊。足侧位以及跟骨轴位 X 线检查,一般可以判断骨折以及其类型,轴位片可显示跟距关节以及载距突的骨折,如累及关节可进一步进行 CT 检查。

(三)治疗

治疗思路是恢复跟骨与距骨的对位关系及关节面的平整,还原结节关节角,尽量恢复足弓以及纠正跟骨体增宽,避免日后可能出现的创伤性关节炎、足跟痛、足弓塌陷而影响负重和行走。对无移位的骨折,外敷活血止痛的中药,局部制动,扶拐不负重行走 3～4 周后可逐渐负重练习。有移位的骨折需要用手法复位或手术治疗,尤其是累及关节面的骨折则原则上应解剖复位。

1.整复方法

(1)不波及跟距关节面骨折:跟骨结节纵行骨折,挤按手法一般皆可复位。跟骨结节水平(鸟嘴形)骨折,主要因跟腱的撕脱导致,整复时应尽量保持跟腱的松弛。患者仰卧,屈膝跖屈,术前轻轻按揉小腿三头肌,使其放松,助手固定小腿,术者用拇及食指顺着跟腱两侧向下,用力推挤移位的骨块,使其复位。载距突骨折有移位时,仅用拇指将其推归原位即可。接近跟距关节的骨折的整复方法同波及跟距关节的骨折。

(2)波及跟距关节的骨折:患者平卧,屈膝 90°,一助手握住小腿,另一助手握前足,牵引至极度跖屈位,术者双手合拢,用大鱼际叩挤跟骨内外两侧,纠正跟骨体增宽,同时尽量向下牵拉以恢复正常结节关节角,叩挤并摇摆,直至骨擦感逐渐消失。

2.固定方法

无移位骨折一般不做固定。载距突骨折、跟骨前端骨折,仅用石膏托固定患足于中立位4~6周。对于波及跟距关节的骨折,手法复位成功后可用夹板固定,跟骨两侧各置一棒形纸垫,用四块夹板,维持患足于跖屈位,进行超踝关节固定,夹板固定的优点在于其可调性和有限范围内可进行早期功能锻炼,一般固定6~8周。

3.手术治疗

对于手法复位不满意或者关节面塌陷严重,应采用针拨复位固定术或者切开复位内固定术治疗。选择手术治疗应严格考虑年龄、全身情况、局部条件、骨折类型以及手术时机等综合因素,尽量减少感染等手术并发症的发生。

4.药物治疗

按骨折三期用药,解除外固定后加强熏洗,同时注意保暖,避免风寒湿侵袭。

5.练功活动

复位后即做膝及足趾屈伸活动。一般骨折,固定1周后,扶双拐不负重行走,锻炼足部活动。波及关节面骨折而关节面塌陷粉碎明显者;2周后不负重下地活动,利用夹板固定期间的足部活动,通过关节的自行模造作用而恢复部分关节功能;6~8周后逐渐下地负重。

九、跖骨骨折

跖骨骨折又称脚掌骨骨折。多发生于成年人,是足部最常见的骨折。

跖骨共5块,从内向外依次为第1~5跖骨,每块跖骨可分为基底、干和头三部。第1~3跖骨底分别与第1~3楔骨相关节,第4~5跖骨底部与骰骨相关节。5个跖骨中,以第1跖骨最短,同时也最坚固,在负重上最重要,第1跖骨头的跖面通常有两籽骨,于跖骨干中点测量内外侧皮质厚度,发现第2跖骨皮质最厚,其次为第1、3跖骨,第4、5跖骨皮质最薄。第1跖骨底呈肾形,与第2跖骨底之间无关节,亦无任何韧带相接,具有相当的活动性,外侧4个跖骨底之间均有关节相连,借背侧、跖侧及侧副韧带相接,比较固定,其中以第2、3跖骨较为稳定,第4跖骨底四边形,与第3、5跖骨相接,第5跖骨呈三角形,这两块跖骨具有少量活动性。第5跖骨底张开,形成粗隆,内外下方突出,超越骨干及相邻骰骨外面,是足外侧的明显标志。跖骨骨骺出现年龄,男性为2~6岁,女性为1~5岁;愈合年龄,男性为17~19岁,女性为16~18岁。

(一)病因病机

跖骨骨折多因直接暴力引起,如压轧、重物打击足背等;少数病例由间接暴力所致,如扭伤、过度旋转与外翻等。直接暴力引起者,往往数根跖骨同时骨折,骨折线多为横形、短斜形或粉碎形,断折端可向跖侧成角,远折端易向跖侧移位或有轻度移位。足扭伤时,由于足强力内翻,腓骨短肌、腓骨长肌猛力收缩,可发生第5跖骨基底部撕脱骨折,第2、3跖骨颈可因长途步行而发生疲劳性骨折。

按骨折部位可分为基底、骨干、颈部骨折,按骨折线可分为横形、斜形、粉碎形骨折,跖骨之间相互支持,故骨折移位多不明显。

(二)诊断

跖骨骨折有明显外伤史,伤后足背疼痛剧烈,明显肿胀,足背及足底瘀血斑,不能站立走路,局部有压痛,有纵轴叩击痛、移位骨折处畸形,有时触及骨擦音与异常活动。X线摄正、斜位片,可观察骨折的类型及移位情况而明确诊断。第5跖骨基底部撕脱性骨折的诊断,应与跖骨基底骨骺未闭合、腓骨长肌腱的籽骨相鉴别。后两者压痛、肿胀不明显,骨片光滑规则,且为双侧性。跖骨颈疲劳性骨折,最初为前足痛,劳累后加剧,休息后减轻,2～3周在局部可摸到骨隆突,由于没有明显的暴力外伤史,诊断常被延误。X线检查早期可能为阴性,2～3周后可见跖骨颈顶部有球形骨痂,骨折线多不清楚,不要误以为肿瘤。

(三)治疗

第1跖骨较其他跖骨粗大,骨折发生率低,第1跖骨与第5跖骨头部为足的3个着力点之一,故第1与第5跖骨骨折治疗时应有良好的复位。跖骨的排列,形成纵弓前部和横弓,应注意到这一生理情况,以免影响日后负重功能。

1.整复方法

有移位的跖骨骨折,需予以手法整复,复位时用局部麻醉,患者仰卧位,助手双手固定小腿下部,术者站于足对侧,一手四指放足背,拇指置足心,另手抓足趾,牵引1～2分钟,初牵引足趾向足背,与跖骨纵轴呈20°～30°,待远近骨折断端间重叠拉开对位后,再翻转向跖侧屈曲,与跖骨干纵轴间呈10°～15°角,同时在足心的拇指由跖侧推挤远侧断端向背使之对位。然后由背跖侧骨间隙对向夹挤分骨,矫正残余侧移位。

2.固定方法

第1跖骨基底骨折,行军骨折或无移位的骨干骨折可应用局部敷药,外用硬纸壳或跖骨夹板或石膏托固定4～6周。有移位的跖骨骨折,经手法整复持续牵引下,敷以药膏,包扎绷带,顺跖骨间隙放置分骨垫,用粘胶固定1道,足背放扇面薄板垫,再扎绷带,然后穿上木板鞋固定6～8周。

3.药物治疗

按骨折三期辨证用药,早期内服活血化瘀、消肿止痛方剂,如桃红四物汤加牛膝、独活、木瓜等下肢引经药,中期内服新伤续断汤或正骨紫金丹,后期解除固定后用中草药熏洗患部。

4.练功疗法

复位固定后,可做跖趾关节屈伸活动。2周后做扶拐不负重步行锻炼,解除固定后,逐渐下地负重行走,并做足底踩滚圆棍等活动,使关节面和足弓自行模造而恢复足的功能。

5.术复位内固定术

(1)适应证:跖骨开放性骨折,手法复位失败或陈旧性的跖骨骨折。

(2)手术步骤与方法:患者取仰卧位,可用局部麻醉,切口显露,以骨折部为中心,在足背部做一长约3cm的纵切口,切开皮肤及皮下组织,将趾伸肌腱拉向一侧,找到骨折端,切开骨膜并在骨膜下剥离,向两侧拉开软组织充分暴露骨折端,用小的骨膜剥离器或刮匙,将远侧折段的断端撬出切口处,背伸患趾用手摇钻将克氏针从远侧折段的髓腔钻入,经跖骨头和皮肤穿出,使针尾达骨折部平面,将骨折复位,再把克氏针从近侧折段的髓腔钻入,直至钢针尾触到跖骨基底部为止,然后剪断多余钢针,使其断端在皮外1～2cm。缝合皮下组织和皮肤,将踝关节置于功能位,用膝下石膏托固定,若数根跖骨骨折,也可用同样方法进行处理,术后抬高患肢,一般术后6周去除石膏固定。

预后:跖骨骨折,一般4～6周可临床愈合,而且不留后遗症。常见愈合较慢的原因为过早负重,虽然X线摄片显示骨折端有骨痂生长,但骨折线往往长期不消失,走路时疼痛,所以下地走路不宜过早。

十、趾骨骨折

趾骨骨折又叫脚趾骨骨折,趾骨与手指骨相似,正如《医宗金鉴·正骨心法》说:"趾者,足之指也。名以趾者,所以别于手也,俗名足节,其节数与手之骨节同。"除蹰趾2节外,余趾均3节,每节趾骨可分为底、体、滑车三部,这些趾骨均明显退化,第2节趾骨及末节趾骨呈结节状,小趾的第2节趾骨与末节趾骨常融合成一块。趾骨近端骨骺出现年龄,男性为2～6岁,女性为1～5岁;其愈合年龄,男性为17～19岁,女性17～18岁。趾骨骨折多见于成年人,占足部骨折第2位。

(一)病因病机

趾骨骨折多由奔走急迫、踢撞硬物或砸压所致,如《医宗金鉴·正骨心法》说:"趾骨受伤,多于附骨相同,唯奔走急迫,因而多伤者。"趾骨骨折有时合并皮肤和趾骨损伤,伤后亦容易引起感染。

(二)诊断

趾骨骨折有明显外伤史,伤后患趾疼痛剧烈,肿胀,活动受限,不能下地走路,有时出现畸形,局部压痛,纵向冲击痛,触诊可有骨擦音和异常活动,X线摄片正、斜位片可以明确诊断,并观察骨折类型及移位情况。

(三)治疗

趾骨骨折有伤口者,应清创缝合,预防感染,甲下血肿严重者,可放血或拔甲,骨折移位者应手术整复。

1.整复方法

在局麻下,患者仰卧位,足跟垫一砂袋,术者用一块纱布包裹骨折远端,双手拇、食指分别握住两断端,进行相对拔伸,并稍屈趾,即可复位。若有侧方移位,术者一手拇、食指捏住伤趾末节拔伸,另一手拇、食指用捏挤方法使骨折端对位。

2.固定方法

整复后,患趾用2块夹板置于趾骨背侧和跖侧固定。也可用邻趾固定法,邻趾固定法既起固定作用,又不妨碍患趾功能活动。如固定后移位者,可行趾骨及皮肤牵引固定。

3.药物治疗

药物治疗一般按骨折三期用药,去除固定后应用中草药熏洗患部。

4.练功疗法

一般整复固定后,可练习足趾屈伸活动,3周后解除固定,便可下地行走。

第三节 上肢脱位

一、肩关节脱位

肩关节脱位,亦称肩肱关节脱位,肩关节由肩胛骨的关节盂与肱骨头构成,是典型的球窝关节。关节盂小而浅,肱骨头大,其骨性结构不稳定。另外,关节囊和韧带薄弱松弛,关节囊前下方缺少坚强的韧带和肌肉保护,这种结构使肩关节的活动范围大而且活动方式多,但在遭受外力时易发生脱位,是临床上常见的关节脱位之一。

肩关节脱位好发于20~50岁之间的成年男性。根据脱位的时间长短和脱位次数的多少,可分为新鲜、陈旧和习惯性脱位三种。根据脱位后肱骨头所在的部位,又可分为前脱位、后脱位两种,而前脱位又可分为喙突下、盂下、锁骨下脱位,其中以喙突下脱位最多见。但由于肌肉的收缩、牵拉作用,盂下脱位多转变为喙突下脱位。

(一)病因病机

1.前脱位

(1)直接暴力:多因打击或冲撞等外力直接作用于肩关节而引起,但极少见。临床常见的是向后跌倒时,以肩部着地或因来自后方的冲击力,使肱骨头向前脱位。

(2)间接暴力:可分为传达暴力与杠杆作用力两种,临床最多见。

1)传达暴力:患者侧向跌倒,上肢外展外旋,手掌或肘部着地,地面的反作用力由下向上,由掌面沿肱骨纵轴向上传达到肱骨头。肱骨头向肩胛下肌与大圆肌的薄弱部分冲击,将关节囊的前下部顶破而脱出,加之喙肱肌、冈上肌等的痉挛,将肱骨头拉至喙突下凹陷处,形成喙突下脱位。较为多见。若暴力继续向上传达,肱骨头可能被推至锁骨下部成为锁骨下脱位,较为少见。若暴力强大,则肱骨头可冲破肋间进入胸腔,形成胸腔内脱位。

2)杠杆作用力:当上肢过度高举、外旋、外展向下跌倒,肱骨颈受到肩峰冲击,成为杠杆支点,使肱骨头向前下部滑脱,呈盂下脱位。但因胸大肌和肩胛下肌的牵拉,可滑至肩前成喙突下脱位。

肩关节脱位的主要病理改变是关节囊撕裂和肱骨头移位。关节囊的破裂多在关节盂的前下缘或下缘,少数从关节囊附着处撕裂,甚至将纤维软骨唇或骨性盂缘一并撕裂;或在脱位时,肱骨头后侧遭到关节盂前缘的挤压或冲击,发生肱骨头后外侧凹陷性骨折。仅有少数大结节骨块与骨干完全分离,被冈上肌拉至肩峰下,手法复位则又不易成功。当肩关节在外展、外旋位置时,因肱骨头后侧的凹陷,肱骨头有向前的倾向,易发生再脱位。偶见腋神经损伤,故复位前后应注意检查神经有无损伤。

2.后脱位

肩关节后脱位极少见,可由间接暴力或直接暴力所致,以后者居多。如暴力直接从前方损伤肩关节、癫痫发作或电抽搐治疗的强力肌痉挛等,均可引起后脱位。当肩关节前面受到直接冲击力,肱骨头可因过度内收、内旋冲破关节囊后壁,滑入肩胛冈下,形成后脱位;或间接暴力,跌倒时手掌着地,肱骨头极度内旋,地面的反作用力继续向上传导,也可使肱骨头向后脱出。

习惯性肩关节脱位的主要病理改变是关节囊前壁撕破,关节盂或盂缘撕脱及肱骨头后侧凹陷性骨折。由于处理不当,以上组织未得到整复,发生畸形愈合,即可发生再脱位。盂唇前缘撕脱与肱骨头后侧塌陷的患者,亦是多次发生脱位的可能原因。在肩关节外旋 50°~70°的 X 线正位片上,可以看到肱骨头的缺损阴影。在以上病理改变的基础上,当肩关节遭到轻微外力,即可发生脱位,如乘车时拉扶手、穿衣时伸手入袖、举臂挂衣等动作,均可发生脱位。

(二)诊断要点

肩关节脱位,有其特殊的典型体征。受伤后,局部疼痛、肿胀,肩部活动障碍。伴有骨折时,则疼痛、肿胀更甚。

1.前脱位

患者常以健侧手托患侧前臂,紧贴于胸壁,以防肩部活动引起的疼痛。头倾向患侧以减轻肩部疼痛。上臂处轻度外展、前屈位。患肩失去饱满外形,肩峰显著突出,形成典型的"方肩"畸形。

检查时,触诊肩峰下空虚,常可在喙突下、腋窝处或锁骨下触到脱位的肱骨头。伤臂处于 20°~30°肩外展位,并呈弹性固定。搭肩试验及直尺试验阳性。测量肩峰到肱骨外上髁长度时,患肢短于健肢(但盂下脱位,则长于健肢)。肩部正位和穿胸侧位 X 线片,可确定诊断及其类型,并可了解是否有骨折发生。

2.后脱位

肩关节后脱位是所有大关节脱位中最易误诊的一个损伤,较少见。肩关节后脱位大多数为肩峰下脱位,它没有前脱位时那样明显的方肩畸形及肩关节弹性绞锁现象。主要表现为有肩部前方暴力作用的病史,喙突突出明显,肩前部塌陷扁平,可在肩胛冈下触到突出的肱骨头,上臂呈现轻度外展及明显内旋畸形。肩部 X 线上下位(头脚位)片,可以明确显示肱骨头向后脱位。

3.陈旧性肩关节脱位

脱位日久,患侧的三角肌萎缩,"方肩"畸形更加明显,在盂下、喙突下或锁骨下可摸到肱骨头,肩关节的各方向运动均有不同程度的受限。搭肩试验、直尺试验阳性。

4.习惯性肩关节脱位

有多次脱位历史,脱位时,疼痛多不剧烈,但肩关节活动仍有障碍,久可导致肩部肌肉发生萎缩,当肩关节外展、外旋和后伸时,可诱发再脱位。X 线检查,拍摄肩前后位及上臂 60°~90°内旋位或上臂 50°~70°外旋位片,可明确肱骨头后侧是否有缺损。

5.并发症

(1)肩袖损伤:肩关节本身疼痛和功能障碍,常常混淆和掩盖肩袖损伤的体征,所以易造成漏诊。因此,肩关节脱位在复位后,应详细检查肩外展功能。对于肱骨头移位明显的病例,如无大结节骨折,则应考虑肩袖损伤的可能。诊断不能明确时,可行肩关节造影,如发现造影剂漏入肩峰下滑囊,则证明已有肩袖撕裂。

(2)肱骨大结节撕脱骨折:30%~40%肩关节脱位病例合并大结节骨折,除肩关节脱位一般症状外,往往疼痛、肿胀较明显,可在肱骨头处扪及骨碎片及骨擦音。

（3）肱二头肌长头腱滑脱：临床上往往无明显症状，只是在整复脱位时，有软组织嵌插于关节盂与肱骨头之间而妨碍复位。

（4）血管、神经损伤：较容易遭受牵拉伤的是腋神经或臂丛神经内侧束，肱骨头压迫或牵拉也可以损伤腋动脉。腋神经损伤后，三角肌瘫痪，肩部前外、后侧的皮肤感觉消失。血管损伤则极少见，若腋动脉损伤，患肢前臂及手部发冷和发绀，桡动脉搏动持续减弱或消失。

（5）肱骨外科颈骨折：合并肱骨外科颈骨折时，疼痛、肿胀更为严重。与单纯肩关节脱位不同的是上臂无固定外展畸形，有一定的活动度，并可闻及骨擦音，X线片可以帮助诊断及了解骨折移位情况。

（三）治疗

新鲜肩关节脱位，一般采用手法复位，大结节骨折，腋神经及血管受压，往往可随脱位整复而骨折复位，神经、血管受压解除；陈旧者先试手法复位，若不能整复，则根据年龄、职业及其他情况，考虑做切开复位治疗；合并肱骨外科颈骨折，可先试行手法复位，若手法复位不成功，应考虑切开复位内固定，习惯性脱位，可做关节囊缩紧术。

1.整复方法

复位一般无须麻醉，仅给予口服止痛药或肌内注射哌替啶 50～100mg 即可。

（1）新鲜外伤性肩关节脱位：

1）手牵足蹬法：令患者仰卧，用拳头大之棉垫置于患侧腋下，以保护软组织。术者立于患侧，双手握住患侧腕部，用一足背外侧（右侧脱位用右足，左侧脱位用左足）置于腋窝内。术者在双肘、双膝伸直，一足着地，另一足蹬住腋窝的姿势下，在肩外旋、稍外展位，缓慢有力地向下牵引患肢，然后内收、内旋，充分利用足背外侧为支点的杠杆作用，将肱骨头撬入关节盂内。当有回纳感时，复位即告成功。复位时，足背外侧尽量顶住腋窝底部，动作要徐缓，不可使用暴力，以免腋部血管、神经损伤。若复位不成功时，多为肱二头肌长头腱阻碍而不能复位，可患肢向内、外旋转，使肱骨头绕过肱二头肌长头腱，再进行复位。可获成功。

2）拔伸托入法：患者取坐位，第一助手立于患者健侧肩后，两手斜行环抱固定患者做反牵引，第二助手一手握肘部，一手握腕上，外下方牵引，用力由轻而重，持续 2～3 分钟，术者立于患肩外侧，两手拇指压其肩峰，其余手指插入腋窝内，在助手对抗牵引下，术者将肱骨头向外上方钩托，同时第二助手逐渐将患肢向内收、内旋位牵拉，直至肱骨头有回纳感觉，复位即告完成。此法安全易行，效果好，适用于各型肩关节脱位，是临床上常用的方法之一。

3）椅背整复法：唐代蔺道人在《仙授理伤续断秘方》中载："凡肩胛骨出，相度如何整。用椅当圈住肋，仍以软衣被盛簟，使一人捉定，两人拔伸，却坠下手腕，又着曲手腕，绢片缚之。"即让患者坐在靠背椅上，用棉垫置于腋部，保护腋下血管、神经免受损伤。将患肢放在椅背外侧，腋肋紧靠椅背，一助手扶住患者和椅背，起固定作用，术者握住患肢，先外展、外旋牵引，再逐渐内收，并将患肢下垂，内旋屈肘，即可复位成功。此法是应用椅背作为杠杆支点整复肩关节脱位的方法，适用于肌肉不发达，肌力较弱的肩关节脱位者。

4）膝顶推拉法：患者坐在凳上，以左肩脱位为例，术者立于患侧，左足立地，右足踏在坐凳上，右膝屈曲小于 90°，膝部顶于患侧腋窝，将患肢外展 80°～90°，并以拦腰状绕过术者身后，术者以左手握其肘部，右手置于肩峰处，右膝顶，左手拉。当肱骨头达到关节盂下缘时，右膝将肱骨头向上用力一顶,即可复位。此法适用于脱位时间短,肌力较弱的患者。此法术者一人操作即可,不需助手协助。

脱位整复成功的表现是"方肩"畸形消失,肩部丰满,与对侧外观相似,腋窝下、锁骨下、喙突下等扪不到肱骨头,搭肩试验阴性,直尺试验阴性,肩关节被动活动恢复正常功能。X线表现肱骨头与关节盂的关系正常。

若手法复位确有困难,应认真考虑阻碍复位的原因,如肱二头肌长腱套住肱骨头阻碍复位;撕破的关节囊成扣眼状阻碍肱骨头回纳;骨折块阻拦脱位整复;脱位时间较长,关节附近粘连尚未松解,患者肌肉发达,牵引力不够大,未能有效对抗痉挛的肌肉收缩力;麻醉不够充分,肌肉的紧张未松弛或手法操作不当等因素。当遇到此等情况时,再次试行整复时应更换手法,反复内、外旋并改变方向;切不可粗暴操作,用力过猛。

(2)陈旧性肩关节脱位:治疗陈旧性脱位,应以手法复位为首选。对于年龄较小、脱位时间短的患者,可以在持续牵引、手法松解粘连之后行手法复位。手法整复疗效虽佳,但必须严格选择病例,谨慎从事,因手法复位时处理不当,还可能发生肱骨外科颈骨折、臂丛神经损伤等严重并发症。故应根据患者的具体情况,认真分析,仔细研究,区别对待,老年患者,脱位时间较长,无任何临床症状者,可不采取任何治疗;体质强壮,脱位时间超过2个月以上,但肩关节外展达70°～80°者,亦可听其自然;脱位时间超过2～4个月,伴有骨折或大量瘢痕组织形成者,不宜采用手法复位,应行切开复位。

(3)习惯性肩关节脱位:习惯性脱位,一般可自行复位或轻微手法即可复位,可参考新鲜性肩关节脱位的复位手法。

2.固定方式

复位满意后,一般采用胸壁绷带固定,将患侧上臂保持在内收、内旋位,肘关节屈曲60°～90°,前臂依附胸前,用绷带将上臂固定在胸壁。前臂用颈腕带或三角巾悬吊于胸前。限制肩关节外展、外旋活动,固定时间2～3周。固定时间要充分,使破裂的关节囊得到修复愈合,预防以后形成习惯性脱位。

3.药物治疗

新鲜脱位,早期患处瘀肿、疼痛明显者,宜活血祛瘀、消肿止痛;中期肿痛减轻,宜服舒筋活血、强壮筋骨之剂;后期体质虚弱者,可内服八珍汤、补中益气汤等;外洗方可选用苏木煎、上肢损伤洗方等,煎水熏洗患处,促进肩关节功能的恢复。

4.练功活动

固定后即鼓励患者做手腕及手指练功活动,新鲜脱位1周后去绷带,保留三角巾悬吊前臂,开始练习肩关节前屈、后伸活动;2周后去除三角巾,开始逐渐做有关关节向各方向主动功能锻炼,并配合按摩、推拿、针灸、理疗等,以防肩关节周围组织粘连和挛缩,加快肩关节功能恢复。但是,在固定期间,必须禁止上臂外旋活动,以免影响软组织修复。固定去除后,禁止做强力的被动牵拉活动,以免造成软组织损伤及并发骨化性肌炎。

5.其他治疗

(1)多数新鲜性肩关节脱位,都能通过手法复位成功,极少数患者需要切开复位,凡遇到下列情况之一者,可考虑切开复位。

1）脱位合并血管、神经损伤，临床症状明显者。

2）合并肱二头肌长头腱向后滑脱，手法复位多次不能成功者。

3）合并肱骨外科颈骨折，经手法复位不成功者，做切开复位内固定。

4）合并关节盂大块骨折，估计脱位整复后影响关节稳定者，做切开复位内固定。

5）合并肱骨大结节骨折，骨折块嵌在肱骨头和关节盂之间，阻碍复位者。

（2）手术方法较多，手术方式有肩胛下肌关节囊重叠缝合术（Putti-Platt 法）、肩胛下肌止点外移术（Magnuson 法）、切开复位、肱骨头切除术、人工肱骨头置换术和肩关节融合术等。

习惯性脱位，若经常脱位，影响肩部功能，则可考虑手术。手术治疗的目的，在于增强关节囊前壁和周围韧带的重建，以控制肩关节的外旋活动，增加肩关节的稳定性，防止再脱位。但术后仍有 10%～20% 的复发。其具体术式有如下几种。

1）肩胛下肌、关节囊重叠缝合术。

2）肩胛下肌止点外移术。

3）喙突植骨延长术及关节囊紧缩术。

冈上肌肌腱断裂，若对肩关节功能影响严重者，可行手术探查修补；对于陈旧性肩关节后脱位，应采用切开复位。一般作切开复位术后，均应采用肩"人"字石膏固定。内固定方式视具体情况而定。

二、肘关节脱位

肘关节脱位最常见，在全身各大关节脱位中占 1/2 左右，居第 1 位。好发于任何年龄，但以青壮年多见，儿童与老年人少见。

肘关节由肱骨滑车、尺骨上端半月切迹、肱骨小头、桡骨头组成（图 3-10）。

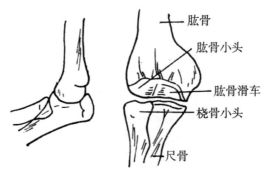

图 3-10　正常肘关节

在关节两侧有尺侧和桡侧副韧带，桡骨头由环状韧带将其固定于尺骨上，肘关节前侧和后侧关节囊较松弛。当屈肘时，肘后关节囊拉紧，前侧囊壁松弛发生皱褶；肘伸直时，前后关节囊壁则相反。肘窝中部有肱动脉和正中神经通过，肘前外侧有桡神经通过，肘后内侧有尺神经通过。当肘关节脱位时，常合并上述神经血管损伤或合并骨折。肘部的三点骨突标志是肱骨内、外上髁及尺骨鹰嘴突。伸肘时，这三点成一直线，屈肘时，这三点成一等边三角形，因此又称"肘三角"。

肘关节脱位，又称曲䏝骱出、肘骨脱臼、臂骱落出、胖腚伤、手肘脱轮等。历代文献对肘关节脱位皆有论述。如《医宗金鉴·正骨手法·肘骨》："肘骨者,胳膊中节上、下支骨交接合处也,俗名鹅鼻骨。若跌伤,其肘尖向上突出,疼痛不止,汗出战栗,用手法翻其臂骨,拖肘骨令其合缝。其斜弯之筋,以手按摩,令其平复。虽即肘能垂能举,仍当以养息为妙。"《伤科汇纂》引《陈氏秘传》:"两手肘骨出于臼者,先服保命丹,后用药洗软筋骨。令患人仰卧。医者居其侧,……托其肘撑后,又用两指托其骨内,却试其屈肱,使屈伸两手,合掌并齐,方好摊膏贴之。"《伤科大成》:"臂骺落出者,以上一手抬住其湾,下一手拿住其脉踝,令其手伸直,拔下遂曲其上,后抬其湾,捏平凑合其扰,内有响声,使其乎曲转,搭着肩膊,骺可合缝矣。贴损伤膏,多以布,每头钉带四根,裹扎臂骨,复以竹帘,照患处大小为度,围紧布外,使骨缝无参差走脱之患,以引经药煎汤和吉利散。"

此外,《救伤秘旨·整骨接骨夹缚手法》也有复位固定的记载。以上文献记载的肘关节脱位的诊断、复位手法、用药经验、固定及练功,至今仍有一定的指导意义。

(一)病因病机

多因传达暴力或杠杆作用所造成。患者跌倒时,肘关节伸直前臂旋后位手掌触地,外力沿尺骨纵轴上传,使肘关节过度后伸,以致鹰嘴尖端急骤撞击肱骨下端的鹰嘴窝,在肱尺关节处形成杠杆作用,使止于喙突上的肱前肌及肘关节囊的前壁被撕裂,肱骨下端向前移位,尺骨喙突和桡骨头同时滑向后方而形成肘关节后脱位。由于环状韧带和骨间膜将尺、桡骨比较牢固地夹缚在一起,所以脱位时尺、桡骨多同时向背侧移位。由于暴力作用不同,尺骨鹰嘴和桡骨头除向后移位外,有时还可以向桡侧或尺侧移位,形成肘关节侧方移位,向桡侧移位又可称为肘关节外侧脱位,向尺侧移位称为肘关节内侧脱位。

若屈肘位跌倒,肘尖触地,暴力由后向前,可将尺骨鹰嘴推移至肱骨的前方,成为肘关节前脱位,多并发鹰嘴骨折,偶尔可出现肘关节分离脱位,因肱骨下端脱位后插入尺、桡骨中间,使尺、桡骨分离而致。

脱位时肘窝部和肱三头肌腱常因肱前肌腱被剥离,骨膜韧带、关节囊被撕裂,以致在肘窝形成血肿,该血肿容易发生骨化,成为整复的最大障碍或影响复位后肘关节的活动功能。另外,肘关节脱位可合并肱骨内上髁骨折,有的还夹入关节内而影响复位,若忽视将会造成不良的后果。移位严重的肘关节脱位,可能损伤血管与神经,应予以注意。

(二)诊断

1.肘关节后脱位

有典型的外伤史,如跌倒时肘关节伸直,手掌碾地。伤后肘关节疼痛、肿胀、活动功能障碍。肘关节弹性固定于微屈位,约135°,患者常用健侧的手托住患侧的前臂。肘窝前饱满,前后径增宽,左右径正常,上臂与前臂比例失常,从前面看,前臂变短,肘后鹰嘴突异常后突,肘后上方空虚、凹陷。肘前可触摸到肱骨下端,尺骨鹰嘴与桡骨头可在肘后触到,肘后三角关系紊乱,此点可与肱骨髁上骨折相鉴别,肘关节被动屈伸活动受限。

合并骨折时,肘部肿胀更为明显。若合并肱骨内髁骨折时,局部压痛明显,可触知肱骨内上髁有异常活动和骨擦音。若骨折片被前臂屈肌群牵拉,向前下方移位或嵌入肱尺关节间隙时,则肱骨内髁较为平坦。若合并肱骨外髁后缘骨折时,肱骨外髁伴随着尺桡骨上端一齐向外后侧移位。肘关节后脱位,伴有肱骨内髁骨折时,常合并尺神经的牵拉伤,出现小手指麻木,内收、外展障碍,夹纸试验阳性。

X线片,可明确脱位的类型以及有无合并骨折,以便确定治疗方案。

2.肘关节前脱位

前臂有强有力牵拉旋转外伤史,伤后肘关节自动伸屈功能丧失。检查时,肘后部空虚,肘后三角关系失常,前臂较健侧变长,肘前可触到尺骨鹰嘴,前臂可有不同程度的旋前或旋后畸形。

肘部侧位X线片上,可见尺骨鹰嘴突位于肘前方或合并尺骨鹰嘴骨折,尺、桡骨上段向肘前方移位。

3.肘关节外侧脱位

有明显肘外翻伤力的损伤史。肘部内外径变宽,前臂与肱骨纵轴线的关系改变,前臂向外移位。前臂旋前,肱骨内髁明显突出,鹰嘴位于外髁外方,桡骨头突出,很容易触及。

肘部X线片显示,尺骨半月切迹与外髁相接触,桡骨头移向肱骨小头的外侧,桡骨纵轴线移向前方,前臂处于旋前位。

4.肘关节内侧脱位

这种脱位少见,多由肘内翻伤后造成。可合并肘外侧副韧带、关节囊和软组织的严重损伤。脱位后,肘部内外径增宽,肱骨外髁明显突出,尺骨鹰嘴、桡骨头向内侧移位。X线显示尺骨鹰嘴、桡骨头位于肱骨内髁内侧。

(三)治疗

1.新鲜肘关节脱位

(1)肘关节后脱位:

1)整复方法:单纯性肘关节后脱位,及时就诊者,可不用麻醉即能复位。一般患者,可选用针麻、局麻或臂丛麻醉。取仰卧位或坐位。常用的复位方法有以下几种:

A.牵拉屈肘复位法:助手用双手握患肢上臂,术者用一手握住患肢腕部,另一手握持肘关节,在对抗牵引的同时,握持肘关节前方的拇指,扣住肱骨下端,向后上方用力推按,置于肘后鹰嘴部位的其余手指,向前下方用力端托,在持续加大牵引力量下,当听到或触诊到关节复位弹响感觉时,使肘关节逐渐屈曲90°~135°,复位即告成功(图3-11)。

B.膝顶牵拉屈肘复位法:患者取坐位,术者与患者面部相对,用与患者患肢同侧的膝部顶压肘前肱骨下端,双手握住患肢腕部,在持续牵引下,感到复位的响声,使肘关节屈曲,表明复位已成功。

C.合并骨折的肘关节后脱位复位法:在复位前,根据合并骨折的体征和X线片,确认骨折的部位、类型和移位情况,再决定复位的方法。一般原则是先整复脱位,后整复骨折,再固定骨折。在大多数情况下,当脱位整复后,骨折也就随之被复位。如果骨折复位不良,就必须再给予复位。如肘关节后脱位合并肱骨内上髁骨折,有部分病例在脱位复位时,肱骨内上髁骨折块被夹于关节间隙,肘关节活动受限,被动活动时有阻力及摩擦感,肘内侧摸不到骨折块,肱骨内上髁低平。在X线片上,肱尺关节间隙增宽,骨块夹于关节内。在此种情况下整复时,高度外展前臂,并稍稍伸屈活动肘关节,利用屈肌的牵拉作用,有时可将夹于关节间隙中的骨块拉出来。若不成功,则需将关节再脱出,重新复位时,术者将关节间隙挤紧,以便把骨折块挤出或用手摸准骨折块,将骨折块向肘后摊开,再进行拔伸屈肘复位。如果骨折块仍被夹在关节中,可将肘关节过伸,让患者握拳,医者同时将患肢腕关节背伸,利用前臂屈肌之牵拉作用,常能使骨折块从关节间隙中拉出。

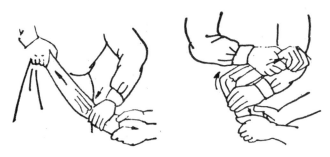

图 3-11　牵拉屈肘复位法

合并肱骨外髁后缘骨折,在肘关节脱位后,肘屈曲 135°时常能自行复位,有时骨折块仍向后外移位,可以在肘内翻位置,局部按压骨折块而达到复位。

2)固定方法:复位以后,检查肘关节自动或被动屈伸是否正常,伸肘 0°,屈肘 135°,手指能触摸到肩峰,肘后三角关系正常,即为复位成功。用三角巾悬吊前臂或肘后石膏托固定于屈肘 90°～135°经 7～10 天(图 3-12)。解除固定后开始自动屈伸肘关节活动,严禁粗暴的被动活动,以防止骨化性肌炎的发生。

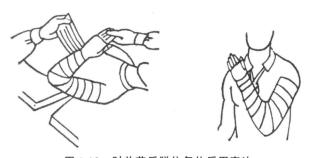

图 3-12　肘关节后脱位复位后固定法

合并骨折时,骨折局部可用加压垫和小夹板、石膏托固定,固定时间 2～3 周或根据骨折愈合情况,解除固定,进行肘关节的自动伸屈活动。一般 2～3 个月后,肘关节功能即可恢复正常。

3)药物治疗

A.外用药:初期肿胀疼痛外敷活血散或消瘀散,每隔 1～3 日换药 1 次。换药时,可指导患者做肘轻度伸屈活动 3～5 次,以助消散瘀血,防止关节强直。合并有骨折时,需保护好骨折片,以防发生移位。单纯脱位者,敷至肿胀全部消退时,改用外洗药方,外擦药水或贴膏药,直至功能恢复。

B.内服药:初期,宜活血祛瘀、消肿止痛;用活血疏肝汤、云南白药、疏筋活血汤。中期,宜活血祛瘀、舒筋通络;用和营止痛汤、橘术四物汤。后期,宜补益气血、强筋健骨;用舒筋汤、补筋丸、补肾活血汤、补肾壮筋汤。

4)练功疗法:鼓励患者早期活动肩、腕及手指各关节。解除固定后,练习肘部伸、屈及前臂旋转主动活动。严禁强力扳拉,防止关节周围软组织发生损伤性骨化。

（2）肘关节前脱位：

1）麻醉：同肘关节后脱位。

2）复位方法及固定：应遵循从哪个方向脱出,还从哪个方向复回的原则。如鹰嘴是从内向前脱出,复位时由前向内复位。患者取坐位或卧位,术者一手握肘部,另一手握腕部,稍加牵引,保持患肢前臂旋内,同时在前臂上段向后加压,听到复位响声,即为复位成功。再将肘关节被动伸屈 2～3 次,无障碍时,将肘关节于屈肘 135°,用小夹板或石膏托固定 2～3 周。

合并鹰嘴骨折的肘关节前脱位,复位时,前臂不需要牵引,只须将尺桡骨上段向后加压,即可复位,复位后不做肘关节伸屈活动试验,以免骨折更加移位,将肘关节保持伸直位或稍过伸位,此时尺骨鹰嘴骨折近端多能自动复位。若复位欠佳,稍有分离时,可将尺骨鹰嘴近端向远侧挤压,放上加压垫,用小夹板或石膏托固定。

外用中药或内服药物及练功疗法,同肘关节后脱位。

（3）肘关节外侧脱位：

1）麻醉：同肘关节后脱位。

2）复位方法及固定：助手固定上臂,医者一手握腕部,使肘部近于完全伸直位,另一手在尺骨上端向后内加压,前臂旋后,将外侧脱位变成肘后脱位,再按整复肘关节后脱位的方法,牵引屈肘法则很容易复位。在肿胀不剧以及不影响上肢血运的情况下,尽量屈曲肘关节,用小夹板及石膏托固定,用颈腕带悬吊上肢 3 周后去掉固定,用三角巾悬吊,并开始自动伸屈肘关节活动锻炼,在 2～3 个月后功能可恢复正常。

（4）肘关节内侧脱位：复位时,将鹰嘴及桡骨头向后向外挤压,使其变成后脱位,再按肘后脱位复位固定及用药。

2.陈旧性肘关节后脱位

肘关节脱位超过 2～3 周未复位,称为陈旧性脱位。由于血肿机化和疤痕的形成,关节周围软组织发生不同程度的粘连和挛缩,给复位带来较大的困难。所以脱位时间愈长,复位愈困难。近年来采用中西医结合的方法,对部分不合并骨折、骨化性肌炎的单纯陈旧性肘关节后脱位,脱位时间在 2～3 个月以内,可试行手法复位。

（1）整复方法：

1）复位前准备：

A.拍 X 线片,排除骨折、骨化性肌炎,明确脱位类型、程度、方向以及骨质疏松等情况。

B.行尺骨鹰嘴牵引,重量 6～8kg,时间约 1 周。

C.肘部、上臂推拿按摩,用舒筋活络的中药煎汤熏洗,使粘连、挛缩得到松解。

2）松解：在臂丛麻醉下,解除骨牵引,进行上臂、肘部按摩活动。慢慢摇晃肘关节,屈伸摇摆、内外旋转活动,范围由小到大,力量由轻到重,然后在助手上下分别牵引下,重复以上按摩舒筋手法,这样互相交替,直至肘关节周围的纤维粘连和疤痕组织以及肱二头肌、肱三头肌得到充分松解,伸展延长,方可进行整复。

3）复位：患者取坐位或卧位,上臂和腕部分别由两名助手握持,做缓慢强力对抗牵引,术者两手拇指顶压尺骨鹰嘴突,余手指环握肱骨下端,肘关节稍过伸,当尺骨鹰嘴和桡骨头牵引至肱骨滑车和外髁下时,缓缓屈曲肘关节,若能屈肘90°以上,即为复位成功。此时鹰嘴后凸畸形消失,肘后三角关系正常,肘关节外形恢复。复位成功后,将肘关节在90°~135°范围内反复屈伸3~5次,以舒筋通络,解除软组织嵌夹于关节间隙中,再按摩上臂、前臂筋肉,内外旋转前臂和伸屈腕、掌、指关节,以理顺筋骨,行气活血。

(2)复位后的处理:复位后用石膏托或绷带,将肘关节固定在大于90°以上位置2周。去除固定后,改用三角巾悬吊1周,做肘关节自动伸屈旋转活动,如屈肘挎篮,旋肘拗腕。复位后应拍X线片,以了解复位情况和有无并发骨折。辨证内服中药,应用外敷和熏洗药。

(3)其他疗法:对陈旧性肘关节脱位,经手法整复失败者,可采用切开复位术。如果陈旧性肘关节脱位,骨端软骨已大部破坏;闭合性或火器伤所致的肱骨下端粉碎骨折畸形愈合,伤口愈合超过半年,严重影响肘关节功能者,选用肘关节成形术治疗。一种是肘关节切除成形术,另一种是肘关节筋膜成形术。其外还可根据病情选择肘关节融合术等。

三、小儿桡骨头半脱位

小儿桡骨头半脱位又称"牵拉肘",多发生于5岁以下的幼儿。是常见的肘部损伤。上尺桡关节的稳定性主要依靠环状韧带的约束,幼儿时期包绕桡骨颈的环状韧带仅为一片薄弱的纤维组织,尚未形成结实的韧带,桡骨头也尚未发育完全,头颈部差不多粗细,环状韧带松弛,对上尺桡关节的稳定作用有限,肘部受到牵拉的外力,易发生半脱位。

(一)病因病机

1.病因

多为间接外力所致,患儿在跌倒或穿衣时,肘关节在伸直位受到牵拉,造成桡骨头半脱位。

2.病机

患儿肘关节在伸直位受到牵拉时,肱桡关节间隙加大,关节负压骤增,又因幼儿的桡骨头、颈粗细差不多,环状韧带薄弱,此时肘部受牵拉,环状韧带上缘滑向肱桡关节间隙内,待牵拉停止时,环状韧带上缘卡在肱桡关节内,即造成桡骨头半脱位。

(二)诊断与鉴别诊断

1.诊断

(1)临床表现:患肢有被他人牵拉史,触摸肘部时因疼痛而啼哭;受伤后患肘略屈曲,前臂稍旋前,不敢旋后,不肯抬高患肢取物和活动肘部;桡骨头处有压痛,肘部无明显肿胀、畸形。

(2)辅助检查:X线检查往往看不出异常改变。

2.鉴别诊断

由于有时患儿受伤史不明确,是否是牵拉所致不明确,故应与以下疾病鉴别。

(1)肱骨髁上骨折:患儿有明确跌伤史而不是牵拉史,伤后肘上部肿胀、压痛,特别是内、外上髁以上部分有环形压痛,X线检查可见骨折征象。

(2)尺骨上1/3并桡骨头脱位(孟氏)骨折内收型:患儿有明确跌伤史而不是牵拉史,伤后局部疼痛、肿胀、压痛,但其压痛主要在尺骨近端背侧及桡骨头处。X线检查可见尺骨上端骨小梁中断,部分见尺骨近端弯曲度增大。应注意肱骨小头与桡骨头的对应关系,正常情况下桡骨干纵轴向上延长线,一定通过肱骨小头的中心。如有向外或向上偏移,应诊断为桡骨头脱位。

(三)治疗

1.手法复位

不需麻醉即可手法复位,患儿坐位或仰卧位均可,令助手握患儿上臂,术者一手拇指放在患肘桡骨头前外侧,向内向后略加压,同时另一手牵引患肢腕部,牵引下将前臂旋后,然后屈曲肘关节,即可复位(图3-13)。

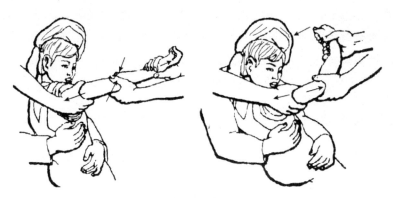

图 3-13 桡骨头半脱位复位法

2.固定

复位后用颈腕带悬挂于胸前。

3.药物治疗

一般不需药物治疗。

(四)调护

嘱其家长以后避免牵拉伤肢,在穿脱衣服时更应注意。以防复发和形成习惯性脱位。

四、月骨脱位

腕骨中以月骨最易脱位,且以掌侧脱位最常见。月骨居近排腕骨正中,侧面观呈半月形,近端(凸面)与桡骨远端、远端(凹面)与头状骨、内侧与三角骨、外侧与舟状骨相互构成关节。故月骨四周均为关节面。月骨的前面相当于腕管,有屈指肌腱和正中神经通过。月骨与桡骨远端之间有桡月背侧、掌侧韧带相连,其间的血管维持月骨的血液供应。

(一)病因病机

1.病因

月骨脱位多由传达暴力所致。跌倒时手掌撑地,腕部极度背伸,月骨被桡骨远端和头状骨挤压而向掌侧移位,突破关节囊,造成月骨掌侧脱位。月骨背侧脱位很少见。

2.病机

由于月骨向前移位,腕骨底正中神经和屈指肌腱受压,可产生受压症状;脱位时桡月背侧韧带断裂,若桡月掌侧韧带也受到损伤,易引起月骨缺血性坏死。月骨缺血后,骨细胞变性、坏死,骨质硬化,周围骨组织脱钙,骨质疏松,继则骨碎裂,局限性骨组织吸收,呈囊样改变,最终由于肌张力和负重的压力,坏死骨块变形,邻近骨端边缘增生,形成骨刺,发生创伤性关节炎。

3.分类

(1)月骨脱位向掌侧旋转<90°,桡月背侧韧带断裂,掌侧韧带未断,月骨血供尚存在,一般不会发生月骨坏死。

(2)月骨脱位向掌侧旋转>90°,桡月背侧韧带断裂,掌侧韧带扭曲,月骨血供受到一定影响,部分患者可发生月骨缺血坏死。

(3)月骨脱位向掌侧旋转>90°,并向掌侧移位,桡月掌侧和背侧韧带均发生断裂,月骨血供完全终止,极易发生月骨缺血坏死。

(二)诊断与鉴别诊断

1.诊断

(1)临床表现:有腕背伸状态下跌倒手掌着地的外伤史。腕掌侧疼痛、压痛、肿胀、隆突畸形。腕关节各方向活动均受限,腕关节呈屈曲位,中指不能完全伸直,握拳时第3掌骨头明显塌陷,叩击此掌骨头疼痛明显。如压迫正中神经,则拇、食、中三指可出现感觉异常与屈伸障碍。

(2)辅助检查:X线检查正位片显示月骨由正常的四方形变成三角形,侧位片显示月骨凹形关节面转向掌侧。

2.鉴别诊断

(1)月骨周围腕骨脱位:腕部疼痛、肿胀、压痛,腕关节各方向活动均障碍,叩击2~4指掌骨头时,腕部发生疼痛。腕部正位X线片示腕骨向桡侧移位,有时诸腕骨重叠辨认不清,侧位片可见月骨与桡骨远端仍保持正常解剖关系,头状骨及其他腕骨向背侧或掌侧移位。

(2)经舟骨、月骨周围腕骨脱位:腕部疼痛,肿胀以桡侧为重,鼻烟窝压痛明显,腕关节活动障碍。X线片示腕骨关系紊乱,月骨与头状骨的关节间隙加宽,月骨、舟骨近端与桡骨保持正常关系,其他腕骨和舟骨远端向背侧、桡侧移位。有时可合并桡、尺骨茎突骨折。

(三)治疗

1.复位

(1)手法复位:患者取坐位或仰卧位。麻醉后,一助手两手握住患肢前臂,另一助手捧握患肢手掌内、外侧,做对抗牵引,并使腕关节背伸,术者用两拇指推顶翻转的月骨凹面远端,使月骨翻转90°进入桡骨和头状骨间隙,同时两助手配合在牵引下掌屈腕关节,感觉月骨有滑入感,患手中指能伸直,表明已达到复位。

(2)针拨整复法:麻醉后,在无菌操作及X线透视下,用9号注射针头或细钢针,自掌侧刺入月骨凹面的远端,在腕背伸对抗牵引下,向背侧顶拨,协助复位,然后将腕掌屈,如中指可以伸直,表示脱位已整复。在X线下复查,若月骨凹形关节面已与头状骨构成关节,证明复位良好。

2.固定

复位后,用塑形夹板或石膏托,将腕关节固定于掌屈30°位,2周后改为中立位,3周后解除固定,开始循序渐进做腕关节功能锻炼。

3.药物治疗

早期宜活血化瘀、消肿止痛,内服选用舒筋活血汤,解除固定后内服壮筋养血汤,外用海桐皮汤熏洗。

(四)调护

复位固定后,应做手部握拳活动,避免做过度腕背伸动作。解除固定后,逐渐加强腕关节的背伸、尺偏、桡偏及前臂旋转活动锻炼。因腕关节是固定在屈曲位,固定期间要注意观察患手手指的活动、感觉及血运情况变化。如出现肢端显著肿胀、剧痛、冰凉、麻木、苍白或发绀,应即时调整外固定。

五、掌指关节脱位

掌指关节由掌骨头与近节指骨底部构成,关节的内、外、掌侧和背侧都有韧带加强。拇掌关节是屈戌关节,可做屈、伸活动。其他四指掌指关节是球窝关节,可做屈、伸、收、展和环转运动。屈力比伸力大,伸直时有 20°~30°的侧方活动,屈曲时侧方活动减小,故伸直时易损伤。

(一)病因病机

1.病因

多为间接暴力(杠杆)作用所致。暴力作用使掌指关节过度背伸,掌骨头向掌侧冲击关节囊,掌侧关囊被撕裂,暴力继续作用使掌骨头穿过破口向掌侧移位,指骨底向背侧移位形成背侧脱位。以拇指掌指关节脱位多见。

2.病机

掌指关节掌侧关节囊撕裂,指骨基底向背侧移位。

(二)诊断与鉴别诊断

1.诊断

(1)临床表现:有明显掌指关节过度背伸外伤史,伤后掌指关节肿胀,疼痛,活动受限;掌指关节过度背伸畸形,指间关节屈曲,并弹性固定,在掌横纹处皮下可触及掌骨头。

(2)辅助检查:X 线检查可见近节指骨基底部向背侧移位,同时可排除骨折。

2.鉴别诊断

(1)掌骨颈骨折:骨折处有明显肿胀、压痛、骨擦音(感)及异常活动。X 线检查可明确诊断。

(2)近节指骨基底部骨折:在掌指关节以远肿胀、压痛,有骨擦音(感)及异常活动,X 线检查可明确诊断。

(三)治疗

1.手法复位

多数脱位都可以手法复位成功。麻醉下,术者用一手拇指与食指握住脱位的手指,呈过伸位,并顺势拨伸牵引,同时用另一手握住患侧手掌部,以拇指抵住患指近节指骨基底部推向远端及向掌侧挤压,使脱位的指骨基底部与掌骨头相对,然后向掌侧屈曲患指,即可复位。

2.固定

保持掌指关节屈曲位,固定患指于对掌功能位,用铝板或塑形夹板固定1~2周。

3.药物治疗

早期宜活血化瘀、消肿止痛、内服选用舒筋活血汤,解除固定后内服壮筋养血汤,外用海桐皮汤熏洗。

（四）调护

脱位整复固定后,未固定关节要进行功能锻炼,固定关节解除固定后,做该关节的主动屈伸活动,但不能揉搓、扭晃,以免发生关节损伤致增生和粘连或肿胀长期不消退并遗留功能障碍。

六、指间关节脱位

指间关节由近侧指骨滑车与远侧指骨基底部构成,是屈戍关节,仅能做屈、伸活动,关节囊松弛,两侧有侧副韧带加强。指间关节脱位临床上多见,各手指的远、近指间关节均可发生脱位。

（一）病因病机

1.病因

间接暴力(杠杆)或直接暴力均可造成指间关节脱位。过伸、扭转或侧方挤压等形式暴力作用均可使指间关节囊撕裂或破裂、侧副韧带断裂,进而造成指间关节脱位。由于暴力作用的方向不同,指骨脱位的方向也呈多向性,以背侧者居多,内、外侧均可见。有时还可伴有指骨基底撕脱性骨折。

2.病机

指间关节囊撕裂或破裂,侧副韧带断裂,脱位关节远侧指骨基底移位。或指骨基底骨折。

（二）诊断与鉴别诊断

1.诊断

(1)临床表现:有明显指间关节外伤史,伤后指间关节肿胀,疼痛,活动受限;指间关节畸形并弹性固定,伴侧副韧带断裂或指骨基底撕脱性骨折者,可有明显侧方异常活动。

(2)辅助检查:X线检查可见远端指骨基底部移位,同时可排除骨折。

2.鉴别诊断

指骨颈骨折和远端指骨基底部骨折:骨折处有明显肿胀、压痛、骨擦音(感)及异常活动。X线检查可明确诊断。

（三）治疗

1.手法复位

多数脱位都可以手法复位成功。麻醉或不麻醉,术者用一手握住脱位侧手掌,另一手握住患指,顺势牵引,同时用拇指与示指做对相推托,使两骨端相对,即可复位。若合并骨折,骨折片有明显分离移位,骨折片旋转或嵌入关节间隙,手法复位不能成功者或复位后不能维持者,可切开复位,细钢针内固定,同时修补侧副韧带。陈旧性指间关节脱位可行指间关节融合术。

2.固定

用铝板或塑形夹板,放于手指的掌侧,固定患指于轻度对掌位1～2周。或用适宜大小的绷带卷置于患指掌侧,将患指固定于屈曲位亦可。

3.药物治疗

早期宜活血化瘀、消肿止痛,内服选用舒筋活血汤,解除固定后内服壮筋养血汤,外用海桐皮汤熏洗。

(四)调护

脱位整复固定后,未固定关节要进行功能锻炼,固定关节解除固定后,做该关节的主动屈伸活动,但不能揉搓、扭晃,以免发生关节损伤致增生和粘连或肿胀长期不消退并遗留功能障碍。

第四节 下肢脱位

一、髋关节脱位

髋关节是人体中最大最深的杵臼状关节。它由球形股骨头和大而深的髋臼构成。这在结构上就决定了其稳固性和灵活性。此外,还有维持髋关节稳定的若干组织,如髋关节囊,在近端附着于髋臼边缘、髋臼盂缘及髋臼横韧带。在远端前面止于粗隆间,后面附着于股骨颈中外1/3交界处。关节囊的纵横纤维构成了坚韧的轮匝带。关节囊的前后均有韧带加强,以前侧的髂股韧带最坚强,它与臀大肌协同作用,使人体处于直立位,除屈髋动作外,保持一定的紧张度。其他还有耻股韧带、坐股韧带和股骨头韧带。虽然髋关节周围有许多韧带,但在关节囊内下方与后下方仍较薄弱,是易发生脱位的部位。髋关节在屈曲、内收和轻度内旋动作时,关节囊最为松弛。髋关节周围还有丰厚有力的肌肉群所包绕,分别加强关节囊前面、后面及外侧面,并发挥其各自的运动功能。

髋关节的主要功能为负重,将躯干的重量传达至下肢,并能减轻震荡。其活动范围很大,为人体提供前屈、后伸、内收、外展和旋转的活动功能。

髋关节脱位约占全身各关节脱位的5%,为四大关节脱位的第3位,仅次于肘、肩关节脱位。髋关节脱位常发生于活动力强的青壮年。髋关节脱位往往发生在一定的体位和姿势下,遭受一定方向的强大暴力,造成股骨头脱出髋臼后,处于髋臼之外不同的位置。临床上根据股骨头所处在位置,常分为3种不同的脱位类型,即髋关节后脱位、髋关节前脱位和髋关节中心型脱位。髋关节后脱位最常见,约占髋关节脱位的2/3。

祖国医学早已对髋关节脱位有所认识,积累了极丰富的经验,作了精辟的阐述。古人称髋关节为"髀枢""大胯",俗名"髎骱"。如《伤科补要·臀骱骨》中记载:"胯骨,即髋骨也,又名髁骨。其外向之凹,其形似臼,以纳髀骨之上端如杵者也,名曰机,又名髀枢,即环跳穴处也,俗呼髎骱。若出之,则难上,因其胯大肉浓,手捏不住故也。"关于手法整复方法,《仙授理伤续断秘方·医治整理补接次第口诀》描述了手牵足蹬法:"凡胯骨,从臀上出者,用三两人,挺定腿拔伸,乃用脚捺入。如胯骨从裆内出,不可整矣。"(图3-14)

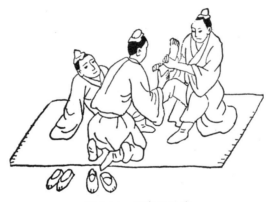

图 3-14　手牵足蹬法

《世医得效方》把髋关节脱位分为前、后脱位两型,并记有"此处身上骨是臼,腿根是杵或出前或出后,须用一人手把住患人身,一人拽脚,用手尽力搦归窠或是锉开。又可用软绵绳从脚缚倒吊起,用手整骨节,从上坠下,自然归窠。"(图 3-15)《伤科补要》中用提膝屈髋伸腿法整复髋关节脱位,其手法与现代的旋转或回旋复位法十分相似:"一人抱住其身,一人捏膝上拔下,一人揿其骻头迭进,一手将大骻(大腿)曲转(屈髋和旋转),使膝近其腹,再令舒直(伸腿),其骻有响声者,上。再将所翻之筋向其归之。"《伤科汇纂》中对悬吊牵引(绳倒吊)法也作了精辟描述。总之,古代医家早已对髋关节脱位的诊断与治疗等方面,有了系统的理论和丰富的经验。

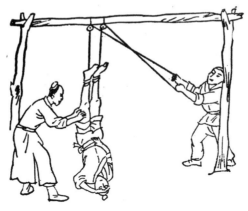

图 3-15　悬吊法

(一)病因病机

1.后脱位

正常情况下,髋关节在做屈曲、内收动作时,股骨头的大部分球面位于髋臼后上缘,如果此时有一强大暴力从膝前方向后冲击,冲击力可沿股骨干纵轴传递至股骨头,使已经处于髋臼后上缘的股骨头冲破关节囊后部而脱出,如果在暴力纵向传递的同时,伴有髋关节的屈曲和内旋动作时,股骨颈可被髋臼前内缘阻挡,形成一杠杆的支点,股骨头更易冲破关节囊后部,发生髋关节后脱位。如果在腰向前弯曲时,重物砸于腰骶部,也能迫使股骨头向后冲击,穿破关节囊而发生后脱位。

临床上引起髋关节后脱位的常见原因有:撞车事故,患者坐位时,膝前方顶撞于硬物上;患者屈髋位自高处坠落,患者在弯腰姿势下房屋或矿井倒塌等。髋关节后脱位发生时,由于髋关节屈曲的角度不同,股骨头冲破关节囊后所处的位置也有不同。例如,髋关节在屈曲小于90°时,发生髋臼部脱位(后上方脱位)型较多;髋关节屈曲90°时,发生臼后方脱位(后方脱位)型较多;髋关节屈曲大于90°时,发生坐骨结节部脱位(后下方脱位)型较多。

髋关节后脱位时,股骨圆韧带断裂;关节囊后上方各营养血管支,可发生不同程度的损伤;坐骨神经也可能发生挫伤、挤压伤、撕裂伤等损伤。髋臼后缘或后上缘,股骨头亦可发生不同类型、不同程度的骨折,而骨折块往往是损伤坐骨神经的常见原因。髋关节的短外旋肌,如闭孔内外肌、上下孖肌及梨状肌等,均可受到不同程度的损伤。这些组织的严重损伤,延迟了髋关节的修复过程,增加了并发症,使治疗复杂化,也是后期形成股骨头缺血性坏死的病理基础。

髋关节后脱位时,髂股韧带仍可保持完整,并具有强大拉力,使脱位的股骨头抵于髋臼后方,形成髋关节后脱位特有的畸形,即屈髋、内收、内旋和缩短畸形。

2.前脱位

多数是因强大的间接暴力所致。当髋关节处于过度外展外旋位时,遭到强大外展暴力,使大粗隆顶端与髋臼上缘撞击,并以此为支点形成杠杆作用,迫使股骨头突破关节囊前下方薄弱处,形成前脱位。少数情况下,也可在髋过度外展时,大粗隆后方遭受向前的暴力,造成前脱位。股骨头突破关节囊裂口,停留于不同的位置。如停留于髋臼前上方的耻骨梳部,称为耻骨部脱位;如停留于髋臼前下方的闭孔部,称为闭孔部脱位;如停留于髋臼前方,称为前方脱位。闭孔部脱位可引起闭孔神经受压,耻骨部脱位可使股动、静脉和股神经受压或损伤,并因此引起相应的临床表现。

3.中心型脱位

多因传达暴力所致。当骨盆受到挤压而发生骨盆骨折时,骨折线通过臼底,股骨头连同骨折片一同向盆内移位;或当髋关节处于轻度外展屈曲位时,暴力从大粗隆外侧或沿股骨纵轴方向,使股骨头向髋臼底冲击,而引起臼底骨折,股骨头连同臼底骨片一起突向盆内,形成髋中心型脱位。由于暴力强度不同,股骨头向盆内脱位的程度也不相同,有轻度移位和完全突入骨盆脱位。严重的脱位,股骨颈可被臼底骨折片卡住,造成复位困难。有时,发生脱位的同时,股骨头发生压缩性骨折。

（二）诊断

有明显的外伤史,伤后患髋疼痛、肿胀、功能障碍、畸形并弹性固定。不同类型脱位,有不同表现。

1.后脱位

（1）临床表现:伤髋关节剧痛,不能活动或站立,髋部肿胀,臀后部有膨隆,髋关节呈弹性固定,患肢呈屈曲、内收、内旋和缩短畸形,于患侧臀后可摸到圆球状骨性隆起,股骨大粗隆的上缘,位于髂前上棘与坐骨结节联线以上,即奈拉通(Nelaton)线以上。此外,如果有合并损伤存在,如同侧股骨干骨折,坐骨神经损伤时,应出现相应的症状和体征。还应检查头、颈、胸、腹部,以防内脏损伤漏诊。

（2）X线检查:通常以髋关节X线正位片即能确诊,显示股骨头在髋臼后侧或后上侧,股骨颈内缘与闭孔上缘的连续弧线中断(图 3-16),有时显示髋臼上缘或股骨头的骨折块及骨块移位的情况。如正位片不能肯定时或为深一步明确股骨头与髋日之间的关系时,应再拍侧位片。如疑有同侧股骨干骨折时,应加拍股骨干的正、侧位片。如有髋臼后缘的移位骨折时,应加拍斜位片或做 CT 扫描检查。

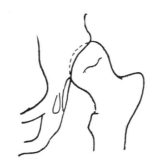

图 3-16　髋关节后脱位 X 线示意图

(4)鉴别诊断:

1)股骨颈骨折:①多发生于老年人。②受伤时,遭受的暴力不如髋关节脱位大,且无髋关节脱位受力时所特有的姿势与体位。③患侧下肢呈略内收、外旋缩短较明显,而髋关节后脱位则为髋屈曲、内收、内旋和显著缩短畸形。④无弹性固定,有时出现骨擦音,沿股骨纵轴做扭转试验时,疼痛较髋关节脱位严重。⑤股骨大粗隆无上移。⑥臀后触不到圆形硬物突起。

2)粗隆间骨折:①发病年龄平均 65 岁以上。②受伤时遭受的暴力不如髋关节脱位大。③下肢畸形无典型的髋关节屈曲、内收、内旋和缩短,也无弹性固定。④髋部有严重的软组织肿胀和皮下瘀血。⑤股骨大粗隆区明显压痛和叩击痛。⑥臀后触不到圆球状硬物突起。⑦有时出现骨擦音。

2.前脱位

(1)临床表现:伤后患髋前部肿胀、疼痛、关节弹性固定,髋关节功能障碍。患侧大粗隆区平坦或内陷。耻骨部脱位时,于腹股沟前面可触及球形股骨头的隆起。患肢呈屈曲、外展、外旋(闭孔部脱位有患肢的过度外展和外旋畸形,而耻骨部脱位则有患肢轻度外展和极度外旋畸形),并有患肢变长畸形。

(2)X 线检查:

1)闭孔部脱位:显示股骨头移位至闭孔前方,髋关节呈极度外展外旋,小粗隆明显。

2)耻骨部脱位:显示股骨头移位至耻骨上支,股骨呈极度外旋,侧位片可显示股骨头位于髋臼前方。

3)髋臼前方脱位:股骨头与髋臼重叠,股骨外旋,小粗隆明显,股骨颈变短,髋关节间隙异常。

3.中心型脱位

(1)临床表现:伤后患髋疼痛显著,肿胀不明显,髋关节屈伸功能丧失。移位明显的脱位有肢体缩短,内旋或外旋畸形。股骨大粗隆较健侧平坦或轻度内陷。有骨盆骨折时,骨盆挤压与分离试验阳性,同时可出现腹胀、下腹痛、二便不利等症状。

（2）X 线检查：正位片显示髋臼底骨折，股骨头随骨折片向盆内突入。严重的可显示股骨头从髋臼底骨折的断端中突进盆内，且被断处卡住。必要时，可拍骨盆斜位（45°）片，能显示骨盆前柱骨折的状况。也可做 CT 检查，可显示髋臼底与股骨头脱位之间的关系，以及显示髋臼关节面骨折片大小与移位程度。

（三）并发症

1.后脱位

（1）坐骨神经损伤：在髋关节后脱位中，有 10％～15％并发坐骨神经损伤。多数为坐骨神经干的牵拉伤；当髋臼后缘骨折时，移位的骨折块可压迫或挫伤坐骨神经干；当暴力过大，髋关节脱位过猛时，坐骨神经可受到突发一次性牵拉伤，一般情况下不会发生坐骨神经断离，主要是由挫伤引起轴索中断；或出血机化，大量疤痕和纤维组织增殖、粘连；或骨折区大量骨痂形成，压迫神经，引起晚发性坐骨神经损害，这些情况不多见。一般的牵拉伤或挫伤，经髋关节脱位复位，3 个月内可逐渐恢复。如属严重粘连，可采用手术松解，预后一般良好。如果严重损伤，如断离或撕裂伤，则预后不良。

（2）股骨颈骨折：往往由于强大的直接暴力或伴有股骨干扭转暴力或续发于不适当的闭合整复。如在不完善的或无麻醉情况下，肌肉不松弛，强行复位，即可发生股骨颈骨折。尤其年老体弱或骨质明显疏松者，更易发生。髋关节后脱位合并股骨颈骨折的特点，常常是股骨头游离在髂骨翼之后方，而股骨颈残断留在髋臼内（图 3-17）。此类损伤，后期股骨头缺血坏死率高达 100％，应及时施行手术切开复位或人工股骨头置换术。

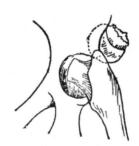

图 3-17　髋关节脱位合并股骨颈骨折

（3）股骨头骨折：常因在发生髋关节后脱位时，髋关节处于非完全屈曲、内收位，股骨头与髋臼缘直接撞击引起。骨折常发生于股骨头前内下部的非负重区。股骨头的骨片常滞留于髋臼内妨碍复位，或即使复位后骨折块也会因对位不良而发生骨关节炎者，应采用手术治疗。如果骨折块移位不大，又处于非负重区，髋关节复位后对髋关节功能影响不大者，应先采用闭合复位法。髋关节脱位并发股骨头骨折者并非少见。因临床上采用的正位拍片，难以发现头部嵌压型（或凹陷型）的病例。劈裂或分离骨片者容易发现（3-18）。

（4）髋臼骨折：常因髋关节处于内收角度较小情况下，股骨头与髋臼后缘直接撞击所引起（图 3-19）。髋臼后缘骨折块较小、移位不大者，表明骨折块仍与关节囊相依附，故可手法整复或牵引复位，保持骨折片与髋臼后缘骨折处有接近，可以愈合，并有良好的髋关节功能。如骨折块较大或伴有坐骨神经损伤者，应及时采取手术切开复位，并对骨折块做坚固的内固定。术后仍应保持持续牵引 6～8 周。下地负重应延迟。

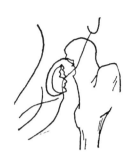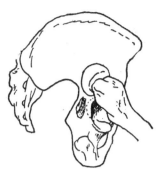

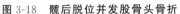
图 3-18　髋后脱位并发股骨头骨折　　　图 3-19　髋后脱位并发髋臼骨折

（5）同侧股骨干骨折：常因先后遭受两种不同的暴力引起。原始暴力造成髋关节后脱位，而后又有另一方向的暴力作用于股骨干，引起同侧股骨干骨折。

这种合并损伤较少见，约有 1/2 病例发生漏诊，漏诊原因常常是股骨干骨折的症状体征较髋关节后脱位显著，而典型的髋关节后脱位的特有畸形体位被掩盖。临床经验较少的医者，往往只想到一种损伤，而忽略了仔细询问病史和查体。为了避免发生漏诊，应当特别注意股骨干骨折患者，如果骨折近端不是在外展、外旋位，而是处于内收位，同时，骨折端为横断或短斜面者，应想到有合并髋关节后脱位之可能。此外，检查股骨大粗隆顶端上移的特征，也有助于物理诊断。如果加拍髋关节正位片，即可确诊。通常的治疗原则是先施以手法闭合整复：助手们先做对抗持续拔伸牵引，术者在伤侧臀后用手向前下方推挤股骨头，使股骨头纳入髋臼内，然后按股骨干骨折的治疗原则，予以股骨髁上骨牵引或股骨干骨折切开复位内固定。如脱位的股骨头闭合复位不成功，可采用一次性股骨干骨折手术复位内固定和髋关节切开复位术。

2.前脱位

闭孔部脱位可由于脱位的股骨头压迫闭孔神经而引起腿根部疼痛，并可放射至膝内侧，局部肌肉痉挛；耻骨部脱位和臼前方脱位时，可引起股动、静脉和股神经受压及损伤，引起患肢缺血、肿胀和伸膝功能丧失，股前侧及小腿内侧皮肤麻木。

3.后脱位

严重的中心型脱位，有时可产生骨盆内脏器的损伤。由于骨折脱位，可引起盆内后腹膜大血肿，继而发生出血性休克、麻痹性肠梗阻等，预后不良。

（四）治疗

1.整复方法

（1）后脱位：由于髋部肌肉丰厚有力，除在紧急情况外，一般均应在充分完善的麻醉下施行整复。

1）屈髋拔伸复位法：患者仰卧，一助手以双手按压髂前上棘，以固定骨盆。术者面向患者，用伤肢同侧的手，握住伤侧小腿，使屈膝屈髋呈 90°。术者将另一侧肘前窝提托伤肢腘部，顺股骨干纵轴方向向上提拔牵引，并配合轻微摇晃动作，使股骨头接近关节囊后侧裂口处，在向上拔牵的同时，徐徐内旋患髋，促使股骨头滑入髋臼，当听到或感到股骨头复位入臼的声响时，再慢慢地伸直患肢。

2）旋转（回旋）复位法（Bigelow 法）：患者仰卧位，一助手以双手按住髂前上棘，固定骨盆。

术者一手握住踝部,另一侧用肘窝前侧拇住腘部提托,做屈膝屈髋90°牵引,然后在持续牵引下,先使髋关节内旋、内收,使股骨头与髋臼上缘分离,再做屈髋,尽量使大腿贴近腹部,使股骨头向前下方滑移,再做外展外旋,使股骨头滑移至髋臼下缘,最后伸直大腿,当伸直至100°左右时,即可听到或感到复位的声响,即告复位成功,逐渐伸直下肢。全部复位步骤就像画了一个"?"。

3)俯卧下垂法(Stimson's法):患者俯卧于床缘,两下肢完全置于床外,健肢由第一助手把持,维持水平伸直位,患肢下垂。第二助手用双手按住髂后棘,以固定骨盆。术者一手握住踝上部,使膝关节屈曲90°,并轻轻旋转大腿,用另一手在腘窝处向下按压,增加向下的牵引力,并做髋内收动作。如有第三助手时,让第三助手用手掌,从患侧臀部向外下方推压脱出的股骨头,迫使股骨头向髋臼中心滑入,直至听到股骨头复位时弹响声,随后伸直患髋。

手法闭合整复后应及时检查,成功复位时有下列表现:患者自感疼痛消失;两下肢恢复等长;患侧原有的内收、内旋畸形位消失;臀后侧骨性高起消失;患髋关节弹性固定消失,恢复屈、伸活动;大粗隆顶端位于髂前上棘与坐骨结节联线上。X线正位片显示股骨头已纳入臼内,股骨颈内侧缘与闭孔上缘连续弧线已恢复正常。

(2)前脱位:

1)回旋复位法:适于闭孔部脱位。患者仰卧,一助手用两手按住骨盆,术者一手握踝部,一手握膝部,先将髋关节外展、外旋拔伸牵引,再将髋关节慢慢屈曲,当股骨屈至腹壁时,再将患肢内旋、内收,并逐渐伸直患肢,在伸直至150°时,出现复位弹响音,即告复位。此法犹如画了一个反"?",与髋关节后脱位时的旋转复位法步骤相反。

2)推挤复位法:适于耻骨部和前方脱位。患者仰卧,一助手用两手按住骨盆;另一助手握住踝部,顺势外展(30°)牵引;术者站于健侧,用双手将股骨头向外、后推挤,并令牵踝之助手,在持续牵引下将患肢前屈并内旋,当前屈髋时,即可听到复位弹响声。如髋臼前方脱位时,牵踝之助手可将患肢内收、内旋,不必屈髋,即可复位。

(3)中心型脱位:

1)手法复位:适于轻度脱位者。患者仰卧,一助手固定骨盆,一助手握住小腿下段,纵向牵引。术者以两手交叉抱住股骨上端向外扳拉,至大粗隆处重新高起,表明股骨头已从内陷于盆内部拔出,然后用胫骨结节骨牵引,维持6～8周,重量为6～10kg。

2)骨牵引复位法:患者仰卧,先做股骨髁上骨牵引,维持重量10～12kg,然后再于大粗隆区,自前向后穿一枚钢针,顺股骨颈方向向外牵拉,重量3～4kg,以上两个方向的骨牵引同时进行,3天内可达复位目的,维持8～10周。此法适于严重的中心型脱位。

中心型髋脱位的开放复位要慎重,因手术范围大,出血多,除非有明显的手术指征。

2.固定方法

(1)后脱位:闭合复位后,一般采用皮牵引,使髋关节保持在轻度外展、轻度外旋、伸直中立位2～3周。如合并股骨头骨片骨折,随髋关节复位骨片多数也可随之复位,此类患者复位后,应延长外固定时间至10～12周,以达到骨折基本愈合的标准。如患者无做牵引的条件,也可用超髋关节的长外展木板固定,包扎的范围应包括躯干和患肢,2～3周去除木板。开放复位者,应按手术切口部位及手术方式的不同而不同。一般后侧切口者,术后固定应保持轻度外展和外旋;而前侧切口者,应保持髋轻度外展和中立位。以髋石膏固定为妥,也可做牵引固定。

(2)前脱位:复位后可用皮肤牵引或长木板固定,保持下肢中立位或内旋位,髋关节略屈曲,维持固定3周。

(3)中心型脱位:中立位牵引6～8周,要待髋臼骨折愈合后才可考虑解除牵引。

3.药物治疗

早期以活血祛瘀为主,可内服活血止痛汤,外敷活血止痛消肿药膏等。中期调理脾胃,兼补肝肾,补益气血,如用四物汤等。后期补益气血,强筋壮骨,如用补中益气汤加减,外用活血化瘀止痛药熏洗患髋,也可用伸筋膏外敷或用红花油等外擦。

4.练功疗法

整复后,即可在牵引制动下,行股四头肌及踝关节锻炼。解除固定后,可先在床上做屈髋、屈膝及内收、外展及内、外旋锻炼。以后逐步作扶拐不负重锻炼。3个月后,拍X线片检查,见股骨头供血良好,方能下地做下蹲、行走等负重锻炼。中心脱位,关节面因有破坏,床上练习可适当提早而负重锻炼则应相对推迟,以减少创伤性关节炎的发生及股骨头无菌性坏死的发生。

5.其他疗法

新鲜髋关节后脱位的手术切开复位指征:①经多次反复闭合手法整复不成功,可能有关节囊或其他软组织嵌夹在臼内或股骨头被破裂的关节囊裂口夹卡住,妨碍闭合复位者。②并发股骨头、股骨颈、髋臼缘或粗隆间骨折,并有明显移位者。③并发坐骨神经损伤,而不易判断其损伤性质,带有探查性手术者。④合并有同侧股骨干骨折,闭合整复不成功者。

手术切开复位时,应采用后侧切口为宜。如并发股骨头骨折时,可选用前侧或外侧切口。股骨头复位后,应尽量将关节囊及周围软组织修复完整,以增强髋关节稳固性,缩短愈合时间。

二、膝关节脱位

膝关节是人体最大、结构最复杂的关节,负重量大且运动较多。关节接触面较宽阔,由股骨远端、胫骨近端和髌骨构成,属屈戌关节。膝关节的骨性结构不稳定,其附属结构复杂,借助关节囊、内外侧副韧带、前后十字韧带、半月板等连接和加固,周围有坚强的韧带和肌肉保护而保持稳定。腘动脉主干位于腘窝深部,紧贴股骨下段、胫骨上段,位于关节囊与腘肌筋膜之后。

因为膝关节有坚强的附属结构维持其稳定性,故只有遭受强大暴力,周围软组织大部分被破坏后,才可导致脱位,会并发韧带、半月板损伤,乃至骨折或神经、血管的损伤,如没有及时妥善诊治,可导致严重后果。膝关节脱位比较少见,好发于青壮年。

(一)病因病机

膝关节脱位由强大的直接暴力及间接暴力引起,以直接暴力居多。暴力直接撞击股骨下端或胫骨上端造成脱位。间接暴力则以股骨下端固定而作用于胫骨的旋转暴力多见。根据暴力作用方式和脱位后胫骨上端所处位置,可分为前脱位、后脱位、内侧脱位、外侧脱位和旋转脱位。其中,前脱位最常见,内、外侧及旋转脱位较少见。

1.前脱位

多为膝关节强烈过伸损伤所致。当膝关节过伸超过30°时或屈膝时,外力由前方作用于股骨下端或外力由后向前作用于胫骨上端,使胫骨向前移位。此类脱位最常见,多伴有关节后侧囊撕裂、交叉韧带断裂或伴有腘动、静脉损伤。

2.后脱位

当屈膝时,暴力作用于胫骨上端,使其向后移位。多有十字韧带断裂,腘动、静脉损伤。

3.外侧脱位

由于强大外翻力或外力直接由外侧作用于股骨下端,而使胫骨向外侧移位。

4.内侧脱位

强大外力由外侧作用于胫、腓骨上端,使胫骨内移脱位,严重者易引起腓总神经牵拉损伤。

膝关节完全脱位时,常造成关节周围软组织的严重牵拉撕裂性损伤,多为前、后交叉韧带完全撕裂,一侧副韧带断裂和关节囊后部撕裂;并可使肌腱及韧带附着的骨骼如胫骨结节、胫骨棘及胫、股骨髁撕脱或挤压骨折。因膝关节位置表浅,脱位可为开放性。前、后脱位占整个脱位的半数以上,可使腘动脉断裂。因为大量出血而在腘部形成巨大血肿,压迫腘部血管分支;出血后向下流入小腿筋膜间隔,又加重膝以下缺血,若不及时处理,则可导致肢体坏死而截肢。内侧严重脱位可引起腓总神经损伤。有时,被撕裂的软组织嵌顿于关节间隙内或股骨髁被套在关节囊裂口或嵌入股内侧肌形成的扣孔或裂口内,影响闭合复位。因局部软组织被嵌顿,常牵拉皮肤向内而在局部出现皮肤陷窝。

(二)诊断要点

有严重外伤史,伤后膝关节剧烈疼痛、肿胀、关节活动受限,下肢功能丧失。不全脱位者,由于胫骨平台和股骨髁之间不易绞锁,故脱位后常自行复位而没有畸形,在临床上,容易忽略膝关节脱位过程中伴随产生的膝关节附属软组织结构的损伤,应该给予充分的重视。完全脱位者,患膝畸形明显,下肢短缩,可出现侧方活动与弹性固定,在患膝的前后或侧方可摸到脱出的胫骨上端与股骨下端。前后脱位时,膝部前后径增大,内外侧脱位,关节横径增大,侧向活动明显。合并十字韧带断裂时,抽屉试验阳性。合并内、外侧副韧带断裂时,侧向试验阳性。

若出现小腿与足趾苍白、发绀,腘窝部有明显出血或血肿,足背动脉和胫后动脉搏动消失,表示有腘动脉损伤的可能;或膝以下虽尚温暖而动脉搏动持续消失,亦有动脉损伤的可能性,要立即复位和处理。如果受伤后即出现胫前肌麻痹,小腿与足背前外侧皮肤感觉减弱或消失,是腓总神经损伤的表现。膝部 X 线正侧位片,可明确诊断及移位方向,并了解是否合并骨折。

(三)治疗

膝关节脱位属急重症,一旦确诊,即应在充分的麻醉下,行手法复位。有血管损伤表现的,在复位后未见恢复,应及时进行手术探查,以免延误病情。神经损伤如为牵拉性,则多可自动恢复,可暂时不做处理,密切观察。若韧带、肌腱或关节囊嵌顿而妨碍手法复位,应早期手术复位。神经或韧带断裂,如情况允许,亦应早期修补。

1.整复方法

一般在腰麻或硬膜外麻醉下进行,患者取仰卧位。一助手用双手握住患侧大腿,另一助手握住患侧踝部及小腿做对抗牵引,保持膝关节半屈伸位置,术者用双手按脱位的相反方向推挤或提托股骨下端与胫骨上端,如有入臼声,畸形消失,即表明已复位。

复位后,将膝关节轻柔屈伸数次,检查关节间是否完全吻合,并可理顺被卷入关节间的关节囊及韧带和移位的半月板,关节穿刺,抽尽关节内的积液与积血,以防血肿机化关节粘连。检查患肢末梢血运,尤其是足背及胫后动脉的搏动情况,并摄 X 线片检查复位情况。

2.固定方法

膝关节加压包扎,用长腿夹板或石膏托屈曲 20°～30°位 6～8 周。禁止伸直位固定,以免加重血管、神经损伤。抬高患肢,以利于消肿,防止小腿筋膜间隔综合征的产生。

3.手术治疗的适应证

膝关节脱位并发韧带、血管损伤及骨折者,应手术治疗。手术不但可修复韧带,而且可检视半月板有无损伤,以便早期处理。关节内如有骨软骨碎屑也可得到及时清理,以免形成关节游离体。合并腘动脉损伤者更应及时进行手术探查及修复。

4.药物治疗

同髋关节脱位中药治疗方法。

5.练功活动

复位固定后,即可做股四头肌舒缩及踝关节、足趾关节屈伸功能锻炼。4～6 周后,可在固定下,做扶双拐不负重步行锻炼,8 周后可解除外固定。先在床上练习膝关节屈伸,待股四头肌肌力恢复及膝关节屈伸活动稳定、有力以后,才可逐步负重行走。

三、髌骨脱位

多数是由于膝关节骨性组织结构及软组织发育缺陷或暴力致股内侧肌及扩张部撕裂,促使髌骨向外侧脱出;髌骨向内侧脱位者少见。

髌骨是人体最大的籽骨,是膝关节的组成部分。生理功能主要是传递并加强股四头肌的力量,维持膝关节的稳定,保护股骨关节面。

(一)病因病机

1.外伤性脱位

外伤性脱位可以因为关节囊松弛,股骨外髁发育不良而髌骨沟变浅平或伴有股内侧肌肌力弱或在损伤时大腿肌肉松弛,股骨被强力外旋、外展或髌骨内侧突然遭受暴力打击,可完全向外脱出。当用力踢东西时,突然猛力伸膝,股四头肌的内侧扩张部撕裂也可引起髌骨向外侧脱位。外侧撕裂而向内侧脱位极少见。当暴力作用下,股四头肌断裂或髌韧带断裂,髌骨移位于下方或上方,有时可夹在关节间隙。

2.习惯性脱位

由于股四头肌特别是内侧肌松弛,髌骨发育较小,股骨外髁扁平,并有膝外翻畸形,髌腱的抵止部随着胫骨外翻而向外移位,使股四头肌与髌腱的作用力线不在一条直线上而向内成角。胫骨有外旋畸形时,亦可引起髌骨脱位。轻度外力,有时甚至屈伸膝关节即可诱发脱位。外伤性脱位治疗不当,如股内侧肌未修补或修补不当,亦常为习惯性脱位的主要原因。

(二)诊断要点

1.外伤性脱位

有外伤史。膝关节局部肿胀、疼痛,膝关节呈半屈曲位,不能伸直。膝前平坦,髌骨可向外、内方脱出。或有部分患者就诊时，髌骨已复位，仅留下创伤性滑膜炎及关节内积血或积液，在髌骨内上缘之股内侧肌抵止部有明显压痛。可通过详细询问病史以帮助诊断。膝部 X 线侧、轴位片可见髌骨移出于股骨髁间窝之外。

2.习惯性脱位

青少年女性居多，多为单侧，亦有双侧患病。有新鲜创伤性脱位病史或先天发育不良者，可无明显创伤或急性脱位病史。每当屈膝时，髌骨即在股骨外髁上变位向外侧脱出。脱出时伴响声，膝关节畸形，正常髌骨部位塌陷或低平，股骨外髁前外侧有明显异常骨性隆起。局部压痛，轻度肿胀，当患者忍痛自动或被动伸膝时，髌骨可自行复位，且伴有响声。平时行走时觉腿软无力，跑步时常跌倒。膝关节 X 线轴位片可显示股骨外髁低平。

（三）治疗

1.整复方法

患者取仰卧位。外侧脱位时，术者站于患侧，一手握患肢踝部，一手拇指按于髌骨外方，使患膝在微屈状态下逐渐伸直的同时，用拇指将髌骨向内推挤，使其越过股骨外髁而复位。复位后，可轻柔屈伸膝关节数次，检查是否仍会脱出。

2.固定方法

长腿石膏托或夹板屈膝 20°～30°固定 2～3 周。若合并股四头肌扩张部撕裂，则应固定 4～6 周，固定时应在髌骨外侧加一压力垫。

3.手术治疗的适应证

外伤性脱位，有严重的股四头肌扩张部或股内侧肌撕裂及股四头肌腱、髌韧带断裂等，应立即做手术修补。习惯性脱位，则以调整髌骨力线为主，如股内侧肌髌前移植术、胫骨结节髌腱附着部内移及内侧关节囊紧缩术、膝外翻畸形截骨矫正术或股骨外髁垫高术。在胫骨上端骨骺未闭合前，尽量不做截骨术或垫高外髁手术。

4.药物治疗

早期活血消肿止痛，方选活血舒肝汤加木瓜、牛膝；中期养血通经活络，内服活血止痛丸；后期补肝肾，强筋骨，可服健步虎潜丸。

外治：早期可用活血止痛膏以消肿止痛，后期以苏木煎熏洗患肢以舒利关节。

5.练功活动

抬高患肢，并积极做股四头肌舒缩活动。解除外固定后，有计划地指导加强股内侧肌锻炼，逐步锻炼膝关节屈伸。

四、跖跗关节脱位

跖跗关节是由第 1～3 跖骨与第 1～3 楔骨及第 4、5 跖骨与骰骨组成的关节。其中，第 1 跖骨与第 1 楔骨所组成的关节，其关节腔独立，活动性较大；其余部分相互连通，仅可做轻微滑动。除第 1、2 跖骨外，跖骨之间均有横韧带（骨间韧带）相连，在第 1 楔骨、第 2 跖骨之间的楔跖内侧韧带是跖跗关节最主要的韧带之一。

跖跗关节是足横弓的重要组织部分。其位置相当于足内、外侧缘中点画一连线，即足背的中部横断面。损伤后若恢复不完全,必然影响足的功能。

临床中以第 1 跖骨向内脱位,第 2~5 跖骨向外、向背脱出为多见,可两者单独发生或同时发生。直接暴力打击、碾压等则多为开放性骨折脱位。

(一)病因病机

1.中医病因病机

跖跗关节受暴力损伤,致局部筋骨损伤,经络不通,气滞血瘀,足趾部肿胀、疼痛、变形,骨错筋离。

2.现代医学的认识

跖跗关节脱位多因急剧间接暴力引起,如高处坠下、前足跖屈位着地,遭受暴力扭转(图 3-20)5 个跖骨可以整体向外、上或下方脱位;也可第 1 跖骨向内侧脱位,其余 4 个跖骨向外侧脱位。由于足背动脉终支,自第 1、第 2 跖骨间穿至足底,故在跖跗关节脱位时足背动脉易受损伤。若因牵拉又引起胫后血管痉挛和主要跖血管的血栓形成,这时前足血运受阻,如不及时复位,将引起前足坏死。

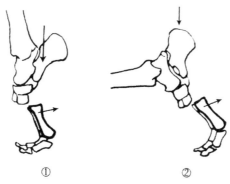

图 3-20　跖跗关节脱位

开放性骨折多由重物直接砸压于足前部或车轮碾压前足时发生。在造成脱位的同时,可伴有严重的足背软组织损伤及其他跗骨与跖骨骨折,关节多为半脱位(图 3-21)。

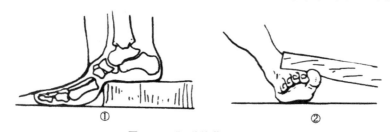

图 3-21　跖跗关节脱位原因

(二)诊断与鉴别诊断

1.诊断

(1)临床表现:损伤后前足或足背部肿胀、疼痛、功能丧失,足部畸形呈弹性固定。分离性脱位者,足呈外旋、外展畸形,足宽度增大,足弓塌陷。开放性骨折脱位者软组织损伤严重,可有骨端外露或骨擦音,有血管损伤时前足变冷、苍白。

（2）辅助检查：足部正、侧位 X 线摄片检查，有时需拍斜位片，可明确脱位类型、跖骨移位方向及是否伴有骨折。

2.鉴别诊断

足部正、侧位、斜位 X 线摄片检查与无脱位的骨折相鉴别。

（三）治疗

1.药物治疗

（1）内治法：早期应活血化瘀、利湿通经为主，方用活血舒肝汤加减；中后期选用补气血、补肝肾、强筋骨、通经活络的补肾壮筋汤或加味益气丸。

（2）外治法：早期可外敷活血止痛膏以消肿止痛；中期可用消肿活血汤外洗以活血舒筋；后期可用下肢损伤洗方熏洗以利关节。

2.手法整复

由于各跖骨基底参差不齐，脱位后仍需要及时准确复位，以免肿胀加剧而加大复位难度，并可防止发生血循环障碍。

手法复位应在腰麻或硬膜外麻醉下进行。患者仰卧，膝屈曲 90°，一助手握踝部，另一助手握前足做对抗牵引，术者站于患侧，按脱位类型以相反方向，用手直接推压跖骨基底部使之回复。如第 1 跖骨向内，第 2～5 跖骨向外，则用两手掌对向夹挤，将脱出分离的跖骨推向原位。通常患者受伤时间较短，肿胀不重及足部软组织张力不大时，可试行闭合复位。

3.固定方法

跖跗关节脱位整复后容易再脱位，因此，必须做有效的外固定。采用一直角足底后腿托板，连脚固定踝关节背伸 90°中立位。足弓处加厚棉垫托顶，以维持足弓；在足背处或足两侧脱出跖骨头处加压力垫，然后上面加一大小与足背相等的弧形纸板，用绷带加压将纸板连足底托板一齐包扎固定 3～4 周。

亦可用小腿石膏管型制动，但在足背及足外侧缘应仔细塑型加压，1 周后须更换石膏，其后如有松动应再次更换以维持复位的稳定。固定 8～10 周后去除。

4.手术治疗

适应证：手法整复多次未成功者或开放性脱位可行切开复位。复位后用细钢针经第 1、第 5 跖骨穿入第 1 楔骨及骰骨固定。如合并跖骨骨折，亦可行钢针内固定。陈旧性跖跗关节损伤多遗留有明显的外翻平足畸形，足内侧有明显的骨性突起，前足关节僵硬并伴有疼痛症状，可考虑跖跗关节融合术、足内侧骨性突起切除术及足弓垫的应用。

5.练功活动

整复固定后，可做踝关节的屈伸活动；去除固定后，加强熏洗及逐步从练习不负重到负重活动，并可用有足弓垫的皮鞋练习行走。

（四）预防护理

跖跗关节脱位复位后多不稳定，须经常检查复位和固定情况，加以调整，以免松动，造成再脱位。

五、跖趾关节及趾间关节脱位

跖趾关节脱位,是指跖骨头与近节趾骨构成的关节发生分离。临床上以第 1 跖趾关节向背侧脱位多见。近节趾骨与远节趾骨间关节发生分离者,称趾间关节脱位,好发于姆趾与小趾。

跖趾关节由跖骨小头和第 1 节趾骨构成。其结构及功能与掌指关节相似,可做屈、伸、收、展活动,但活动范围较掌指关节小。其中,背伸又比跖屈小,以姆趾最为显著。当全足着地时,跖骨参与形成足纵弓,跖趾关节处于伸展状态,跖趾关节囊薄弱,囊的两侧有侧副韧带加强,在5 个跖骨小头之间,有足底深横韧带相连。趾间关节为滑车关节,可屈、伸活动。

(一)病因病机

1.中医病因病机

跖趾关节受暴力损伤,致局部筋骨损伤,跖骨头与近节趾骨构成的关节发生分离,经络不通,气滞血瘀,足趾部肿胀、疼痛、变形,骨错筋离。

2.现代医学的认识

跖趾关节与趾间关节脱位,多因奔走急迫,足趾踢碰硬物或重物砸压而引起。其他使足趾过伸的暴力,如由高处坠下、跳高、跳远时足趾先着地,也可发生。由于第一跖骨较长,前足踢碰时常先着力,外力直接砸压亦易损及,故第一跖趾关节脱位较常见。脱位的机理多因外力迫使跖趾关节过伸,近节趾骨基底脱向跖骨头的背侧所致。趾间关节脱位的方向亦多见远节趾骨向背侧移位,若侧副韧带撕断,则可向侧方移位。

(二)诊断与鉴别诊断

1.诊断

(1)临床表现:有明显踢碰硬物、压砸外伤史,局部肿胀,疼痛较剧,患足不能触地,姆趾背伸过度、短缩,关节屈曲,第 1 跖骨头在足底突出,姆趾近节趾骨基底部在背侧突出,关节呈弹性固定。趾间关节脱位之趾缩短,前后径增大,局部肿胀、疼痛,活动时痛剧,呈弹性固定(图 3-22)。

(2)辅助检查:足部正、侧位 X 线摄片可明确诊断及了解是否合并骨折。

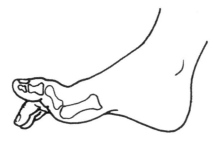

图 3-22　第 1 跖趾关节脱位

2.鉴别诊断

足部正、侧位、斜位 X 线摄片检查,与骨折鉴别。

（三）治疗

1.药物治疗

（1）内治法：早期应活血化瘀、利湿通经为主，方用活血舒肝汤加减；中后期选用补气血、补肝肾、强筋骨、通经活络的补肾壮筋汤或加味益气丸。

（2）外治法：早期可外敷活血止痛膏以消肿止痛；中期可用消肿活血汤外洗以活血舒筋；后期可用下肢损伤洗方熏洗以利关节。

2.手法整复

复位一般以手法为主。开放性脱位可在复位后对创口清创缝合。单纯脱位一般不需要麻醉或仅用局麻。

（1）跖趾关节脱位：一助手固定踝部，术者一手持踇趾或用绷带提拉踇趾用力拔伸牵引，一手握前足，先用力向背牵引，加大畸形，然后握足背的蹲指用力将脱出的趾骨基底部向远端推出，当滑到跖骨头处，在维持牵引下，将踇趾迅速跖屈，即可复位。

（2）趾间关节脱位：术者一手握踝部或前足，一手捏紧足趾远端，水平牵引拔伸即可复位。

3.固定方法

跖趾关节脱位整复后，用绷带包扎患处数圈，再以夹板或压舌板固定跖趾关节伸直位2～3周。趾间关节复位后以邻趾固定法固定。

4.手术治疗

适应证：陈旧损伤未复位者可导致爪状趾畸形及创伤性关节炎，这种情况有必要手术纠正畸形以利于负重及解除症状。跖趾关节脱位偶有闭合复位不成功者，可能是籽骨嵌入关节，应及时做开放复位术。

5.练功活动

早期即可做踝关节屈伸活动。1周后肿胀消退，可扶拐以足跟负重行走。去除外固定练习足趾关节活动，逐步练习弃拐负重行走。

（四）预防护理

固定期间可扶拐下床活动，但患肢不能负重。解除固定后，患者可穿一硬底鞋保护。

第五节　颈部筋伤

一、落枕

落枕又称失枕，多因睡眠时枕头不适或姿势不良，睡醒后出现颈背疼痛、活动受限等临床表现。

（一）病因病机

1.中医病因病机

损伤或颈背部遭受风寒侵袭，使局部肌肉气血凝滞、筋脉拘急，产生无菌性炎症，出现僵硬疼痛、功能障碍。

2.现代医学认识

睡眠时枕头过高或过低或软硬不适或颈部姿势不良,使项部肌肉长时间处于过度牵拉紧张状态,发生静力性损伤。

(二)诊断与鉴别诊断

1.诊断

(1)临床表现:

1)症状:睡眠后颈部出现僵硬疼痛,头向患侧屈曲并旋转,不能自由活动。

2)体征:患侧项部肌肉痉挛,各方向活动受限,在胸锁乳突肌、肩胛骨内上角、斜方肌及大小菱形肌部位常有压痛点,触之有条索状硬结。

(2)辅助检查:无特殊检查。

2.鉴别诊断

疾病名称	相同点	鉴别要点
颈椎病	颈部疼痛	颈椎病是因颈椎间盘的退变引起,表现为相应的神经、脊髓、血管等受压后出现的临床症状;而落枕多突然起病,多由睡眠姿势不当引起;X线或MRI等辅助检查可以进一步提供诊断依据

(三)治疗

1.理筋手法

患者正坐,术者立于背后,首先点穴:左手扶住患者额部,右手以拇、中指轮换点压阿是穴及天柱、肩井、天宗等穴;接着在胸锁乳突肌、肩胛骨内上角、斜方肌痛点筋结处,予分筋弹拨、松解粘连;再以理筋手法,顺肌肉起止方向平稳按压,以解痉通络;最后以拿捏、拍打手法,使气血流畅,通则不痛。或可加用牵引手法:患者坐在低凳上,尽量放松颈部肌肉,术者一手托住患者下颌,一手托住枕部用力向上牵引,在向上牵引的同时,摇晃头部,以理顺肌筋、活动关节;最后将头部稳妥缓慢向左右、前后摆动旋转 2～3 次,再慢慢放松提拉(图 3-23)。此手法可重复3～5 次。

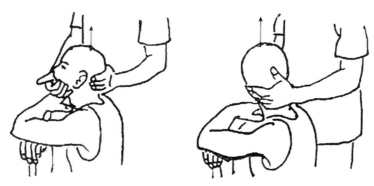

图 3-23 落枕牵引手法

2.药物治疗

(1)内服药:宜舒筋活络、疏风祛寒,可用葛根汤、羌活胜湿汤等。

(2)外用药:宜舒筋活血,可用跌打万花油、茴香酒搽局部。

3.针灸治疗

可选用风池、大椎、肩井、天宗、风门、外关、阿是等穴,针患侧,用泻法,留针 15～20 分钟。可配合艾灸、拔火罐等。

4.功能锻炼

可进行头颈的屈伸、旋转等动作,以舒筋活络。

(四)预防护理

睡觉时应选择合适的枕头,避免睡眠时姿势不良,并注意颈部保暖。若患者反复出现落枕现象,应警惕颈椎病先兆的可能。

二、颈椎病

颈椎病主要是指颈椎与椎间盘发生退行性改变,刺激或压迫颈部神经、脊髓、血管而产生的一系列临床症状和体征的综合征。颈椎病是一种常见病,随着人类寿命的延长和生活节奏的加快,颈椎病的发病率呈上升趋势。过去认为颈椎病是中老年人的常见病、多发病,现在一些年轻人中间,颈椎病的发病率也在不断增加,这可能与人们工作环境的改变和生活节奏增快有关,如长期伏案工作及劳逸失度、精神压力加重等多种因素的影响。

(一)病因病机

本病通常多见于 40 岁以上的中老年人。颈椎及椎间盘纤维环逐渐发生退变、老化,由于椎间盘组织的退变和厚度变薄,使相邻两椎体之间的间隙变窄,相对活动度减少和活动应力的增加,容易产生骨质增生,甚至形成骨赘,即骨刺;另一方面,颈椎体积相对较小,支撑和平衡着头颅,颈项部是活动频繁、活动方向多、范围较大的部位,易发生劳损和外伤。多种因素的复合影响引起椎间盘萎缩变性,弹力减小,向四周膨出,椎间隙变窄,椎体前后缘与钩椎关节增生,小关节发生位移,椎间孔狭窄,黄韧带肥厚、变性,项韧带钙化和颈椎生理曲度发生变化等一系列改变。特别是增生的骨赘引起周围膨出的椎间盘、后纵韧带、关节囊反应性充血、肿胀、纤维化、钙化等,共同形成混合性突出物。当这一混合物直接影响到颈部神经根、脊髓、血管时,即可发生一系列相关症状和临床体征。第 5～6 颈椎及第 6～7 颈椎之间关节活动度较大,因而发病率较其余颈椎关节为高。颈椎病的发病率与职业有一定的相关性,如长期从事伏案或低头位工作的会计、裁缝、教师以及电脑操作员等。

颈椎病症状表现比较复杂,因而分型多样,一般可分为颈型、神经根型、脊髓型、椎动脉型和交感神经型。有时出现两型或以上的症状,可以称为混合型颈椎病。

(二)诊断要点

1.颈型颈椎病

颈部常有不适感及活动受限,隐痛酸胀、肌肉痉挛,伴有肩部酸胀疼痛,背部肌肉发紧、有广泛痛点,按压时明显;劳累和受寒、姿势不正等因素可使症状加剧;颈部肌肉僵硬、转动颈部有韧带"弹响"声。常在疲劳后感觉半侧头部或者整个头部发紧,头痛,休息后又好转。经常发生落枕时,应考虑颈型颈椎病的可能。

临床检查:检查时可发现颈部活动正常或轻度受限,在颈椎棘突两侧的肌肉痉挛有压痛,有时可见棘上韧带压痛及棘突偏突歪斜,棘突间距增大;压头试验和上臂牵拉试验大多阴性,上下肢肌腱反射正常,无病理反射。

影像学检查:X线片上可见颈椎生理弧度消失而变直,颈椎反关节呈"双边""双突"征,钩椎关节间隙不对称等改变,少数患者有骨质增生及项韧带骨化等表现,但也有患者没有X线片改变或仅有颈椎生理曲线的改变。

2.神经根型颈椎病

多数无明显外伤史。早期症状为颈痛和颈部发僵,疼痛和麻木沿着受压神经根的走向和支配区放射,活动头颈部可以引起颈、肩、臂部痛或呈上肢放射痛,常伴手指麻木感,晚间痛重。有时症状的出现与缓解和患者颈部的位置和姿势有明显关系;患侧上肢感觉沉重、握力减退,有时出现持物坠落;部分患者可有头晕、耳鸣、耳痛等症状。

临床检查:颈枕部或颈肩部疼痛或麻木,呈持续性或阵发性并向上肢及手指放射。可以伴有针刺样或过电样串麻感,当颈部活动或咳嗽、打喷嚏或用力稍大时疼痛及串麻感可加重;同时也可以有上肢肌肉萎缩、酸痛无力、动作不灵活等现象。颈部僵直,生理前凸消失,颈部活动受限。若为中指、食指痛觉减退,表明病变部位在第6~7颈椎间隙,是第7颈神经根受压;若病变部位在第4~5颈椎间隙,刺激或压迫第5颈神经根,痛觉障碍直到手腕,而不到手指。臂丛神经牵拉试验与椎间孔压缩试验均为阳性。

影像学检查:X线侧位片可见颈椎生理前凸减小或消失,椎间隙狭窄,椎体后缘骨质增生等,正位片上有时可见钩椎关节增生,双侧斜位片上则可见椎间孔狭窄、变形及关节突增生等征象;侧位片上可见到项韧带骨化影,此征象提示有水平椎间盘的病损。一般认为,项韧带骨化是在椎间盘变性造成节段间不稳定的情况下,项韧带受到牵拉损伤后局部出血,以后血肿机化、骨化所致。CT与MRI可更清晰显示椎间盘突出及后纵韧带或黄韧带肥厚、骨化等。在通常情况下,X线平片上所显示的征象已能帮助诊断,CT与MRI一般不作为常规检查项目。

神经根型颈椎病应与胸廓出口综合征、腕管综合征、颈肩部肌肉筋膜炎等疾病相鉴别。

3.脊髓型颈椎病

多发生于40岁以上的患者。是由于颈椎椎体退化及相邻软组织退变,导致脊髓受压或脊髓缺血,继而出现脊髓的功能障碍,表现为早期双侧或单侧下肢麻木、疼痛、僵硬、无力、颤抖,行走困难或走路时有踩棉花的感觉等。双侧上肢发麻,握力减弱,容易失落物品。上述症状加重时,可有便秘、排尿困难与尿潴留或尿失禁症状或卧床不起。

临床检查:颈部活动受限不明显,初期症状为肢体或躯干麻木、无力及上运动神经元损害体征。症状反复,同时呈进行性加重。有表现为单纯下肢感觉障碍者,如双足感觉异常、双下肢麻木、运动障碍者,即受压脊髓节段以下感觉障碍、肌张力增高、反射亢进、锥体束征阳性。

影像学检查:X线侧位片可见颈椎生理前凸减小或消失,椎间隙狭窄,椎体后缘骨质增生、椎间孔变小等。CT与MRI在脊髓型颈椎病诊断及鉴别诊断有重要意义。对于脊髓受压,CT有助于分辨是单纯椎间盘突出压迫脊髓,还是突出物与椎体后缘骨赘混合压迫。MRI可以克服CT扫描视野局限和范围小的不足,能够直接显示出脊髓的全貌及受压情况,并能从矢状面和轴面上显示早期椎间盘变性的表现和晚期脊髓全长变性的病理征象,如变性、萎缩、坏死和空洞形成等。

脊髓型颈椎病应与肌萎缩型脊髓侧索硬化症、脊髓空洞症等疾病相鉴别。

4.椎动脉型颈椎病

是由各种机械性与动力性因素致使椎动脉遭受刺激或压迫,以致血管狭窄、折曲而造成以椎-基底动脉供血不全。主要表现有头痛,多位于枕部、枕顶部或颞部,呈跳痛、灼痛或胀痛,发作时,患者感到头重脚轻,站立不稳,好像自身和周围景物都沿着一定方向旋转,甚至猝倒。突然转头或反复左右转头时发生眩晕或眩晕加重,严重者可发生晕厥或昏迷。有的患者只能向一侧转头,向对侧转动就易导致发作,再转向对侧则又可使症状减轻。

影像学检查:颈椎X线正侧斜位片显示,患椎可有椎节不稳或旋转性移位。排除骨折、脱位、结核、肿瘤等疾病。

椎动脉型颈椎病应排除眼源性眩晕、内耳疾患及脑部肿瘤等疾病。

5.交感神经型颈椎病

主要症状有眩晕、头痛或偏头痛、枕部痛,睡眠欠佳、记忆力减退,偶有因头晕而跌倒者;常伴有有眼胀、干涩或多泪、视力变化、视物不清;或有耳鸣、耳堵、听力下降;鼻塞、咽部异物感、口干、声带疲劳等,味觉改变等;心血管方面见有心悸、胸闷、心率变化、心律失常、血压变化等。

以上症状往往与颈部活动有明显关系,坐位或站立时加重,卧位时减轻或消失。

临床检查:颈部活动多正常、颈椎棘突间或椎旁小关节周围的软组织压痛。

X线检查:显示颈椎增生退变或有椎节失稳。

交感神经型颈椎病应与神经官能症、心血管方面疾病相鉴别。

6.混合型颈椎病

是指临床上出现两型或两型以上症状和体征的颈椎病。大多是由于颈椎软组织病变累及颈脊神经根、脊髓颈段、椎动脉或颈交感神经节等结构,且不仅累及一种组织结构,往往可能同时刺激或压迫几种组织结构,椎间盘退变后,椎间隙变窄,椎间孔变小,神经根受压,寰椎神经亦受压,椎动脉纤曲变形,同时椎体不稳而滑移,黄韧带折叠突入椎管,均使椎管管径变小、脊髓受压。钩椎关节增生,可以同时或先后压迫刺激脊髓、脊神经根、椎动脉、交感神经等一种或多种结构,使临床症状多样化、复杂化,且各组织受累可同时出现,更多的是先后发生,故临床上早期表现为单一型,而后期演变成混合型。因此,混合型颈椎病更为常见。

（三）治疗

以手法治疗为主,配合药物、牵引、练功等治疗方法。

1.手法治疗

手法治疗颈椎病具有舒筋通络、活血散瘀、消肿止痛、滑利关节、整复错缝等作用。患者正坐,术者站在背后施按揉法于风府、肩中俞、肩外俞、天宗穴,使颈肩部痉挛的肌肉得以放松。再用擦法于颈肩部,以斜方肌为重点。施拿法于风池、风府、肩井部以舒筋通络,进一步缓解痉挛的肌肉,使颈肩部僵硬痉挛的肌肉逐渐趋于柔软。一手虎口托住患者后枕部,一手以肘部托住其下颌,手掌环抱其头部向上牵引,利用患者的体重对抗,使椎间隙增宽,椎间孔扩大。术者以一手扶住头顶,一手托住患者下颌作抱球势,徐徐摇动颈椎,待患者肌肉放松后,旋至接近限度时,再做颈椎拔伸位旋转扳法5°～10°,往往可听到弹响声。手法须始终保持头部上提力量的前提下进行旋扳。本法能滑利关节,整复错缝,旋扳法可拉开椎间隙,旋扳动作可纠正后关节错缝,增加颈椎的活动范围,同时能改变骨赘和神经根的相对位置,以减少刺激和压迫,从而缓解和消除临床症状。对神经根型的颈椎病效果较为明显,对椎动脉型和交感神经型也有一定的疗效。对脊髓型颈椎病,旋扳手法应慎用。

2.药物治疗

根据辨证施治的理论,多采用散风祛湿、活血化瘀、舒筋止痛等法,对减轻疼痛、麻木、头晕等症状有一定疗效。常用的成药有木瓜丸、风湿痹痛片、换骨丹、养血荣筋丸、豨桐丸、颈复康颗粒等;常用的方剂有四物止痛汤、独活寄生汤、桃红四物汤、骨刺汤、伸筋活血汤、蠲痛丸等;常用的现代中药注射制剂有丹红注射液、血栓通注射液,以及周围神经营养药物等。

3.牵引治疗

一般采用坐位枕颌带牵引。颈部向前倾 10°～30°,患者要充分放松颈部、肩部以及全身肌肉。牵引时应该让患者感到舒适,如果不适,应该立即调整。牵引的重量因人而异,一般为患者体重的 1/10～1/5,为 6～8kg,先从小重量开始,让患者逐渐适应。每次牵引临近结束时,患者颈部应该有明显的牵伸感觉,如果牵伸感觉不明显,重量应该酌情增加。每次牵引持续时间以 20～30 分钟为宜,牵引重量较大则持续时间较短,每天牵引 1～2 次,10～20 天为 1 个疗程直至症状基本消失。如果坐位牵引疗效不显著,可以采用卧位牵引。卧位牵引重量一般为8～12kg。

4.练功活动

以两脚分开站立,距离与肩同宽做准备姿势。分别做往后观瞧、前伸探海、回头望月、缩颈耸肩等动作进行锻炼。上述各式应反复进行 10～20 次,每日两三次。此外,还可以太极拳、广播操、健美操等形式进行全身锻炼。

(四)预防与调护

养成合理用枕习惯,合适的枕头高度按颈部长短决定。枕头应是柔软的圆枕,以体现颈椎正常生理弯曲的舒适为度;不要躺着看书,睡觉时不要长时间将双手放在头上方,以免影响上肢的血液循环;注意颈部保暖,避免局部受冷或受潮湿;常做颈部保健体操,特别是长期低头工作的人群;避免颈部急剧和过度的运动,如捡东西时应尽可能采取下蹲位,避免直腿弯腰低头位置;增强颈部肌肉对疲劳的耐受能力,改善颈椎的稳定性,防止反复发作,经常做颈部各方向的放松性运动,坚持体育锻炼,以增强体质。

第六节 腰部筋伤

一、腰肌劳损

腰肌劳损是指腰部肌肉、筋膜、韧带等软组织的慢性损伤,是引起慢性腰痛的常见疾病之一。多见于青壮年,常与从事职业和劳动姿势有一定的关系。

（一）病因病机

1.中医病因病机

中医认为,平素体虚、肾气虚弱为内因,劳逸不当及风寒湿邪为外因,筋脉不和,肌肉筋膜拘挛,经络闭阻,气血运行不畅而致慢性腰痛。

2.现代医学认识

腰肌劳损为慢性积累性损伤,主要由于腰部肌肉过度疲劳,如长期弯腰、久坐等,出现慢性腰痛。或急性损伤后未得到及时正确的治疗或治疗不彻底或反复多次损伤,使受伤的肌、筋膜不能完全修复。腰椎有先天畸形和解剖缺陷,如隐形骶椎裂,腰椎滑脱等使腰部肌肉失去附着点,引起腰背部肌力失去平衡,也可造成腰部肌肉筋膜的劳损。

（二）诊断与鉴别诊断

1.诊断

（1）临床表现:

1）症状:长期反复发作的腰背部疼痛,疼痛性质为钝痛或胀痛,休息后或经常改变体位姿势可使疼痛减轻,劳累后加重,不能久坐及弯腰。腰部疼痛常与天气变化有关,阴雨天或感受风寒疼痛加重。

2）体征:腰背部压痛,压痛点常在骶髂后部、腰椎横突部。神经系统检查多无异常,直腿抬高试验阴性。

（2）辅助检查:影像学检查多无异常发现,少数患者在腰骶椎可有先天性变异或轻度骨质增生,腰椎的生理曲度变直。

2.鉴别诊断

疾病名称	相同点	鉴别要点
腰椎间盘突出症	腰部疼痛	腰椎间盘突出症一般伴有典型的腰腿痛,并伴有下肢放射痛,直腿抬高阳性,部分患者伴有腱反射异常和皮肤感觉障碍等神经根受压表现

（三）治疗

1.理筋手法

患者取俯卧位,医者先用柔和的掌根沿着两侧足太阳膀胱经自上而下按压5～6遍,放松痉挛的腰肌;再用双手拇指弹拨痉挛的肌索,并用手法揉、按、滚竖脊肌、腰骶部,点压肾俞、腰阳关;接着嘱患者侧位,实施适当的斜扳力量,最后双手拍打腰骶部放松肌肉。

2.药物治疗

（1）内服药:急性期治宜活血化瘀,行气止痛,可用活血止痛汤或和营止痛汤,中成药可选用七厘散、跌打丸、腰疼丸等;后期治宜补益肝肾,强壮筋骨,可选用补肾活血汤、补肾壮筋汤等。

（2）外用药:外搽万红油或外敷伤科膏药、狗皮膏药等。

3.封闭疗法

选用注射醋酸泼尼松或醋酸氢化可的松 12.5～25mL 加利多卡因 2mL 痛点封闭。

4.针灸

常选委中、昆仑、阿是穴、腰阳关、三阴交等穴,并配合火罐、艾灸等效果更佳。

5.理疗

可采用超短波、中药离子导入、红外线等。

（四）预防护理

在日常生活和工作中，注意保持姿势正确，并经常变换体位，勿使过度疲劳。宜睡硬板床，同时配合牵引及其他治疗，如湿热敷、熏洗等。平素加强腰背肌肉锻炼，如仰卧位的"三点""五点"拱桥式、俯卧位的飞燕式，并注意局部保暖。

二、急性腰部扭伤

急性腰部扭伤是指腰部肌肉、筋膜、韧带、椎间关节、骶髂关节急性损伤，而引起腰部疼痛及活动受限的一种病症，俗称"闪腰岔气"。临床以青壮年或体力劳动者多见，男性多于女性。

（一）病因病机

1.中医病因病机

急性腰扭伤属中医学的"闪腰""瘀血腰痛"等范畴，局部气血阻滞，经络不通，不通则痛。

2.现代医学认识

急性腰肌筋膜扭伤多由腰部突然闪扭所致，所受暴力主要为间接暴力，如弯腰提取重物过猛、劳动时配合不当、走路时失足滑倒等，受伤组织以腰部肌群及筋膜为主。急性腰椎关节突关节扭伤是因腰椎间关节周围的韧带、关节囊及滑膜的扭伤或撕裂或滑膜嵌顿于关节突关节内而发生的一种损伤。

（二）诊断与鉴别诊断

1.诊断

（1）临床表现：

1）症状：腰骶部刺痛、肿痛或牵掣样痛，疼痛剧烈，活动困难。活动、咳嗽、打喷嚏甚至深呼吸时疼痛加重。强迫体位，常以双手扶腰。多数患者有腰部肌肉痉挛，腰椎生理前凸变直。

2）体征：腰椎各个方向活动受限，在腰肌、棘突旁、棘间等有明确压痛点，有时可扪及棘突的偏歪。根据压痛部位的不同可初步诊断为急性腰肌筋膜扭伤或急性腰椎关节突关节扭伤。

（2）辅助检查：X线有时可显示前后关节排列方向不对称，生理前凸减少或消失，也可出现侧弯，不伴有其他改变。

2.鉴别诊断

疾病名称	相同点	鉴别要点
腰椎间盘突出症	腰痛，活动受限	本病多有明显外伤史，疼痛集中腰部，活动受限明显，很少向下肢进行放射；腰椎间盘突出症一般伴有典型的腰腿痛，并伴有下肢放射痛，直腿抬高阳性，部分患者伴有腱反射异常和皮肤感觉障碍等神经根受压表现

（三）治疗

1.理筋疗法

常用手法有揉、揉竖脊肌、腰骶部，弹拨竖脊肌，后伸扳、斜扳腰部。

2.药物治疗

(1)内服药:急性期治宜活血化瘀,行气止痛,可用活血止痛汤或和营止痛汤,中成药可选用七厘散、跌打丸、腰疼丸等;后期治宜补益肝肾,强壮筋骨,可选用补肾活血汤、补肾壮筋汤等。

(2)外用药:可用消瘀止痛的膏药,如狗皮膏、伤湿止痛膏外贴于患处,或外搽正红花油、万花油、独活止痛搽剂等。

3.封闭疗法

选用注射醋酸泼尼松或醋酸氢化可的松25mL加利多卡因2mL局部痛点封闭。

4.针刺

取腰痛穴、阿是穴、后溪、委中等局部或循经取穴,强刺激手法。

5.理疗

可选用红外线、超短波、磁疗等。

(四)预防护理

损伤早期宜卧床休息,可配戴腰围子增强腰部肌力,不宜锻炼,应卧硬板床休息,注意腰部保暖,有利于损伤组织修复。病情缓解后逐步加强腰部肌肉锻炼,以防复发。本病以预防为主,劳动或运动前做好充分准备,避免腰部猛用力。

三、第三腰椎横突综合征

第三腰椎横突综合征是以第三腰椎横突明显压痛为特征的慢性腰痛,临床又称"腰三横突周围炎"或"腰三横突滑囊炎"。本病多见于青壮年,男性多于女性,大多数患者有扭伤史,多见于长期从事弯腰工作的人。

(一)病因病机

多因急性腰部损伤未及时处理或长期慢性劳损所致筋膜损伤,气滞血瘀,经络痹阻,不通则痛。风寒湿邪侵袭可诱发或加重局部疼痛。

第3腰椎两侧的横突最长,是腰肌和腰方肌的起点,并有腹横肌、背阔肌的深部筋膜附着其上。第3腰椎为5个腰椎的活动中心,其活动度较大,易使肌肉附着处发生撕裂性损伤。

急性损伤或慢性劳损使局部发生炎性肿胀、充血、渗出等病理变化,而引起横突周围瘢痕粘连,筋膜增厚,肌腱挛缩,以及骨膜、纤维组织、纤维软骨增生等病理改变。臀上皮神经发自第1~3腰椎脊神经后支的外侧支,穿横突间隙向后,再经过附着于第1~4腰椎横突的腰背筋膜深层,分布于臀部及大腿后侧皮肤。故第3腰椎横突处周围组织损伤可刺激该神经纤维,日久神经纤维可发生变性,导致臀部及腿部疼痛。

(二)诊断要点

有腰部扭伤史或慢性劳损史。多表现为腰部疼痛及同侧肌紧张或痉挛,腰部及臀部弥散性疼痛,有时可向大腿后侧乃至腘窝处放射,竖脊肌外缘第3腰椎横突尖端处(有的可在第2腰椎或第4腰椎横突尖端处)有明显压痛,压迫该处可引起同侧下肢反射痛,但反射痛的范围多不过膝。腰部活动时或活动后疼痛加重,晨起或弯腰时疼痛加重,但与咳嗽、打喷嚏时腹压增高无关。部分患者可出现直腿抬高不同程度受限,但踝背伸试验多为阴性。患者可能有代偿性脊柱侧弯或腰椎生理弧度变直。

X线检查可见一侧或双侧第3腰椎横突过长。

第3腰椎横突综合征应注意与腰椎间盘突出症、急性腰骶关节扭伤及臀上皮神经损伤等相鉴别,压痛点的部位具有鉴别诊断意义。

(三)治疗

1.手法治疗

患者俯卧位,术者在脊柱两侧的竖脊肌、臀部及大腿后侧,以按、揉、推、㨰手法理筋,并按揉腰腿部的膀胱经腧穴,理顺腰、臀、腿部肌肉,解除痉挛,缓解疼痛。再以拇指及中指分别挤压、弹拨、按揉第3腰椎横突尖端两侧,剥离粘连,活血散瘀,消肿止痛。

2.药物治疗

药物治疗分内外用药。根据辨证论治的原则,内服药依据常见的肾阳虚者治宜温补肾阳,方用补肾活血汤;肾阴虚者治宜滋补肾阴,方用知柏地黄丸或大补阴丸加减;瘀滞型治宜活血化瘀、行气止痛,方用地龙散加杜仲、续断、桑寄生、狗脊之类;寒湿型治宜宣痹温经通络,方用独活寄生汤或羌活胜湿汤;外用药可局部外敷狗皮膏、南星止痛膏等。亦可配合中药热熨或熏洗。

3.针灸治疗

多取阿是穴针刺治疗,深度至横突骨膜为宜,强刺激泻法,可留针10～20分钟。每日1次,10次为1个疗程。

4.水针疗法

局部封闭可用曲安奈德2mL或倍他米松1mL加1%利多卡因溶液2mL行第3腰椎横突痛点封闭,要求定点准确。每周1次,可连续2～3次,效果良好。

5.小针刀治疗

在局部麻醉下,用小针刀直接刺入达第3腰椎横突尖部,在其周围进行剥离松解,要求穿刺部位准确,掌握适宜深度,以免伤及血管、神经。

6.物理治疗

中药离子导入是药电结合的特色疗法,对第3腰椎横突综合征的治疗有较好的效果。其他如红外线、频谱照射、超短波等理疗方法也可选择应用。

7.练功活动

患者身体直立,两足分开,与肩同宽,两手叉腰,两手拇指向后挺压第3腰椎横突,进行揉按。然后旋转、后伸和前屈腰部,以利于舒筋活络、放松腰肌、解除粘连、消除炎症。

8.手术治疗

大多数患者通过以上综合治疗可使症状获得缓解或治愈。症状严重、反复发作、久治不愈、影响工作者可考虑手术治疗。一般行第3腰椎横突剥离或切除术。

(四)预防与调护

平时要经常锻炼腰背肌,要注意腰部的保暖,勿受风寒。疼痛明显时应卧硬板床休息,起床活动时可用腰围保护,以减轻疼痛、缓解肌肉痉挛。

四、腰椎间盘突出症

腰椎间盘突出症是指由于某些原因造成腰椎纤维环破裂,髓核突出,压迫或刺激神经根或硬膜囊产生的以腰痛及下肢放射痛为主要症状的病症。本病是临床上常见的腰腿痛疾患,多见于 20~50 岁的青壮年。近年来中老年人的发病率呈逐步上升趋势,男性多于女性,多发生在第 4~5 腰椎、第 5 腰椎~第 1 骶椎椎间隙。

(一)病因病机

椎间盘是连接各椎体的主要结构,又是脊柱活动的枢纽,位于相邻两个椎体之间,由纤维环、髓核和软骨板三部分组成,有增加椎间隙、稳定脊柱、缓冲震荡等作用。随着年龄的增长以及不断受到挤压、牵引和扭转等外力作用,使椎间盘逐渐发生退化,髓核含水量逐渐减少,而失去弹性,继之使椎间隙变窄,周围韧带松弛或产生裂隙,这是造成腰椎间盘突出症的内因。在外力作用下,如弯腰提取重物时,椎间盘后部应力增加,容易发生纤维环破裂和髓核向后外侧突出。少数患者腰部着凉后,引起肌肉张力增高,导致椎间盘内压增高,而促使已有退行性变的椎间盘突出。椎间盘突出症之所以易于发生于腰部,是由于腰椎的负重量及活动度较胸椎为大,尤以第 4 与第 5 腰椎及第 5 腰椎与第 1 骶椎之间,故最易发病。突向椎管内的髓核或纤维环裂片若未压迫神经根时,只有后纵韧带受刺激,而以腰痛为主。若突破后纵韧带而压迫神经根时,则以下肢痛为主。

本病多数患者可因腰扭伤或劳累而发病,少数既无明显外伤史亦无劳累而发病,多为纤维环过于薄弱所致。椎间盘退变是本病发生的基本要素,在此基础上受到其他诱因,如外伤、慢性劳损以及感受寒湿等因素的作用,使纤维环在薄弱的部位发生破裂,髓核由破裂处突(脱)出,突(脱)出的髓核和碎裂的纤维环组织进入椎管,压迫脊髓圆锥、脊神经根或马尾神经,引起坐骨神经痛或股神经痛。

腰椎间盘突出后产生症状的机理主要有三种:机械压迫学说、化学性神经根炎学说、自身免疫学说。

中医学将腰椎间盘突出症归属于"腰痛"或"痹证"的范畴。病证具有本虚标实的临床特点。引起腰痛的原因有风、寒、湿、热、闪挫、瘀血、气滞、痰饮等,而其根本在于肾虚。因此,本病的病因病机在于肝肾不足,筋骨不健,复受扭挫,骨节错落;或风寒湿邪侵袭,经络痹阻,气滞血瘀,不通则痛。病延日久,则气血已虚,肝肾益亏,瘀滞凝结,而反复发作,缠绵难已。

(二)诊断要点

大多数患者具有"腰痛加腿痛,压痛放射痛"。一般情况下结合病史、依据临床主要症状与体征,可以初步考虑腰椎间盘突出症的可能,再配合 X 线片、CT 或 MRI、肌电图、脊髓造影所见做出诊断,突出的间隙也易于定位诊断。

1.主要症状

腰痛和下肢坐骨神经放射痛。腰腿疼痛可因咳嗽、打喷嚏、用力排便等腹腔内压升高时加剧,步行、弯腰、伸膝起坐等牵拉神经根的动作也使疼痛加剧,腰前屈活动受限,屈髋屈膝、卧床休息可使疼痛减轻。病程较长者,其下肢感觉麻木、冷感、无力。中央型突出造成马尾神经压迫症状为会阴部麻木、刺痛、二便功能障碍,阳痿或双下肢不全瘫痪。

2.主要体征

(1)腰部畸形:腰肌紧张、痉挛,腰椎生理前凸减少或消失,甚至出现后凸畸形。有不同程度的脊柱侧弯,突出物压迫神经根内下方时(腋下型),脊柱向患侧弯曲,突出物压迫神经根外上方(肩上型),则脊柱向健侧弯曲。

(2)腰部压痛和叩击痛:突出的椎间隙棘突旁有压痛和叩击痛,并沿患侧的大腿后侧向下放射至小腿外侧、足跟部或足背外侧,并沿坐骨神经走行有压痛。

(3)腰部活动受限:急性发作期腰部活动可完全受限,绝大多数患者腰部伸屈和左右侧弯功能活动呈不对称性受限。

(4)皮肤感觉障碍:受累神经根所支配区域的皮肤感觉异常,早期多为皮肤过敏,渐而出现麻木、刺痛及感觉减退。第3~4腰椎椎间盘突出,压迫第4腰椎神经根,引起小腿前内侧皮肤感觉异常;第4~5腰椎椎间盘突出,压迫第5腰椎神经根,引起小腿前外侧、足背前内侧和足底皮肤感觉异常;第5腰椎—第1骶椎椎间盘突出,压迫第1骶椎神经根,引起小腿后外侧、足背外侧皮肤感觉异常;中央型突出则表现为马鞍区麻木,膀胱、肛门括约肌功能障碍。

(5)肌力减退或肌萎缩:受压神经根所支配的肌肉可出现肌力减退,肌萎缩。第4腰椎神经根受压,引起股四头肌(股神经支配)肌力减退、肌肉萎缩;第5腰椎神经根受压,引起拇伸肌肌力减退;第1骶椎神经根受压,引起踝跖屈和立位单腿翘足跟力减弱。

(6)腱反射减弱或消失:第4腰椎神经根受压,引起膝反射减弱或消失;第1骶椎神经根受压,引起跟腱反射减弱或消失。

(7)神经紧张试验:

1)直腿抬高试验阳性,加强试验阳性。

2)屈颈试验阳性,即头颈部被动前屈,使硬脊膜囊向头侧移动,牵张作用使神经根受压加剧而引起受累的神经痛。

3)仰卧挺腹试验与颈静脉压迫试验阳性,即压迫患者的颈内静脉,使其脑脊液回流暂时受阻,硬脊膜膨胀,神经根与突出的椎间盘产生挤压,而引起腰腿痛。

4)股神经牵拉试验阳性,为上腰椎间盘突出的体征。

3.辅助检查

(1)X线检查:正位片可显示腰椎侧凸,椎间隙变窄或左右不等,患侧间隙较宽。侧位片显示腰椎前凸消失,甚至反张后凸,椎间隙前后等宽或前窄后宽,椎体可见施莫尔结节等改变或有椎体缘唇样增生等退行性改变。腰椎X线片除了可为腰椎间盘突出症的诊断提供间接依据外,还可据此排除或与腰椎疾患相关的疾病进行鉴别诊断,如结核、原发肿瘤、转移癌、腰椎滑脱等。

(2)脊髓造影检查:造影检查对腰椎间盘突出症的诊断符合率较高。能显示椎间盘突出的具体情况,可观察蛛网膜下隙充盈情况,较准确地反映硬脊膜受压程度和受压部位以及椎间盘突出部位和程度、可描绘硬脊膜外腔轮廓和神经根的走向,反映神经根受压的状况。因为碘油遗留在蛛网膜内或多或少要引起一些症状,有一定的副作用,故脊髓的碘油造影不宜对所有患者普查,只有对不典型的坐骨神经痛或定位诊断较困难、比较明确属于椎管内病变者进行脊髓造影。

（3）CT 或 MRI：CT 可直接显示椎间盘突出物的位置、大小、形状及其与周围结构的关系，可显示硬膜囊和（或）神经根受压变形、移位、消失的压迫征象，还可显示黄韧带肥厚、椎体后缘骨赘、小关节突增生、中央椎管及侧隐窝狭窄等伴发征象。MRI 对软组织的分辨率较 CT 高，能清楚地显示椎间盘退变、突出状态和椎管内硬膜囊神经根受压状态，对腰椎间盘突出症的诊断价值较大。

（4）肌电图检查：对诊断有重要参考价值。根据异常肌电图的分布范围可以判定受累神经根的节段及其对所支配肌群影响的程度。

（三）治疗

治疗应以非手术治疗为首选方法。主要适用于初次发作，病程短的患者；或症状、体征较轻者。非手术治疗包括手法、卧床休息、骨盆牵引、推拿手法、针灸疗法、封闭疗法、中西药物以及功能锻炼等。同时，强调积极的功能锻炼，以增强脊柱的稳定性，减少各种后遗症的发生。10%～20%的患者需手术治疗。

1.手法治疗

手法治疗本病并非将退变突出的椎间盘完全复位，而是改变和调整突出的椎间盘组织与受压神经根的相对位置关系，减轻对神经根的压迫，松解粘连，消除神经根的炎症反应，从而使突出的髓核趋于"无害化"，达到治愈和缓解症状的治疗目的。常用的推拿手法有：

（1）循经按揉法：取俯卧位，术者先以㨆法沿脊柱两侧自上而下数次放松骶棘肌，力度适中，侧重腰部肌肉的放松；继以大鱼际或掌根循两侧足太阳膀胱经反复按揉 3 次；再以双手叠掌，掌根自胸腰椎督脉经向下逐次移动按压，以患者能耐受为度。

（2）穴位点压法：以两手拇指指腹对应，在第 3 腰椎横突上及秩边、环跳、殷门、承山等穴按压，至患者感觉酸胀时止，再以掌根轻柔按摩。

（3）脊柱斜扳法：取侧卧位，术者面向患者，术者一手按肩后部，一手按髂前上棘，两手同时做相反方向斜扳。通常可听到一清脆的弹响声。

（4）拔伸按腰法：取俯卧位，嘱患者双手上举拉住床头边，一助手双手握患者双踝做拔伸牵引，术者叠掌按压突出部位棘突，在助手持续拔伸牵引下骤然向上抖动时用力下压掌根，配合默契，动作协调。

（5）屈膝屈髋法：患者仰卧位屈膝屈髋，术者两手扶患者双膝关节做正、反方向环转后用力下按，尽量使膝关节贴近胸壁，然后将患肢由屈膝屈髋位拉向伸直位，反复 3 次。

（6）俯卧扳腿法：患者俯卧位，术者一手按压突出部位棘突，一手托住患者对侧膝部，使下肢尽量后伸，双手同时协调用力，左右各 1 次。

（7）直腿抬高法：患者仰卧位，嘱尽量抬高患侧下肢，术者以一手握小腿远端，另一手足前部，使踝关节内、外旋位背屈各 1 次。

（8）坐位旋转法：患者取坐位，下肢相对固定，术者一手拇指按压突出部位偏歪棘突旁，一手穿偏歪一侧的腋下按颈后部，双手相对用力，使脊柱做顺时针或逆时针方向旋转。

上述手法可根据病情需要及患者的具体情况有针对性地选用。对中央型突出者；或骨质增生明显、突出物有钙化者；或骨质疏松者；病程长、反复发作以及已经多次推拿治疗效果欠佳者,不宜采用以上手法治疗。

2.药物治疗

药物治疗是临床常用方法之一。在辨证论治原则指导下,初期可选用活血化瘀、祛风通络、温经利湿的方药;后期症状缓解后宜补益肝肾,宣痹活络。中药注射制剂可选用丹红注射液、血栓通等。中成药可用腰痹通、益肾蠲痹丸、大活络丹等。

3.针灸治疗

侧重于循经取穴与局部取穴为主,亦可取患椎旁华佗夹脊穴(棘突下旁开 0.5 寸)。常用穴位有腰阳关、肾俞、腰夹脊、八髎、环跳、承扶、殷门、风市、阳陵泉、委中、承山、昆仑、悬钟等。

4.水针疗法

具有活血止痛、营养保护神经的作用。常用方法有痛点封闭、硬膜外封闭、神经根注射、骶管阻滞等。

5.牵引治疗

主要采用骨盆牵引法,适用于初次发作或反复发作的急性期患者。

6.练功活动

腰腿痛症状减轻后,应积极进行腰背肌的功能锻炼,可采用飞燕点水、五点支撑练功,经常后伸、旋转腰部,做直腿抬高或压腿等动作,以增强腰腿部肌力,有利于腰椎的平衡稳定。

7.手术治疗

对于病程超过半年以上,反复发作,经 2～3 个月系统保守治疗无效者;或急性髓核突出、虽初次发作但症状较重、出现马鞍区麻木等神经受压症状并影响生活或工作者可选择手术治疗,解除突出的髓核对受压的硬膜囊或神经根的刺激,从而解除腰腿痛等临床症状。

(四)预防与调护

本病应以非手术治疗方法为主,80％～90％的患者经过系统的综合治疗可以获得临床满意疗效,预后良好。10％～20％的病例需行外科手术治疗。为巩固疗效,防止复发,减少各种后遗症,无论手术治疗还是非手术治疗均强调积极合理的功能锻炼,以减少瘢痕组织粘连,预防肌肉萎缩,恢复肌肉张力,维护脊柱的稳定性,防止椎间盘组织再突出。

合理的功能锻炼可以增强腰背肌和脊柱稳定性。久坐、久站时可佩戴腰围保护腰部,避免腰部过度屈曲或劳累或受风寒。弯腰搬物姿势要正确,避免腰部扭伤。

五、腰椎椎管狭窄症

凡造成腰椎椎管、神经根管或椎间孔变形或狭窄,而引起马尾神经或神经根受压出现腰腿痛、间歇性跛行临床症状者,称为腰椎椎管狭窄症。本病属于中医"腰腿痛"的范畴。

(一)病因病机

1.中医病因病机

内因是先天肾气不足,后天肾气虚弱、劳役伤肾等;外因是反复外伤、慢性劳损和风寒湿邪侵袭。主要病机是肾虚不固,邪阻经络,气滞血瘀,荣卫不和,以致腰腿筋脉痹阻而发生疼痛。

2.现代医学认识

腰椎椎管狭窄症按病因分为先天性(原发性)椎管狭窄和后天性(继发性)椎管狭窄两大

类,按解剖部位分为中央型(主椎管)狭窄和侧方型(侧隐窝和神经根管)狭窄。原发性椎管狭窄表现为椎管的前后径和横径均匀一致性狭窄,主要由于先天或发育因素所致,较少见;继发性腰椎椎管狭窄症为退行性变等后天因素所致,如腰椎骨质增生、黄韧带及椎板肥厚、椎体间失稳等使椎管内径缩小、容积变小,可引起神经根或马尾神经受压而发病。

(二)诊断与鉴别诊断

1.诊断

(1)临床表现:

1)症状:长期慢性腰腿痛、间歇性跛行。腰痛仅表现为下腰部及腰骶部痛,多于站立位或行走过久时发生,若躺下、蹲下或骑自行车时疼痛多可自行消失,而继续行走则出现同样症状。

2)体征:腰椎椎管狭窄症患者常无明显体征,因卧床检查时体征已缓解或消失。症状和体征的不一致也是本病的特点之一。直腿抬高试验阳性者少,部分患者小腿外侧痛觉减退或消失,跟腱反射消失,膝反射无变化。

(2)辅助检查:

1)X 线:见骨质增生、椎间隙狭窄。

2)CT 或 MR:可见腰椎键盘退变、腰椎管狭窄及神经受压征象。

2.鉴别诊断

疾病名称	相同点	鉴别要点
腰椎间盘突出症	腰腿痛	本病多见于 40 岁以上的中年人,起病缓慢,主要症状是腰痛、腿痛、间歇性跛行,腰痛主要在下腰部及骶部;腰椎间盘突出症多见于青壮年,起病较急,主要症状是腰痛合并有放射性腿痛,直腿抬高试验及加强试验阳性
血栓闭塞性脉管炎	间歇性跛行	慢性进行性动、静脉同时受累的全身性疾病,表现为下肢麻木、酸胀、疼痛、间歇性跛行,足背动脉和胫后动脉搏动减弱或消失,后期可产生肢体远端的溃疡或坏死

(三)治疗

1.理筋手法

适用于轻度椎管狭窄症的患者,常用手法有腰臀部按揉法、穴位点压法、擦法、提捏法等。根据其腰痛情况,可选用点穴舒筋、腰部三扳法、抖腰等治疗方法,但手法宜和缓,不宜粗暴,以免加重损伤,对于椎体滑脱者应慎用手法。

2.药物治疗

(1)内服药:肾气亏虚偏于肾阳虚者,治宜温补肾阳,可用青娥丸、右归丸或补肾壮阳汤加减;偏于阴虚者,治宜滋补肾阴,可用左归丸、大补阴丸。外邪侵袭属寒湿腰痛者,治宜祛寒除湿、温经通络。风湿盛者,以独活寄生汤为主;寒邪重者,以麻桂温经汤为主;湿邪偏重者,以加味术附汤为主;属湿热腰痛者,治宜清热化湿,以加味二妙汤为主。属于瘀阻经络腰痛者,治宜通经活络,祛瘀止痛,以腰腿痛宁胶囊为主。

(2)外用药:腰部痛处外敷温经通络膏、消痛贴膏等。

3.封闭疗法

选用注射醋酸泼尼松 25mL 加利多卡因注射液 5mL 硬膜外封闭,能消除肿胀,松解粘连,缓解症状。

4.针刺

取肾俞、志室、气海俞、命门、腰阳关等针刺治疗。

5.理疗

可选用直流电离子导入治疗、红外线、超短波等。

6.手术治疗

经正规非手术治疗 6 个月无效,疼痛剧烈,影响日常生活,行走或站立时间不断缩短,有明显的神经功能传导功能障碍者。

(四)预防护理

平时要注重腰部的锻炼,注意腰部保暖,避免体重过重,注意劳逸结合,从而避免加速椎间盘退行性变和在腰椎间盘退行性变基础上的损伤。病情缓解后,应加强腰背肌功能锻炼,还可练习行走、下坐、蹬空、侧卧外摆等动作,以增强腿部肌力。

第四章　肿瘤科常见疾病诊疗

第一节　鼻咽癌

鼻咽癌是发生于鼻咽腔顶部和侧壁的恶性肿瘤,在我国发病率较高,尤以南方为多见,发病年龄大多在30~50岁之间,男性多于女性。发病与遗传、病毒、环境三因素有关。临床主要症状有鼻塞,鼻腔出血(鼻涕中带有血丝),常以颈部淋巴结转移而就诊。做鼻咽喉部或转移淋巴结活组织病理切片检查可以确诊。治疗以放射疗法为主,加用中药治疗,则可提高疗效。

鼻咽癌属中医的"鼻渊""上石疽""恶核肿""失荣"等病范畴。中医认为其病因多由风邪挟毒形成,《内经》说:"邪之所凑,其气必虚",七情损伤,正气不足是患鼻咽癌的内因。正虚之体,再遇风邪挟毒的侵袭,沉积于鼻腔,气血运行受阻,加之痰凝,气滞,热毒,瘀积蕴结而成肿块。

早期鼻咽癌患者,除少数有耳鸣鼻塞,鼻涕中带血丝外,一般没有什么自觉症状。除防癌普查中发现的以外,往往以颈侧淋巴结肿大而被发现,肿块不红不痛,质硬而固定进行性增大,伴有听力下降、耳痛等症状,早期没有头痛的症状,病情继续发展,可有咳嗽声嘶、舌歪斜等表现。晚期有颅内转移时则头痛剧烈(固定的区域疼痛),并有呕吐、眼球内斜固定、突眼复视等症状。亦可造成肝及脊髓等远处转移,而出现相应的病变。

一、辨证论治

(一)辨证原则

1.辨明邪实情况

鼻咽癌邪实者多表现为痰、毒、热、瘀蕴结。因此要辨明属于哪一种邪实。若症见鼻出血或黄涕、口苦咽燥、大便秘结、咳嗽痰黄、多为热邪;若症见鼻塞,痰多黏稠,涕厚黏腻,颈部肿核显露,多为痰毒;若症见鼻塞、胸闷、烦躁易怒、鼻衄色暗或有头痛,舌苔薄、质偏紫或舌有瘀斑,脉涩,则为气滞血瘀。

2.辨明正虚性质及所属的脏腑

鼻咽癌可因痰、毒、热、瘀蕴结而损伤人体阴津,放疗是鼻咽癌最常用的治疗方法,亦是一种峻烈攻邪之法,中医学认为属"热毒"的范畴,易耗伤阴津,临床常常表现以阴液不足为主。在此基础之上,要进一步辨明何脏阴虚或相兼为病。初起,邪毒蕴结伤阴可能局限于肺胃而见肺胃阴虚,日久病邪渐深,累及肝肾,从而出现肝肾阴虚之证。素体脾胃虚弱或化疗后损伤脾胃者,当以益气健脾为主。

（二）治疗要点

鼻咽癌临床上往往表现为全身属虚,局部属实,虚实夹杂的证候,如常见症状:鼻塞,多为肺热内阻或肺气不宣;涕血、鼻衄为肺火伤络,迫血离经;耳鸣耳聋属实者为肝胆郁火,属虚者为肺肾阴亏或肝肾阴虚;气逆或火毒上扰清阳则见头痛;颈部肿块为痰瘀搏结。临证时须抓住其主要病机,分清标本虚实,灵活运用清热解毒、化痰散结、通络祛瘀、养阴生津等治法,然"扶正祛邪"为本病之治疗大法,同时顾护中焦脾胃,并应根据病情的不同时期而运用有所侧重。

1.重视舌诊

观察鼻咽癌患者的舌象及其治疗前后舌象变化的规律,作为辨证论治的主要依据和观测预后的重要指标。鼻咽癌患者放疗后一般的舌象变化规律是由淡红舌转为红舌,再转为暗红,甚至演变为青紫舌。但也有些鼻咽癌患者放疗后出现口干症状,但舌质不红,反而淡,舌苔白或腻,多为治疗后脾气亏虚,不能运化水湿,津不上承所致或见怕冷症状,多为脾肾阳虚,不能蒸化津液,因此临证之时,不仅要注重患者主诉症状,更要结合舌象,以求准确审证求因,辨证施治。

2.辨证与辨病相结合

在辨证基础上,结合现代药理研究结果,尽可能选择有抑瘤作用的中药,并结合药物的性味归经,综合考虑而酌情选用。

3.顾护中焦脾胃

鼻咽癌患者在放、化疗后常有复杂证型相兼情况,上焦表现为一派热毒之象,而中焦却呈现一派虚寒之证。结合舌象如表现为舌淡、苔白腻,多为治疗后脾胃亏虚或脾肾阳虚证。加之养阴、清热解毒之品亦容易损伤中焦脾胃之阳,而中焦脾胃阳虚,失于健运,又常常影响饮食运化及药物吸收。因此,在运用养阴清热解毒之品时,忌过于苦寒伤阳败胃,要顾护中焦脾胃;温中健脾不可过于温燥,避免伤阴助热。

（三）基本辨证分型与治疗

中医治疗以辨证论治为原则,一般可以分为邪毒肺热证、痰毒蕴结证、气滞血瘀证、肺胃阴虚证、肝肾阴虚证五种类型。

1.邪毒肺热证

主症:鼻出血或黄涕,口苦咽燥,大便秘结,咳嗽痰黄,舌苔腻或黄腻,脉浮数或滑数。

治则:清肺解毒。

方药:银翘散加减(银花12g,连翘12g,苍耳子9g,石上柏30g,山豆根12g,野菊花15g,夏枯草12g)。

加减:鼻衄鲜血,可加白茅根、仙鹤草等;咳嗽痰多,色黄,加黄芩、开金锁;头痛可加白芷、藁本等。

2.痰毒蕴结证

主症:鼻塞,痰多黏稠,涕厚黏腻,颈部肿核显露,舌苔厚腻,脉滑。

治则:化痰软坚,解毒消肿。

方药:海藻玉壶汤加减(夏枯草12g,生牡蛎30g,海藻15g,天葵子30g,山豆根12g,冰球子15g,苍耳子9g,象贝母9g,半枝莲30g)。

加减：颈部肿块，坚硬不移，加山慈姑、王不留行；胃纳欠佳，可加茯苓、薏苡仁、陈皮等。

3.气滞血瘀证

主症：鼻塞，胸闷，烦躁易怒，鼻衄色暗或有头痛，舌苔薄、质偏紫或舌有瘀斑，脉涩。

治则：化瘀散结，理气通窍。

方药：通窍活血汤加减（桃仁6g，红花6g，川芎6g，郁金12g，八月札15g，苍耳子9g，石上柏30g，茜草根30g，夏枯草12g，生牡蛎30g）。

加减：血涕暗红，可加仙鹤草、白茅根等，颈部肿块明显、坚硬者，可加山慈姑、蛇六谷、猫爪草等。

4.肺胃阴虚证

主症：鼻衄色鲜红，口干欲饮，咽干舌燥，干咳少痰，舌红苔少，脉细数或细。

治则：养阴生津。

方药：增液汤加减（生地30g，玄参15g，麦冬12g，川石斛15g，白茅根30g，石上柏30g，天花粉15g，芦根30g，苍耳草30g，山豆根12g）。

加减：午后低热，可加地骨皮、青蒿、马鞭草等；口腔溃疡，可加丹皮、淡竹叶、甘草等或锡类散、西瓜霜喷剂等外用。

5.肝肾阴虚证

主症：头晕目眩，耳鸣耳聋，眼花目糊，口干欲饮或五心烦热，舌红少苔，脉细或沉细。

治则：滋补肝肾。

方法：杞菊地黄丸加减（熟地12g，生地12g，山萸肉9g，女贞子12g，枸杞子12g，丹皮9g，旱莲草15g，菟丝子15g）。

加减：腰膝酸软，加桑寄生、杜仲、川断等；眼花目糊，加菊花、决明子等；自汗盗汗，加黄芪、碧桃干、五味子等。

二、综合治疗与预后

（一）治疗

鼻咽癌的治疗常采用放疗、手术、化疗、中医中药治疗等综合治疗。放射治疗是本病的主要治疗手段，对鼻咽癌较敏感，因此放疗对鼻咽部癌灶、颈部肿大的淋巴结大多能起到控制和缩小肿瘤的作用，如在放疗同时配合中药治疗可提高疗效，并能减轻放疗引起的恶心呕吐、胃纳不佳、白细胞计数下降等不良反应。化疗药物对鼻咽癌也有一定的近期作用。如果以放疗、化疗、中医治疗相结合进行综合治疗，能有效提高鼻咽癌原发灶和颈部淋巴结转移灶控制率，降低局部肿瘤的复发率和降低远处转移率，并提高患者的生存质量。围绕这个目的，其综合治疗的原则是以放疗为主，辅以其他疗法。

临床上可以根据初治或复发鼻咽癌不同的 TNM 分期，选用不同的综合治疗方法。鼻咽癌的首次治疗应首选放疗。一般来讲，单纯的放疗可以治愈鼻咽癌，其 5 年生存率达到 50%～70%，即使是复发性鼻咽癌，经过合理的再程治疗，也可以达到 10%～30% 的 5 年生存率。

　　早期鼻咽癌病例可单纯放疗,包括外照射或外照射加腔内后装治疗。中晚期病例可选用放疗与化疗的综合治疗,包括同期放化疗、诱导化疗或辅助化疗。有远处转移的病例,应采用化疗为主,辅以放疗。

　　复发鼻咽癌病例,放疗后1年以内鼻咽复发者,尽量不采用再程常规外照射放疗。可以选用辅助化疗,近距离放疗或适形调强放疗。放疗后颈部淋巴结复发者,建议手术治疗,不能手术者可采用化疗。放疗后1年以上鼻咽和(或)颈部淋巴结复发者,可做第2程根治性放疗,其方法包括单纯外照射或外照射加近距离照射。复发鼻咽癌再程放疗,只照射复发部位,一般不做区域淋巴引流区的预防性照射。已经出现脑、脊髓放射性损伤的病例,一般不主张再程常规外照射放疗,应采用化疗。

(二)预后

　　鼻咽癌的早期预后较好,单纯的放疗可以治愈鼻咽癌,其5年生存率达到50%～70%。但鼻咽癌易复发及早期转移,复发性鼻咽癌侵犯范围广,易侵及咽旁颅底及海绵窦,且因既往放、化疗导致身体状况及免疫力低下,再次治疗疗效差,5年总生存率为12.4%～44.2%,预后较差。

三、复查和随访

　　鼻咽癌患者进行定期复查、随访,早发现,早治疗。对于晚期患者定期复查可以评价放化疗等治疗的不良反应和临床疗效,便于进一步制订合理的治疗方案。

　　患者要定期检查,一般前3年内每2～3个月复查一次,如3年内无复发,以后可延长至6个月复查一次。5年未复发的可每年复查一次。如出现原有症状加重,应及时来医院复查,以免延误病情。积极预防和防治感冒及头部感染,以免诱发急性蜂窝织炎。育龄妇女要避孕2～3年,待病情稳定,3年后再考虑生育问题。

四、预防与调护

(一)预防

　　鼻咽癌的发病因素是多方面的,与遗传因素、病毒感染及环境因素等相关。因此有鼻咽疾病应及早就医诊治,这是导致鼻咽癌的病因之一。注意气候变化,预防感冒,注意保持鼻及咽喉卫生,每日数次漱口,必要时进行鼻咽腔冲洗,避免病毒感染是最常用的预防鼻咽癌的方法。环境因素也是诱发鼻咽癌的一种原因,尽量避免有害烟雾吸入,如煤油灯气,杀虫气雾剂、甲醛等,并积极戒烟、戒酒。饮食宜均衡,多吃蔬菜、水果,少吃或不吃咸鱼、咸菜、熏肉、腊味等含有亚硝胺的食物,不宜辛燥刺激食品,不宜过量饮酒,尤其是鼻咽癌放化疗期间的患者,更应避免辛燥热毒刺激之品,饮食宜清淡,应选用容易消化、营养丰富、味道鲜美的食物。

(二)调护

　　鼻咽癌患者在放疗过程中,随着放射剂量的增加,患者会出现急性黏膜反应,如口干、鼻咽干燥,甚至出现黏膜溃烂、溃疡和感染,此时应注意:饭前饭后用1:5 000呋喃西林液漱口;以冰硼散或锡类散涂于创面,既可减轻疼痛,又可促进创面的愈合;及时补充富含B族维生素的食物,避免食用腌鱼、腌肉及辛辣、刺激性食物。照射野皮肤应保持清洁干燥,避免受机械物的刺激,内衣应宽大柔软、无领,头颈部可用柔软光滑的丝巾保护,以柔软的毛巾蘸温水擦洗,照射部位禁用肥皂、酒精、碘酊、红汞和油膏,不可用胶布,不可用剃须刀,不可撕剥皮肤脱屑,防止日晒。如果照射野的皮肤充血水肿,水疱形成,有渗出和糜烂,此时,可涂甲紫或烧伤膏,并暴露创面;可以绿茶水调如意金黄散涂于创面。康复期患者可适当进行太极拳、放松功等锻炼增强体质,防止病情复发。

第二节　甲状腺癌

甲状腺癌是头颈部较常见的恶性肿瘤,占全身恶性肿瘤的 1%～2%,本病以女性发病较多,男女之间比例为 1：(2～3),发病年龄多在 25～65 岁,以青年及老年者多见。甲状腺癌的病因目前尚不清楚,主要与放射线损伤、缺碘与高碘、内分泌紊乱、遗传因素等关系密切。其病理主要有乳头状癌、滤泡状癌、髓样癌和未分化癌四种类型。本病除未分化癌外,一般预后良好,平均 5 年生存率可高达 83.2%～95.6%。本病中医学病名为"瘿瘤""石瘿"。

一、病因病理

(一)中医病因病机

历代医家一致认为水土因素、情志内伤是导致本病发生的重要因素。对瘿瘤的病机,《外科正宗》已指出"非阴阳正气结肿,乃五脏瘀血、浊气、痰滞而成",是气滞、痰凝、血瘀壅结所致。因情志内伤,肝气疏泄失司,郁结不化,脾气随之受累,运化失司,津液失去布敷,凝聚成痰,痰凝与气郁相互搏结,交阻于颈,遂成瘿瘤,继之气郁而累及血循,血行不畅,瘀阻经络,痰凝更阻碍血运,痰瘀交凝,瘿肿更趋坚硬。可见气、痰、瘀三者壅结颈前是瘿瘤的基本病理。

(二)现代医学病因

关于甲状腺癌的病因目前尚无定论。但对导致甲状腺恶性肿瘤的发病机制已有一定的研究。

1.放射线接触

是目前唯一肯定与分化性甲状腺癌的发生密切相关的重要因素,包括医源性的外放射接触、放射线泄漏污染、医源性内放射或核爆炸后碘的多种同位素的摄入。放射线所诱发的甲状腺肿瘤往往是双侧性,一般潜伏期为 10～20 年。

2.碘的摄入

饮食中碘的含量过低或过高都可能导致甲状腺癌的发生,而且引起的病理类型也有所不同。碘缺乏区多发生滤泡状癌;而在高碘摄入地区则乳头状癌高发。

3.遗传因素

5%的甲状腺乳头状癌和滤泡状癌的病例可以发现有家族史。30%的甲状腺髓样癌有家族倾向,50%的散发性髓样癌也可伴有 RET 基因的突变。另外在一些其他遗传性疾病的患者中,如 Gardner 综合征、Cowden 综合征等,也有较高的甲状腺癌发生率。

4.其他因素

如性激素等。

二、临床表现、并发症与诊断

(一)临床表现

1.症状

甲状腺癌发病初期多无明显症状,表现为甲状腺质硬而高低不平的肿块,吞咽时肿块上下移动度减低。肿块可产生压迫症状如声音嘶哑、呼吸困难、吞咽困难等。晚期可出现颈部淋巴结肿大,耳、枕及肩部放射性疼痛。有些甲状腺肿块并不明显,而以颈、肋、骨髓的转移癌为突出症状。

2.体征

体检可触及甲状腺单侧或双侧肿大或触及单发或多发结节,要进一步了解结节的数目、边界、活动度及有无压痛、颈部淋巴结肿大等。一般而言,质地偏硬、缺乏包膜者诊断为癌的可能性较大。转移者可见相应的体征。

(二)常见并发症

(1)压迫喉返神经致声音嘶哑。

(2)肿大之甲状腺压迫食管致吞咽困难。

(3)侵犯喉上神经致吞咽呛咳。

(三)诊断

1.影像学检查

(1)颈部正侧位软组织 X 线片:观察气管有无移位,管腔有无狭窄。

(2)胸部及骨髓 X 线片:常规胸片观察有无肺转移。骨转移常发生在颅骨、锁骨、肋骨、脊椎骨等处,一般表现为溶骨性破坏,无骨膜反应。

(3)颈部 CT 检查:观察肿瘤部位、范围、气管受累情况及颈总动脉受累情况。

(4)胸部 CT 检查:常规检查以发现早期转移灶。

(5)放射性核素检查:可根据显像情况判断甲状腺的形态、位置、大小及甲状腺内的占位病变,可根据吸收率或其摄碘的功能差异,分成热结节、温结节、冷结节。热结节绝大多数为良性,温结节亦多为良性,冷结节约 1/4 为恶性。

(6)B 超检查:根据 B 超图像可判断病变发生的部位、大小、物理性质,亦可为定性提供参考。

2.细胞学检查

针吸细胞学检查对定性诊断有一定参考价值,临床已广泛应用。

3.实验室检查

(1)降钙素的检测:对诊断甲状腺髓样癌,观察术后动态变化,确定其复发及转移有重要参考价值。

(2)甲状腺球蛋白的检测:不能作为特异性肿瘤标志物用于定性诊断,但作为术后监测有一定价值。

三、治疗

1.肝郁痰凝毒聚证

主症：颈部单发瘿肿，质硬、固定、时发作痛，舌质淡、苔白腻，脉弦滑。

治则：理气消痰，解毒散结。

方药：海藻玉壶汤加减（生牡蛎 30g，夏枯草 20g，海藻、昆布、浙贝母、猫爪草各 15g，半夏、青皮、黄药子各 12g，柴胡、郁金、陈皮各 10g）。

2.毒热蕴结证

主症：颈前肿物凹凸不平，发展迅速，灼热作痛，连及头颈，声音嘶哑，呼吸吞咽不适，咳吐黄痰，小便短赤，大便干，舌质红、苔黄，脉弦数。

治则：清热解毒，散结消痰。

方药：清肝芦荟丸加减（黛蛤散 30g，草河车、山豆根、鱼腥草、白花蛇舌草、瓜蒌、天花粉、野菊花各 20g，芦荟、青皮、猪牙皂各 10g）。

3.正虚毒恋证

主症：颈部肿块固定疼痛，肢倦乏力，形体消瘦，精神不振，心悸气短，纳差或手术及放、化疗后局部复发。舌质暗淡、苔白，脉沉细无力。

治则：益气养血，温阳解毒。

方药：扶正解毒汤加减（太子参 30g，生黄芪 20g，夏枯草、玄参、草河车各 15g，赤芍、白芍各 15g，当归、白及、鹿角霜各 10g，白芷 6g）。

第三节　肺癌

肺癌又称支气管原发性肺癌。起源于支气管黏膜是最常见的肺部恶性肿瘤，二战以后，世界肺癌的发病率和死亡率明显升高，在我国已占恶性肿瘤的第二位，本病早期无特殊症状，易被忽略，往往由 X 线检查才被发现，其主要症状表现是咳嗽，痰中带血，胸闷气短，可伴有发热、呼吸困难、消瘦等症。原发性肺癌多见于 40 岁以上成年人，以 50～69 岁为高发年龄，男女比例是 2.7∶1。本病病因尚不明确，一般认为，可能与呼吸道长期慢性刺激如嗜烟、接触化学性致癌物质或慢性肺部炎症及机体免疫功能低下等密切相关，尤以大气污染与吸烟为主要发病因素。

肺癌属中医"息贲""热积""肺疽""肺痿"等范畴。中医认为本病主要由痰凝气滞，血瘀热毒蕴结而成癌，病机是邪毒犯肺，气机不畅，痰凝血瘀，积聚成核所致。

一、诊断要点

（一）主要症状

咳嗽，咯血，胸痛，气促乏力，消瘦等（缺乏特异性症状）。

(1)具有明显的呼吸道症状,典型的咳嗽多为阵发性刺激性呛咳,常有咳不净的感觉,干咳或有少量黏液痰,少数患者晚期可有致命的大咯血。

(2)早期常有不定时的胸痛、闷,压迫感。如肿瘤外侵纵隔胸膜胸壁及邻近组织,会出现剧烈持续的胸疼,气短、呼吸困难也是本病的常见症状。

(3)肿瘤坏死或并发感染时,可有发热、倦怠、食欲缺乏,晚期呈进行性消瘦,恶病质状态。

(二)体征

(1)早期局部无特殊体征,杵状指及四肢关节肿大,可能是本病的早期体征之一。

(2)气管狭窄者,听诊可闻及局部吸气性哮鸣音或鼾音,咳后并不消失,多见于中心型肺癌早期。有阻塞性肺炎、肺气肿、肺不张者,亦有相应体征。

(3)注意检查全身有无皮下结节,淋巴结是否肿大。特别是锁骨上淋巴结肿大有很高的诊断价值。

(4)当肿瘤压迫或侵犯邻近组织,可出现声音嘶哑或吞咽困难,膈肌麻痹,以及上腔静脉综合征等相应的症状、体征。

(三)辅助检查

1.X 线检查

(1)正侧位胸片可见:①肺门包块影或肺内孤立性结节性病灶。②肺门浸润样阴影。③弥漫型结节性影。④癌性空洞其特点为洞壁厚,内壁不整呈偏心性。⑤间接征象有局限性肺气肿,肺不张,阻塞性肺炎,胸腔积液等。

(2)支气管断层摄影,可了解包块位置、特点及有无支气管受压或狭窄;支气管碘油造影可显示支气管受阻、移位或聚拢,以帮助诊断。

2.痰脱落细胞检查

可早期诊断隐性肺癌,并可确定细胞类型(鳞癌,腺癌,未分化癌)。

3.纤维支气管镜检查

对中心型肺癌可直接窥见肿瘤或黏膜病理改变,并做活检,对周围型肺癌可取支气管分泌物检查。

4.肺活检

周围型肺癌可经支气管行肺活检或经胸壁及剖胸肺活检,直接钳取病性组织进行检查。

5.CT 检查

能发现 X 线难以解决的部位,如心后大血管纵隔等部位肿瘤,判断纵隔、淋巴结有无转移等。

6.其他

如 B 超检查、同位素肺扫描、核磁共振、血卟啉衍生物检测、激光检查等,都有助于肺癌的病变性质、部位、形态、范围的诊断。

二、辨证论治

(一)辨证原则

1.辨明邪正盛衰

肺癌一旦明确诊断,病情险恶,变化多端,辨明邪正盛衰,有利于把握病情轻重,权衡扶正与祛邪的利弊,合理遣方用药。病程初期,虽见肺部癌瘤,但临床症状尚不十分明显或症状较轻,生活起居、体力和饮食状况均未受影响,此时以邪实为主;病情进一步发展,邪气日盛,进入邪正斗争相持阶段;如肺癌病程较长,肿瘤发生全身广泛转移,患者一般情况差,消瘦、乏力、肢软、食少或不欲食、卧床不起,表明邪毒内盛且正气已衰,为邪盛正衰之象。

2.辨明正虚性质及所属的脏腑

根据患者的临床症状、体征等情况,首先辨别正虚是属于气虚、阴虚、气阴两虚还是阴阳两虚。其次,辨明虚在何脏,在肺、在脾还是在肾或者是数脏俱虚。然后将两方面的内容综合起来,辨明正虚的性质和所属脏腑。一般而言,肺癌的正虚主要有气阴两虚,肺阴虚、肺脾气虚最为常见,肺阴虚日久可涉及肾,出现肺肾阴虚,脾虚日久涉及肾可以出现脾肾两虚,晚期患者也可出现阴阳两虚之证。

3.辨明邪实情况

肺癌的邪实有"气滞""痰凝""毒聚""血瘀"的不同,临床中"痰毒内结"是肺癌邪实的基本病机。在肺癌邪实的辨证中可以根据咳嗽的性质,痰的色、质、量、味,胸痛的性质,以及检查体表有无肿块、有无肿大的淋巴结等辨别邪实属于四种病机表现的哪一种或是几种病机兼见并存。如咳嗽痰白,胸闷时作,胸胁胀痛,随情志变化而增减,痛无定处为气机阻滞;咳嗽痰多色白,胸闷,颈胸等处扪及痰核或某局部扪及肿块,舌苔白腻,此为痰凝;毒聚的辨证要点为壮热久稽、咳嗽痰黄、咯吐鲜血、胸中烦热,局部肿块扪之热,按之痛或有溃烂;血瘀表现为胸部刺痛,痛有定处,面色黧黑,肌肤甲错,皮肤瘀点、瘀斑,舌质紫黯有瘀斑等。

(二)治疗要点

肺癌病因病机复杂,临床常虚实夹杂、标本互见,属于本虚标实之证,正气虚损为病之本,"气滞""痰凝""血瘀""毒聚"为病之标,在治疗过程中应根据病程的长短、病情的轻重、伴随症状来确定扶正和祛邪的主次。疾病早期,病程尚短、病情较轻,以标实为主,治当攻邪为主;中期邪盛正虚,治当攻补兼施,扶正与祛邪并重;晚期患者多以正虚为主,治当扶正为主,祛邪为辅。治疗上应注意以下几点:

1.扶助正气、顾护胃气

肺积日久易耗伤人体正气,应权衡攻补的利弊,时时注意扶助正气、顾护胃气。扶正时,不要过用滋腻之品,以免碍胃;祛邪时,不应一味地攻邪而应用大量的祛邪药,应控制清热解毒等祛邪药的药味和剂量,以免苦寒伤胃或祛邪太过,损伤人体正气。

2.辨证与辨病相结合,用药力求精准

在辨证用药时,应结合现代药理研究结果,尽可能地选用具有提高机体正气,又能抑制癌瘤生长的中药,扶正中兼有祛邪,扶正与祛邪并举,这样可以增加中医药的治疗效果。

(三)基本辨证分型与治疗

1.阴虚内热证

主症:咳嗽无痰或少痰或泡沫痰或痰中带血,气急,胸痛,低热,口干,盗汗,心烦失眠,舌质红或红绛少苔或光剥无苔,脉细数。

治则:养阴清肺,解毒软坚。

方药:沙参麦冬汤加减(北沙参15g,天冬15g,麦冬15g,玉竹12g,桑叶15g,甘草6g,夏枯草 12g,生牡蛎 30g,黄芩 12g,石上柏 30g,石见穿 30g,白花蛇舌草 30g,鱼腥草 30g)。

加减:若咯血不止,可选用生地榆、白茅根、仙鹤草、茜草根、参三七等凉血止血;大便干结加瓜蒌仁、火麻仁润肠通便;低热不退加地骨皮、白薇、银柴胡、青蒿等清虚热。

2.脾虚痰湿证

主症:咳嗽痰多,胸闷气短,纳少便溏,神疲乏力,面色少华,舌质淡胖、有齿印、苔白腻,脉濡缓或濡滑。

治则:益气健脾,肃肺化痰。

方药:六君子汤加减(党参 12g,白术 12g,茯苓 12g,薏苡仁 30g,八月札 15g,陈皮 9g,制半夏 9g,瓜蒌皮 15g,夏枯草 12g,生牡蛎 30g,海藻 12g,昆布 12g)。

加减:痰多者加百部、紫菀、款冬、贝母等化痰止咳;痰郁化热,痰多色黄者可选用鱼腥草、黄芩、山海螺、野荞麦根清肺化痰;食少纳呆者可加用鸡内金、谷麦芽、焦山楂等健脾助运。

3.气阴两虚证

主症:咳嗽少痰或带血,咳声低弱,神疲乏力气短,自汗或盗汗,口干不多饮,舌质红或淡红,有齿印,苔薄脉细弱。

治则:益气养阴,清热化痰。

方药:四君子汤合沙参麦冬汤加减(太子参 12g,白术 12g,茯苓 12g,北沙参 15g,麦冬 15g,石上柏 30g,石见穿 30g,白花蛇舌草 12g,夏枯草 12g,生牡蛎 30g)。

加减:气虚明显者,加用黄芪以益气补肺;偏于阴虚者加用玄参、生地、百合以养肺阴;痰少而黏、咳痰不利者加杏仁、贝母、瓜蒌皮、桑白皮等利肺化痰。

4.阴阳两虚证

主症:咳嗽气急,动则气促,胸闷乏力,耳鸣,腰酸膝软,畏寒肢冷,夜间尿频或并见消瘦、口干不欲饮,面时潮红等症,舌质淡红或质淡而胖、苔薄或白腻,脉细沉。

治则:滋阴温肾,消肿散结。

方药:沙参麦冬汤合赞育丹加减(北沙参 15g,天麦 15g,麦冬 15g,生地 12g,玄参 15g,巴戟天 12g,肉苁蓉 15g,仙茅 12g,仙灵脾 12g,七叶一枝花 15g,夏枯草 12g,生牡蛎 12g,干蟾皮 12g)。

加减:喘甚者加用地龙、蚕蛹以平喘;腰膝酸软、畏寒肢冷、夜尿频者加用桑寄生、杜仲、金樱子、锁阳、葫芦巴以温肾缩泉。

5.脾肾两虚证

主症:咳嗽气短,动则喘促,咳痰无力,胸闷,腹胀,腰酸,耳鸣,自汗,便溏,神疲乏力,舌淡、苔薄、边有齿印,脉沉细无力。

治则:健脾温肾,化痰散结。

方药:四君子汤加减(党参 12g,白术 12g,茯苓 12g,仙灵脾 12g,葫芦巴 12g,半夏 9g,天南星 9g,夏枯草 12g,生牡蛎 30g,蛇六谷 30g)。

加减:肢冷便溏,加补骨脂、菟丝子;畏寒怕冷,加肉桂、附子、干姜等温阳散寒;胸腔积液者,加猫人参、葶苈子、红枣等。

三、综合治疗与预后

1.治疗

肺癌根据其分类,小细胞肺癌和非小细胞肺癌的治疗原则并不完全相同,应根据不同的《指南》进行治疗。

(1)小细胞肺癌以化疗为主的多学科综合治疗,局限期小细胞肺癌可以配合放疗,可以较好地控制肿瘤;广泛期小细胞肺癌可根据患者转移的部位、转移的程度和临床症状以及患者的身体状况等,配合考虑配合放射治疗,控制病灶,改善症状。

(2)非小细胞肺癌早期以手术治疗为主,根据肺癌的分期决定化疗与否,除ⅠA肺癌术后不主张化疗外,一般肺癌术后行化疗4周期。晚期无法手术切除的肺癌,以化疗为主的多种学科综合治疗,临床不但要明确肺癌的组织学分类是腺癌还是鳞癌,尽可能进行肺癌驱动基因的检测,如EGFR、ALK、ROS1等,根据基因突变、病理类型和患者的身体状况决定具体的治疗方案,局部晚期可以考虑配合放射治疗。

肺癌患者常常出现咯血、胸腔积液、心包积液、骨转移、脑转移等,应根据病情采取相应的治疗措施。

2.预后

肺癌的预后主要取决于肺癌的病理类型和分期,中医学认为人体的正气与预后有密切的关系,初起邪毒不深,正气尚充,此时积极配合手术、化放疗等综合治疗,部分患者病情可望好转,甚或癌积逐渐消退或带瘤生存。中后期患者,若无其他合并症,平素体质尚可者,得药后亦可改善咳喘、咯血征象,且正气得以顾护,常可带病延年。若肺癌日久,症情未得控制或术后复发,邪毒伤正,正气不复,则邪毒可进一步向肺外传变而生他症,常戕及肺脾肾三脏,致人体气血阴阳耗伤,出现"大肉尽脱"等衰竭征象,预示病情极其严重,多为生命垂危阶段。

四、复查和随访

肺癌患者进行定期复查、随访,对于肺癌术后患者,有助于发现微小病灶转移,早发现,早治疗,对于晚期患者定期复查可以评价化疗、放疗等治疗的毒副反应和临床疗效,便于进一步制订合理的治疗方案。

1.肺癌术后患者

术后基线检查是评判复发、转移的依据,是必须进行的,最好在术后1个月内进行,内容包括:病史、体检、血常规、生化、肿瘤标志物(CEA、CA125、CYFRA21-1、CA199、SCC、NSE等)、胸部增强CT检查、腹部B超、颈部淋巴结B超,必要时上腹部平扫+增强CT扫描、头颅MRI扫描、全身骨扫描(头颅MRI及全身骨扫描检查如术前已做可考虑不做),对患者应该重新评估。

术后第1、2年:根据患者的身体状况,每3个月查肿瘤标志物、胸部增强CT、腹部B超、颈部淋巴结B超,必要时行上腹部平扫+增强CT扫描;每6个月头颅MRI、全身骨扫描。

术后第3年起:每6～12个月查肿瘤标志物,胸部增强CT、腹部B超扫描、颈部淋巴结B

超检查,必要时上腹部平扫＋增强 CT 检查、头颅 MRI、全身骨扫描。

2.晚期肺癌患者

化疗后:每周复查肿瘤标志物(CEA、CA125、CYFRA21-1、CA199、SCC、NSE 等);每 2 周复查胸部增强 CT 扫描、上腹部平扫＋增强 CT 扫描及针对转移灶相关影像学检查,进一步评价疗效。

有症状者应及时进行相应的检查,确定是否转移或病情进展。

五、预防与调护

(一)预防

研究表明,肺癌的发病与大气污染、吸烟等因素密切相关,因此治理环境污染、保持室内空气新鲜、劝阻吸烟、避免与致癌物质的长期接触在肺癌的预防中显得尤为重要。此外,还应积极治疗肺部的其他急慢性疾病,经常参加体育锻炼,增强机体的抗病能力,日常生活起居有规律,少食辛辣腌制食品,保持心情舒畅开朗,对肺癌的预防起到一定的积极作用。

(二)调护

1.精神调护

肺癌患者不仅承受肉体上的痛苦,还要承受着精神上的痛苦,要提高肺癌患者的生存质量,精神调护非常重要,医护人员要帮助患者克服紧张、沮丧、焦虑甚至恐惧情绪,将患者置身于愉快的环境中,使其保持乐观向上的态度,树立战胜疾病的信心,配合医生完成各项治疗计划。

2.生活调护

肺癌患者手术、放化疗期间机体免疫功能低下,应注意休息,减少与外界的接触,防止感受外邪加重病情。饮食以清淡、易消化的食物为主,但要注意增加营养的摄入,也可选择一些具有提高免疫、抗癌作用的食物进行食补。康复期患者可适当选择太极拳等,进行适当的锻炼,增强体质。

第五章 临床常见疾病针灸治疗

第一节 内科疾病

一、感冒

感冒是风邪侵袭人体所引起的以恶寒发热、鼻塞、流涕、头痛、咳嗽、全身不适等为主要症状的一种常见疾病。主要由于正气不足，机体卫外功能低下，风寒、风热、暑湿等外邪乘虚由皮毛、口鼻而入，引起营卫失和、肺气失宣所致。病位在肺卫。

西医学的上呼吸道感染属于本病的范畴。

（一）辨证要点

临床主要根据病情轻重、流行性、全身兼症等进行辨证。

1.主症

恶寒发热、鼻塞、流涕、咳嗽、头痛、周身酸楚不适。

2.辨兼症

兼恶寒重，发热轻或不发热，无汗，喷嚏，苔薄白，脉浮紧为风寒感冒；兼微恶风寒，发热重，浊涕，痰稠或黄，咽喉肿痛，苔薄黄，脉浮数为风热感冒；夹湿则头痛如裹，胸闷纳呆；夹暑则汗出不解，心烦口渴。

（二）治疗

治则：祛风解表。以手太阴、手阳明经穴及督脉穴为主。

主穴：列缺、合谷、大椎、太阳、风池。

配穴：风寒感冒，加风门、肺俞；风热感冒，加曲池、尺泽、鱼际；夹湿，加阴陵泉；夹暑，加委中。体虚，加足三里；鼻塞，加迎香；咽喉疼痛，加少量；头痛，加印堂；全身酸楚，加身柱。

操作：主穴用毫针泻法。风寒感冒，大椎行灸法；风热感冒，大椎行刺络拔罐。配穴中足三里用补法或平补平泻法，少商、委中用点刺出血，余穴用泻法。

方义：感冒为外邪侵犯肺卫所致，太阴、阳明互为表里，故分别取手太阴、手阳明经的列缺、合谷以祛邪解表；督脉主一身之阳气，温灸大椎可通阳散寒，刺络出血可清泻热邪；风池为足少阳经与阳维脉的交会穴，"阳维为病苦寒热"，故风池既可疏散风邪，又与太阳穴相配可清利头目。

二、咳嗽

咳嗽是肺系疾病的主要症状之一。"咳"指有声无痰,"嗽"指有痰无声。临床一般声、痰并见,故统称咳嗽。根据病因可分为外感咳嗽和内伤咳嗽两大类。咳嗽病位在肺,与肝、脾、肾关系最为密切。外感咳嗽是外邪从口鼻皮毛而入,肺卫受邪,肺气上逆而致;内伤咳嗽多为脏腑功能失调所致,肺气不利,肺失宣降均可致咳嗽。

西医学的上呼吸道感染、急慢性支气管炎、支气管扩张、肺炎、肺结核等的咳嗽症状属于本病范畴。

(一)辨证要点

临床主要根据病因、病程、咳嗽的轻重、兼症的不同进行辨证。

1.主症

咳逆有声或伴咳痰。外感咳嗽,多为新病,起病急,病程短,常伴恶寒、发热等肺卫表证。内伤咳嗽,多为久病,常反复发作,病程长,可伴他脏兼症。

2.辨兼症

咳嗽声重,咽喉作痒,咳痰白稀,头痛发热,形寒无汗,苔薄白,脉浮紧为风寒袭肺;咳嗽频剧,咳痰黄稠,咽痛,身热,汗出恶风,舌尖红,苔薄黄,脉浮数为风热犯肺。痰多色白,呈泡沫状,易于咳出,脘腹胀闷,神疲纳差,舌淡苔白腻,脉濡滑为痰湿浸肺;咳嗽气逆,痰少而黏,引胁作痛,目赤口苦,舌边尖红,苔薄黄少津,脉弦数为肝火灼肺;干咳声短,少痰或痰中带血,潮热盗汗,形体消瘦,神疲乏力,舌红少苔,脉细数为肺阴亏损。

(二)治疗

1.外感咳嗽

治则:疏风解表,宣肺止咳。以手太阴经穴、手阳明经穴为主。

主穴:肺俞、列缺、合谷。

配穴:风寒袭肺,加风门、太渊;风热犯肺,加大椎、尺泽。咽喉痛,配少商放血。

操作:主穴毫针泻法。风热犯肺可疾刺;风寒袭肺留针或针灸并用或针后在背部腧穴拔罐。中府、风门、肺俞等胸背部腧穴不可深刺。

方义:咳嗽病变在肺,肺俞为肺气所注之处,位邻肺脏,可调理肺脏气机,使其清肃有权,该穴泻之宣肺、补之益肺,无论虚实及外感内伤的咳嗽,均可使用;列缺为肺之络穴,可散风祛邪,宣肺解表;合谷为大肠经原穴,与列缺配合共奏宣肺解表、止咳之功。

2.内伤咳嗽

治则:肃肺理气,止咳化痰。以手、足太阴经穴为主。

主穴:肺俞、太渊、三阴交。

配穴:痰湿浸肺,加丰隆、阴陵泉;肝火灼肺,加行间、鱼际;肺阴亏损,加膏肓。咯血,配孔最。

操作:主穴用平补平泻法,可配用灸法。

方义:内伤咳嗽易耗伤气阴,使肺失清肃,故取肺俞调理肺气;太渊为肺经原穴,可肃肺、理气、化痰;三阴交可疏肝健脾,化痰止咳(主穴中无天突穴)。三穴合用,共奏肃肺理气、止咳化痰之功。

三、中风

中风是以突然昏倒、不省人事,伴口角㖞斜、语言不利、半身不遂或不经昏仆仅以口㖞、半身不遂为主要表现的病证。

中风的发生多与饮食不节、情志内伤、思虑过度、年老体衰等因素有关。本病病位在脑,与心、肾、肝、脾关系密切。本病病机复杂,但归纳起来不外虚、火、风、痰、气、瘀,基本病机是气血逆乱,上犯于脑。

西医学中,可见于急性脑血管病,如脑梗死、脑出血、脑血管栓塞、蛛网膜下隙出血等。

(一)辨证要点

1.中经络

主症:半身不遂,舌强语塞,口角㖞斜而无意识障碍。

风痰阻络:兼见肢体麻木或手足拘急,头晕目眩,苔白腻,脉弦滑。

风阳上扰:兼见面红目赤,眩晕头痛,心烦易怒,口苦咽干,尿黄便秘,舌红或绛,苔黄或燥,脉弦有力。

痰热腑实:兼见口黏痰多,腹胀便秘,舌红,苔黄腻或灰黑,脉弦滑大。

气虚络瘀:兼见肢体软弱,偏身麻木,手足肿胀,面色淡白,气短乏力,心悸自汗,舌暗苔白腻,脉细涩。

阴虚风动:兼见肢体麻木,心烦失眠,眩晕耳鸣,手足拘挛或蠕动,舌红,少苔,脉细数。

2.中脏腑

主症:神志恍惚、迷蒙,嗜睡或昏睡,甚至昏迷,半身不遂。

闭证:兼见神昏面赤,呼吸急促,喉中痰鸣,牙关紧闭,口噤不开,肢体强痉,两手握固,二便不通,苔黄腻,脉洪大而数。

脱证:兼见面色苍白,瞳神散大,气息微弱,手撒口开,汗出肢冷,二便失禁,舌痿,脉细弱或脉微欲绝。

(二)治疗

1.基本治疗

(1)中经络

治则:疏通经络,醒脑开窍。取督脉和手厥阴、少阴经穴为主。

主穴:水沟　内关　极泉　尺泽　委中　三阴交

配穴:风痰阻络配丰隆、合谷;风阳上扰配太冲、太溪;痰热腑实配内庭、丰隆;气虚络瘀配气海、血海;阴虚风动配太溪、风池;口角㖞斜配颊车、地仓;上肢不遂配肩髃、曲池、手三里、合谷;手指不伸配腕骨;下肢不遂配环跳、阳陵泉、阴陵泉、太冲、风市;头晕配风池、天柱;便秘配天枢、支沟;尿失禁、尿潴留配中极、关元;复视配风池、睛明;足内翻配丘墟透照海。

操作:水沟用雀啄法,以眼球湿润为度;内关用捻转泻法;极泉在原穴位置下1寸心经上取穴,避开腋毛,直刺进针,用提插泻法,以患者上肢有麻胀和抽动感为度;尺泽、委中直刺,提插泻法,使肢体有抽动感;三阴交用提插补法。可用电针。

方义:中风病位在脑,督脉入络脑,水沟为督脉要穴,可醒脑开窍、调神导气;心主血、脉藏神,内关为心包经络穴,可调理心气、疏通气血;极泉、尺泽.委中,可疏通肢体经络;三阴交为足三阴经交会穴,可滋补肝肾。

(2)中脏腑

治则:醒脑开窍,启闭固脱。取督脉穴为主。

主穴:水沟　百会　内关

配穴:闭证配十二井、太冲;脱证配关元、神阙。

操作:水沟、内关操作方法同"中经络"。百会闭证用毫针刺,泻法;脱证用灸法。十二井点刺放血。关元、神阙用大艾炷重灸法。

方义:脑为元神之府,督脉入络脑,水沟为督脉穴,可醒脑开窍,调神导气;百会位于头顶,属督脉,内络于脑,醒神开窍作用明显;心主血脉,内关为心包经络穴,可调理心气,促进气血运行。

2.其他治疗

(1)头针:取对侧顶颞前斜线、顶颞后斜线、顶旁 1 线及顶旁 2 线。头针常规针刺法。

(2)穴位注射:取肩髃、曲池、手三里、足三里、丰隆。每次选取 2～4 穴,选用丹参注射液、川芎嗪注射液、维生素 B_1 注射液、维生素 B_{12} 注射液,每穴注入 1～2mL。适用于中经络证。

(三)按语

(1)针灸治疗中风的疗效满意,尤其对于神经功能的康复,如肢体运动、语言、吞咽功能等有促进作用,治疗越早则效果越好。

(2)中风急性期,若出现高热、神昏、心衰、颅内压增高、上消化道出血等情况,应采取综合治疗措施。

(3)中风患者应注意防治压疮,保持呼吸道通畅。

四、眩晕

眩晕是以头晕目眩、视物旋转为主要表现的一种病证,又称"头眩""掉眩""冒眩""风眩"等。

眩晕的发生多与忧郁恼怒、恣食厚味、劳伤过度、跌仆损伤、头脑外伤等因素有关。本病病位在脑,与肝、脾、肾相关。基本病机:虚证是气血虚衰,清窍失养;实证多与风、火、痰、瘀扰乱清窍有关。

西医学中,眩晕多见于梅尼埃病、颈椎病、椎-基底动脉系统血管病和贫血、高血压病、脑血管病等疾病中。

(一)辨证要点

主症以头晕目眩、视物旋转为主要表现。轻者如坐车船,飘摇不定,闭目少顷即可复常;重者两眼昏花缭乱,视物不明,旋摇不止,难以站立,昏昏欲倒,其则跌仆。

1.实证

肝阳上亢：眩晕耳鸣，头目胀痛，烦躁易怒，失眠多梦，面红目赤，口苦，舌红，苔黄，脉弦数。

痰湿中阻：头重如裹，视物旋转，胸闷恶心，呕吐痰涎，口黏，纳差，舌淡，苔白腻，脉弦滑。

瘀血阻窍：眩晕头痛，耳鸣耳聋，失眠，心悸，精神不振，面唇紫暗，舌暗有瘀斑，脉涩或细涩。

2.虚证

气血亏虚：头晕目眩，面色淡白或萎黄，神倦乏力，心悸少寐，腹胀纳呆，舌淡，苔薄白，脉弱。

肾精不足：眩晕久发不已，视力减退，少寐健忘，心烦口干，耳鸣，神疲乏力，腰酸膝软，舌红，苔薄，脉弦细。

（二）治疗

1.基本治疗

（1）实证

治则：平肝潜阳，和胃化痰。取足厥阴、少阳经及督脉穴为主。

主穴：百会　风池　太冲　内关　丰隆

配穴：肝阳上亢配行间、率谷；痰湿中阻配中脘、阴陵泉；瘀血阻窍配膈俞、阿是穴。

操作：针刺风池穴应正确把握进针的方向、角度和深浅；余穴常规刺。

方义：眩晕病位在脑，脑为髓之海，督脉入络脑，故治疗首选位于巅顶的百会穴，可清头目，止眩晕；风池位于头部，属近部取穴，疏调头部气机；太冲为肝之原穴，可平肝潜阳；内关为八脉交会穴，通阴维脉，可理气和胃；丰隆健脾除湿，化痰通络。

（2）虚证

治则：补益气血，益精填髓。取督脉及肝、肾的背俞穴为主。

主穴：百会　风池　肾俞　肝俞　足三里

配穴：气血亏虚配脾俞、气海；肾精不足配悬钟、太溪。

操作：针刺风池穴应正确把握进针的方向、角度和深浅；余穴常规刺。

方义：眩晕病位在脑，脑为髓之海，督脉入络脑，故治疗首选位于巅顶的百会穴，可清头目，止眩晕；风池位于头部，属近部取穴，疏调头部气机；肾俞、肝俞补益肝肾，滋阴潜阳；足三里补益气血，充髓止晕。

2.其他疗法

（1）三棱针：眩晕剧烈时可取印堂、太阳、百会、头维等穴。三棱针点刺出血1～2滴。

（2）耳针：取肾上腺、皮质下、枕、神门、额、内耳；肝阳上亢加肝、胆；痰浊中阻加脾、缘中；气血亏虚加脾、胃；肾精不足加肾。每次取3～5穴，毫针刺法或压籽法。

（3）头针：取顶中线、枕下旁线。毫针刺法。

（三）按语

（1）针灸治疗本病效果较好，但应分清标本缓急。眩晕急重者，先治其标；眩晕较轻或发作间歇期，注意求因治本。

（2）在治疗的同时应测血压，查血色素、红细胞计数及心电图、脑干诱发电位、眼震电图及颈椎 X 线片等。如需要还应做 CT、MRI 等。应注意与中医的中风、厥证鉴别。

五、周围性面神经麻痹

周围性面神经麻痹（简称面瘫）在 150 年以前由英国神经科医生 Charles Bell 首先报道，从临床看 Bell 所述的面瘫是临床最常见的一种特发性周围性面神经麻痹，常称贝尔面瘫或麻痹，是由面神经管段急性非化脓性炎症所致的周围性面神经麻痹。实质上，周围性面神经麻痹的范围并不局限于 Bell 面瘫。

关于本病的发生机制目前并不十分清楚，一般认为是一种非化脓性面神经炎，病因有两种可能，即面神经本身或其外周病变。面神经本身的因素认为系受风寒引起局部营养神经的血管发生痉挛，导致神经缺血、水肿及受压迫，也有认为是风湿性或病毒感染所致，如由疱疹病毒侵犯面神经所引起的面瘫称为亨特氏面瘫；外周因素则有因茎乳孔内骨膜炎致面神经受压或血循环障碍，而致面神经麻痹。面神经麻痹的早期病理变化主要是面神经水肿、脱髓鞘，晚期可有轴突变性、萎缩等。关于面神经炎病变的分期目前没有统一的划分，但根据临床表现和损伤神经恢复的一般情况，可将发病后 1～2 周称为急性期（或早期），2 周～6 个月称为恢复期（中期），半年以上称为后遗症期（晚期）。

本病属中医学的"口眼歪斜""卒口僻"等范畴，认为劳作过度，机体正气不足，脉络空虚，卫外不固，风寒或风热之邪乘虚入中面部经络或头面部外伤，致气血痹阻，经筋功能失调，筋肉失于约束，出现喝僻。《灵枢·经筋》云："足阳明之筋……卒口僻急者，目不合……颊筋有寒则急，引颊移口，有热则筋弛纵，缓不胜收，故僻"，因此，本病主要为足阳明经筋病证，但涉及手足太阳和手阳明经筋。由于足太阳经筋为"目上冈"，故额纹消失、不能上提眼睑为足太阳经筋功能失调所致；口颊部主要为手太阳和手足阳明经筋所主，因此，口歪主要系该三条经筋功能失调所致。

（一）辨病与辨证

1.辨病

（1）特发性面神经麻痹：面瘫急性发作，在数小时至数天达高峰，部分患者在麻痹前 1～2 日有病侧耳后持续性疼痛和乳突部压痛；患者常在睡眠醒来时，发现一侧面部肌肉板滞、麻木、瘫痪，额纹消失，不能皱眉，眼裂不能闭合或闭合不全。闭眼时可见眼球向外上方侧转动，露出白色巩膜，称为贝尔征。鼻唇沟变浅，口角下垂，露齿时歪向健侧；鼓气、吹口哨漏气；面颊肌瘫痪，食物易滞留病侧齿龈。

此外，面神经炎可因面神经受损部位不同而出现一些其他临床表现，如病变在茎乳孔以外，则舌无味觉障碍；鼓索以上面神经病变，可出现同侧舌前 2/3 味觉消失；镫骨肌神经以上部应受损，可出现同侧舌前 2/3 味觉消失及听觉过敏；损害在膝状神经节，除面瘫、同侧舌前 2/3 味觉消失及听觉过敏，可兼有乳突部疼痛、外耳道与耳郭部的感觉障碍；损害在膝状神经节以上，如病变在内听道可伴有耳鸣、神经性耳聋，兼有流泪、唾液减少。

（2）带状疱疹膝状神经节综合征：由疱疹病毒侵犯膝状神经节所致.除上述膝神经节损伤的表现外，以外耳道、鼓膜出现疱疹为特点。

(3)外伤性周围性面瘫:面瘫有明显的面部外伤史。

2.辨经

额部肌肉(上组表情肌)瘫痪,额纹消失,不能皱眉,为足太阳经筋证;面颊部肌肉(下组表情肌)瘫痪,鼻唇沟变浅,口角下垂喝斜,为手足阳明及手太阳经筋证。

3.辨证

以突然出现口眼喝斜为主症。兼见发病初期,有面部受凉史,舌淡,苔薄白,脉浮紧,为风寒证;发病初期,多继发于感冒发热或头面、咽部感染或耳部出现疱疹等,舌红,苔薄黄,脉浮数,为风热证;恢复期或病程较长的患者,可伴倦怠无力、面色淡白、头晕等,脉细或虚弱无力,为气血不足;面瘫后期局部肌肉僵硬不舒,甚至萎缩或有明显外伤史,舌紫暗,为瘀血阻络。

(二)针灸治疗及选穴原则

1.治疗原则

本病以祛风通络、疏调经筋为基本治疗原则。后期出现机体正气明显虚弱者,应佐以扶正祛邪。

2.选穴原则

在选穴上主要以手阳明大肠经、足阳明胃经穴为主,可进行局部、临近和远端穴位配合。具体选穴原则如下。

(1)局部选穴:遵循《内经》"在筋守筋"的原则,按"腧穴所在,主治所在"的规律从局部选穴。面部主要为手足阳明、手足少阳经脉循行之处,其经筋亦分布于面,故局部选穴也多选相应经穴或阳明、少阳经筋排刺。根据面肌瘫痪的不同表现可选用地仓、颊车、迎香、禾髎、水沟、承浆、阳白、攒竹等穴,近部取风池、翳风疏散风邪,又由于翳风穴为面神经的出颅部位,因此,也常选用。另外,由于足三阳经筋结于颧部,颧髎也是局部常选用的穴位。

(2)循经选穴:根据"经脉所过,主治所及"的规律从远端选穴。如手阳明大肠经支脉,"贯颊……左之右,右之左,上挟鼻孔",故选合谷善治面口诸疾。足厥阴肝经"上出额""其支者,从目系下颊里,环唇内",选太冲可治头面疾病。另外,根据足太阳经筋为目上冈、足阳明经筋为目下冈的经筋理论,可远取足太阳经昆仑、足阳明经内庭等穴。

(3)根据病机特点选穴:根据面瘫"阴缓则阳急、阳缓则阴急"的病机特点,面部的腧穴可健患侧同用,且面部的督脉、任脉穴亦不可少,如神庭、印堂(奇穴,但位于督脉上)、水沟、承浆等,以此调节阴阳平衡。

3.刺血敷姜法

在早期使用阳白、四白、颧髎、下关等穴刺血敷姜,既有益于面肌瘫痪的恢复,又可预防倒错及面肌痉挛的发生。刺血敷姜法为在上述腧穴中选1~2个,以三棱针点刺出血,随即将捣烂的鲜姜敷之于上,15分钟后去掉姜泥。治疗面瘫,初期宜浅刺,中、晚期宜深刺。透穴法经常使用,如地仓透颊车、地仓透颧髎、目窗透头临泣等,但不宜在初期使用,以中、晚期使用为宜。另外,嘱患者自我按摩头、面、耳后部位亦是一种有效的辅助治疗方法。病久,燥热伤阴者,配太溪、三阴交以滋阴润燥。

(三)推荐针灸处方

1.推荐处方1

治则:祛风通络,疏调经筋。

主穴:阳白、鱼腰、四白、颧髎、颊车、地仓、合谷。

辅穴:太阳、攒竹、下关、翳风、昆仑。

配穴:风寒证,加风池;风热证,加曲池;恢复期,加足三里;人中沟歪斜,加水沟;鼻唇沟浅,加迎香。

操作:面部腧穴采用平刺、斜刺或透刺法,主穴要求持续施术捻转1分钟。常用的透刺为阳白透鱼腰、颊车透地仓、太阳透下关或颧髎、下关透颊车等。阳白穴可采用"四透法",即分别透向睛明、丝竹空、上星和头维方向。合谷针刺健侧或双侧,用泻法。昆仑用泻法。余穴用平补平泻或泻法。本处方适用于各期周围性面瘫。在急性期,发病1周内针刺面部的刺激量不宜过强;2周内不宜用电针,以免加重面神经的刺激,肢体远端的腧穴行泻法且手法宜重。当2周后进入恢复期,面部针刺量可强些,并可用电针、闪罐和刺络放血有增加效果的作用。面部穴位可施行灸法、热敷法。

2.推荐处方2

治则:散风活血,疏解经筋。

穴位:阳白、太阳、颧髎、地仓、颊车、阿是穴。

操作:阳白采用"四透法",太阳透地仓。阿是穴在地仓到颊车连线上可每隔0.5寸平刺或斜刺1针;可沿眼轮匝肌上、鼻唇沟、鼻梁与面颊之间部位选取数个阿是穴。留针30分钟后于太阳、颧髎、颊车刺络拔罐出血3～5mL。本方适用于病久伴有面肌萎缩者,恢复后期也可采用。

六、三叉神经痛

三叉神经痛是以三叉神经分布区出现放射性、烧灼样抽掣疼痛为主证的疾病,是临床上最典型的神经痛。多发于40岁以上的女性,有原发性和继发性之分。属于中医学"面痛""面风痛""面颊痛"等范畴。

(一)病因病机

中医学认为,本病多与外感风邪、情志不调、外伤等因素有关。风寒之邪侵袭面部阳明、太阳经脉,寒性收引,凝滞筋脉,气血痹阻;或因风热毒邪浸淫面部,经脉气血壅滞,运行不畅;外伤或情志不调或久病入络,使气滞血瘀。面部经络气血痹阻,经脉不通,产生面痛。眼部痛主要属足太阳经病症;上颌、下颌部痛主要属手、足阳明经和手太阳经病症。

(二)临床表现

疼痛多局限于三叉神经分布区,可长期固定在三叉神经的某一支,通常多发生于第二、第三支,单发生于第一支者则少见,亦可两支(第二、三支)同时受累,多为单侧,极少双侧。疼痛以面颊、上颌、下颌或舌部最明显,尤以上唇外侧、鼻翼、颊部、口角、犬齿、舌等处最敏感,稍有触动即可发作,称为"触发点""扳机点"。严重者洗脸、刷牙、说话、咀咽、吞咽、呵欠等均可诱发。

发作前无先兆,发作呈闪电式时,为阵发性剧烈疼痛,痛如刀割、锥刺、烧灼。发作时患者常紧按病侧面部或用力搓擦面部,以期减轻疼痛。病久局部皮肤粗糙、菲薄,眉毛稀落。发作历时几秒至 10 余秒,多不超过 2 分钟,发作间歇期完全正常。发作频率不定,可从每日数次至每分钟数次不等。

发作严重者常伴有同侧面部肌肉反射性抽搐,口角牵向一侧,称痛性抽搐,并伴有面部潮红、目赤流泪或流涎等。神经系统检查无异常改变。

1.风寒证

有感受风寒史,面痛遇寒则甚、得热则轻,鼻流清涕,苔白,脉浮紧。

2.风热证

痛处有灼热感,流涎,目赤流泪,苔薄黄,脉浮数。

3.气血瘀滞

多有外伤史或病程日久,痛点多固定不移,舌暗或有瘀斑,脉涩。

(三)治疗

1.针灸疗法

治则:疏通经络、祛风止痛。

处方:以面颊局部和手、足阳明经腧穴为主。四白、下关、地仓、合谷、内庭、太冲。

加减:眼支痛加丝竹空;上颌支痛加颧髎;下颌支痛加翳风;风寒加列缺疏散风寒;风热加曲池疏风清热;气血瘀滞加三阴交活血化瘀。

方义:四白、下关、地仓疏通面部经络;合谷为手阳明经原穴,"面口合谷收"与太冲相配可祛风通络、止痛定痉;内庭可清泻阳明经风热之邪。

操作:针刺时宜先取远端穴。面部诸穴均宜深刺透刺,但刺激强度不宜大,应柔和、适中;风寒证酌情施灸。

2.皮内针疗法

在面部寻找扳机点,将揿针刺入,外以胶布固定。2～3 天更换 1 次。

七、神经性耳鸣

耳鸣是指无外界声音刺激,患者主观上听到的持续性声响。人体内听觉系统的神经部分包括耳蜗内的听感音器(螺旋器)至大脑皮质中枢的整个联系通道。这些部位的病变引起的耳鸣称为神经性耳鸣。中医学称为"耳鸣"。

常见的病因有:颅脑外伤、迷路炎、美尼尔氏病、血管疾病(痉挛、梗塞、出血)、中毒(烟、酒、耳毒性药物、全身性感染)、听神经炎、听神经纤维瘤、脑干疾病、多发性硬化等。

(一)诊断

高音性耳鸣的病变部位主要在耳蜗及听感音器,可随之有不同程度的感音-神经性耳聋出现。伴有眩晕者,主要为整个迷路的病变所致。

脑鸣是指延脑的耳蜗神经核至大脑皮质听觉中枢的整个通道的任何一个部位的病变所致的耳鸣。音调也以高音为主,耳鸣可以时隐时现,断续不定。

传导性耳鸣是从外耳道至内耳的内淋巴产生的耳鸣。这类耳鸣是由于外耳、中耳本身或邻近的病变产生的微细声源传入内耳,为感音器接受产生的,耳鸣特点为低音性。

此外,在极静的环境中(由于个体兴奋性的变化而无明显的原因)听到持续的、微弱的"耳鸣",为听觉系统神经细胞的自发性活动所致,可视为生理性耳鸣。有些精神紧张的人对正常情况下出现的体内噪音过度敏度,可发展成为顽固的耳鸣(如神经官能症)。

X 线平片、头部 CT、听觉诱发电位对诊断均有价值。

(二)治疗

1.毫针疗法

治则:远近配穴法,泻法。

处方:风池、供血、翳风、耳门、听会。

方解:风池、供血可以改善椎基底动脉而使内听动脉血流加大,翳风、耳门、听会可改善内听、动脉及耳周的血液循环。

操作:每日 1 次,留针 30 分钟,10 次为 1 个疗程,休息 3 日。

2.电项针疗法

处方:或风池、供血、翳风、耳门。

操作:每组导线上下相连,使颈部肌肉轻轻收缩为度,每次 30 分钟,6 次后休息 1 日。本法适用于无耳聋性耳鸣或耳鸣、耳聋初起者。

(三)按语

(1)电项针疗法甚佳,多可试用。其机制可能是由于颈部肌肉的跳动,推动了椎动脉的血液循环,因而内听动脉供血可以得到改善。

(2)本病疗程长,因此,需有耐心治疗。

(3)耳鸣伴耳聋者疗效差。

八、舌咽神经痛

舌咽神经痛是一种局限于舌咽神经分布区的发作性疼痛,男性多于女性,起病年龄多在 35 岁以后,本病病因不明,可能为舌咽及迷走神经的脱髓鞘性变化引起舌咽神经的传入冲动与迷走神经之间发生短路的结果。近年来由于显微外科的发展,发现部分患者椎动脉或小脑后下动脉压迫舌咽、迷走神经上,解除压迫后症状可以缓解。

(一)诊断

疼痛呈刺戳性间歇发作,每次持续数秒钟,疼痛位于扁桃体、舌根、咽、耳道深部,每可因吞咽、谈话、呵欠、咳嗽或吃刺激性食物而发作,伴有喉部痉挛感,心律失常如心动过缓,甚或短暂停搏等症状。神经系统检查,舌咽神经的运动、感觉功能均属正常,在咽喉、舌根、扁桃体窝等可有疼痛的触发点。如疼痛持续应与颅底及耳咽管肿瘤、扁桃体肿瘤相鉴别。

(二)治疗

毫针疗法

治则:远近配穴法、泻法。

处方:风池、供血、翳明、翳风、提咽、耳门、听富、听会、外金津玉液、天容、合谷、阿是穴(多在颌下)。

操作:进针后持续捻转使病部有酸麻感,留针 30 分钟,其间行针 2 次或发作时针刺,外金津玉液、阿是穴捻转后出针不留针,每日 1 次,6 次后休息 1 天。

九、糖尿病

糖尿病(DM)是与遗传、自身免疫及环境因素相关,以慢性高血糖为特征的代谢紊乱性临床综合症候群。临床表现复杂,轻症可无任何症状,仅有血糖升高;部分患者可仅有皮肤瘙痒、视力模糊、易感染、肢端感觉异常等并发症或伴发其他病;中、重症可出现典型的"三多一少",即多饮、多尿、多食和体重减轻的症状。根据病因、发病机制和临床表现可分为 1 型糖尿病、2 型糖尿病、其他特殊类型糖尿病以及妊娠期糖尿病四大类型。1 型糖尿病多因易感者体内胰腺 β 细胞发生自身免疫反应性损伤而引起,有酮症倾向,占糖尿病患者 5% 左右。2 型糖尿病常因胰岛素抵抗和(或)胰岛素分泌缺陷所致,与遗传、环境因素相关,患者往往伴有肥胖或腹部、内脏脂肪分布增加,很少发生酮症酸中毒,多见于成年人,占糖尿病 90% 以上。糖尿病严重的并发症可遍及全身各系统,主要有血管、神经障碍、代谢障碍和血液成分改变。

糖尿病属中医"消渴"范畴。中医学认为,本病以阴虚为本,燥热为标。燥热在肺,肺燥伤津,则口渴多饮;热郁于胃,消灼胃液,则消谷善饥;虚火在肾,肾虚精亏,封藏失职,则尿多稠浑。燥热盛则阴愈虚,阴愈虚则燥热更甚,形成恶性循环。如病久不愈,阴损及阳,则可见气阴两伤、阴阳俱虚之候。本病日久,又可表现为多脏器病变,特别是肾虚为本,往往涉及其他脏腑病证,产生变证,如肾阴不足影响及肝阴不足,使精血不能上承于目,可并发白内障,甚至失明;燥热内结,营阴被灼,络脉瘀阻,变生中风偏瘫;或可见脾肾两虚,阳虚水泛,发为水肿;病变后期阴液极度耗损,导致阴竭阳亡,阴阳离决而见四肢厥冷、神志昏迷、脉微欲绝等危候。

(一)辨病与辨证

1.辨病

(1)1 型糖尿病通常起病急,有明显的多饮、多尿、多食、消瘦及乏力(三多一少)症状。可伴有视力模糊、皮肤感觉异常和麻木,女性患者可伴有外阴瘙痒。

(2)2 型糖尿病一部分亦可出现典型的"三多一少"症状,在体重减轻前常先有肥胖史。发病早期或糖尿病前期,可出现午餐或晚餐前低血糖症状。但不少患者可长期无明显症状,仅于体检或因其他疾病检查时发现血糖升高或因并发症就诊才诊断为糖尿病。

(3)实验室检查:随时血糖≥11.1mmol/L(200mg/dL);或空腹血糖≥7.0mmol/L(140mg/dL);或口服 75g 葡萄糖耐量试验(OGTT)2 小时血糖值≥11.1mmol/L。各条诊断标准均应另日重新核实。

注:随时血糖指一日之中任何时间采血,不考虑与前餐的时间关系;空腹指进食 8 小时以上;OGTT2 小时血糖 7.8~11.1mmol/L 为糖耐量减低,小于 7.8mmol/L 为正常。

2.辨证

(1)燥热伤肺:烦渴多饮,口干咽燥,多食易饥,小便量多,大便干结。舌质红,苔薄黄,脉数。

(2)胃燥津伤:消谷善饥,大便秘结,口干欲饮,形体消瘦。舌红,苔黄,脉滑有力。

（3）肾阴亏虚：尿频量多，混如脂膏，头晕目眩，耳鸣，视物模糊，口干唇燥，失眠心烦。舌红，无苔，脉细弦数。

（4）阴阳两虚：尿频，饮一溲一，包混如膏，面色黧黑，耳轮枯焦，腰膝酸软，消瘦显著，阳痿或月经不调，畏寒面浮。舌淡，苔白，脉沉细无力。

（5）阴虚阳浮：尿频量多，烦渴面红，头痛恶心，口有异味，形瘦骨立，唇红口干，呼吸深快或神昏迷蒙，四肢厥冷。舌质红绛，苔灰或焦黑，脉微数疾。

（二）针灸治疗及选穴原则

1.治疗原则

本病以滋阴降火为基本治疗原则。可根据具体情况治疗，如上消清热润肺，生津止渴；中消清胃泻火，和中养阴；下消滋阴益肾，培元固本；阴阳两虚益肾固肾，阴阳双补。

2.选穴原则

在选穴上主要以肺、胃、肾相关经穴和背俞穴为主，并结合辨证和症状配穴。

（1）选取背部腧穴：常选的背部穴位有肺俞、胃俞、脾俞、肝俞、肾俞、膈俞、胰俞、命门等，尤其是胰俞为治疗糖尿病的经验穴。

（2）相关经脉上选穴：肺经常选太渊、尺泽；肾经选太溪、照海、水泉；脾经选三阴交、太白、阴陵泉。阳明经多气多血，因此常选手阳明经合谷、曲池，足阳明经内庭、足三里。

（3）随症配穴：可根据具体症状选穴。如口渴，选金津、玉液、承浆、上廉泉；合并视物模糊，选光明、头维、攒竹；头晕，加上星、风池；上肢疼痛或麻木，选肩髃、曲池、合谷；下肢疼痛或麻木，选风市、阴市、阳陵泉、解溪；皮肤瘙痒，选风池、大椎、曲池、血海、三阴交等。

3.耳针

耳针可选胰、胆、内分泌、肾、三焦、神门、心、肝、肺、胃、膀胱等。

（三）推荐针灸处方

1.推荐处方1

治则：清热润肺，益肾健脾。

主穴：肺俞、肾俞、胰俞、膈俞、脾俞、足三里、三阴交、尺泽、内庭。

配穴：上消，加太渊、少府；中消，加胃俞、曲池；下消，加肝俞、太冲。多食善饥，加合谷、上巨虚、丰隆、中脘；便秘，加天枢、腹结、支沟；多尿，盗汗，加复溜、关元；阴阳两虚，加关元、命门。

操作：胰俞为经外奇穴，是治疗糖尿病的效穴，治疗时为重点穴宜先刺，斜向脊柱针刺0.5～0.8寸，行捻转泻法1～3分钟，以局部出现强烈的酸胀感为度，留针期间间歇行针。阳虚时可应用灸法。余穴均常规操作。

2.推荐处方2

治则：清泻肺胃，滋补肝肾。

主穴：胰俞、肺俞、胃俞、肝俞、肾俞、足三里、三阴交、太溪。

配穴：上消，加太渊、劳宫；中消，加中脘、内庭；下消，加太冲、照海；阴阳两虚，加水泉、命门。心悸，加内关、心俞；不寐，加神门、百会；视物模糊，加太冲、光明；肌肤瘙痒，加风市、血海、蠡沟；手足麻木，加八邪、八风。

操作：背部不可直刺、深刺，应向脊柱方向斜刺0.5～0.8寸，以免伤及内脏；胰俞为治疗时重点穴先刺,斜向脊柱针刺0.5～0.8寸,行捻转泻法1～3分钟,以局部出现强烈的酸胀感为度,留针期间间歇行针。因糖尿病患者抵抗力较弱,皮肤容易化脓感染,选穴要控制到最低限度,艾灸时尽量用小艾炷,不可灼伤皮肤。针刺时必须注意严格消毒。

(四)针灸疗效及影响因素

糖尿病分1型、2型,治疗方法上有一定区别,但不论哪种类型的糖尿病均以恢复血糖水平为最终的目标。针灸在降糖方面有一定效果,但存在效果不稳定、效能有限的缺点,因此,目前糖尿病的治疗以药物治疗为主,针灸作为辅助疗法有一定意义。

1.病因

针灸治疗糖尿病是一种辅助疗法,应配合西药治疗,其意义在于整体的调节作用或与药物的协同作用,减轻药物的副作用,尤其是对糖尿病并发的神经炎有一定的防治作用。针灸治疗糖尿病主要针对2型糖尿病及其并发症,对胰岛素依赖型患者则效果差。针灸对于预防与治疗糖尿病的神经、血管并发症有一定作用,以治疗并发膀胱病变和神经病变效果较好,对并发的视网膜病变、心血管病变、肾病、高脂血、湿疹、皮癣等也有一定效果。

2.病情

针刺的降糖效应在各类糖尿病患者中,以非胰岛素依赖型糖尿病之轻、中型患者较为显著。

3.患者的配合

针灸治疗期间,患者要控制饮食,限制糖的摄入量,多食粗粮和蔬菜,节制肥甘厚味和面食,适当参加体育锻炼,这些都可提高针灸的疗效。

(五)针灸治疗的环节和机制

西医治疗本病主要包括饮食与运动、口服降糖药及胰岛素治疗。降糖药可分为促胰岛素分泌剂、胰岛素增敏剂和α-糖苷酶抑制剂三大类。针灸作为辅助疗法有一定作用,其治疗的机制可能包括以下三个方面。

1.调节神经内分泌

针灸可使糖尿病患者自主神经的紧张度下降,因而对糖尿病内分泌失调和代谢紊乱有良好的调整作用,有利于本病的康复。

2.改善微循环

针灸可通过神经反射等途径,对糖尿病患者的微循环障碍起到调节作用,可改善末梢循环,防治并发症。

3.刺激胰岛素分泌

针灸可刺激胰岛素β细胞受体对葡萄糖的敏感性增强,促进胰岛素分泌,加快对葡萄糖的利用和转化,从而达到降低血糖的作用。

(六)预后

本病系全身性、慢性、进展性疾病,其预后与有无急慢性并发症密切相关,其并发症多,危害严重。本病需终生治疗,早期开始有效治疗预后良好,死亡原因主要为心血管、脑和肾并发症。60岁以后发现的患者预后较差。在急性并发症中,以高渗性非酮症糖尿病昏迷死亡率最高,酮症酸中毒次之。伴有慢性并发症,尤其以肾功能不全、心肌梗死、脑血管意外、肢体坏疽、严重性自主神经病变者,预后不良。

十、肥胖症

肥胖症是指由于能量摄入超过消耗,导致体内脂肪积聚过多而造成的疾病。本病病位在脾、肾,并与肺、心、肝关系密切。各种外邪及内伤因素均可致五脏气血阴阳失调,水湿、痰浊、膏脂等壅盛于体内而致肥胖。

西医学按发病因素将肥胖症分为单纯性肥胖和继发性肥胖两类,前者不伴有神经或内分泌系统功能变化,临床上最为常见;后者继发于神经、内分泌和代谢疾病或与遗传、药物有关。针灸减肥主要针对单纯性肥胖。

(一)辨证要点

临床主要根据肥胖状态、全身兼症进行辨证。

1.主症

形体肥胖,面肥颈臃,项厚背宽,腹大腰粗,臀丰腿圆。轻度肥胖常无明显伴随症状,重度肥胖可伴有全身症状。

2.辨兼症

兼消谷善饥,腹胀便秘,舌质红,苔黄腻,脉滑数为胃肠积热;兼食欲减退,心悸气短,大便溏薄,舌淡,苔薄,脉细弱为脾胃虚弱;兼畏寒怕冷,头晕腰酸,月经不调或阳痿早泄,舌淡,苔薄,脉沉细为肾阳亏虚。

(二)治疗

1.针灸治疗

治则:祛湿化痰,通经活络。以手足阳明、足太阴经穴为主。

主穴:中脘、天枢、曲池、丰隆、阴陵泉、三阴交、太冲。

配穴:胃肠积热加上巨虚、内庭;脾胃虚弱加脾俞、足三里;肾阳亏虚配肾俞、关元。腹部肥胖加归来、下脘、中极;胸闷加膻中、内关;便秘加支沟;性功能减退加关元、肾俞;下肢水肿加三阴交、水分。

操作:主穴以毫针刺为主,强刺激泻法。诸穴均视肥胖程度及腧穴部位适当深刺,可用电针。关元、肾俞可加灸。

方义:肥胖症多责之脾胃肠腑。中脘为胃之募穴、腑之会穴,天枢为大肠的募穴,曲池为手阳明大肠经的合穴,三穴相配,可通利胃肠,降浊消脂;丰隆乃足阳明胃经之络穴,为治痰要穴,阴陵泉为足太阴脾经之合穴,健脾祛湿,两穴合用,可分利水湿、蠲化痰浊;三阴交分利水湿、蠲化痰浊;太冲疏肝而调理气机。

2.其他治疗

(1)耳针法:选内分泌、三焦、胃、大肠、脾、肾、神门、饥点、渴点,根据具体情况随证加减。每次5～7穴,采用毫针刺或耳穴埋针法或压丸法。

(2)皮肤针法:选上述的治疗主穴、局部阿是穴,用皮肤针叩刺。实证重力叩刺,以皮肤渗血为度;虚证中等力度刺激,以皮肤潮红为度。

第二节　妇科疾病

一、月经不调

月经不调是指月经的周期、经量、经质、经色发生异常而言。临床上常见的有月经先期、月经后期、月经先后无定期等等。月经先期亦称"经早"；月经后期亦称"经迟"；月经先后无定期亦称"经乱"。

（一）病因病机

月经不调的发生多与肝、脾、肾三脏及冲任二脉有关。由于外感或内伤等原因，致脾不健运，肝失疏泄或肾虚，引起冲任损伤，气血失调，而酿成本病。经早多因气虚或血热，经迟多因血虚、血寒和气滞引起，经乱多因肝郁、肾虚所致。

本病可见于西医学的生殖系统局部疾病、腺垂体病变以及卵巢功能的异常等。

（二）临床表现

月经周期异常改变，并伴有经量、经色、经质的异常。

妇科检查、卵巢功能测定、超声波检查有助于本病的病因诊断。

1.经早

月经周期提前7天以上，甚至1个月2次。若月经量多，色深红或紫红，经质黏稠，兼见心胸烦热，面赤口干，小便黄，大便干，舌红苔黄，脉滑数者，为实热证。若月经量少，色红，经质黏稠，伴有潮热盗汗，手足心热，腰膝酸软，舌红苔少，脉细数者为虚热证。若经量或多或少，经色紫红或夹有瘀块，经行不畅或胸胁及乳房作胀，小腹胀痛，心烦易怒，口苦咽干，舌苔薄黄，脉弦数者为郁热证。若月经量多色淡，质地清稀，伴神倦肢疲，心悸气短，纳少便溏，小腹下坠，舌淡苔薄，脉弱无力者为气虚证。

2.经迟

月经周期推迟7天以上，甚至四五十天一潮。若经期延后，月经色黯，而量少，小腹冷痛，得热则减或畏寒肢冷，面色苍白，舌苔薄白，脉沉紧者为实寒证。若月经色淡而量少，经质清稀，小腹隐隐作痛，喜热喜按，腰酸无力，小便清长，大便溏薄，舌质淡，苔薄白，脉沉迟者，为虚寒证。若月经量少色淡，经质清稀，面色苍白，头晕目眩，心悸少寐，舌淡苔少，脉细弱者为血虚证。若月经错后，经量少经色黯红，夹有瘀块，小腹胀痛，胸胁乳房作胀，舌苔薄白，脉弦者为气滞证。

3.经乱

月经不能按周期来潮或提前或延后。若经量或多或少，经色紫黯，质黏稠，经行不畅，胸胁乳房胀痛，嗳气不舒，喜叹息，苔薄白，脉弦者为肝郁证。若经不先后不定，量少色淡，质稀，腰膝酸软，头晕耳鸣，舌淡苔白，脉沉弱者为肾虚证。

（三）治疗

1.针灸疗法

治则：经早宜清热调经，经迟宜温经和血，经乱宜调补肝肾。

处方:关元、气海、三阴交。

加减:经早之实热者配曲池、太冲以清解血分之热;虚热者配太溪以滋阴清热;郁热者配行间、地机以疏肝解郁,泻肝热;气虚者配足三里、脾俞以健脾益气而摄血。经迟之实寒者配归来、天枢活血通经,灸之温通胞脉;虚寒者配命门、太溪温肾壮阳以除寒;血虚者配足三里、脾俞、膈俞养血调经;气滞者配蠡沟以疏肝解郁,理气行血。经乱之肝郁者配太冲、肝俞、期门以疏肝解郁;肾虚者配肾俞、太溪。月经过多配隐白健脾止血。

方义:本病的发生多与肝、脾、肾三脏及冲任二脉有关。关元是任脉与肝、脾、肾三经之交会穴,为调理冲任与肝、脾、肾之要穴。气海是任脉穴,乃肓之原,可总调下焦之气机而调理气血。三阴交是肝、脾、肾三经之交会穴,可健脾益肾,疏肝调经。三穴是治疗月经不调的主穴。

操作:实者泻之,虚者补之,热者只针不灸,寒者重灸。关元用1.5寸毫针进针1.2寸,并要排空小便再予针刺,以免刺伤膀胱;背俞穴用1寸毫针,进针0.5~0.8寸,以防刺伤肺脏,形成气胸。其他穴位按常规操作。每日针刺1次,每次留针20~30分钟。经前5~7日开始治疗,至下次月经来潮前再治疗,连续治疗3~5个月。若经行时间不能掌握,可于月经净止之日起针灸,隔日1次,直到月经来潮时为止,连续治疗3~5个月。

2.耳针疗法

取皮质下、内生殖器、内分泌、肾、肝、脾。每次选用2~4穴,毫针刺,用中等刺激,每日1次,每次留针15~20分钟或用耳穴贴压法治疗。

3.皮肤针疗法

背、腰、骶部的夹脊穴或背俞穴,下腹部任脉、足少阴肾经、足太阴脾经,下肢足三阴经。用梅花针中等手法叩刺,至局部皮肤潮红,隔日1次,治疗时机与疗程同基本治法。

4.埋针疗法

三阴交、中极透关元。用1cm长的消毒羊肠线,埋植于以上穴位,在经前、经后均可治疗,作用较持久。

二、痛经

痛经又称经行腹痛,凡在经期前后或行经期间,小腹及腰部疼痛,甚者剧痛难忍,并伴随月经周期而发作者,称为痛经。西医将痛经分为原发性痛经与继发性痛经两种,并认为原发性痛经多见于生殖器官无明显器质性改变的月经痛,继发性痛经多因生殖器官的器质性病变引起,常见于子宫内膜异位症,急慢性盆腔炎,子宫颈狭窄、阻塞等。

(一)病因病机

经水为血所化,而血又随气运行,若气血充沛,气顺血和,则经行通畅无阻,自无疼痛之患。若情志不舒或寒客胞宫,致气滞血瘀,经气涩滞不畅,不通则痛;或气血不足,胞宫失养,不荣则痛,均可发生痛经。

1.气血瘀滞

多因情志不舒,肝气郁结,气机不畅,血不能随气流通,以致经血滞于胞宫而作痛。

2.寒湿凝滞

久居潮湿之地或经期冒雨涉水或过食生冷,寒湿之邪客于胞宫,血得寒则凝,以致经行不畅而作痛。

3.肝郁湿热

素多抑郁或恚怒伤肝,肝气郁结;更合经行、产后,摄生不慎或洗涤不沽,不禁房事,湿热之邪内犯胞中,稽留于冲任,肝气与湿热搏结于胞脉,发为痛经。

4.气血亏虚

素体虚弱或脾胃素弱,生化乏源或大病、久病伤耗气血,以致精血不足,胞脉失养而作痛;或体虚阳气不振,血失温运,胞宫阳虚寒凝,经水滞行而作痛。

(二)临床表现

痛经是以月经周期性小腹疼痛为主要症状,其疼痛剧烈时患者脸色发白,出冷汗,全身无力,四肢厥冷,并伴有恶心、呕吐、腹泻、尿频、头痛等症状。

1.气血瘀滞

经前或经期小腹胀痛拒按或伴乳房胀痛,经行量少不畅,色紫黑有块,块下痛减,舌紫黯或有瘀点,苔薄白,脉沉弦或涩。

2.寒湿凝滞

经前或经期小腹绞痛,并有冷感,按之痛甚,得温热疼痛可缓解;月经后期量少,色紫黑有块,可伴有形寒、肢冷、关节酸痛,苔白腻,脉沉紧。

3.肝郁湿热

经前或经期小腹疼痛,甚则痛及腰骶或感腹内灼热,经行量多质稠,色鲜或紫,有小血块,乳胁疼痛,小便短赤,带下黄稠,舌红、苔黄腻,脉弦数。

4.气血亏虚

经期或经后小腹隐痛喜按,经行量少质稀,神疲肢倦,头晕眼花,心悸气短,舌淡、苔薄少,脉细数。

(三)治疗

1.针灸疗法

(1)气血瘀滞

治则:行气活血,祛瘀止痛。

处方:以足厥阴肝经穴为主。太冲、曲泉、三阴交、气海。

加减:胸胁、乳房痛甚者,加外关、肝俞;恶心呕吐者,加内关、足三里;小腹剧痛者,加次髎。

方义:太冲、曲泉能疏肝解郁,调理气机;三阴交调气行血;气海通胞宫,调理冲任,理气活血。

操作:针用泻法或平补平泻或灸。

(2)寒湿凝滞

治则:散寒除湿,温经止痛。

处方:以任脉、足太阴脾经穴为主。中极、水道、三阴交、地机。

加减:形寒肢冷、小便清长甚者,加肾俞、关元;腰痛、身痛者,加肾俞、大杼;神疲气短者,加灸百会、气海。

方义:中极起于胞中,灸之能温经散寒,调理冲任;水道、中极可温运水湿,调经止痛;地机、三阴交能健脾除湿,调经止痛。

操作:针用泻法,针灸并用,多灸。

(3)肝郁湿热

治则:清热除湿,行滞止痛。

处方:以足厥阴肝经、足太阴脾经穴为主。太冲、次髎、中极、三阴交。

加减:小腹灼热者,加曲泉;经夹血块者,加行间。

方义:太冲为足厥阴之原穴,配三阴交以疏肝解郁,调理气血。取任脉中极配次髎、三阴交能清利湿热,调理冲任。

操作:针用泻法。

(4)气血亏虚

治则:补益气血,调经止痛。

处方:以任脉、足太阴脾经穴为主。气海、足三里、脾俞、三阴交、子宫。

加减:小腹冷痛者,加气冲、关元。

方义:气海能益气壮阳,调和冲任;脾俞、足三里、三阴交益气血生化之源;子宫局部取穴,调气血、止疼痛。

操作:针用补法,并灸。

2.耳穴疗法

主穴:内生殖器、内分泌、神门、艇角。

配穴:交感、肝、肾、皮质下。主穴全取,再根据证型选2或3个配穴。先探寻敏感点,用王不留行籽等对准敏感点压贴,虚证用轻柔按摩补法,实证用对压泻法。每日按压3或4次,以耳穴发热、发痛为好。2~3日换压1次,每次一侧耳穴,两耳交替。月经前1周左右开始治疗,治疗至月经干净。

3.皮内针疗法

取气海、三阴交、阿是穴。消毒后,用镊子挟住针身,左手拇指、示指2指将穴位皮肤舒张开,将针尖刺入,外用小块胶布固定,埋针1~2日后取出。

三、闭经

闭经,又称经闭,女子年过16周岁而月经尚未来潮或以往有过正常月经周期,现停经在3个周期以上者。排除已婚女性妊娠因素。主要由于瘀滞、痰凝、血虚及肾虚导致胞脉闭阻,脉道不通或气血不足,冲任血海空虚而致。本病病位主要在胞宫,与肝、脾、肾有关。

西医学的原发性闭经或继发性闭经,排除先天性无子宫、无卵巢、无阴道或处女膜闭锁等器质性病变所致的闭经,属于本病的范畴。

(一)辨证要点

临床主要根据病史、病因、月经情况、全身兼症、脉象等进行辨证。

1.血枯经闭

(1)主症:月经超期未至或经期错后,经量逐渐减少,终至经闭。

（2）辨兼症：兼头晕耳鸣,腰膝酸软,五心烦热,潮热盗汗,舌红,苔少,脉弦细为肝肾不足;兼头晕目眩,心悸气短,神疲肢倦,舌淡,苔薄白,脉沉缓为气血亏虚。

2.血滞经闭

（1）主症：以往月经正常,骤然经闭不行。

（2）辨兼症：兼烦躁易怒,小腹胀痛拒按,舌质紫暗或有瘀斑,脉沉弦为气滞血瘀;兼形体肥胖,胸满倦怠,白带量多,苔腻,脉滑为痰湿阻滞;兼小腹冷痛,形寒肢冷,喜温暖,苔白,脉沉迟为寒凝。

（二）治疗

1.针灸治疗

（1）血枯经闭

治则：养血调经。以任脉及足阳明经穴为主。

主穴：关元、足三里、归来。

配穴：肝肾不足加肝俞、肾俞、太冲;气血虚弱加脾俞、胃俞、气海。潮热盗汗加太溪;心悸气短加内关;食欲减退加中脘。

操作：毫针刺,用补法,可加灸。

方义：关元为任脉与足三阴经交会穴,可补下焦真元而助经血化生;足三里、归来健运后天之气,调补脾胃以资生化之源而养血,血海充盈,则经自通,月事按时而下。

（2）血滞经闭

治则：活血调经。以任脉及足太阴、足阳明经穴为主。

主穴：中极、三阴交、血海。

配穴：气滞血瘀加合谷、太冲;寒凝血滞加命门、腰阳关;痰湿阻滞加阴陵泉、丰隆。胸胁胀满加内关;小腹胀满加归来。

操作：毫针刺,用泻法,寒凝者可加灸。

方义：中极为任脉经穴,能理冲任,疏调下焦;三阴交、血海通胞脉而调和气血。气血调和,冲任条达,经闭可通。

2.其他治疗

（1）耳针法：选内分泌、内生殖器、肾、子宫、卵巢。每次取 2～4 穴,毫针刺或用埋针法、压丸法。

（2）皮肤针法：选腰骶部相应背俞穴和夹脊穴及下腹部任脉、肾经、脾经、带脉等,从上而下,循经叩刺,隔日 1 次。

（3）穴位注射法：取肝俞、脾俞、肾俞、关元、归来、足三里、三阴交。每次用 2～3 穴,选当归注射液或红花注射液、黄芪注射液,每穴注射 0.5～1mL。

四、崩漏

崩漏是指妇女因冲任损伤,不能固摄经血,以致经血从胞宫非时妄行的病证。本病多与素体阳盛或劳倦思虑、饮食不节、房劳多产、七情内伤等有关。诸种原因导致的虚(脾、肾)、热和瘀,使子宫藏泻失常,冲任不固,不能制约经血所致。以经血非时而下,量多如崩;或量少,淋沥不断为主要表现。本病病位在胞宫,与冲、任两脉及肝、脾、肾关系密切。

西医学的功能性子宫出血及其他原因引起的子宫出血属于本病的范畴。

(一)辨证要点

临床主要依据血量多少、血色气味,结合审脉辨舌及全身症状进行辨证。

1.实证

(1)主症:崩漏下血量多或淋沥不断。

(2)辨兼症:兼血色深红,气味臭秽,口干喜饮,舌红,苔黄,脉滑数为血热;兼经血量多,色紫而黏,带下量多,色黄臭秽,阴痒,苔黄腻,脉濡数为湿热;兼血色正常或带有血块,烦躁易怒,小腹胀痛,苔薄白,脉弦为气郁;兼漏下不止或突然下血量多,色紫红而黑,有块,小腹疼痛拒按,下血后疼痛减轻,舌质紫黯有瘀点,脉沉涩为血瘀。

2.虚证

(1)主症:暴崩下血或淋沥不净,色淡质稀。

(2)辨兼症:兼面色萎黄,神疲气短,纳呆便溏,舌淡胖,苔白,脉沉细无力为脾虚;兼经血色淡质清,腰酸肢冷,舌淡,苔薄,脉沉细者为肾虚。

(二)治疗

1.针灸治疗

(1)实证

治则:清热利湿,固经止血。以任脉、足太阴经穴为主。

主穴:关元、三阴交、隐白。

配穴:血热加血海;湿热加阴陵泉;气郁加太冲;血瘀加地机。

操作:毫针刺,用泻法,隐白用艾炷直接灸。

方义:关元为任脉与足三阴经、冲脉之交会穴,可通调冲任,固摄经血;三阴交是足三阴经交会穴,可清泻三阴经瘀、热之邪,为治疗妇科病之要穴;隐白为脾经井穴,用艾炷直接灸是治崩漏经验之法。

(2)虚证

治则:健脾补肾,固冲止血。以任脉、足太阴、足阳明经穴为主。

主穴:气海、三阴交、肾俞、足三里。

配穴:脾虚加百会、脾俞;肾虚加肾俞、太溪。

操作:毫针刺,用补法,背俞穴可用灸法。

方义:气海是任脉要穴,益气固本,补肾气而调冲任;三阴交为足三阴经交会穴,可健脾益肾;肾俞具有加强补肾固摄作用;足三里为胃经合穴,善助气血化生,补气摄血。

2.其他治疗

(1)耳针法:选内生殖器、内分泌、卵巢、皮质下、肝、肾、脾。每次取 2～4 穴,用毫针中等强度刺激。亦可用埋针法或压丸法。

(2)皮肤针法:选腰骶、夹脊穴、足三阴经循行部位。自上而下,轻或中等强度叩刺,以皮肤潮红为度。

(3)穴位注射法:选足三里、关元、归来、三阴交、肝俞、脾俞、肾俞。每次取 2～3 穴,用 5％当归注射液或 10％红花注射液或维生素 B$_{12}$注射液,每穴注射 0.5～1mL,隔日 1 次。

五、绝经前后诸症

绝经前后诸症是指绝经期前后出现月经停止或月经紊乱、忧郁或烦躁易怒、情绪不定、潮热汗出、心悸失眠、头晕耳鸣等一系列症状为主要表现的病证。

绝经前后诸症的发生与先天禀赋、情志所伤、劳逸失度、经孕产乳所伤等因素有关。本病病位主要在肾,与肝、脾、心关系密切。基本病机是肾精不足,冲任亏虚。

西医学中,围绝经期综合征、双侧卵巢手术切除或放疗后双侧卵巢功能衰竭也可出现类似症状。

(一)辨证要点

主症:在绝经前后出现月经紊乱,情绪不宁,潮热汗出,心悸等症状。

肾阳虚:头晕耳鸣,形寒肢冷,腰酸尿频,舌淡,苔薄,脉沉细。

肾阴虚:头晕耳鸣,烘热汗出,五心烦热,口燥咽干,舌红,少苔,脉细数。

肾阴阳俱虚:头晕心烦,潮热汗出,腰酸神疲,肢冷尿长,便溏,舌胖大,苔白,脉沉细。

(二)治疗

1.基本治疗

治则:补益肾精,调理冲任。取任脉穴及肾经的背俞穴、原穴为主。

穴位:关元　三阴交　肾俞　太溪

配穴:肾阳虚配命门;肾阴虚配照海;肾阴阳俱虚配命门、照海。

操作:毫针常规刺,补法或平补平泻。肾阳虚,可加灸。

方义:本病基本病机是肾精亏虚,肾的阴阳平衡失调,故取肾的背俞穴肾俞、原穴太溪,补益肾之精气以治其本;关元属于任脉与足三阴经的交会穴,益肾元,调冲任;三阴交为足三阴经的交会穴,可健脾,疏肝,益肾,理气开郁,调补冲任。

2.其他治疗

耳针:取皮质下、内分泌、内生殖器、肾、神门、交感。每次选用 2～3 穴,压籽法或埋针法、毫针刺法。

(三)按语

针灸对本病效果良好,但宜配合心理疏导。

六、带下病

带下病是指带下量明显增多,色、质、气味异常的一种病证,又称"带证""下白物"等。

带下病的发生常与感受湿邪、素体虚弱、饮食劳倦等因素有关。本病病位在胞宫,与带脉、任脉及脾、肾关系密切。基本病机是湿邪伤及任、带二脉,任脉不固,带脉失约。

西医学中,可见于阴道炎、宫颈炎、盆腔炎、内分泌功能失调、宫颈或宫体肿瘤等疾病中。

(一)辨证要点

主症:阴道内不断流出浊液。

湿热下注:带下色黄,质黏有臭味,舌红,苔黄腻,脉濡数。

脾虚:带下色白质黏无臭,绵绵不断,神疲纳少,舌淡,苔薄,脉细。

肾虚:带下清冷,稀薄如水,腰酸肢冷,尿频,舌淡,苔薄,脉沉细;或带下赤白,阴部灼热,头晕耳鸣,潮热,舌红,脉细数。

(二)治疗

治则:利湿化浊,固摄止带。取任脉及足太阴经穴为主。

穴位:中极 三阴交 带脉 白环俞

配穴:湿热下注配阴陵泉、行间;脾虚配脾俞、足三里;肾虚配肾俞、关元。

操作:带脉向前斜刺,不宜深刺;白环俞直刺,使骶部酸胀为佳;中极针尖向下斜刺,使针感传至耻骨联合下为佳;三阴交常规刺。带脉、三阴交可加电针。

方义:中极为任脉与足三阴经的交会穴,有固任化湿、健脾益肾之效;带脉穴属足少阳经,为足少阳、带脉二经交会穴,是带脉经气所过之处,可协调冲任,止带下,调经血,理下焦;三阴交调理脾、肝、肾,以治其本;白环俞属足太阳经,可调膀胱气化,利湿止带。

(三)按语

(1)针灸治疗带下病有较好的效果,同时要明确病因,滴虫性及真菌性阴道炎引起者,宜结合外用药,以增强疗效。

(2)养成良好的卫生习惯,经常保持会阴部清洁干燥卫生。

七、不孕症

不孕症是指婚后未避孕,有正常性生活,夫妇同居 2 年以上而不受孕;或曾有过妊娠,而后未避孕,连续 2 年而再未受孕。前者为原发性不孕,古代文献称"全不产""绝嗣不生";后者为继发性不孕,故称"断续"。

不孕症的发生常与先天禀赋不足、房事不节、反复流产、情志失调、饮食所伤等因素有关。本病病位在胞宫,与任、冲二脉及肾、肝、脾关系密切。基本病机是肾气不足,冲任气血失调。

西医学中,多见于排卵功能障碍、输卵管闭塞、子宫肌瘤、子宫内膜炎等疾病中。

(一)辨证要点

主症:女子婚后同居不避孕 2 年以上未受孕。

肾虚:月经量少色淡,腰酸肢冷,性欲淡漠,尿频,舌淡,苔白,脉沉细。

肝气郁结:月经后期或前后无定期,月经量少,乳房胀痛,精神抑郁,嗳气善太息,舌红,脉弦。

痰湿阻滞:经期延后,带下量多,形体肥胖,呕恶痰多,苔白腻,脉滑。

瘀滞胞宫:经色紫暗有块,痛经,癥瘕,舌紫,脉涩。

(二)治疗

1.基本治疗

治则:调理冲任,补肾助孕。取任脉穴及肾经的背俞穴、原穴为主。

穴位:关元 肾俞 太溪 三阴交

配穴:肾虚配复溜;肝气郁结配期门、太冲;痰湿阻滞配丰隆、中脘;瘀滞胞宫配子宫、归来。

操作:毫针常规刺。肾虚、痰湿阻滞、瘀滞胞宫,可加灸。

方义:关元属于任脉,位于脐下,邻近胞宫,可补肾经气血,壮元阴元阳,针之调和冲任,灸之温暖胞宫;三阴交通于任脉和脾、肝、肾诸经,既能疏肝理气行瘀,又能健脾化湿导滞,还能补益肾阴肾阳,调和冲任气血;肾主生殖,取肾的背俞穴肾俞、原穴太溪,补益肾气,以治其本。

2.其他疗法

(1)隔物灸:选用熟附子、肉桂、白芷、川椒、五灵脂、桃仁、乌药、大青盐、冰片等温肾助阳、化瘀行气类中药,共研细末,用黄酒调和制成药饼,置于神阙穴,上置大艾炷灸之,每次 8～10 壮,每周治疗 1～2 次。

(2)耳针:取内分泌、内生殖器、肾、皮质下。毫针刺法或压籽法。

(三)按语

(1)针灸治疗不孕症有一定的疗效。

(2)不孕的原因复杂,要排除男方原因及自身生殖系统器质性不孕,对输卵管堵塞的输卵管性不孕要综合治疗。

八、乳癖

乳癖是妇女乳房部常见的慢性良性肿块,以乳房肿块和胀痛为主症。多见于中青年妇女。乳癖的发生常与情志内伤、忧思恼怒等因素有关。本病病位在乳房,足阳明胃经过乳房,足厥阴肝经至乳下,足太阴脾经行乳外,故本病与胃、肝、脾关系密切。情志内伤、忧思恼怒,导致肝脾郁结,气血逆乱,痰浊内生,阻于乳络而成。本病基本病机为气滞痰凝,冲任失调。

西医学之乳腺小叶增生、乳房纤维瘤和乳房囊性增生症等属于本病范畴。

(一)辨证要点

临床根据乳部肿块状况、部位、全身兼症等进行辨证。

1.主症

单侧或双侧乳房单个或多个肿块,大小不等,增长缓慢,质韧或呈囊性感,无粘连,边界清楚,活动度好,胀痛或压痛。

2.辨兼症

乳房肿痛结块随喜怒消长,兼急躁易怒,头晕胸闷,少腹胀痛,月经不调,苔薄,脉弦为肝郁气滞;兼眩晕恶心,胸闷脘痞,咳吐痰涎,苔腻,脉滑为痰浊凝结;兼午后潮热,头晕耳鸣,失眠多梦,腰背酸痛,舌淡,脉细数为肝肾阴虚。

(二)治疗

1.针灸治疗

治则:疏肝解郁,化痰消结。以足厥阴、足阳明经穴为主。

主穴:屋翳、乳根、膻中、天宗、肩井、期门。

配穴:肝郁气滞加肝俞、太冲;痰浊凝结加丰隆、中脘;肝肾阴虚加肝俞、肾俞。

操作:毫针刺,补泻兼施。乳根、膻中可向乳房肿块方向斜刺或平刺。

方义:屋翳、乳根疏导阳明经气,疏通局部气血;膻中为气海,泻之以利气机;天宗、肩井为治疗乳腺疾病之经验穴,可化痰消结;期门疏肝气,调冲任。

2.其他治疗

(1)耳针法:选内分泌、神门、乳腺、卵巢、肝。毫针中度刺激或用埋针法、压丸法。

(2)电针法:选乳根、屋翳,给予弱刺激。

九、乳少

乳少是指产后哺乳期内,产妇乳汁分泌甚少或者全无,又称"产后缺乳""乳汁不足""乳汁不行"。本病的发生常与素体亏虚或形体肥胖、分娩失血过多及产后情志不畅、操劳过度、缺乏营养等因素有关。本病病位在乳房,胃经经过乳房,肝经至乳下,脾经行乳外,故本病与胃、肝、脾关系密切。诸种原因导致乳汁化源不足或乳络不畅均可导致乳少。

西医学的产后泌乳过少属于本病的范畴。

(一)辨证要点

临床主要根据乳房状况、乳汁情况及全身兼症、舌脉等进行辨证。

1.主症

产后乳汁分泌量过少,甚或全无。

2.辨兼症

兼乳汁清稀,乳房柔软无胀感,面色萎黄,头晕目眩,神疲食少,舌淡苔薄白,脉细弱为气血亏虚;兼产后乳少而浓稠或乳汁全无,乳房胀满硬痛,胸胁胀闷,舌红苔薄黄,脉弦细为肝郁气滞;兼乳汁不稠,形体肥胖,胸闷痰多,舌淡胖,苔腻,脉沉滑为痰浊阻滞。

(二)治疗

1.针灸治疗

治则:调理气血,通络下乳。以任脉、足阳明经穴为主。

主穴:膻中、乳根、少泽。

配穴:气血亏虚加脾俞、胃俞、足三里;肝郁气滞加太冲、内关;痰浊阻滞加中脘、丰隆。

方义:膻中为八会之气会穴,又为任脉经穴,功在调气益血通乳;乳根为阳明经穴,通阳明经络而调气血以通乳;少泽为手太阳小肠经之井穴,分清浊,助脾胃化生气血而营养全身,为通乳的经验效穴;三穴合用达通络下乳之功效。脾俞、胃俞、足三里可补益脾胃,化生气血;太冲、期门可疏肝解郁,理气通乳;阴陵泉、丰隆健脾化痰,通络下乳。

操作:针刺膻中穴时,宜向乳房两侧平刺;乳根沿乳房向上平刺,使针感向乳房扩散;少泽点刺出血;虚证可加灸。

2.其他治疗

(1)耳针法:选内分泌、交感、胸、肝、脾。每次取2~4穴,毫针刺或用埋针法、压丸法。

(2)皮肤针法:选背部从肺俞至三焦俞及乳房周围。背部从上而下每隔2cm叩刺一处,并可沿肋间向左右两侧斜行叩刺,乳房周围做放射状叩刺,乳晕部做环形叩刺,以局部潮红为度。

第三节　儿科疾病

一、小儿惊风

小儿惊风又称"惊厥",是以四肢抽搐、口噤不开、角弓反张,甚则神志不清为特征的病证,为小儿常见的危急重症。好发于1～5岁小儿。

临床上根据其表现分为急惊风与慢惊风两类。急惊风多因外感时邪、饮食内伤、暴受惊恐引起。慢惊风则多由先天禀赋不足或久病正虚所致。本病病变脏腑主要在心、肝、脑,慢惊风还与脾、肾关系密切。基本病机为热极生风或肝风内动。

西医学中,可见于高热、脑膜炎、脑炎等所致的小儿惊厥。

(一)辨证要点

1.急惊风

主症:发病急骤,高热,抽风,甚则神昏。

外感惊风:发热,头痛,鼻塞,流涕,咳嗽,咽痛,随即出现烦躁、神昏、惊风,苔薄白或薄黄,脉浮数。

痰热生风:壮热面赤,烦躁不宁,摇头弄舌,咬牙龄齿,呼吸急促,苔微黄,脉浮数或弦滑。

惊恐惊风:暴受惊恐后惊惕不安,身体颤栗,喜投母怀,夜间惊啼,甚至痉厥,神志不清,大便色青,脉律不整或指纹紫滞。

2.慢惊风

主症:起病缓慢,时惊时止,全身肌肉强直性或阵发性痉挛,神志不清。

脾肾阳虚:面黄肌瘦,形神疲惫,四肢不温,囟门低陷,昏睡露睛,时有抽搐,大便稀薄,舌淡,苔薄,脉沉迟无力。

肝肾阴虚:神倦虚烦,面色潮红,手足心热,舌红少苔或无苔,脉沉细而数。

(二)治疗

1.基本治疗

(1)急惊风

治则:醒脑开窍,息风镇惊。取督脉及足厥阴经穴为主。

主穴:水沟　印堂　合谷　太冲

配穴:壮热配大椎、十宣或十二井;痰多配丰隆;惊恐配神门;口噤配颊车。

操作:毫针常规刺,泻法。大椎、十宣或十二井点刺出血。

方义:水沟、印堂位居督脉,有醒脑开窍、醒神镇惊之功;合谷、太冲相配,谓开"四关",擅长息风镇惊,为治疗惊厥的常用效穴。

(2)慢惊风

治则:健脾益肾,镇惊息风。取督脉及相应背俞穴为主。

主穴:百会　印堂　脾俞　肾俞　肝俞　足三里

配穴:脾肾阳虚配关元、神阙;肝肾阴虚配太冲、太溪。

操作:毫针常规刺,补法或平补平泻法。

方义:百会、印堂为督脉经穴,有醒神定惊之功,且印堂为止痉的经验穴;脾俞、肾俞、肝俞可健脾、益肾、息风;足三里可健脾和胃,补益气血。

2.其他治疗

耳针:取交感、神门、皮质下、心、肝,慢惊风加脾、肾。急惊风毫针刺法,强刺激;慢惊风毫针刺法,中等刺激或压籽法。

(三)按语

(1)针灸对小儿惊风有较好的疗效。治疗时应查明病因,对症治疗。

(2)惊风发作时立即让患儿平卧,头偏向一侧,松开衣领,将压舌板缠多层纱布塞入口中,以防咬伤舌头。吸出呼吸道分泌物,保持呼吸通畅。

二、小儿积滞

小儿积滞是指小儿喂养不当,乳食停聚不化,滞而不消所致的一种胃肠疾病。

小儿积滞的发生常与素体虚弱、饮食不节、喂养不当等因素有关。本病病位在胃肠。基本病机是脾胃运化失调,气机升降失常。

西医学中,小儿积滞多见于胃肠消化不良等疾病。

(一)辨证要点

主症:不思饮食,脘腹胀满或疼痛或伴有呕吐,大便酸臭或溏薄。

乳食内积:烦躁多啼,夜卧不安,呕吐乳块或酸馊食物,舌淡,苔厚腻,脉滑。

脾胃虚弱:面色萎黄,形体消瘦,困倦乏力,夜卧不安,腹满喜按,时有呕恶,大便稀薄或夹有乳食残渣,苔白腻,脉细弱无力。

(二)治疗

1.基本治疗

治则:健脾和胃,消食化积。取胃和大肠的募穴、下合穴为主。

主穴:中脘　天枢　足三里　上巨虚

配穴:乳食内积配梁门、建里;脾胃虚弱配脾俞、胃俞;呕吐配内关。

操作:婴幼儿腹部腧穴可用指压法,其余穴位毫针常规刺法。

方义:本病为胃肠运化失常,故取胃之募穴中脘、大肠之募穴天枢,以疏通脘腹部气机,为局部选穴;胃之下合穴足三里与大肠之下合穴上巨虚相配,属于远端选穴,可调理胃肠,即"合治内腑"之意。

2.其他治疗

(1)耳针:取胃、神门、大肠。毫针刺法或压丸法。

(2)皮肤针:取脾俞、胃俞、华佗夹脊穴。轻叩以皮肤潮红为度,每日 1 次。

(三)按语

针灸对本病治疗效果良好,如配合捏脊疗法效果更佳。

三、小儿遗尿

遗尿是指3周岁以上小儿睡眠中小便自遗,醒后方知的一种病证,又称"夜尿症"。多由肾气不足,下元亏虚,脾肺两虚等导致膀胱约束无力,水道制约无权而发生。本病病位在膀胱,与任脉、肺、脾、肾、肝相关。

在西医学中,本病多见于神经发育尚未成熟,大脑皮质或皮质下中枢功能失调者。泌尿系感染和隐性脊柱裂等疾病引起的遗尿亦属本病的范畴。

(一)辨证要点

临床主要根据遗尿频繁程度、全身兼症等进行辨证。

1.主症

睡中小便自遗,数夜或每夜一次,甚则一夜数次。

2.辨兼症

兼精神萎靡,面色苍白,小便清长而频数,肢寒怕冷,舌淡苔白,脉沉迟无力为肾气不足;兼尿频而量少,面白神疲,食欲减退,大便稀溏,舌淡,脉沉细为脾肺气虚。

(二)治疗

1.针灸治疗

治则:温肾固摄,健脾益肺。以任脉、足太阴经、膀胱俞募穴为主。

主穴:关元、中极、膀胱俞、三阴交。

配穴:肾气不足加肾俞、太溪、命门;脾肺气虚加肺俞、脾俞、足三里。睡眠深沉加百会、神门。

操作:主穴毫针刺,用补法。中极、关元直刺或向下斜刺,使针感达到阴部为佳。肾俞、关元可行温针灸或隔附子饼灸。

方义:关元为任脉与足三阴经交会穴,可培补元气,固摄下元;中极、膀胱俞是膀胱的募穴和俞穴,可调理膀胱以增收涩固脱之力;三阴交为足三阴经交会穴,疏调肝脾肾而止遗尿。

2.其他治疗

(1)耳针法:取肾、膀胱、皮质下、尿道、脑点。每次选2～3穴,毫针中等刺激,每日1次,留针20分钟或用埋针法或压丸法。

(2)皮肤针法:取夹脊穴、膀胱俞、八髎、肾俞、关元、气海、曲骨、三阴交。轻、中度叩刺,至皮肤潮红为度。

(3)穴位注射法:取肾俞、次髎、三阴交。用10%普鲁卡因注射液,每穴注射1mL,每次1穴,三穴交替使用,隔日1次。

四、小儿夜啼

小儿夜啼是指小儿白天如常,入夜则啼哭不眠,时哭时止或每夜定时啼哭,甚至通宵达旦的一种病证。多见于半岁以内的婴幼儿,民间俗称"哭夜郎"。主要由于脾寒腹痛、心热神扰、惊恐伤神、食积胃脘等所致。本病病位在心、脾、胃。

（一）辨证要点

临床主要根据全身兼症等进行辨证。

1.主症

白天如常，入夜啼哭或每夜定时啼哭，甚至通宵达旦。

2.辨兼症

兼哭声低弱，食少便溏，唇色淡白，舌苔薄白，指纹青红，脉沉细为脾脏虚寒；兼哭声较响，烦躁不安，小便短赤，面赤唇红，舌尖红，苔薄白，指纹青紫，脉数有力为心经积热；兼夜间突然啼哭，时作惊惕，唇与面色乍青乍白，脉舌多无变化为惊恐伤神；兼阵发啼哭，哭声响亮，脘腹胀满，呕吐乳块，大便酸臭，舌苔厚，指纹紫为乳食积滞。

（二）治疗

1.针灸治疗

治则：补脾安神或清心定惊安神。以足太阴、足阳明、手少阴经穴为主。

主穴：大陵、神门、太白、三阴交、足三里。

配穴：脾脏虚寒加脾俞、关元；心经积热加阴郄、内关；惊恐伤神加内关、通里；乳食积滞加中脘、四缝。

操作：主穴毫针刺，快速点刺不留针。

方义：大陵为手厥阴心包经原穴，神门为手少阴心经原穴，二穴相配清心安神，镇惊止骇；太白为足太阴脾经原穴，配三阴交温中健脾；足三里补中益气，消食导滞。

2.其他治疗

(1)三棱针法：医者握住患儿中指，常规消毒后，持细三棱针，点刺中冲穴，使出血3～5滴。

(2)耳针法：取心、肝、脾、神门、内分泌、交感。每次选2～3穴，毫针刺或用压丸法。

(3)灸法：取中脘穴，以吴茱萸、肉桂研成细末做成药饼，行隔药饼灸法，每次灸20分钟，每日1次。

五、小儿营养不良

小儿营养不良是以面黄肌瘦，毛发焦枯，饮食异常，腹胀如鼓或腹凹如舟，青筋暴露，精神萎靡等为特征的一种慢性疾病。相当于中医学的小儿疳积。小儿营养不良是指由于摄入食物的绝对量不足或食物能量吸收利用或消耗量增加而相对不足，以致不能维持正常的新陈代谢，而消耗自身组织的综合征。其多发生于3岁以下的小儿。

（一）病因病机

饮食不节，损伤脾胃。小儿乳贵有时，食贵有节，若乳食无度，恣食肥甘生冷，壅滞中州，脾气不运，往往形成积滞。积滞日久，脾胃受伤，乳食之精微无从运化，脏腑气血缺乏充养，渐至身体羸瘦，气液亏损，而成疳积；或喂养不当，喂养食物若不适合幼儿需要，难以消化，日久便致营养不良，身体日趋羸瘦，气液虚衰，发育障碍；或因久病之后，失于调养；或因寄生虫等使脾胃功能受损，耗损津液，不能消磨水谷，久之积滞生热，迁延而成积。

（二）临床表现

本病临床以面黄肌瘦，毛发焦枯，饮食异常，腹胀如鼓或腹凹如舟，青筋暴露，精神萎靡为主证。

1.脾胃虚弱

肌肤羸瘦,毛发焦枯,腹凹如舟,困倦嗜卧,目无光彩,大便溏薄,完谷不化,面色萎黄,四肢不温,唇舌色淡,脉细无力。

2.感染虫疾

肌肤消瘦,毛发枯槁易脱,脘腹胀大如鼓,青筋暴露,嗜食无度或喜食异物,时有腹痛,睡中磨牙,舌淡,脉细弦。

(三)治疗

治则:健脾和胃,化滞消积。

处方:四缝、中脘、足三里。

加减:脾胃虚弱者加脾俞、章门、胃俞以加强纳运脾胃,益气生血之功;感染虫积者加巨阙、天枢行气导滞,百虫窝驱虫消积。方义:四缝是治疗疳积的经验效穴,有健脾和胃,消食导滞之功,现代研究表明,针刺四缝穴能增强多种消化酶的活力;中脘是胃之募穴,足三里是胃之合穴,二穴伍用,共奏健运脾胃,益气养血,消积化滞之功。

操作:以针为主,补法;虫积者,先泻后补。四缝在严格消毒后用三棱针点刺,挤出少量黄水。背部腧穴和章门进针 0.2～0.3 寸,不可直刺、深刺,以防伤及内脏;其余腧穴常规针刺,一般不留针。

六、小儿脑性瘫痪

小儿脑性瘫痪简称小儿脑瘫,是指由于不同原因引起的非进行性中枢性运动功能障碍,可伴有智力低下、抽搐、听觉与视觉障碍及学习困难等。现代医学认为引起小儿脑瘫的原因较多,但主要由围生期和出生前各种原因引起颅内缺氧、出血等导致,如母孕期感染、胎儿窘迫、新生儿窒息、早产、脑血管疾病或全身出血性疾病等。小儿脑瘫属于中医学"五迟""五软""五硬""胎弱"等范畴。

(一)病因病机

本病主要是因先天不足、后天失养、病后失调及感受热毒,致使气血不足,五脏六腑、筋骨肌肉、四肢百骸失养,形成亏损之证。本病的病位在脑,与肝、肾、心、脾关系密切。病变性质多属虚证,也有虚实夹杂证。

(二)临床表现

以肢体运动功能障碍为主证。根据运动功能障碍的表现区分为痉挛型、锥体外系型、共济失调型及混合型。重症脑瘫可伴智力低下、癫痫发作、语言障碍、视觉及听觉障碍及学习困难等。脑电图、头颅 X 线、CT 等有助于本病的明确诊断。

1.肝肾不足

筋骨痿弱,发育迟缓,站立、行走或长齿迟缓,目无神采,面色不华,疲倦喜卧,智力迟钝,舌质淡嫩,脉细弱。

2.心脾两虚

筋肉痿软无力,头项无力,精神倦怠,智力不全,神情呆滞,语言发育迟缓,流涎不禁,食少,便溏,舌淡苔白,脉细弱。

(三)治疗

1.针灸疗法

治则:补益肝肾、益气养血、疏通经络、强筋壮骨。

处方:大椎、百会、四神聪、身柱、腰阳关、合谷、足三里。

加减:肝肾不足加肝俞、肾俞、太溪、三阴交,补养肝肾,强筋壮骨;心脾两虚加心俞、脾俞,健脾生血,养心益智;上肢瘫加肩髃、曲池、外关,下肢瘫加环跳、阳陵泉、悬钟、解溪,以疏通肢体经气,调和气血;语言障碍,语言迟缓加廉泉、哑门、通里,开宣音窍;肢体屈曲、拘挛、痿软等皆以局部穴相配以舒筋活络。

方义:大椎、百会、身柱、腰阳关均为督脉穴,可疏通督脉经气,升阳益气,添精益髓;四神聪健脑益智;合谷是手阳明经穴,可调理气血,化瘀通络;足三里是足阳明胃经穴,可健脾和胃,化生气血,滋养筋骨。

操作:针灸并用,补法。大椎、百会、四神聪、身柱、腰阳关、合谷、足三里常规针刺;肩髃、曲池、外关、合谷、廉泉、哑门、通里用点刺不留针之法;背俞穴宜斜刺、浅刺,进针 0.2～0.3 寸;其余穴位均常规针刺。

2.耳针疗法

取皮质下、交感、神门、脑干、肾上腺、枕、心、肝、肾。上肢瘫痪者加肩、肘、腕;下肢瘫痪者,加髋、膝、踝。每次选用 4～6 穴,用王不留行籽贴压,每日按压刺激 2 或 3 次。

七、百日咳

百日咳是指小儿阵发性、痉挛性咳嗽,咳后有特殊的吸气性吼声(即鸡鸣样的回声),最后倾吐痰沫而止的一种病证。中医称"顿咳",本病一年四季均可发生,但冬春季节尤多,患病年龄以 5 岁以下小儿多见,年龄愈小病情愈重。病程较长,可持续 2～3 个月以上。

(一)病因病机

本病主要由于婴幼儿素体虚弱,调护失宜,内蕴伏痰,时行风邪从口鼻而入,侵袭肺卫,阻于气道,肺失宣降,以致肺气上逆,发为咳嗽。咳嗽日久不愈,每可伤及肺络,可见咯血等症。

(二)临床表现

1.初咳期

微热,喷嚏,咳嗽逐渐加重,昼轻夜重。偏于风寒者,伴恶寒,痰稀色白,舌苔薄白,脉浮紧。偏于风热者,伴咽红,痰稠不易咳出,苔薄黄,脉浮数。

2.痉咳期

咳嗽阵作,昼轻夜重,咳时面红耳赤,涕泪交流,咳后回吼,甚至吐出乳食痰液后,痉咳方可暂停,剧咳时可见痰中带血丝,甚则鼻衄或结膜下出血、舌系带溃疡等,苔黄,脉数有力。

3.恢复期

肺阴亏虚:形体虚弱,干咳少痰,两颧发红,手足心热,夜寐盗汗,舌偏红,少苔,脉细数无力。肺气亏虚:形体虚弱,咳声低微,痰多稀白,纳呆便溏,神疲乏力,舌淡、苔薄,脉沉无力。

（三）治疗

1.针灸疗法

（1）初咳期

治则：宣肺解表，祛邪止咳。

处方：以手太阴肺经、阳明经穴为主。风门、合谷、列缺、丰隆。

加减：恶寒发热者，加曲池、大椎、外关；咳嗽较甚者，加天突。

方义：本病初期邪在肺卫，取风门祛风解表；合谷、列缺为原络相配，可宣肺止咳；丰隆化痰止咳。

操作：针用泻法。

（2）痉咳期

治则：清热化痰，肃肺止咳。

处方：以手太阴肺经、足阳明胃经穴为主。风门、肺俞、孔最、尺泽、足三里、丰隆。

加减：痰中带血者，加鱼际、膈俞；鼻衄者，加迎香、上星。

方义：风门、肺俞以肃肺利气止咳；肺经郄穴孔最、合穴尺泽，可清泻肺热；足三里、丰隆化痰止咳。

操作：针用泻法。

（3）恢复期

治则：健脾益肺。

处方：以背俞穴及手太阴肺经、足阳明胃经穴为主。肺俞、脾俞、足三里、太渊、三阴交、太溪。

加减：形体虚弱者，加膏肓；纳少者，加中脘、天枢、气海。

方义：痉咳后期，邪衰正虚，主要表现为肺脾两虚，故取肺俞与肺经原穴太渊，补益肺气；脾俞与足阳明之合穴足三里，补益脾胃；三阴交、太溪滋阴润肺。

操作：针用补法。

2.耳针疗法

取气管、肺、神门、交感。中等刺激，每次取 2 或 3 个穴位，每日 1 次，两耳交替使用。

3.皮肤针疗法

取颈、背、骶部脊旁 2～4cm 区域。中等刺激，每日 1 次。

第四节　五官科疾病

一、麦粒肿

麦粒肿是胞睑边缘生小硬结，红肿疼痛，形似麦粒，易于溃脓的眼病，又名"针眼""土疳"，俗称"偷针眼"。

麦粒肿的发生常与外感风热、热毒上攻或脾胃湿热等因素有关。本病病位在眼睑,眼睑属脾,太阳为目上纲,阳明为目下纲,故本病与足太阳、足阳明经及脾胃关系密切。基本病机是热邪结聚于胞睑。

西医学认为本病是指眼睑腺体组织的急性化脓性炎症,即睑腺炎。

(一)辨证要点

主症:胞睑边缘生小硬结,红肿疼痛。

风热外袭:多发于上睑,针眼初起,痒痛微作,局部硬结微红肿,触痛明显或伴有头痛发热,全身不适,苔薄黄,脉浮数。

热毒炽盛:多发于下睑,胞睑红肿,硬结较大,灼热疼痛,有黄白色脓点或见白睛壅肿,口渴喜饮,便秘,尿赤,舌红,苔黄或腻,脉数。

脾胃湿热:多发于下睑,麦粒肿屡发,红肿不甚或经久难消,伴有口黏,口臭,腹胀,便秘,苔黄腻,脉数。

(二)治疗

1.基本治疗

治则:清热解毒,消肿散结。取局部穴位及足太阳、足阳明经穴为主。

主穴:攒竹　太阳　厉兑

配穴:风热外袭配风池、商阳;热毒炽盛配大椎、曲池;脾胃湿热配内庭、阴陵泉。

操作:毫针刺,用泻法;攒竹、太阳、厉兑均可点刺出血;攒竹可透鱼腰、丝竹空。

方义:攒竹为足太阳经穴,与太阳穴均位于眼区,长于清泻眼部郁热而散结;厉兑为足阳明经的井穴,可清泻阳明积热,消肿散结。

2.其他疗法

(1)三棱针:取肩胛区第1～7胸椎棘突两侧的淡红色疹点或敏感点,用三棱针挑刺或点刺出血。

(2)刺络拔罐:取大椎穴,用三棱针散刺出血后拔罐。

(3)耳针:取眼、肝、脾、耳尖。毫针刺法,亦可在耳尖、耳背小静脉刺络出血。

(三)按语

(1)针灸治疗本病初期疗效显著。但成脓之后,宜转眼科切开排脓。

(2)麦粒肿初起至酿脓期间,切忌用手挤压患处,以免脓毒扩散。

二、眼睑下垂

眼睑下垂是上睑提举无力、不能抬起,以致睑裂变窄,甚至遮盖部分或全部瞳仁,影响视力的一种眼病,古称"睢目""上胞下垂""睑废"。

眼睑下垂的发生与先天禀赋不足或素体中气不足、风邪外袭、外伤等因素有关。本病病位在胞睑筋肉,眼睑属脾,"太阳为目上冈",故本病与脾脏、足太阳经关系密切,可涉及肝、肾。基本病机是气虚不能上提,血虚不能养筋。

西医学中,多见于重症肌无力眼肌型、眼外伤、动眼神经麻痹等疾病中。

（一）辨证要点

主症：上睑下垂，抬举无力或遮盖瞳仁。

肝肾不足：多自幼上睑下垂，可伴有五迟、五软。

脾虚气弱：起病较缓，朝轻暮重，休息后减轻，劳累后加重，面色少华，眩晕，纳呆，肢倦乏力，舌淡，苔薄，脉弱。

风邪袭络：起病突然，重者目珠转动失灵或外斜或视一为二，舌红，苔薄，脉弦。

（二）治疗

1.基本治疗

治则：健脾益气，养血荣筋。取眼区局部穴及背俞穴为主。

主穴：攒竹　丝竹空　阳白　脾俞　肾俞　三阴交

配穴：肝肾不足配肝俞、太溪；脾虚气弱配百会、足三里；风邪袭络配风门、风池。

操作：攒竹、丝竹空、阳白既可相互透刺，又均可透刺鱼腰穴，余穴常规刺。

方义：本病病在筋肉，"在筋守筋"，故以局部取穴为主，攒竹、丝竹空和阳白均位于眼上方，三穴合用，可通经活络，调和气血，升提眼睑；本病多属脾肾不足，且上睑为足太阳经所过之处，取膀胱经的脾俞、肾俞，既符合"经脉所过，主治所及"之理，又可健脾益气、补肾养血，以治其本；三阴交为肝、脾、肾三经的交会穴，可补脾益肾，养血柔筋，调和气血。

2.其他疗法

皮肤针：取患侧攒竹、眉冲、阳白、头临泣、目窗、目内眦-上眼睑-瞳子髎连线。叩刺至局部皮肤潮红。隔日 1 次。

（三）按语

针灸对本病有一定的疗效，但对于先天重症患者可考虑手术治疗。

三、泪溢症

泪溢症是指泪液分泌量正常，但排泄管道不畅通或阻塞，则泪液溢于睑裂之外即所谓泪溢，常见于中老年。临床主要特点为眼不红、不肿，经常流泪，寒风刺激下则更加明显。泪溢症可单眼或双眼发病，女性多于男性，具有在多风和寒冷季节加重的特点。

中医学称"冷泪症"，认为多因肝虚泪窍约束无力或风邪引起泪液频频外溢，但无热感、目无赤痛的眼病，又分"无时冷泪""迎风冷泪"。西医认为，泪溢是一种症状，在许多眼病中均可见到，最常见于鼻泪管不通、泪囊功能不全等。

（一）辨病与辨证

1.辨病

（1）泪液清稀，重者时时频流，轻者时作时止，入冬或遇风泪出增剧。

（2）其泪窍无异常，按压睛明穴，无黏液溢出。

（3）冲洗泪道不畅或不通，但无黏液外溢。

2.辨证

（1）肝肾亏损：溢泪清稀，视物模糊，头晕耳鸣，腰膝酸楚。舌红，苔薄，脉细。

（2）气血两虚:无时泪下,不耐久视,面色无华,心悸健忘,神疲乏力或产后失血过多。舌淡,苔薄,脉细弱。

（3）风邪外袭:冷泪绵绵,平日双眼常感隐涩不爽,见风头痛,迎风泪出增剧。舌红,苔薄,脉弦。

（二）针灸治疗及选穴原则

1.治疗原则

本病以疏调泪窍、固摄止泪为基本治疗原则。

2.选穴原则

选穴上以局部选穴和辨证循经选穴相结合。局部主要选用睛明、球后、丝竹空、承泣等,近部可选风池、翳风、头维、印堂、神庭、阳白、四白、头临泣等。辨证选穴,如肝肾亏损,加肝俞、肾俞、太溪、光明、三阴交;因风邪外袭,加合谷、风池、养老;气血不足,加脾俞、胃俞、膈俞、肝俞、足三里、三阴交。

（三）推荐针灸处方

1.推荐处方1

治则:补益肝肾,固摄止泪。

主穴:睛明、承泣、风池、肝俞、肾俞。

配穴:肝肾亏虚,加三阴交、太溪;气血两虚,加气海、血海;风邪外袭,加风门、合谷。

操作:睛明、承泣轻微捻转,勿提插,略有酸胀为度,留针15分钟。风池穴进针1.2寸,针尖朝向对侧眼眶,以针感向前额部放射为佳。肝俞、肾俞针后加温针,每次3～5壮。

2.推荐处方2

治则:疏风通络,固摄泪窍。

主穴:睛明、球后、承泣、头临泣、风池、腕骨。

配穴:肝肾亏损,加肝俞、肾俞、太溪、三阴交;风邪外袭,合谷、风门、外关;气血两虚,加气海、脾俞、膈俞、肝俞。

操作:眼区穴位用轻柔的捻转平补平泻法,以眼区有较强的酸胀感为度。余穴常规操作。

（四）针灸疗效及影响因素

造成泪溢症的病因较多,需要鉴别本病的类型及成因,对于先天泪道异常、异物阻塞、炎症粘连或肿瘤等引起的泪溢症应对症处理,对于病毒或细菌导致的急慢性病症而引起的泪溢症应以抗生素滴眼液及对症处理为主,针灸治疗本病有一定的疗效,但应在配合西医治疗的基础之上。

1.病因

泪溢症的病因比较复杂。如果单纯由眼轮匝肌松弛,收缩功能降低而导致泪囊功能不全者,针刺疗效最好;如果由鼻泪管不通畅所致的溢泪,针刺疗效次之。同时,针刺的疗效取决于泪道阻塞的程度,阻塞程度轻,针刺疗效好;完全阻塞者,需手术疏通。如果由沙眼引起溢泪者,针刺疗效较差,需针药结合,根治沙眼。

2.病程和年龄

一般而言,病程越短,泪道的阻塞就越轻,泪囊的功能障碍也就易于恢复,针灸的疗效也就越好。病程长,泪道的阻塞严重,甚至完全阻塞,针刺很难达到疏通的作用,只能依靠手术疏通,因此,针灸的疗效就较差。从年龄上来看,中老年患者中,年龄越小,针刺疗效越好,这主要与年龄和眼轮匝肌的松弛程度、泪小管管壁的增厚、变硬等老化程度有关。

(五)针灸治疗的环节和机制

1.提高眼轮匝肌的紧张性

眼轮匝肌在引导泪液进入泪囊的过程中起着重要作用,泪道功能不全所致的泪溢症,临床最常见的原因为泪囊功能不全所致,其与眼轮匝肌的收缩功能降低密切相关。针刺眼部穴位,可直接刺激眼轮匝肌,兴奋神经-肌肉接头,增强肌肉的收缩力,从而改善泪囊的功能,固摄泪液。

2.促进眼区循环

针刺可促进眼区的血液循环,有利于泪道相关堆积性代谢产物或炎性渗出物及时消散、吸收和清除,使泪道通畅,正常发挥其输送泪液的生理作用。

(六)预后

本病多发于中老年,女性较男性多发,是一种与环境、职业因素及季节有关的常见病症。经常流泪给患者的生活与工作带来很大的不便,因无泪道的器质性病变,因此,一般预后良好。由于长期泪液浸渍,往往引发慢性结膜炎、睑缘炎、面部湿疹等其他疾病,患者不自主擦拭,可致下睑外翻,从而加重泪溢症状;其次影响美观。

年轻人由于泪小管和眼轮匝肌弹性高,功能活跃,泪液排泄积极、有力,所以泪溢者很少见。随着年龄增长,机体的衰老、退化,泪小管管壁的增厚、变硬,眼轮匝肌的松弛、紧张力减弱、舒缩迟缓,排泄功能相应降低,在外界环境刺激(如气候变化)下即表现为泪溢。女性由于横纹肌分布相对比男性薄弱,眼轮匝肌功能不全表现得更明显,泪溢症患者也相对较多。由于经常受风沙、灰尘不良环境的刺激,使泪小管管壁、泪囊壁弹性降低,相对而言,农民较其他职业者泪溢症多见。因此,户外工作者应佩戴防护镜,减少风沙刺激,防止外伤。由于沙眼及鼻部疾患也常常是引起溢泪的原因,故应对有关病因彻底治疗。

四、结膜炎

结膜炎是由细菌或病毒等引起的一种结膜炎性病变,结膜炎的分类较复杂,从发病的急缓上可分为急性和慢性两种。急性结膜炎发病急骤,传染性强,以眼结膜急性充血、分泌物增多、涩痛刺痒、羞明怕光为特征,如急性卡他性结膜炎、流行性出血性结膜炎等,多见于春、秋两季。慢性结膜炎多因急性结膜炎治疗不彻底,也可由风尘刺激、泪囊炎等引起。从病因上结膜炎可分为细菌性、衣原体性(沙眼、包涵体性结膜炎)、病毒性(急性出血性结膜炎、流行性角结膜炎)、免疫性结膜炎(春季卡他性角结膜炎、泡性角结膜炎、过敏性结膜炎、特应性角结膜炎、巨乳头性结膜炎、自身免疫反应性结膜炎)。

急性细菌性结膜炎属于中医的"暴风客热""暴发火眼"等范畴;流行性出血性结膜炎属于中医学"天行赤眼"的范畴,俗称"火眼""红眼病",均属于急性结膜炎。中医学认为,本病多因风热之邪,突从外袭,客于阳盛之体,内外合邪,风热相搏,上攻白睛;或外感疫疠之气,猝然上攻于目,均可致白睛暴发红肿,羞明流泪,沙涩难开。

慢性结膜炎无对应的中医病名,可见于中医的"赤丝虬脉""白涩症"等。中医学认为,本病多为暴风客热等外障眼病遗留而来。

(一)辨病与辨证

1.辨病

(1)急性细菌性结膜炎

①炎症潜伏期一般1~3天。

②急性起病,症状重,结膜明显充血。

③结膜囊常有大量脓性和黏脓性分泌物。

④重症患者结膜有假膜形成或伴有全身症状如发热、不适等。

⑤耳前淋巴结肿大者比较少见。

(2)流行性出血性结膜炎

①多发于夏、秋两季,起病急,一般会在感染后数小时至24小时内发病,双眼同时或先后起病。

②眼部出现畏光、流泪、眼红、异物感和眼痛等症状。

③眼睑充血水肿,睑、球结膜重度充血,常伴有结膜下点状或片状出血。

④睑结膜多有滤泡形成,也可有假膜形成。

⑤多数患者有耳前淋巴结或颌下淋巴结肿大、触痛。

⑥中、重度患者可出现角膜上皮点状病变。

⑦少数患者可有全身发热、乏力、咽痛及肌肉酸痛等症状。个别患者可出现下肢轻瘫。

(3)慢性细菌性结膜炎

①有眼痒、干涩、异物感、眼睑沉重及视物易疲劳等症状。

②病程较长者结膜肥厚,有少量黏液性分泌物。

③睑结膜慢性充血,乳头增生。

2.辨证

(1)暴风客热

①风重于热:胞睑微红,白睛红赤,痒涩并作,羞明多泪,伴见头痛鼻塞,恶风发热。舌红,苔薄白,脉浮数。

②热重于风:胞睑红肿,白睛红赤臃肿,热泪如汤或眵多胶结,怕热畏光,口干溺黄。舌红,苔黄,脉数。

③风热俱盛:胞睑红肿,白睛红赤臃肿,睑内面或有伪膜,患眼沙涩、灼热、疼痛。舌红,苔黄,脉数。

(2)天行赤眼

①风热外袭:白睛红赤,沙涩灼热,羞明流泪,眵多清稀,头额胀痛。舌红,苔薄白或薄黄,脉浮数。

②热毒炽盛:胞睑红肿,白睛赤肿,白睛溢血,黑睛生星翳,羞明刺痛,热泪如汤,口渴引饮,溲赤便结。舌红,苔黄,脉数。

（3）赤丝虬脉

①风热偏盛：黑睛星翳稀疏，色呈灰白，羞明流泪，痒痛交作，胞睑红肿，全身兼有恶寒发热、鼻塞流涕。舌质红，苔薄黄，脉浮数。

②肝火偏盛：黑睛星翳较多，抱轮红赤，羞明流泪，刺痛明显，心烦溲赤。舌红，苔黄，脉弦而数。

③余邪未尽：白睛红赤渐退，黑睛星翳不消，眼内干涩不适。舌红少津，脉缓或细。

（二）针灸治疗及选穴原则

1.治疗原则

一般以祛风清热、消肿止痛为急性结膜炎的基本治则；慢性结膜炎多为急性结膜炎迁延失治而来，多以清热解毒为基本的治疗原则。临床上应结合患者具体病情辨证施治。

2.选穴原则

在选穴以头、面、眼局部选穴和辨证选穴相结合。可根据手足三阳经与头面关系密切，及肝开窍于目等理论进行配穴。具体选穴原则如下。

（1）局部选穴：如急性结膜炎本病不论何种类型，都属于急证、热证、实证。宜用三棱针刺血治疗。常选太阳、神庭、上星、攒竹、瞳子髎、头临泣等，太阳宜点刺出血。慢性结膜炎也应在局部选用如太阳、攒竹、承泣等穴位。另外，风池、上星、头维也是常用的近部穴位。

（2）辨证选穴：风热者，选风池、头维、大椎、曲池、合谷、二间等；热毒盛者，选太阳、大椎、少商、商阳、曲池、耳尖等点刺出血；肝火盛者，选太冲、行间、侠溪、风池等。对于余邪未尽的慢性结膜炎，可在泻邪的同时选太溪、三阴交、足三里等滋阴扶正的穴位。

3.耳穴

耳穴可选眼、耳尖、肝、目 1、目 2，用三棱针点刺挤出血或耳尖、耳背小静脉刺血。本法取效快，效果佳。

（三）推荐针灸处方

1.推荐处方 1

治则：疏风散热，泻火解毒。

主穴：攒竹、瞳子髎、太阳、合谷、太冲。

配穴：风热外袭，加风池、曲池；热毒炽盛，加大椎、侠溪、行间。

操作：刺攒竹穴时，针尖若朝下刺向睛明穴则不宜深刺，若向外刺可透丝竹空；余穴常规刺法，均可点刺出血。每日 1～2 次。

2.推荐处方 2

治则：清泻风热，消肿定痛。

主穴：睛明、太阳、风池、合谷、太冲。

配穴：风热者，加少商、上星；肝胆火盛者，加行间、侠溪。

操作：睛明浅刺，有酸胀感即可，小幅度捻转，不提插。太阳、少商、上星，点刺出血。余穴常规操作。

3.推荐处方 3

治则：泻热解毒，消肿止痛。

穴位：太阳、耳尖、耳背血管、耳穴眼、耳穴肝。

操作：先将耳穴部按揉充血，用 26 号毫针针刺耳尖，进针后捻转泻法 1 分钟左右，出针后挤出 1～2 滴血，再取耳背明显血管以三棱针点刺出血。耳垂之眼区过敏点用 26 号毫针捻刺 1 分钟左右，出针后挤出少许血；然后再用三棱针点刺太阳穴出血，拔罐 3～5 分钟，同时针刺肝区过敏点，留针 20～30 分钟，每日 1 次。

（四）针灸疗效及影响因素

急性结膜炎由病毒、细菌或变态反应引起。《默克诊疗手册》认为，病毒性结膜炎是自限性疾病，轻症病例持续 1 周痊愈，重症病例达 3 周。即结膜炎确定是由病毒引起者，则无需治疗。细菌性结膜炎也具有自限性，一般病程为 3 周。临床研究表明，针灸对于急性结膜炎可明显缩短病程，达到治愈的目的。但需要指出的是，对于成人淋球菌性结膜炎一定要及时进行针对性抗生素治疗，因本病可能出现严重的角膜溃疡，形成脓肿、穿孔、全眼球炎，甚或失明。文献强调，急性结膜炎宜用三棱针刺血治疗，常选太阳、少商、大椎或背部反应点等，也可选耳穴眼、耳尖、肝、目或耳尖、耳背小静脉刺血。

1.病因

结膜炎的病因非常复杂。一般可分为急性和慢性两大类。急性结膜炎多因细菌、病毒引起，发病较急，病程短，常称为"红眼病"，如未能及时治疗，可引起严重的并发症。慢性结膜炎除了与急性结膜炎迁延失治有关外，还多与过敏和环境因素有关，如花草、花粉、灰尘、真菌和动物等都是眼部过敏的常见原因。一般而言，针灸治疗急性结膜炎的疗效要优于慢性，尤其是针刺在祛除各种致病因素的情况下可发挥较好的疗效。由肺炎双球菌、Kochweeks 杆菌引起的病情较重者，有时伴有全身症状，如体温升高、全身不适、淋巴结肿大，病程可持续 2～4 周，并易引起角膜病变，针刺疗效较差。

2.治疗时机

急性结膜炎治疗及时恰当，1～2 周即可痊愈。若失于调治，病情迁延，少数患者可发展为黑睛星翳，甚至黑睛边缘溃疡。本病发病 3～4 日病情达到最重，10～14 日可痊愈。因此，针刺应在病后及时治疗，尤以病后 1～3 日针刺治疗效果较好。

3.年龄和病程

急性出血性结膜炎具有自限性。发病年龄愈小，症状愈轻，病程愈短，针灸疗效愈快。针刺治疗急性结膜炎，尤其单眼发病及病情轻、病程较短的患者疗效好，往往治疗 2～3 次可痊愈。

（五）针灸治疗的环节和机制

急性结膜炎时，致病微生物（常为细菌、病毒等）可直接侵袭结膜上皮细胞，病毒还可在细胞内繁殖，引起细胞破裂。细菌产生的毒素、炎性反应产生的炎性因子也可损害结膜上皮细胞，从而导致黏蛋白分泌的不足，影响泪膜的稳定性。由于结膜上皮为多层细胞，且穹窿结膜部位有结膜干细胞的存在，受损的结膜上皮细胞最终得以修复，泪膜恢复正常。致病微生物引起的急性炎性反应及炎性产物对结膜上皮细胞的损害导致泪膜异常，可能是急性结膜炎痊愈后患者出现干眼症的重要原因。因此，针灸治疗本病的环节及机制包括以下两方面。

1.促进局部血液循环

针刺可通过神经-血管反射调节眼区的微血管舒缩运动,加快局部的血液循环,促进局部炎性代谢产物的消散,减轻炎症的渗出,同时也有助于加快药物吸收,达到改善局部炎症反应、减轻眼部症状、预防并发症的目的。眼区微循环的改善,还可为结膜干细胞的分化提供营养,促进受损的结膜上皮细胞得以及时修复,使泪膜恢复正常。

2.促进免疫功能

针刺可提高机体的免疫功能,促进免疫细胞向病灶部位集聚,发挥其吞噬功能,从而促进局部组织的修复。

(六)预后

大部分急性结膜炎具有自愈倾向。急性细菌性结膜炎,发病突然,一般在 3~4 天达到高潮,以后逐渐减轻,1~2 周可痊愈,预后良好。流行性出血性结膜炎潜伏期短,多于 24 小时发病,起病急,刺激症状重,但预后良好。慢性结膜炎可反复发作。预防措施对感染性结膜炎十分重要,尤其在流行期应该注意急性期患者的隔离,避免去公共场所。对于传染性很强的流行性出血性结膜炎和淋球菌性结膜炎应严格消毒患者使用过的器具及织品。应提倡讲究个人卫生和加强公共卫生管理。接触感染性结膜炎的医护人员更须注意手部消毒,使用一次性检查用品,并妥善销毁,严格避免医源性交叉感染的发生。忌食辛辣、热性刺激食物及海腥发物。闭眼休息,以减少眼球刺激。

五、耳鸣、耳聋

耳鸣又称"聊啾",耳鸣、耳聋都是听觉异常的症状。耳鸣是指患者自觉耳内鸣响,妨碍听觉和听力功能紊乱的一种症状。耳聋是指听力减退或听觉丧失。耳鸣、耳聋二者表现虽然不同,但常同时存在,其病机基本一致,故合并论述。

(一)病因病机

本病多由暴怒惊恐、肝胆火旺、挟痰蒙蔽清窍和因肾气虚弱、精气不能上充于耳所致。现代医学认为多数外耳病、内耳病均可引起本病,现代医学的神经性耳鸣、耳聋及外伤、药物中毒、高热等均能引起本病。

(二)临床表现

耳鸣主要是自觉耳内鸣响。耳聋可根据听力检查判断。耳聋可分为四度,0 度:听力正常,日常听话无困难,纯音听力损失不超过 10dB;Ⅰ度:轻度聋,远距离听话或听一般距离低声讲话感到困难,纯音听力损失 10~30dB;2 度:中度聋,远距离听话感到困难,纯音听力损失 30~60dB;3 度:重度聋,只能听到很大的声音,纯音听力损失 60~90dB。

1.实证

暴病耳聋或耳中闷眩,鸣声隆隆不断,耳闻如潮声、风雷声,按之不减,常于郁怒之后,肝胆之火旺盛。多见头痛、头胀,面红口干,烦躁不安,舌红苔黄,脉弦有力。

2.虚证

耳内有突然空虚或发凉的感觉,劳则加剧,按之鸣声减弱,夜间更甚,听力逐渐减退,多见头晕,腰酸,遗精,带下,食欲减退,舌质红、少苔,脉细弱。

(三)治疗

1.针灸疗法

治则:①实证:清肝泻火,活血通窍,针刺用泻法;②虚证:补益肾气,通窍益聪,针灸并用,补法。

处方:取手、足少阳经穴为主。翳风、听会、中渚、侠溪。

加减:肝胆火盛者加足临泣、行间;外感风邪加外关、合谷;肾虚加肾俞、太溪、命门。

方义:手、足少阳经脉均循行耳部,故取手少阳经之中渚、翳风,足少阳经之听会、侠溪,以疏导少阳经气。本方取患部 2 穴,远道 2 穴,是远近配穴法。配行间、足临泣以清泻肝胆之火,起通上达下的作用;配外关、合谷以疏解风邪;配肾俞、命门、太溪以补益肾之精气。

操作:实证用泻法,虚证用补法,并可配合灸法。听会穴针刺时要求针感向耳底或耳周传导,余穴常规刺法。每日 1 次,每次 20~30 分钟,10 天为 1 个疗程。

2.耳穴疗法

主穴:内耳、肾、肝、皮质下、外耳。

配穴:外感风热加耳尖、肾上腺;肝胆火盛加胰胆、肝、结节;肝肾亏虚加内生殖器、内分泌。

(1)耳穴压丸法:主穴全取,再选加配穴。实证用强刺激泻的手法,虚证用轻柔按摩补法,隔 1~2 日换贴压另一侧耳穴。10 次为 1 个疗程,疗程间休息 5~7 天。

(2)耳穴磁疗法:贴压磁珠,每次一侧耳穴,隔 1~2 日换贴压另一侧耳穴。10 次为 1 个疗程,疗程间休息 5~7 天。

六、鼻炎

鼻炎是临床常见的疾病,一般分为急性鼻炎和慢性鼻炎。前者是鼻黏膜的急性炎症,有传染性,以鼻塞、流涕、喷嚏,甚至不闻香臭为主证;后者是鼻黏膜和黏膜下层的慢性炎症,以慢性鼻塞为主证,通常包括慢性单纯性鼻炎和慢性肥厚性鼻炎。本病临床发作无明显的季节性,任何年龄均可发病。

现代医学认为,急性鼻炎的主要病因是病毒感染。当人体受到各种诱因,如受凉、过劳、营养不良、烟酒过度、内分泌失调、全身慢性疾病以及鼻的慢性疾病和邻近病灶等影响,机体抵抗力减弱及鼻黏膜的防御功能遭到破坏时,病毒侵袭机体、生长繁殖而发病。在此基础上可合并继发性细菌感染。若鼻腔黏膜和黏膜下层的非特异性炎症持续数月以上或炎症反复发作,间歇期内黏膜亦不能恢复正常,则为慢性鼻炎,它多由急性鼻炎反复发作或治疗不彻底或受邻近器官(鼻旁窦、腺体、扁桃体等)炎症波及所引起;另外与职业、环境因素和全身健康状况密切相关。

(一)病因病机

急性鼻炎,多属中医学"伤风""感冒"范围。常由气候多变,寒暖失调或起居无常或劳累过度,致使正气虚弱,肺卫不固,风毒之邪得以乘时侵袭。风寒外袭,肺气不宣或风热上犯,肺失清肃,邪毒上聚鼻窍而致本病。

慢性鼻炎因其症状以慢性鼻塞为特点,故属中医学"鼻窒"范围。多由肺脾气虚,功能不健,易受寒侵,湿浊邪毒留滞鼻窍,堕阻脉络;或肺中伏热,邪毒久留,阻于脉络,痰火结聚,气滞血瘀,壅塞鼻窍而致。

(二)临床表现

1.急性鼻炎

以鼻塞、流涕、喷嚏为主要症状。起病时鼻内有干燥及痒感,打喷嚏,随即出现鼻塞并加重,流清水样鼻涕,以后渐变为黏液脓性。嗅觉减退,说话时有闭塞性鼻音。全身症状轻重不一,常感周身不适或有低热。小儿症状较重,可伴消化道症状,甚或高热、抽搐。

局部检查:鼻黏膜早期慢性充血、干燥,以后黏膜肿胀,总鼻道或鼻底有水样、黏液性或黏液脓性分泌物。

若无并发症,7～10日各种临床表现逐渐减轻乃至消失。若感染直接蔓延或不适当的吸鼻,可使感染向邻近器官扩散,产生多种并发症,如急性鼻窦炎、中耳炎、咽炎、喉炎、气管炎、结膜炎等。

2.慢性鼻炎

慢性单纯性鼻炎,鼻塞特点为间歇性、交替性,一般于白天、活动时减轻,夜间、静坐或寒冷时加重。侧卧位时,居下侧之鼻腔阻塞,上侧鼻腔通气良好。多涕,常为黏液性,脓性者多在继发细菌感染后出现。检查见鼻黏膜充血,下鼻甲肿大,呈暗红色,但表面光滑,触之柔软,对血管收缩剂敏感。慢性肥厚性鼻炎,鼻塞呈持续性积少,为黏脓性,不易排出。嗅觉减退,头胀痛,说话鼻音重。检查见鼻黏膜及鼻甲骨肥大,表面不平,触之较硬,对血管收缩剂不敏感。

中医辨证:风寒证表现为鼻黏膜肿胀淡红,鼻塞较重,喷嚏频作,涕多而清稀,鼻音重浊,头痛身痛,无汗,恶寒重而发热轻,舌淡、苔薄白,脉浮紧。风热证见鼻黏膜红肿,鼻塞而干,鼻痒气热,喷嚏,涕黄稠,发热恶风,头痛咽痛,咳嗽,咳痰不爽,口渴喜饮,舌红、苔薄黄,脉浮数。肺脾气虚,邪滞鼻窍证表现为鼻黏膜及鼻甲肿胀,交替性鼻塞,时轻时重,流清涕,遇寒加重,全身可伴肺气虚或脾气虚症状,舌淡、苔白,脉缓弱。邪毒久留,气滞血瘀。

(三)治疗

治则:肺胃热盛者,以清热止血;阴虚火旺者,以益阴降火。

处方:取手阳明、督脉经穴为主。迎香、上星、合谷。

加减:肺热加少商;胃热加内庭;阴虚火旺加照海。

方义:手阳明与手太阴相表里,又与足阳明经脉相接,故取迎香、合谷以清热止血;督脉为诸阳之海,阳盛则迫血妄行,故用上星清泻督脉;肺开窍于鼻,少商为肺经井穴,用之以泻肺热;内庭为胃经荥穴,善泻胃火;照海为八脉交会穴之一,有益阴降火的作用。

操作:肺胃热盛者,针用泻法;阴虚火旺者,针用平补平泻法。印堂穴用提捏进针法,针尖向下平刺0.5～0.8寸,使针感向鼻周围传导;迎香向鼻子方向浅刺0.2～0.3寸;合谷、列缺用泻法;足三里、太冲用平补平泻法。

第六章　临床常见疾病推拿治疗

第一节　脊柱疾病

一、颈椎病

颈椎病又称"颈肩综合征"，是一种常见病，多见于中老年患者。本病是由于颈椎间盘退变，颈椎骨质增生，颈椎周围软组织劳损、变性等，造成颈神经根、椎动脉、颈段脊髓、交感神经等受压迫或受刺激所引起的一系列临床症状的总称。对本病的治疗，目前多采用非手术疗法，而在各种非手术疗法中，推拿疗法又最为有效，也容易被患者接受。

（一）病因病机

1.外因

各种急性损伤、慢性劳损可造成椎间盘、韧带、椎后关节囊等组织不同程度的损伤，使脊柱的稳定性下降，为达到某种新的平衡，促使颈椎出现代偿性增生，若增生物直接或间接的压迫、刺激神经、血管，就会产生相应症状。

2.内因

椎间盘退行性变是本病的普遍内因。椎间盘退变后其弹性减退，椎间隙变窄，周围韧带松弛，这些均可引起代偿性的骨质增生和韧带肥厚，其结果可造成椎间孔和椎管变窄，引起神经根、椎动脉、交感神经甚至脊髓受到挤压；椎间隙变窄，横突间距离减小，可使椎动脉弯曲，致使血管腔相对狭窄，而引起椎动脉供血不足等等，都会引起相应的临床症状。

（二）临床表现

颈椎病临床表现比较复杂，以颈、肩、背痛、颈部活动受限为基本症状。临床上一般按受压的是神经根、脊髓、椎动脉、交感神经而分为神经根型、脊髓型、椎动脉型、交感神经型和混合型等五型。

（三）诊断要点

1.神经根型

病变部位在颈5以上者可有颈肩痛或颈枕痛等；在颈5以下者可有项僵，活动受限，出现一侧或两侧颈、肩、臂放射痛，并伴有手指麻木，上肢发沉、无力等症状。在相应椎旁有条索、团块状反应物和明显的压痛点。压顶试验、臂丛神经牵拉试验阳性。X线检查可见颈椎生理曲度改变、椎间隙变窄，椎体、钩椎关节增生等。

2.脊髓型

以脊髓束症状为主,早期双侧或单侧下肢发紧发麻,行走困难,继而一侧或双侧上肢发麻,手部肌力减弱、持物不稳,所持物件容易坠落。甚至出现四肢瘫痪,吞咽困难,小便潴留,卧床不起。

检查中可发现:颈部活动受限不明显,压顶试验和牵拉试验多为阴性,常有不规则的躯干和下肢的感觉障碍,腱反射亢进,四肢肌张力增高,出现病理反射等感觉或运动障碍。

X线片显示:颈部脊柱发直或向后成角,颈椎退变,椎体后缘增生,骨赘后翘。必要时进行脊髓造影、CT、MRI等检查。

3.椎动脉型

表现为头痛、头晕,颈后伸、侧弯或旋转时眩晕加重,并可有恶心、耳鸣、耳聋、视物不清,甚至猝倒。猝倒后多因头颈的位置改变而立即清醒,并可起来再走。

X线检查可见钩椎关节有骨刺,并向侧方隆凸。造影检查可见椎动脉因受压而迂曲、变细甚至完全不通。脑血流图检查对诊断也有一定意义。

4.交感神经型

偏头痛或枕部痛,头昏头沉,视物模糊,心慌、胸闷、肢体发凉或手足发热,四肢酸胀等。一般无上肢放射痛或麻木感。X线检查可见颈椎退变、增生等现象。

5.混合型

在临床上,上述各型很少单独出现或存在,最常见的是同时存在两种或两种以上类型的各种症状,即为混合型颈椎病。

(四)鉴别诊断

1.风湿性或慢性损伤性疾病

包括肩周炎、颈肩筋膜炎,虽然也可出现颈肩痛、手麻等,但无神经根症状。颈部风湿性疾病往往与天气变化有明显关系,不难鉴别。

2.进行性肌萎缩

双上肢远端肌肉萎缩,逐渐向下肢发展,但无感觉改变。

3.神经炎

如肘部或腕部尺神经炎、腕部正中神经炎等,应注意鉴别。

4.心绞痛

颈椎病侵犯第七颈神经根时,可引起假性心绞痛,用普鲁卡因局部痛点封闭,可使疼痛解除,真性心绞痛常有心电图改变,服用硝酸甘油能解除疼痛。

5.脊髓肿瘤

其症状与脊髓型颈椎病有类似之处,但有进行性加重的特点,全身情况差,后期出现恶液质。脑脊液蛋白明显增加,X线检查可见椎体破坏和椎弓根破坏,但椎间隙正常。

6.脊髓空洞症

好发于脊髓颈膨大部,有感觉异常和椎体束症状,尤以温度觉减退或消失为突出。

7.颈椎骨关节疾患

如颈椎骨折脱位、骨结核、骨肿瘤等,X线检查可鉴别。

8.美尼尔氏综合征

头晕、呕吐、耳鸣,以耳部症状为突出。与过度疲劳、睡眠不足、情绪波动有关,而与颈部活动位置改变无关,每次眩晕持续的时间较长。

9.还应注意与颈肋、前斜肌综合征、锁骨上窝肿瘤等进行鉴别。

(五)推拿治疗

1.治疗原则

舒筋活血,理筋整复。

2.常用穴位

风池、天鼎、缺盆、肩井、肩中俞、肩外俞、天宗、曲池、手三里、印堂、神庭、百会、太阳、阿是穴等。

3.手法选择

按、揉、拿、拔伸、摇、扳等。

4.具体操作

(1)颈肩部操作:患者正坐,医者先分别拿揉颈项部及两侧;按揉风池、天鼎、缺盆、肩井、肩中俞、肩外俞、肩髃、曲池、手三里、合谷等穴。然后,医者立于患者背后及患侧,用滚法分别放松颈肩部、上背部及上肢的肌肉;再拿揉颈项部;随后作颈项部拔伸法。该法常用的有两种,一种是医者立于患者背后,将两前臂尺侧置于患者两肩部向下用力,双手拇指顶在"风池"穴上方,其余四指及手掌托住患者下颌向上用力,前臂与手同时向相反方向用力,旨在把颈椎牵开,在牵引过程中,作头颈的前屈、后伸向左右旋转的被动活动。另一种方法是在患者正坐姿势下,医者立于患侧,肘关节屈曲并托住患者下颌,手扶健侧颞枕部,缓缓用力向上拔伸,另一手拇指置于患处椎旁,随颈部的活动在压痛点上进行按揉。待颈项部放松后,施用颈部扳法,再拿揉颈项部及肩部,拍打肩部,侧击肩背部。

(2)头面部操作:患者取坐(或仰卧)位,医者先推印堂、神庭至百会;自印堂向两侧推抹眉弓及额部;推印堂沿眉弓至太阳,按揉太阳,自太阳沿少阳推至风池;用扫散法施于头部两侧,配合梳法;拿五经;最后振击百会、振击大椎、按揉肩井,侧击肩背部。

5.加减

神经根型,去头面部操作,加弹拨颈项两侧和颈肩部压痛点、搓上肢、捻五指、抖上肢;椎动脉型,加振百会,拿揉神门、内关及脑空穴;交感神经型,去振击大椎、百会,加按拨揉项前部两侧。

6.功能锻炼

选择做颈部前屈、后伸、左前伸、右前伸及环转等活动。

(六)注意事项

(1)脊髓型颈椎病,牵引或推拿常使症状加重,故慎用或不用。

(2)颈椎病经多次推拿效果不好的,不宜继续推拿。

(3)施用颈部扳法时,切忌生硬、粗暴,不可强求响声。

(4)注意保暖,垫枕高低适中,坚持颈部功能锻炼。

(5)避免颈部过度劳累与僵持,如有必要,可配合使用颈托。

（6）也可配合牵引和药物等治疗。

二、落枕

落枕是指在睡眠后出现以急性颈项部肌肉痉挛、强直、酸胀、疼痛、运动受限为主要症状的病症，又称"失枕"。本病多见于青中年，若落枕频繁出现，系颈椎病的前期症状。本病属中医学"项筋急"范畴。

（一）病因病理

本病的发生多由素体亏虚，气血不足，运行不畅，舒缩运动失调或夜寐肩部外露，颈肩复受风寒侵袭，致使气血凝滞，肌筋不舒，经络痹阻，不通则痛，故而拘急疼痛，运动失灵。

或是因睡眠时枕头过高或过低或软硬不适，睡卧姿势不良等因素，致使颈部一侧肌群在较长时间内处于过度伸展牵拉姿势，在过度紧张状态下而发生的静力性损伤。常多累及胸锁乳突肌、斜方肌及肩胛提肌，伤处出现肌筋僵硬、牵掣不舒、运动受限。少数患者因肩扛重物或颈部突然扭转，致使颈部软组织损伤，小关节错缝而致病。

（二）临床表现

（1）患者多在睡眠后出现颈项部疼痛，动则痛甚，可牵扯到肩背部。

（2）颈项僵滞，常保持某一体位姿势，甚至用手扶持颈项部，以减少颈部运动。

（3）颈部某一方向运动明显受限或两侧方向均受限，如左右旋转、左右侧屈、前屈与后伸等运动。

（三）检查

1.运动受限

颈部呈僵滞状态或歪斜，运动受限往往限于某个方位上，做被动运动时疼痛加剧。

2.肌痉挛

临床上以胸锁乳突肌、斜方肌及肩胛提肌痉挛居多，表现为结节状或条索状痉挛。

3.压痛点

胸锁乳突肌压痛点常在胸锁乳突肌肌腹处；斜方肌压痛点常在锁骨外 1/3 处或肩井穴处或肩胛骨内侧缘；肩胛提肌压痛点常在上四个颈椎横突、关节突关节和肩胛骨内上角处。

4.X 线片

可见颈椎脊椎侧弯，棘突排序紊乱或呈"双突征"。

（四）诊断与鉴别诊断

1.诊断依据

（1）晨起疼痛，颈项僵滞，运动受限。

（2）胸锁乳突肌、斜方肌及肩胛提肌结节状或条索状痉挛。

（3）X 线片可见颈椎脊柱侧弯，棘突排序紊乱或呈"双突征"。

2.鉴别诊断

（1）寰枢关节半脱位：上颈段疼痛、僵直，运动障碍，颈椎张口位片可见寰枢关节间隙改变或寰齿间隙不对称。

(2)颈椎病:有反复落枕样症状,起病缓慢,病程长,各证型特点明显。X线片可见颈椎骨质增生、椎间隙或椎间孔变窄等病理改变。

(五)推拿治疗

1.治疗原则

舒筋活血,温经通络。

2.取穴与部位

风池、风府、肩井、阿是穴、天宗、肩外俞等。

3.主要手法

按、揉、弹拨、点、推、拿、牵引、摇、擦等手法。

4.操作方法

(1)按揉法:患者坐位。医生在患侧颈项及肩部用轻柔的按法、揉法施术,再用提拿法在颈椎棘突旁的软组织,以患侧为重点操作。时间约5分钟。

(2)弹拨法:在紧张肌肉的压痛点或结节状物部位用拇指弹拨法操作,使之逐渐放松。时间约3分钟。

(3)点穴法:在风池、风府、肩井、天宗、肩外俞等穴用点按法操作,以酸胀为度,时间约5分钟。

(4)侧推法:在患侧胸锁乳突肌用鱼际推法操作,重复操作5遍,然后在患侧斜方肌用掌根推法操作,重复操作5遍。

(5)拔伸法:患者颈部肌肉放松,医生一手托其下颌,另一手扶持后枕部,使颈略前屈,下颌内收。双手同时用力向上拔伸,维持牵引约20秒,做向患侧加大幅度的有控制的旋转。重复操作3次。

(6)收法:在患侧沿胸锁乳突肌纤维方向用小鱼际擦法,以透热为度,结束治疗。

(六)其他疗法

1.针刺治疗

选取风池、翳风、天牖、肩井、外关、合谷穴,每日或隔日1次。

2.物理疗法

用红外线等局部照射,时间约30分钟。

(七)预防调护

(1)注意颈部保暖,避免颈部受凉。

(2)枕头高低要适当。颈椎弧度消失、反弓者,颈项部宜垫高;颈椎弧度过大者,后枕部宜垫高;侧卧位时枕头的高度应与肩的宽度相仿。

(3)选用颈部保健操。

(八)按语

疼痛、运动功能障碍症状明显者,手法宜轻柔,忌用强刺激手法;做旋转颈椎时注意力度和幅度,不可强求关节弹响,防止发生意外;疼痛剧烈者可用痛点封闭治疗或用冰块按摩患部。

三、寰枢椎半脱位

寰枢椎半脱位是指寰枢向前、向后脱位或寰齿两侧间隙不对称,导致上颈段脊神经、脊髓受压的一种病症;又称"寰枢关节失稳症"。本病好发于青少年,以男性多见。本病属中医学"骨错缝""筋节伤"范畴。

(一)病因病理

传统医学认为禀赋不足或发育不良致使筋肌失荣,络筋损伤,张弛失衡,寰枢错移而嵌顿,气血瘀滞则肿痛,筋肌拘挛,枢纽不利而发病。现代医学认为与咽部炎症、创伤和发育缺陷有关。

1.炎症

咽部炎症及上呼吸道感染、类风湿等因素,促使寰枢关节周围滑膜充血、水肿和渗出增加,引起齿状突与韧带之间的间隙增宽,容易造成齿状突滑脱或颈部旋转后的复位,形成旋转交锁,造成关节半脱位。

2.创伤

外来暴力作用于上颈段可直接造成横韧带、翼状韧带的撕裂或引起滑囊、韧带的充血、水肿,引起寰枢关节旋转不稳或半脱位。寰椎骨折、枢椎齿状突骨折则直接造成寰枢关节脱位。游泳跳水时头部触及池底,颈部过度屈曲易引起寰枢关节前脱位,而头颈部受到屈曲性外伤则引起齿状突向侧方或旋转移位。

3.发育缺陷

寰枢关节的关节面不对称,倾斜度不等大,关节面不等长时,其受力则不均衡。倾斜度大的一侧剪力大,对侧剪力小,使关节处于不稳定状态,易发生半脱位。横韧带、翼状韧带发育的缺陷,同样可造成寰枢关节的不稳定。

(二)临床表现

(1)颈项、肩背部疼痛明显,运动时疼痛加剧,可向肩臂部放射。

(2)颈项肌肉痉挛,颈僵强直,头部旋转受限或呈强迫性体位。

(3)当累及椎-基底动脉时,出现眩晕、恶心、呕吐、耳鸣、视物模糊等症状。

(4)当累及延髓时,则出现四肢麻痹、发音障碍及吞咽困难等。

(三)检查

(1)枢椎棘突侧向偏歪,有明显压痛,被动运动则痛加剧。

(2)所累及神经支配区域有皮肤痛觉过敏或迟钝。

(3)累及脊髓时有上肢肌力减弱,握力减退,严重时出现腱反射亢进,霍夫曼征阳性;下肢肌张力增高,行走不稳,跟、膝腱反射亢进,巴宾斯基征阳性。

(4)位置觉及振动觉减退。

(5)张口位X线片可见齿状突中线与寰椎中心线不重叠,齿状突与寰椎两侧块的间隙不对称或一侧间隙消失。

（四）诊断与鉴别诊断

1.诊断依据

（1）起病急，有明显损伤史或有咽部感染史。

（2）颈项强直，呈强迫性体位。

（3）X线片可见齿状突偏离寰椎中心线或两侧块的间隙不对称。

2.鉴别诊断

（1）齿状突骨折及寰椎弓骨折有明显的颈部外伤史，颈部运动完全障碍，X线片或CT扫描可见骨折线。

（2）落枕无明显外伤史，常于晨起疼痛，颈部只限于某一方向的运动受限。

（五）推拿治疗

1.治疗原则

舒筋通络，理筋整复。

2.取穴与部位

风府、风池、颈华佗夹脊、阿是穴及颈项部、后枕部。

3.主要手法

一指禅推、滚、按揉、推、拿、拔伸和整复等手法。

4.操作方法

本病必须在排除骨折及其他骨性病变，明确诊断的情况下才能推拿治疗。轻者可门诊治疗，重者应住院治疗，以便观察病情变化。

（1）松肌法：患者坐位。医生用滚法、按揉法在颈肩部、颈项部操作，然后用一指禅推法在上颈段操作，重点在寰枕和寰枢关节部位，手法宜轻柔缓和，以患者能忍受为限。时间约5分钟。

（2）按穴法：继上势，取风府、风池、颈夹脊及阿是穴，用按揉法操作。手法由轻渐重，以患者能忍受为限。时间约5分钟。

（3）整复法：轻者可用坐位颈椎旋转复位法，重者宜仰卧位整复法。患者仰卧位，头置于治疗床外，便于操作。一助手两手按住患者两肩，医生一手托住其下颌部，使头处于伸直位牵引，助手配合做对抗性拔伸。在牵引拔伸状态下，医生做头部缓慢轻柔的前后运动和试探性旋转运动，当阻力减小时则进行整复。如出现弹响，颈部运动改善，疼痛减轻，表示手法整复成功。整复成功后可用颈托固定。

（六）其他疗法

1.颈椎牵引

用坐位枕颌带持续或间歇牵引，牵引重量3～5kg或以患者能忍受为宜，牵引时间20～30分钟。每日1次。对轻度半脱位者有效。

2.物理治疗

用红外线局部照射，时间约30分钟。

（七）预防调护

（1）急性期减少颈部运动，注意颈部保暖。

(2)预防感冒,防止咽喉部的感染。

(八)按语

寰枢关节半脱位属脊椎高位损伤,手法治疗危险性较大,必须引起高度重视。必须在排除骨折的情况下才能用手法整复。手法整复时应掌握因势利导,遵循稳、准、巧、快的原则,不可硬扳蛮转,以免加重损伤。手法整复后的颈部固定既防止再脱位,也是巩固疗效,促进损伤恢复的有效措施。

四、颈椎间盘突出症

颈椎间盘突出症是指颈椎间盘退行性改变或因外力作用于颈部,使纤维环部分或完全破裂,髓核向外膨出或突出,压迫神经根或刺激脊髓,而出现颈脊神经支配相应区域的症状和体征的病症。流行病学显示,近年来,由于人们生活方式的改变,工作节奏的加快,俯案低头工作时间的延长,使得颈椎间盘突出症的发病率显著上升,成为造成颈部疼痛的重要病症之一。

(一)应用解剖

1.椎间盘

(1)软骨终板:软骨终板由纤维软骨组成,在椎体的上、下各一个,其平均厚度约 1mm。软骨终板内有许多微孔,是髓核的水分和代谢产物的通路。在婴儿期有微血管穿过,出生 8 个月以后血管开始闭合,到 20~30 岁完全闭锁。软骨终板内无神经组织,因此当软骨终板损伤以后,既不产生疼痛,也不能自行修复。软骨板如同关节软骨一样,可以承受压力,防止椎骨遭受超负荷的压力,保护椎体,只要软骨终板保持完整,椎体就不会因压力而发生吸收现象。

(2)纤维环:纤维环分为外、中、内三层。外层由胶原纤维带组成,内层由纤维软骨带组成。各层之间有黏合样物质使彼此间牢固地结合在一起。纤维环的前侧部和两侧部最厚,几乎等于后侧部的 2 倍。最内层纤维和进入髓核内并与细胞间质相连,因此和髓核之间无明确的分界。整个纤维环几乎呈同心圆排列,其外周纤维较垂直,而越到中心倾斜度越大。纤维环十分坚固,紧密附着在软骨终板上,保持脊柱的稳定性。

(3)髓核:位于椎间盘的中央,不接触椎体,髓核占椎间盘横断面的 50%~60%。髓核内的各种成分结合在一起,形成立体网状胶质结构;在承受压力的情况下使脊椎均匀地负荷。正常人的高度变化与髓核内水分改变有关。随着年龄的增加,来自纤维环和软骨板的纤维软骨逐渐替代髓核中黏液样胶原物质,并使髓核的形态随之改变。髓核具有可塑性,在压力下变为扁平状,使压力向四周传递。在相邻的椎体活动中,髓核起到支点作用,如同滚珠,随着脊柱的屈伸而向前或向后移动。

(4)椎间盘的神经支配:在纤维环的后部有许多无髓神经纤维,后纵韧带内也有少量相似的纤维,这些纤维起源于背根神经节远端。

2.神经根

(1)神经根:神经根由脊髓发出,分为前根和后根,在椎间孔处汇合成神经根。前根主司运动,后根主司感觉,当神经根受损害时,则可出现运动和感觉功能障碍。

（2）神经根支配区域

①C_1神经根：由枕骨与寰椎间隙穿出，无椎间孔，分布于寰枕区域。

②C_2神经根：由寰椎与枢椎间隙穿出，无椎间孔，分布于同侧枕下三角及后枕区域。

③C_3神经根：由$C_2 \sim C_3$椎间孔穿出，从头下斜肌反折，经枕下三角向上，分布同侧的耳后、颞部、前额区域。

④C_4神经根：由$C_3 \sim C_4$椎间孔穿出，分布同侧的肩胛、胸前区域。

⑤C_5神经根：由$C_4 \sim C_5$椎间孔穿出，分布同侧肩部及上臂外侧，支配三角肌、冈下肌、冈上肌及部分屈肌等。

⑥C_6神经根：由$C_5 \sim C_6$椎间孔穿出，分布同侧前臂外侧及手背虎口区，支配肱二头肌、旋后肌、拇伸肌及桡侧腕伸肌等。

⑦C_7神经根：由$C_6 \sim C_7$椎间孔穿出，分布同侧肩后部、上肢后臂、前臂后外侧及中指，支配肱三头肌、旋前肌、腕伸肌、指伸肌及背阔肌等。

⑧C_8神经根：由$C_7 \sim T_1$椎间孔穿出，分布同侧小指及环指尺侧，支配部分屈肌及手内在肌。

（二）病因病机

颈椎间盘突出多因脊柱急性损伤或慢性积累性劳损，导致颈椎生理曲度改变或形成侧弯，椎体间应力发生改变，由于颈部长期负重，椎间盘长时间持续受挤压，髓核脱水造成椎间盘的变性。纤维环发生变性时，其纤维首先肿胀变粗，继而发生玻璃样变性，弹性降低，纤维环在外力作用下发生部分或完全破裂。由于变性纤维环的弹性减退，承受椎间盘内张力的能力下降，当受到头颅的重力作用时，椎间盘受力不均，受颈椎周围肌肉的牵拉或突然遭受外力作用时，可造成颈椎间盘纤维环向外膨出，严重时髓核也可经纤维环裂隙向外突出甚至脱出，进而压迫神经根或脊髓，出现相应节段支配区域的疼痛、麻木或感觉异常等症状。由于下段颈椎受力较大，活动较为频繁，所以$C_6 \sim C_7$椎间盘和$C_5 \sim C_6$椎间盘最容易发病。

临床观察显示，影像学上的椎间盘突出程度不一定与症状的严重程度成正比。只有当突出或膨出物压迫或刺激神经根时，才会出现临床症状。其症状的轻重，与颈椎间盘突出位置和神经受压的程度有关。根据椎间盘突出的程度，可分为膨出、突出、脱出三种类型。

1.膨出型

椎间盘髓核变性，向后方或侧后方沿纤维环部分破裂的薄弱部膨出，纤维环已超出椎体后缘，但髓核则未超出，硬脊膜囊未受压。

2.突出型

椎间隙前宽后窄，椎间盘纤维环和髓核向后方或侧后方沿纤维环不完全破裂部突出，超过椎体后缘，但纤维环包膜尚完整，硬脊膜囊受压。

3.脱出型

椎间隙明显变窄，纤维环包膜完全破裂，髓核向后方或侧后方沿完全破裂的纤维环向椎管内脱出或呈葫芦状悬挂于椎管内，脊髓明显受压。

常见突出位置有以下三种：

（1）外侧型突出：突出部位在后纵韧带外侧，钩椎关节内侧。该处有颈神经根通过，突出的椎间盘可因压迫或刺激脊神经根而产生相关症状。

(2)旁中央型突出:突出部位偏于一侧,介于脊神经和脊髓之间。突出的椎间盘可通过压迫或刺激脊神经根或脊髓而产生单侧脊髓或神经根受压症状。

(3)中央型突出:突出部位在椎管中央,脊髓的正前方。突出的椎间盘可通过压迫脊髓腹面的两侧而产生脊髓双侧压迫的相关症状。

椎间盘突出的临床症状往往表现为三种情况:一是疼痛明显,但无麻木;二是麻木明显,但无疼痛;三是疼痛与麻木并存。一般认为,疼痛是由于突出或膨出的椎间盘炎症、水肿明显,刺激硬脊膜或神经根所致。麻木则是由突出或脱出的椎间盘压迫脊神经所致。疼痛与麻木并存又有真性压迫和假性压迫之分,假性压迫时由于突出物炎症水肿非常明显,既刺激又压迫脊神经,当炎症、水肿消退后,麻木也随之消失;而属真性压迫的,当炎症、水肿消退后,压迫依然存在,麻木症状亦难以消失。

中医认为,颈为脊之上枢,督脉之要道,藏髓之骨节,上通髓海,下连腰脊,融汇诸脉。颈脊闪挫、劳损,致使脊窍错移,气血瘀滞、筋肌挛急而痛。窍骸受损,突出于窍,碍于脊髓,诸脉络受阻,经气不通,则筋肌失荣,痿弛麻木,发为本病。此外,老年人肝肾亏损,筋失约束或风寒侵袭,筋脉拘挛,失去了内在的平衡,也可诱发颈椎间盘突出,成为颈椎间盘突出发病的危险因素。本病属中医"节伤"范畴。

(三)诊断

1.症状

(1)有颈部急、慢性损伤史或长期低头工作或感受风寒史。男性多于女性。

(2)颈部疼痛反复发作,休息后症状可减轻,劳累或低头时间过长则加重。

(3)活动功能受限,颈部活动到某一体位时出现上肢过电样放射性疼痛、麻木,常放射到手指。

(4)上肢软弱无力,感觉及皮肤温度改变,严重时有肌肉萎缩。

2.体征

(1)外侧型突出:①主要症状为颈项部及受累神经根的上肢支配区域疼痛与麻木。咳嗽、打喷嚏时疼痛可加重。②疼痛多放射到一侧肩部和上肢,很少对称性发生。③颈僵硬,项肌痉挛,活动受限,当颈部后伸,再将下颌转向健侧时上肢放射性疼痛可加重,做颈前屈或中立位牵引时疼痛可减轻。④由于颈椎间盘突出症的间隙不同,检查时可发现不同受累神经节段支配区域的运动、感觉及反射的改变。⑤颈椎拔伸试验阳性。部分病变节段成角严重的患者可反应为上肢放射性神经痛加重,称反阳性。⑥椎间孔挤压试验阳性。⑦病程日久者,可出现相关肌肉肌力减退,甚至肌肉萎缩。

(2)旁中央型突出:患者除有椎间盘外侧型突出的症状、体征外,还有一侧脊髓受压的症状和体征,可见同侧下肢肌力下降,肌张力增加。严重时可出现腱反射亢进,病理征阳性。

(3)中央型突出:主要表现为脊髓受压,最常见的症状为皮质脊髓束受累。由于病变程度不一,可出现下肢无力,平衡障碍,肌张力增高,腱反射亢进;踝阵挛、髌阵挛及病理反射阳性。重症者可出现两下肢不完全性或完全性瘫痪,足下有踩棉絮感,二便功能障碍,胸乳头以下感觉障碍。

3.辅助检查

(1)X线检查:颈椎正位片可见颈椎侧弯畸形,侧位片上可显示颈椎生理曲度改变、椎间隙变窄或增生性改变。斜位片上可显示椎间孔大小及关节突情况。颈椎 X 线不能显示是否存在椎间盘突出,但可排除颈椎结核、肿瘤、先天性畸形。

(2)颈椎 CT 及 MRI 检查:CT 检查可显示颈椎椎管的大小及突出物与受累神经根的关系。MRI 检查可显示突出的椎间盘对脊髓压迫的程度、类型及脊髓有无萎缩变性等。

(3)肌电图检查及神经诱发电位检查:可确定受累神经根及其损害程度,客观评价受损程度和判断预后。

(四)鉴别诊断

1.颈肩肌筋膜炎

有劳累史及外伤后感受风寒史。多有肩背部疼痛,压痛点多见于肩胛背肌,疼痛范围广泛,患处可触及较硬的结节点及条索。活动时可牵涉至颈项部,但颈部无压痛点,患肢上举至头后侧时疼痛可缓解,但在上举过程中疼痛加重。

2.颈椎半脱位

以寰枢关节半脱位多见,一般有外伤史和肩部负重史,临床表现为颈项疼痛,颈椎旋转活动明显受限,可拍摄颈椎张口位以明确诊断。

3.椎管内肿瘤

起病缓慢,症状进行性发展,病变节段症状明显,CT、MRI 检查可明确诊断。

(五)治疗

1.治疗原则

舒筋通络,理筋整复,以扩大椎间隙,减轻或解除神经根和脊髓受压。

2.手法

滚法、按法、揉法、拿法、拔伸法、旋转复位法等。

3.取穴与部位

风池、风府、肩井、秉风、天宗、曲池、手三里等穴及颈根、颈臂等经验穴,突出节段相应椎旁及患侧上肢部。

4.操作

(1)患者取坐位,医者立于其身后,用一指禅推法、按揉法沿督脉经颈段、两侧颈夹脊穴上下往返操作3～5 遍。自两侧肩胛带、颈根部、颈夹脊线用滚法操作,手法宜深沉缓和,时间约 5分钟,以舒筋通络,活血止痛。

(2)继上势,医者用一指禅推法或按揉法在风池、风府穴,同侧肩井、秉风、天宗穴及颈根、颈臂穴操作,以酸胀为度,时间约 3分钟,以解痉止痛。

(3)继上势,根据神经根受累的相应节段定位,医者在椎间盘突出间隙同侧,用一指禅推法、按揉法做重点治疗,并对上肢相应穴位用按法、揉法操作,以患者能忍受为度,时间约 5分钟,以活血祛瘀,减轻神经根炎症。

(4)继上势,医者以一手虎口托住其后枕部,另一手托住其下颌部做颈椎拔伸法操作,拔伸至最大限度时停顿片刻,再慢慢放松,重复操作 3～5 次,再做颈椎摇法 3～5 次,以扩大椎间隙。

(5)继上势，用旋转提颈复位法操作。医者立于其身后，以一手屈曲之肘部托住患者下颌，手指托住枕部，另一手拇指顶推突出节段的相应棘突；令患者逐渐屈颈，至拇指感觉棘突有动感时，逐渐向患侧旋转至弹性限制位，用顿力做向上提升颈椎，以扩大椎间隙，减轻或解除神经根和脊髓受压症状。操作时不做加大旋转幅度的扳法，以防意外发生。对于心理紧张的患者或老年人，可采用仰卧位牵引拔伸状态下进行旋转拉颈复位法操作。

(6)继上势，医者擦颈项，以透热为度，搓、抖上肢。

(六)注意事项

(1)首先掌握颈椎间盘突出与颈椎间盘突出症是两个不同的概念，椎间盘突出不一定产生症状，当椎间盘突出产生相应临床症状时称椎间盘突出症。其次以椎间盘膨出、突出、脱出三种类型来辨别与症状的关系。

(2)颈椎间盘突出症推拿治疗以突出相应节段为重点，以扩大椎间隙，减轻或解除神经根和脊髓受压症状为目的。

(3)科学用枕，对颈椎生理弧度变直或消失的，枕头宜垫在颈部；曲度过大的，枕头宜垫在枕后部；侧卧时枕头宜与肩膀等高，使颈椎保持水平位。

(4)注意颈部保暖，劳逸结合，避免长时间连续低头位工作或看书，提倡做工间颈椎活动。

(5)颈椎间盘突出患者乘车应戴颈托加以保护，以防紧急制动时引起颈椎挥鞭性损伤或加重突出程度。

(6)对于反复发作且非手术治疗无效的患者，建议手术治疗。

五、急性腰肌扭伤

急性腰肌扭伤是指腰部两侧的肌肉、筋膜、韧带、关节囊及滑膜等软组织的急性损伤，从而引起腰部疼痛及活动功能障碍的一种病症。本病俗称"闪腰岔气"，是腰痛疾病中最常见的一种。多发于青壮年体力劳动者，长期从事弯腰工作的人和平时缺乏锻炼、肌肉不发达者，易患此病。

(一)病因病机

中医学无急性腰肌扭伤病名，根据其主要临床表现，属中医学"腰痛""痹证""伤筋"等范畴。本病的发生多由于用力不当、姿势不正、跌扑闪挫等造成腰部筋脉受损，致局部经络气血运行不畅，瘀血留着，不通则痛，故发生腰痛、腰部活动受限等症状。

(二)辨病

1.病史

本病常有腰部扭伤史。

2.症状

(1)腰部疼痛：腰部因损伤部位和性质不同，可有刺痛、胀痛或牵扯样痛。疼痛一般较剧烈，部位较局限，且有局部肿胀，常牵掣臀部及大腿部疼痛。

(2)活动受限：腰不能挺直，活动困难，严重者不能翻身起床、站立或行走，咳嗽或深呼吸时疼痛加重。

3.体征

(1)视诊:腰椎活动受限,常呈轻度前屈位,腰椎侧弯,肌肉痉挛。

(2)触诊:压痛点一般为局部性,患部叩击无放射痛。

(三)鉴别诊断

1.棘上、棘间韧带断裂

本病有外伤史,脊柱正中部位疼痛、压痛,损伤处可触及凹陷、断端隆起。

2.棘突骨折、关节突骨折、横突骨折、椎体压缩骨折

本病常有严重的外伤史,疼痛剧烈,活动受限,X线显示骨折发生部位。

3.腰椎间盘突出症

本病以腰痛伴下肢放射性疼痛为主要表现,腹压增高时症状加重,并出现运动无力、浅感觉减退、腱反射减弱等神经根受压体征。

4.骨质疏松症

本病多见于老年女性,以腰痛和活动障碍为主要表现,X线可见胸腰段椎体压缩性骨折,骨密度测定显示骨量减少。

(四)中医论治

1.治疗原则

舒筋通络、活血散瘀、消肿止痛。

2.推拿治疗

(1)取穴及部位:取肾俞、命门、腰阳关、大肠俞、环跳、委中穴;推拿部位在腰臀部。

(2)手法:㨰法、按揉法、点压、擦法等。

(3)操作:①患者俯卧位,医者站于患侧,以㨰法施于患侧腰部,约5分钟。②医者用拇指点压依次点压肾俞、命门、腰阳关、大肠俞、环跳、委中及阿是穴,每穴半分钟,在点压穴位时加以按揉,以产生酸、麻、胀感觉为度。③直擦腰部两侧膀胱经,横擦腰骶部,以透热为度。

(五)预后

本病预后较好,经3～5次治疗多能治愈。应重视首次发病的治疗,防止转为慢性损伤。

(六)预防与调护

(1)避免劳累,勿久坐,避免腰部负重及长时间弯腰,勿从事剧烈运动。

(2)注意腰部防寒保暖。

(3)坚持功能锻炼。可行拱桥式、飞燕式等腰背肌功能锻炼及游泳等。

(七)疗效判定标准

1.治愈

腰部疼痛消失,脊柱活动正常。

2.有效

腰部疼痛减轻,脊柱活动基本正常。

3.未愈

症状无改善。

六、腰椎小关节紊乱

腰椎小关节紊乱是指因腰椎小关节的解剖位置发生微小位移,导致腰椎功能失常引起以腰痛、活动障碍为主要表现的一种疾患。本病多见于青壮年,男性多于女性。

(一)病因病机

中医学无腰椎小关节紊乱病名,根据其主要症状,属中医学"腰痛""椎骨错缝"等范畴。本病的发生多由于姿势不良或突然改变体位等造成腰椎骨错缝,以至局部经络气血运行不畅,瘀血留着,不通则痛,故发生腰痛和腰部活动受限。

(二)辨病

1.病史

患者大都有腰部扭挫、闪伤的病史。

2.症状

(1)伤后即发生难以忍耐的剧烈腰痛,表情痛苦,不敢活动,轻轻移动下肢则疼痛无法忍受,甚至生活不能自理。

(2)腰肌处于紧张僵硬状态,腰部活动功能严重受限。

3.体征

(1)视诊:患者腰部呈僵硬屈曲位,腰椎活动受限,以后伸活动明显,严重疼痛者可出现保护性脊柱侧凸体征。

(2)触诊:损伤节段可触及棘突偏歪,并伴有压痛。

4.辅助检查

X线检查:可见腰椎后关节排列方向不对称,腰椎侧弯和后突,椎间隙左右宽窄不等。

(三)鉴别诊断

1.急性腰肌扭伤

本病有腰部扭伤史,腰部疼痛仅局限于损伤部,病变部压痛明显,其周围都或另一侧腰肌症状不明显。

2.腰椎间盘突出症

本病有典型的腰腿痛伴下肢放射痛,腰部活动受限,腹压增高时症状加重,出现运动无力、浅感觉减退、腱反射减弱等神经根受压体征。

(四)中医论治

1.治则

舒筋通络,滑利关节,解出嵌顿。

2.推拿治疗

(1)手法:按揉法、滚法、擦法、斜扳法或背法。

(2)部位及取穴:推拿部位在腰肌及腰椎关节;取腰阳关、气海俞、大肠俞、关元俞、委中、照海等穴。

(3)操作:①患者俯卧位,医者先施按揉法于腰骶关节部及两侧腰肌,然后施擦法于腰部,约5分钟。②按揉腰阳关、大肠俞、委中、照海，每穴1分钟，以酸胀麻为度。③患者取侧卧位，行腰椎斜扳法；或用背法，利用患者自身重量牵引，进行摇晃抖动，以解除后关节紊乱。④患者俯卧位，以冬青膏为介质，在腰部施于擦法，以透热为度。

（五）预后

本病预后较好，经治疗大多能减轻或消除疼痛，但愈后如反复损伤、劳累、负重、久坐，则较易复发。

（六）预防与调护

（1）避免劳累，勿久坐，避免腰部负重及长时间弯腰，勿从事剧烈运动。

（2）注意腰部防寒保暖。

（3）坚持功能锻炼。可行拱桥式、飞燕式等腰背肌功能锻炼及游泳等。

（七）疗效判定标准

（1）治愈：腰痛和临床体征消失，恢复发病前的劳动力水平。

（2）有效：腰痛和临床体征明显好转，劳动力较发病前降低。

（3）未愈：腰痛和临床体征无明显好转或恶化，劳动力丧失。

七、退行性腰椎滑脱

退行性腰椎滑脱症是指由于腰椎退变而引起的椎弓完整的腰椎向前、向后或向侧方的移位。以腰椎向前滑脱较常见，多见于中老年人，女性为男性的4～6倍。滑脱部位以第4腰椎多见，其次为第3和第5腰椎，是临床产生腰腿痛的一个常见原因。

（一）病因病机

中医学无退行性腰椎滑脱症病名，根据其主要症状，属中医学"腰痛""腰腿痛"或"痹证"等范畴。腰痛一证，早在《黄帝内经》中就有论述。如《素问·刺腰痛》中云："肉里之脉令人腰痛，不可以咳，咳则筋缩急。"《素问·脉要精微论》篇指出："腰者，肾之府，转摇不能，肾将惫矣。"分证病机如下：

1.肝肾亏虚

先天不足或久病体虚或年老体弱或房事过劳，致肾精亏损，而腰为肾之府，乃肾之精气所溉之域，肾虚则腰脊失养，故患腰痛，而精血相互转化，肝肾同源，故常表现为肝肾亏虚之证候。

2.气滞血瘀

用力不当或姿势不正或跌仆闪挫，致腰腿部经络气血运行阻滞，瘀血留着，不通则痛。

3.寒湿痹阻

久居湿地或汗出当风或睡卧受冷等，受寒湿之邪侵袭，寒湿之邪阻滞局部经脉，腰腿经脉受阻，气血运行不畅，而发腰痛。

4.湿热痹阻

感受时令湿热之邪，湿热阻滞经脉，引发腰痛。

（二）辨病

1.病史

本病多见于50岁以上肥胖女性，有腰部外伤史、慢性劳损史或受寒湿侵袭史，大部分患者发病前有慢性腰痛史。

2.症状

(1)腰痛、臀部及大腿后疼痛,劳累及活动后加重,卧床休息减轻或缓解。慢性腰痛,并出现向臀部及下肢的放射痛,伴有牵拉、酸胀、灼痛、麻木等感觉,活动增多或劳累时,症状加重。

(2)严重者可伴有间歇性跛行、下肢放射痛及麻木,甚至有会阴部麻木和小便障碍。

3.体征

(1)视诊:腰椎活动受限,腰部屈伸活动时症状可加重。腰椎生理曲度增大,胸腰段略后突,臀部后凸。

(2)触诊:可触及滑脱椎体棘突间及旁压痛,有叩击痛。下腰部棘突处可触及小凹陷或台阶感。

(3)部分患者可出现脊神经根或马尾神经受压体征。

4.辅助检查

X线检查:腰椎侧位片可见椎体向前滑脱,滑脱多发生在 L_4 和 L_5 椎体,根据 Meyerding 分度法,将滑脱腰椎下一椎体的上面纵分为 4 等分,移动距离在 1/4 之内为Ⅰ度,1/4～1/2 为Ⅱ度,以下类推。斜位片排除椎弓根峡部断裂造成的脊椎滑脱。

(三)鉴别诊断

1.腰椎退行性骨关节炎

本病可见慢性腰痛,轻者可见晨起或休息后盾腰部僵硬不适,活动后减轻,活动过多又可见疼痛加重。重者可出现不同程度的腰背疼痛、脊柱变形、活动受限及功能丧失。体格检查可见腰部保护性体位,屈伸受限,腰椎前凸变平,时有侧凸,主诉疼痛区可触及较深的压痛点。X线可见腰椎骨关节增生明显,后关节突肥大,椎间隙变窄。

2.腰椎椎管狭窄症

间歇性跛行为本病主要症状和体征。体格检查常和主诉症状不相称,轻者直腿抬高可阴性,无明显肌肉萎缩,重者可有直腿抬高受限,但疼痛程度不如椎间盘突出明显。影像学检查可见腰椎管狭窄征象。

3.腰椎间盘突出症

本病可见腰痛伴下肢放射痛,腰部活动受限,腹压增高时症状加重,出现运动无力、浅感觉减退、腱反射减弱等神经根受压体征,结合影像学检查可鉴别。

(四)中医论治

1.治则

总的治疗原则是通络止痛、调整滑脱。根据不同的证型,气滞血瘀证治以活血化瘀、通络止痛;寒湿痹阻证治以温经散寒、除湿止痛;湿热痹阻证治以清热除湿;肝肾亏虚证治以补益肝肾、壮腰止痛。

2.推拿治疗

(1)取穴:取穴肾俞、大肠俞、气海俞、关元俞、居髎、环跳、殷门、委中、承山、昆仑、阿是穴。

(2)手法:擦法、按揉法、弹拨法、点按法、点揉法、擦法。

(3)操作:①患者俯卧位,先在腰部施擦法 5 分钟。②拇指按揉患侧腰部棘突旁阿是穴、肾俞、大肠俞、气海俞、关元俞等,每穴1分钟。③拇指弹拨两侧腰椎横突外缘、髂嵴上缘、髂腰三角等竖脊肌附着区域3～5次,然后在局部应用双掌重叠按揉法1分钟。④点按居髎、环跳穴各1分钟,最后点揉委中、承山、昆仑穴。⑤臀部垫枕屈膝屈髋按压手法:患者仰卧位,屈膝屈髋。术者将两只木棉枕头叠在一起,对折后压住开口一头,助手抬起患者臀部,使枕头呈45°楔形垫入患者臀部下方;再嘱助手用手顶住患者臀部下枕头,医者站在床头,双手以向前、向下的冲力按压患者腰骶部1分钟;再令患者在屈膝屈髋抱膝位留枕仰卧20～30分钟,使患者滑脱之腰椎在前屈状态下受后部肌肉和韧带的牵拉力及腰椎重力作用,向后整复。⑥直擦腰部膀胱经,横擦腰部,以透热为度。

3.推拿分证论治

(1)气滞血瘀证

主症:腰部有外伤史,腰痛剧烈,痛有定处,刺痛,活动艰难,痛处拒按,舌质紫暗或有瘀斑,舌苔薄白或薄黄,脉沉涩或脉弦。

推拿治疗以活血化瘀、通络止痛为法,除常规治疗外,重点采用按揉法、弹拨法施于下肢痛性反应点或敏感点。

(2)寒湿痹阻证

主症:腰部冷痛重着,转侧不利,痛有定处,静卧不减或反而加重,日轻夜重,遇寒痛增,得热则减,舌质胖淡,苔白腻,脉弦紧、弦缓或沉紧。

推拿治疗以温经散寒、除湿止痛,除常规治疗外,以院内冬青膏或黄金万红膏为介质,用㨰法施于腰部督脉、膀胱经,以透热为度。

(3)湿热痹阻证

主症:腰痛,痛处伴有热感或见肢节红肿,口渴不欲饮,苔黄腻,脉濡数或滑数。

推拿治疗以清热除湿为法,除常规治疗外,一指禅推法施于腹部,摩腹,按揉脾俞、胃俞、足三里和丰隆等操作。

(4)肝肾亏虚证

主症:腰痛缠绵日久,反复发作,乏力、不耐劳,劳则加重,卧则减轻。偏于阴虚证症见:心烦失眠,口苦咽干,舌红少津,脉弦细而数。偏于阳虚证症见:四肢不温,形寒畏冷,筋脉拘挛,舌质淡胖,脉沉细无力等症。

推拿治疗以补益肝肾、壮腰止痛为法。除常规治疗外,以院内冬青膏或黄金万红膏为介质,直擦腰部华佗夹脊、腰部膀胱经,横擦肾俞、腰阳关,斜擦八髎。

（五）预后

推拿治疗退行性腰椎滑脱症疗效确切,研究证实推拿手法具有调整腰骶角和腰胸椎曲度,部分纠正滑脱椎体,改善脊柱直立位承重机制的作用。推拿治疗对于Ⅱ度以下的滑脱疗效较好,配合导引功法锻炼,可有效地预防疾病的复发。退行性腰椎滑脱症伴有腰椎间盘突出症、骶髂关节紊乱则是推拿治疗的难点,在手法的选择上一定要具有针对性,确保手法的安全。退行性腰椎滑脱症如导致马尾神经受压出现大小便功能障碍者应及时手术。

（六）预防与调护

(1)避免劳累,勿久坐,避免腰部负重及长时间弯腰,不做腰椎后伸运动,勿从事剧烈运动。

（2）腰围保护：在急性期，腰围能减轻腰部负荷，缓解疼痛；在缓解期和康复期，腰围能防止腰部损伤。腰围不宜长期使用，以免影响腰背部肌力的恢复。

（3）卧板床，注意腰部防寒保暖。

（4）退行性腰椎滑脱症经治疗症状、体征明显改善，应配合导引功法锻炼，以预防疾病的复发。具体可行滚腰功、爬行功、屈膝屈髋腰骶部垫枕法、弓步压髋功等锻炼方法。

（5）推拿治疗时应注意适应证的选择、手法操作的熟练、整复后的固定等。

（七）疗效判定标准

（1）治愈：腰腿痛和临床体征消失，恢复发病前的劳动力水平。

（2）有效：腰腿痛和临床体征明显好转，劳动力较发病前降低。

（3）未愈：腰腿痛和临床体征无明显好转或恶化，劳动力丧失。

八、腰肌劳损

腰肌劳损又称"功能性腰痛""腰背肌筋膜炎"或"肌纤维组织炎"，多由于长期腰部过度疲劳，使得局部缺血，肌肉痉挛，代谢产物积累导致组织变性或者由于腰部急性损伤又未及时根治，使局部形成无菌性炎症，反复刺激使组织变性刺激神经末梢而产生疼痛的一种病症，是腰痛的常见疾病之一。

（一）病因病机

腰肌劳损，属中医学"腰痛""筋痹""痹症"范畴，相关论述散见于《素问·脉要精微论》《素问·刺腰痛》《金匮要略》《丹溪心法·腰痛》及《诸病源候论》等。先天肾气亏损，劳役伤及肝肾为其发病的内因；慢性劳损、感受风、寒、湿邪为其发病的外因。

1.气滞血瘀

腰部急慢性损伤后，脉络受损，血溢脉外，滞留成瘀，痹阻经脉而致痹。

2.寒湿痹阻

久居湿地或汗出当风或睡卧受冷等，寒湿之邪侵袭，阻滞局部经脉，筋骨失于温煦濡养而发病。

3.肝肾亏虚

先天不足或久病体虚或病久失治或年老体弱或房事过劳，致肾精亏损，气血虚弱，经脉失于濡养，筋骨失于温煦，遂而致痹。

（二）辨病

1.病史

本病有腰部过劳或外伤史。

2.症状

患侧腰部弥漫性酸痛、隐痛，长时间弯腰或久坐后加重，休息后减轻；长时间卧床后晨起疼痛加重，弯腰受限，活动后可减轻。偶有下肢牵涉痛。

3.体征

本病腰部压痛，压痛点多位于脊柱两侧或韧带或筋膜起止点处，局部骶棘肌紧张，触之僵硬,腰部功能受限不明显。

4.辅助检查

腰椎正侧位片检查多无阳性表现,部分患者 X 线片有脊柱侧弯,生理曲度变小。

(三)鉴别诊断

1.腰背部纤维织炎

本病有受凉病史,疼痛范围比慢性腰肌劳损广泛。实验室检查血沉快,抗链球菌溶血素"O"试验(简称抗"O")可阳性。

2.退行性脊柱炎

本病多见于老年,逐渐起病,进展缓慢;晨起加重,活动后减轻;X 线检查可见腰椎广泛性退变性。

3.腰椎间盘突出症

本病亦见于青壮年,多有外伤病史;疼痛较重,且向下肢放射,直腿高抬试验阳性;CT、MRI 可确诊。

(四)中医论治

1.推拿治疗

(1)治疗原则:舒筋通络,活血止痛。

(2)施术部位:患侧腰臀部及下肢。

(3)取穴:阿是穴、肾俞、命门、腰阳关、气海俞、大肠俞、关元俞、环跳、居髎、委中、阳陵泉、昆仑。

(4)手法:㨰法、按揉法、弹拨法、点法、斜扳法、擦法。

(5)操作:①患者取俯卧位。施㨰法、揉法于患侧腰臀部及下肢约 5 分钟。②患者取俯卧位。以拇指点压肾俞、腰阳关、气海俞、大肠俞、关元俞、环跳、居髎、委中等穴。③患者俯卧位或坐位,以院内冬青膏为介质,直擦两侧背部膀胱经及华佗夹脊穴。④酌情使用患侧卧位腰椎斜扳法。

2.推拿分证论治

(1)气滞血瘀型:腰部疼痛,痛有定处,痛处硬结、僵硬,弯腰不利,日轻夜重,活动后可减轻。舌质紫暗或有瘀斑,脉弦紧或涩。以按揉法、弹拨法施于痛性反应点或敏感点,施予健侧位腰椎斜扳法。

(2)寒湿痹阻型:腰部酸痛,痛处弥漫,受寒及阴雨疼痛加重。舌质淡,苔白或腻,脉沉紧或濡缓。以院内冬青膏为介质,用㨰法施于腰部督脉、膀胱经,以透热为度。

(3)肝肾亏虚型:腰部酸痛,长时间弯腰后加重,休息后稍减轻,舌质淡,脉沉细。以院内冬青膏为介质,直擦华佗夹脊、腰部膀胱经,横擦肾俞、腰阳关、命门。

(五)转归与预后

本病预后较好,经治疗大多能减轻或消除疼痛,但愈后如反复损伤、劳累、负重、久坐,则较易复发,长期反复,则引起腰椎、骨盆平衡失调,导致其他相关疾病。

(六)预防与调护

增强预防意识,倡导正确、合理的生活方式,重视腰背肌保健,腰部采取保暖,注意纠正生活中的不良坐姿,有意识改变错误的睡姿。在康复后期和症状缓解期主要进行腰背肌功能锻炼,预防复发。方法有:"拱桥式":仰卧床上,双腿屈曲,以双足、双肘和后头部为支点,五点支撑,用力将臀部抬高,如拱桥状,随着锻炼的进展,可将双臂放于胸前,仅以双足和头后部为支点进行练习,反复锻炼 20～40 次;"飞燕式":俯卧床上,双臂放于身体两侧,双腿伸直,然后将头、上肢和下肢用力向上抬起,不要使肘和膝关节屈曲,要始终保持伸直,如飞燕状,反复锻炼20～40 次,睡前和晨起各做 1 次。

(七)疗效判定标准

(1)治愈:腰部酸胀疼痛完全消失,活动如常。

(2)显效:腰部酸胀疼痛明显减轻,活动基本如常。

(3)有效:腰部酸胀疼痛减轻,腰活动功能改善。

(4)无效:症状及体征无改善。

九、第 3 腰椎横突综合征

第 3 腰椎横突综合征是指第 3 腰椎横突及周围软组织的急、慢性损伤,刺激腰脊神经而引起腰臀部疼痛的综合征;又称为"第 3 腰椎横突周围炎""第 3 腰椎横突滑囊炎"。本病好发于青壮年体力劳动者,男性多于女性,身体瘦弱者多见。本病属中医学"腰痛"范畴。

(一)病因病理

中医认为本病的发生是由于先天禀赋不足,复因受寒、急性损伤或慢性劳损所致。第 3 腰椎横突部周围筋脉受损,局部气血瘀滞,不通则痛而发病。

本病与下列因素有关。

1.外伤

在前屈或侧屈体位时,因外力牵拉使附着在第 3 腰椎横突上的肌肉、筋膜超过其承受能力,而致损伤。或因不协调运动,一侧腰部肌肉、韧带和筋膜收缩或痉挛时,其同侧或对侧肌肉、筋膜均可在肌力牵拉的作用与反作用下遭受损伤。

2.劳损

由于第 3 腰椎横突过长,在长期弯腰劳动过程中,肌筋膜容易产生慢性牵拉性损伤。因急性损伤后未能及时治疗或治疗不当;或因反复多次损伤致横突周围发生水肿、渗出,产生纤维变性,形成瘢痕粘连、筋膜增厚、肌肉挛缩等病理性改变,致使穿过肌筋膜的血管、神经束受到刺激和压迫,使神经水肿变粗而出现第 3 腰椎横突周围乃至臀部、大腿后侧及臀上皮神经分布区域的疼痛。

(二)临床表现

(1)腰痛或腰臀部疼痛,呈持续性,可牵涉股后、膝部及股内侧肌等处疼痛。弯腰及腰部旋转时疼痛加剧,劳累后明显加重。

(2)患侧第 3 腰椎横突尖处有局限性压痛,可引起同侧臀部及下肢后外侧反射痛。

(3)腰部运动受限。

（三）检查

1.运动障碍

腰部俯仰、转侧运动受限，以健侧侧屈或旋转时尤甚。

2.局部压痛

患侧第 3 腰椎横突尖处有局限性压痛，可引起同侧臀部及下肢后外侧反射痛；可触及一纤维性硬结或假性滑囊。

3.X 线片

可见第 3 腰椎横突肥大、过长。

（四）诊断与鉴别诊断

1.诊断依据

(1)有腰部负重闪扭或劳损史。

(2)患侧第 3 腰椎横突局限性压痛。

(3)X 线片第 3 腰椎横突肥大、过长。

2.鉴别诊断

(1)慢性腰肌劳损：压痛范围广泛，除腰部外，腰骶部或臀部常有压痛，第 3 腰椎横突无压痛。

(2)腰椎间盘突出症：腰痛伴下肢坐骨神经放射痛，直腿抬高及加强试验阳性，腱反射及足踇趾背伸或跖屈肌力减弱或消失。

（五）推拿治疗

1.治疗原则

舒筋通络，活血散瘀，消肿止痛。

2.取穴及部位

肾俞、大肠俞、秩边、环跳、委中、承山及腰臀部等。

3.主要手法

㨰、按、揉、弹拨、推、擦法等手法。

4.操作方法

(1)局部松解法：患者俯卧。医生站于患者身侧，先在患侧第 3 腰椎横突周围用㨰法、按揉法治疗，配合点按肾俞、大肠俞，时间约 5 分钟。

(2)弹拨推揉法：医生用双手拇指在第 3 腰椎横突尖端做与条索垂直方向的弹拨，配合横突尖端的推揉，时间约 5 分钟。

(3)循症操作法：沿患侧臀部、股后至膝部用㨰法、揉法操作，点按患侧环跳、秩边、委中等穴，时间约 5 分钟。

(4)透热直㨰法：直擦患侧膀胱经，横擦腰骶部，以透热为度。

（六）其他疗法

1.针刀治疗

常规消毒后，在痛点处进针并松解。

2.封闭治疗

在第 3 腰椎横突处行封闭治疗,可取 0.2％利多卡因 1mL、泼尼松龙 1mL、0.9％氯化钠注射液 3mL 配制混悬液,适量注射。

(七)预防调护

注意局部保暖,防止过度劳累。治疗期间,应避免腰部过多的屈伸和旋转运动。平时可进行"飞燕式"功能锻炼,加强腰背肌的力量。

(八)按语

本病推拿以第 3 腰椎横突部为治疗重点,用按揉、弹拨、理筋手法为主。对第 3 腰椎横突有假性滑囊形成出现顽固性疼痛者,配合针刀疗法、封闭治疗等可提高疗效。

十、腰椎退行性关节炎

腰椎退行性脊柱炎是指随着年龄增长,椎间盘退变而继发的以椎间关节退变、椎体边缘骨质增生为主要病变的脊柱慢性退行性疾病,其特征是关节软骨的退行性病变,并在椎体边缘有骨赘形成。又称脊柱骨关节炎、肥大性脊柱炎、增生性脊柱炎或老年性脊柱炎,是腰痛疾病中最常见的病症之一,在超过 60 岁的人群中,患病率高达 50％,在大于 75 岁的人群中患病率甚至达 80％。

(一)病因病机

腰椎退行性关节炎属中医学"腰痛""痹症"范畴,相关论述散见于《素问·脉要精微论》《素问·刺腰痛》《金匮要略》《丹溪心法·腰痛》及《诸病源候论》等。本病多因劳役伤及肝肾或感受风、寒、湿邪而发病。

1.气滞血瘀

腰部急慢性损伤,脉络受损,血溢脉外,形成瘀血,筋脉瘀阻,气血不通,而致腰痛。

2.寒湿痹阻

久居湿地或汗出当风或睡卧受冷等,受寒湿之邪侵袭,寒湿之邪阻滞局部经脉,气血运行不畅,而发腰痛。

3.湿热阻络

感受时令湿热之邪或寒湿郁而化热,湿热阻滞经脉,引发腰痛。

4.肝肾亏虚

先天不足或久病体虚或年老体弱或房事过劳,致肾精亏损,腰为肾之府,肾虚则腰脊失养,而致腰痛。

(二)辨病

1.病史

中老年患者逐渐出现腰背痛,反复发作。

2.症状

本病逐渐出现腰背痛酸痛,活动时脊柱僵硬,不灵活或有束缚感。部分患者伴有腰部晨起疼痛和僵硬感,随着轻微活动可减轻,过度活动后加重,急性发作者腰痛常向臀部或大腿后侧放射,腰部活动不利。

3.体征

本病腰椎生理前凸变小或消失,活动受限,腰部肌紧张,压痛,腰部棘突压痛和叩痛(＋),挺腹试验(＋),屈膝屈髋试验(＋)。

4.辅助检查

(1)腰椎 X 线平片可见腰椎体边缘唇样变,椎间隙变窄或不对称,骨质增生,严重者形成骨桥。

(2)腰椎 CT 常可发现椎体小关节肥大增生,关节间隙变窄,关节囊钙化及小关节真空现象。

(3)腰椎 MRI 主要用于显示小关节结构(包括软骨退行性变情况)及脊髓、神经根情况。

(三)鉴别诊断

主要与腰椎间盘突出症和慢性腰肌劳损鉴别。

(四)中医论治

1.推拿治疗

(1)治疗原则:疏经通络,活血止痛,理筋整复。

(2)施术部位:腰背部及下肢。

(3)取穴:肝俞、肾俞、腰阳关、十七椎下、秩边、环跳、承扶、风市、委中、承山、昆仑。

(4)手法:𢵧法、按揉法、点按法、平推法、斜扳法。

(5)操作:①患者取俯卧位。施𢵧法、揉法于腰臀部及下肢约 7 分钟。②患者俯卧位。以拇指点压肝俞、肾俞、腰阳关、十七椎下、秩边、环跳、承扶、风市、委中、承山、昆仑。肘点按环跳穴,约 1 分钟。③患者仰卧位屈膝屈髋位,医师一手扶住膝部,另一手弹拨患肢小腿三头肌 5～10 次。④患者俯卧位或坐位,以院内冬青膏为介质,直擦两侧背部膀胱经及华佗夹脊穴。⑤无腰椎滑脱症患者可酌情使用健侧卧位腰椎斜扳法。

2.推拿分证论治

(1)气质血瘀型:腰痛急性发作,痛有定处,痛处拒按,日轻夜重,俯仰转侧不利。舌质紫暗或有瘀斑,脉弦紧或涩。以按揉法、弹拨法施于痛性反应点或敏感点。

(2)寒湿痹阻型:腰腿冷痛重着,转侧不利,静卧痛不减,受寒及阴雨疼痛加重,肢体发凉,舌质淡,苔白或腻,脉沉紧或濡缓。以院内冬青膏为介质,用𢵧法施于腰部督脉、膀胱经,以透热为度。

(3)湿热阻络型:腰部疼痛,腿软无力,痛处有热感,遇热或雨天痛增,活动后痛减,恶热口渴,小便短赤。苔黄腻,脉濡数或弦数。一指禅推法施于腹部、摩腹、按揉脾俞、胃俞、足三里和丰隆等操作。

(4)肝肾亏虚型:腰部酸痛,腿膝乏力,久坐久行后加重,休息后稍减轻,舌质淡,苔薄白,脉沉细。以院内冬青膏为介质,直擦华佗夹脊、腰部膀胱经,横擦肾俞、命门、腰阳关。

(五)转归与预后

本病预后较好,经治疗大多能减轻或消除疼痛,但愈后如反复损伤、劳累、负重、久坐,则较易复发,长期反复,则引起腰椎、骨盆平衡失调,导致其他相关疾病。

（六）预防与调护

首先可采取改变生活方式以缓解疼痛。教以患者正确的站、坐姿,减少小关节进一步损伤,包括避免久站久坐,坐位时保持骨盆前倾姿势,搬动物品时使用下蹲姿势。减肥、平衡饮食及适宜运动也有一定的保健和缓解作用。同时,对一些患者采用腰围或支具固定,限制腰部活动,减少局部疼痛,预防腰椎不稳。使用夹克式背架能有效限制腰部活动,但不适宜长期使用,以免腰部肌肉废用性萎缩。冷敷或热效应物理治疗也能有效改善部分患者的症状。在活动前使用热效应处理可改善脊柱僵硬感,剧烈运动后使用冷敷处理有利于小关节功能的恢复。

（七）疗效判定标准

1.治愈

臀腿痛和临床体征消失,恢复发病前的劳动力水平。

2.有效

臀腿痛和临床体征明显好转,劳动力较发病前降低。

3.未愈

臀腿痛和临床体征无明显好转或恶化,劳动力丧失。

十一、腰椎椎管狭窄症

腰椎管狭窄症是指由于各种原因导致椎管或神经根管的一个或多个平面狭窄,刺激或压迫由此通过的脊神经根或马尾神经而引起的一系列临床症状与体征。是导致腰腿痛较为常见的疾病之一,临床上常常与腰椎间盘突出症、腰椎滑脱症并发。

（一）病因病机

中医学把本病归为腰腿痹的范畴,历代医家多将其列在痹、痛风、肢节肿痛等篇章中,相关论述散见于《素问·脉要精微论》《素问·刺腰痛》《金匮要略》《丹溪心法·腰痛》及《诸病源候论》等,朱丹溪将腰痛归为"湿热、肾虚、瘀血、挫伤、痰积"。《黄帝内经》将病因责之于虚、寒、湿。《张氏医通·诸痛门》中论其病因曰"腿痛亦属之经……痛有血虚血寒,寒湿风湿,湿热流注,阴虚阳虚,肾虚风袭之殊"。归纳起来,认为先天肾气亏损,劳役伤及肝肾为其发病的内因;外伤、慢性劳损、感受风、寒、湿邪为其发病的外因。

1.气滞血瘀

腰部急慢性损伤,脉络受损,血溢脉外,形成瘀血,筋脉瘀阻,气血不通,而致腰腿痛。

2.寒湿痹阻

久居湿地或汗出当风或睡卧受冷等,受寒湿之邪侵袭,阻滞局部经脉,气血运行不畅,而发腰腿痛。

3.湿热下注

感受时令湿热之邪或寒湿郁而化热,湿热阻滞经脉,引发腰腿痛。

4.肝肾亏虚

先天不足或久病体虚或年老体弱或房事过劳,致肾精亏损,腰为肾之府,肾虚则腰脊失养,而致腰腿痛。

（二）辨病

1.病史

本病多见于40岁以上的中年人,发病隐匿,进展缓慢,亦可因负重或体力劳动诱发,常伴有慢性腰痛病史。

2.症状

中央型腰椎椎管狭窄继腰痛后逐渐出现双下肢的酸痛、麻木和无力,症状的轻重与体位有关。直立、腰后伸及平卧时症状加重,弯腰、下蹲、坐位和屈膝屈髋侧卧时症状减轻。最典型的症状是神经性间歇性跛行的出现。侧隐窝狭窄型与神经根狭窄型的症状相似,表现为腰臀部及下肢的放射痛,第4腰椎神经根受压时,疼痛及麻木位于小腿内侧,第5腰椎神经根受压,疼痛和麻木位于小腿外侧及足内侧,疼痛呈持续性,久行久立及后加重。

3.体征

中央型腰椎椎管狭窄严重者常有鞍区感觉减退,排便、排尿功能障碍。侧隐窝狭窄及神经根狭窄型常有明显的腰肌肉紧张,相应棘旁压痛。第4腰椎神经根受压时感觉减退区在小腿及足前内侧,股四头肌肌力减弱,膝反射减弱;第5腰椎神经根受压时感觉减退区在小腿外侧、足跟及足内侧,伸肌肌力减退,跟腱反射减弱。

4.辅助检查

腰椎X线检查椎管矢状径＜13mm,横径＜18mm可定为椎管狭窄。腰椎CT或MRI检查时黄韧带厚度大于3.3mm,侧隐窝矢状径小于3.3mm可诊断为腰椎管狭窄。

（三）鉴别诊断

1.腰椎间盘突出症

此病常见腰痛伴下肢放射痛,病情反复。急性期有明显的腰腿痛症状和体征,神经根性或干性症状明显,腰部负重后加重,椎间盘突出间隙相对应的棘突间旁有压痛明显,可引起或加重下肢放射痛。屈颈试验、仰卧位挺腹试验、屈膝屈髋试验阳性。慢性期腰痛症状不明显,但仍有不同程度的功能障碍。

2.脊髓型间歇性跛行

此病多见于老年人,为脊髓前动脉硬化致部分脊髓供血不足所致,症状呈渐行性加重趋势,严重者可出现双下肢痉挛性瘫痪,感觉障碍,腱反射亢进,肌张力增高,肌力减弱,出现锥体束征。

3.血管闭塞性动脉炎

此病属于累及全身动、静脉的全身性疾病,表现为下肢麻木、酸胀、疼痛和间歇性跛行,足背动脉和胫后动脉减弱,后期会出现肢体远端溃烂坏死,血管彩超检查有重要参考价值。

（四）中医论治

1.推拿治疗

(1)治疗原则:疏经通络,理筋整复,活血止痛。

(2)施术部位:腰臀部及患侧下肢。

(3)取穴:肾俞、腰阳关、气海俞、大肠俞、关元俞、阿是穴、环跳、承扶、委中、承山、阳陵泉、足三里、昆仑。

（4）手法：滚法、按揉法、弹拨法、点法、斜扳法、擦法。

（5）操作：①患者取俯卧位。施滚法揉法于患侧腰臀部及下肢约5分钟。②患者俯卧位。以拇指点压肾俞、腰阳关、大肠俞、环跳、承扶、委中、承山、阳陵泉、足三里等穴，肘点按环跳穴，约1分钟。③患者仰卧位屈膝屈髋位，医师一手住膝部，另一手弹拨患侧小腿三头肌5～10次，向腰骶部方向按压3～5次。④患者俯卧位或坐位，以院内冬青膏为介质，直擦两侧背部膀胱经及华佗夹脊穴。⑤无腰椎滑脱症患者可酌情使用健侧卧位腰椎斜扳法。

2.推拿分证论治

（1）气滞血瘀型：腰腿痛如针刺，痛有定处，痛处拒按，日轻夜重，俯仰转侧困难。舌质紫暗或有瘀斑，脉弦紧或涩。以按揉法、弹拨法施于痛性反应点或敏感点，可配合内服中药治疗。

（2）寒湿痹阻型：腰腿冷痛重着，转侧不利，静卧痛不减，受寒及阴雨疼痛加重，肢体发凉。舌质淡，苔白或腻，脉沉紧或濡缓。以院内冬青膏为介质，用擦法施于腰部督脉、膀胱经，以透热为度。

（3）湿热下注型：腰部疼痛，腿软无力，痛处有热感，遇热或雨天痛增，活动后痛减，恶热口渴，小便短赤。苔黄腻，脉濡数或弦数。一指禅推法施于腹部、摩腹、按揉脾俞、胃俞、足三里和丰隆等操作。

（4）肝肾亏虚型：腰部酸痛，腿膝乏力，劳累更甚，卧则痛减。偏阳虚者面色㿠白，手足不温，少气懒言，腰腿发凉或有阳痿、早泄，妇女带下清稀；舌质淡，脉沉迟。偏于阴虚者咽干口渴，面色潮红，倦怠乏力，心烦失眠，多梦或有遗精，妇女带下色黄味臭；舌红少苔，脉弦细数。以院内冬青膏为介质，直擦华佗夹脊、腰部膀胱经，横擦肾俞、腰阳关，斜擦八髎。

（五）转归与预后

一般情况下保守治疗可以减轻疼痛，改善肢体功能，本病呈进行性发展，但腰部长时间负重，劳损后易于复发。手术治疗能解除压迫神经的狭窄因素，但粘连和瘢痕等继发性压迫造成的术后症状仍不容忽视，很多学者做了种种尝试，但争议不止。

（六）预防与调护

加强腰部功能锻炼，增强腹肌肌力以增加脊柱稳定性；避免腰部负重；减轻体重；避风寒。

（七）疗效判定标准

（1）治愈：腰背痛和临床体征消失，恢复发病前的劳动力水平。

（2）有效：腰背痛和临床体征明显好转，劳动力较发病前降低。

（3）未愈：腰背痛和临床体征无明显好转或恶化，劳动力丧失。

十二、棘上、棘间韧带损伤

棘上、棘间韧带损伤是导致腰痛的常见原因，急性损伤常被误诊为急性腰扭伤、腰椎小关节紊乱等。本病多见于青壮年，久坐或从事体力劳动者亦多见。一般分为急性期和慢性期。

（一）病因病机

根据其主要临床表现可将其归为"痹症"范畴。本病多因外伤、风寒湿邪、肝肾亏虚而致。

1.气滞血瘀

多为急性损伤，伤及气机，气血不通，痹阻经脉，血留成瘀而致。

2.感受寒湿

久居湿地或睡卧受冷,寒湿之邪侵袭,阻滞局部经脉,气血运行不畅而发病。

3.肝肾亏虚

久病伤及肝肾,耗伤气血,气血亏损,筋脉失养,发而为痹。

(二)辨病

1.病史

本病有急性腰部损伤史或劳损史。

2.症状

急性损伤者受伤时腰部呈撕裂样或刀割样疼痛,疼痛剧烈,活动明显受限,夜间尤甚,平卧后症状可减轻。慢性者腰部酸痛不适,久坐或弯腰劳累后加重。

3.体征

本病急性期棘上、棘间韧带压痛明显,腰部前屈、旋转明显受限;慢性期局部深压痛,活动受限不明显。

(三)鉴别诊断

1.急性腰扭伤

本病多以骶棘肌和腰背筋膜附着处等软组织损伤为主,常伴有腰椎小关节紊乱,一般有明显的腰部外伤病史,疼痛范围多为集中于一侧,范围较为广泛。

2.腰椎小关节紊乱

本病广义上属于急性腰扭伤并发病之一,狭义表现为腰部急性损伤后小关节发生交锁或半脱位,刺激到腰神经后支而产生腰痛症状,软组织损伤的程度相对较轻,但临床上较难鉴别。

(四)中医论治

1.推拿治疗

(1)治疗原则:理筋活血,散瘀止痛。

(2)施术部位:棘上、棘间韧带体表投影区。

(3)取穴:阿是穴、脊中、悬枢、命门、下极俞、腰阳关、大肠腧、居髎、阳陵泉、昆仑。

(4)手法:一指禅推法、点按法、弹拨法、擦法。

(5)操作:急性期损伤手法宜轻柔,慢性期手法可适当着力。①患者取俯卧位。施一指禅推法于棘上、棘间韧带3～5分钟,点按脊中、悬枢、命门、下极俞、腰阳关、阳陵泉、昆仑穴2分钟。弹拨大肠腧及居髎穴5～10次。②以院内冬青膏为介质,小鱼际擦棘上、棘间韧带体表投影区,以透热为度。

2.推拿分证论治

(1)气滞血瘀型:痛有定处,痛处拒按,日轻夜重,腰部关节活动受限。舌质紫暗或有瘀斑,脉弦紧或涩。一指禅推法施于梨状肌体表投影区。

(2)寒湿痹阻型:腰痛,冷痛重着,转侧不利,受寒及阴雨疼痛加重。质淡,苔白或腻,咏沉紧或濡缓。以院内冬青膏或黄金万红膏为介质,用擦法施于腰部督脉及棘上棘间韧带体表投影区,以透热为度。

(3)肝肾亏虚型:患侧酸痛不适,久坐及劳累加重,卧则痛减。舌淡苔少,脉细弱。以院内冬青膏为介质,竖擦督脉,横擦肾俞、腰阳关,以透热为度,点按足三里、脾俞、胃俞。

(五)转归与预后

绝大部分患者经治疗可以痊愈,极少部分患者需要行韧带修补术。

(六)预防与调护

加强腰背部肌肉-韧带功能锻炼,避寒湿。

(七)疗效判定标准

1.治愈

腰痛和临床体征消失,恢复发病前的劳动力水平。

2.有效

腰痛和临床体征明显好转,劳动力较发病前降低。

3.未愈

腰痛和临床体征无明显好转或恶化,劳动力丧失。

十三、强直性脊柱炎

强直性脊柱炎是一种免疫系统疾病,主要累及脊柱、中轴骨骼和四肢大关节,以椎间盘纤维环及其附近结缔组织纤维化和骨化及关节强直为病变特点。一般先侵及骶髂关节,之后逐渐向上发展至腰、胸、颈椎体和相关的滑膜、软骨及肌腱、韧带,致使椎间关节间隙模糊、融合,肌纤维强直、韧带骨化甚则椎体骨质疏松、破坏,后期常出现驼背畸形,影响全身多个系统。

(一)病因病机

中医学文献中无此病名,但据其临床特征,可将其归为"骨痹""肾痹""历节风""龟背风""竹节风""尪痹""痹证"等范畴。《黄帝内经》最早论述了"痹证",《黄帝内经·素问》设有"痹论"专著,《黄帝内经·灵枢》设有"周痹"专篇,隋朝巢元方的《诸病源候论·背偻候》、清代张璐的《张氏医通·诸痛门》及李中梓的《医宗必读》里都有论述。本病的病候特点为:①隐渐发病,病程较长,时有急性发作;②腰、尻、臀、髋僵硬,俯仰不便;③疼痛呈酸痛、刺痛,急性发作时疼痛剧烈,可谓腰痛如折;④腰尻疼痛上连肩背、下引臀、股、膝、踹;⑤症候表现部位多在督脉、足太阳、足少阳等经脉循行所过。⑥晚期表现为腰背强直或佝偻,"尻以代踵,脊以代头";⑦兼见乏力倦怠、阴雨天加重,得热则舒,活动则僵硬缓解。著名风湿专家娄多峰教授将强直性脊柱炎称为"顽痹",指出诊断该病,首先要注意患者的性别、年龄,治疗以补肝肾、疏督、壮督为基本原则。现代中医认为本病是由于先天禀赋不足、后天失养导致肾虚督空、筋脉失养,加之感受外邪而发病,属本虚标实,虚实错杂之证。

1.肾督虚弱

先天禀赋不足,劳累过度或房事不节或久病失养或产后百脉空虚等,致使精血亏损,肾督虚弱而发病。

2.跌仆损伤

扭挫、坠堕、跌仆等外伤伤及筋骨、经脉,致使气血运行不畅,气滞血瘀,经脉痹阻而发病。

3.外邪侵袭

居所潮湿、冒雨涉水等因素致寒湿之邪内侵,经脉气血受阻,筋骨失于温煦或寒邪入里化热,湿热阻滞经脉而发病。

4.痰瘀交阻

肾阳虚衰,寒湿内侵,气血津液运行不畅,日久停滞成瘀成痰,留注腰脊关节,痹阻经脉故而为痹。

(二)辨病

1.病史

本病的发病形式一般较为隐匿,多发于青少年(20~40岁),多见于男性,有明显的家族聚集性。

2.症状

本病早期症状表现为腰痛,晨僵,肌腱附着点病变及外周关节症状(髋、膝、踝等大关节多见),其中,腰痛常为隐痛,难以定位。随着病情的发展,疼痛及晨僵不明显,但整个脊柱自下而上开始发生僵直,随后腰曲消失,胸椎后突驼背畸形,颈椎活动受限,最终脊柱各方向活动受限。关节外表现为急性前葡萄膜炎或虹膜炎、心血管表现、肺部表现、神经、肌肉表现等。

3.体征

骶髂关节炎的检查包括"4"字试验、骨盆分离及侧压试验、床边试验等;肌腱附着点病变检查包括肌腱附着点有无压痛及叩击痛;疾病的早期,因炎性反应致使肌肉紧张疼痛,脊椎和胸廓活动受限,后期则因脊柱生理曲度的消失,椎间盘的钙化及胸肋、椎肋横突关节纤维化、骨化而使活动受限。

4.辅助检查

(1)实验室检查包括:①血液检查 WBC、ERS、CRP、ALP 均可升高,免疫方面 IgM、IgG、IgA 均可不同程度升高;②组织分型 HLA-B27 阳性;③关节液检查同一般炎症性关节炎;④滑膜活检提示本病浆细胞浸润以 IgG、IgA 型为主,而类风湿关节炎以 IgM 为主。

(2)影像学检查包括:①X 线:骨盆正位片、腰椎正侧位片(或和胸椎正侧位片),分为三期:一期:关节腔模糊,边界不清,软骨下轻度硬化,轻度骨质疏松;二期:关节腔模糊,斑点状阴影,硬化带增宽,关节间隙变窄;三期:关节间隙消失,髂骨点状疏松。②CT:观察骨质形态和密度。③MRI:可显示滑膜软骨的形态变化。

(三)鉴别诊断

1.类风湿关节炎

本病是一种慢性多关节炎为主要表现的全身性自身免疫系统性疾病,临床表现以关节病变为主,可不同程度累及全身的滑膜关节,起初为 1~2 个关节受累,以后逐渐发展为对称性多关节炎,早期关节疼痛、晨僵及活动障碍明显,晚期可出现关节畸形。类风湿因子及检测绝大部分是阳性,HLA-B27 为阴性,X 线检查可见侵蚀性小关节病变。

2.骨关节炎

本病以负重关节如腰椎和膝关节多见。X 线表现为骨赘形成及关节间隙变窄,关节强直罕见。

3.骶髂关节结核

本病常为单侧发病,以关节破坏为主,软骨下骨破坏不明显,数月内可有脓肿出现,患者多有原发性病灶。

(四)中医论治

1.推拿治疗

(1)治疗原则:早期宜活血通络、行气止痛,后期宜舒筋通络、滑利关节。

(2)施术部位:督脉、膀胱经及双侧下肢。

(3)取穴:风池、肩井、胸腰部华佗夹脊穴、大椎、筋缩、血海、命门、腰阳关、气海俞、大肠俞、环跳、承扶、委中、合阳、承山、阿是穴等。

(4)手法:一指禅推法、拿揉法、㨰法、弹拨法、点按法、按压法、平推法。

(5)操作:①一指禅推颈部,拿揉风池及颈部两侧肌群,配合颈椎屈伸、旋转活动,㨰肩部两侧斜方肌约5分钟。②患者俯卧位,施㨰法于腰背部膀胱经及双侧下肢部约7分钟,弹拨腰背部竖脊肌及胸肋关节肌腱附着点3～5次,拇指点压大椎、筋缩、血海、命门、腰阳关、气海俞、大肠俞、承扶、委中、合阳、承山等穴,肘点压环跳穴,掌根按压脊柱及腰臀部骶髂关节。

2.推拿分证论治

(1)寒湿痹阻:腰骶部、背脊酸痛,痛连颈项,伴僵硬和沉重感,转侧不利,阴雨天潮冷加重,得温痛减,舌淡,苔薄白腻,脉沉迟。以院内冬青膏为介质,平推两侧膀胱经、督脉及华佗夹脊穴,反复3～5遍,以皮肤变红,透热为度,亦可配合走火疗法。

(2)湿热阻络:腰骶部、背脊酸痛僵硬,活动不利或伴膝、踝等关节红肿疼痛或见烦热口苦,胸脘痞闷,小便黄赤,舌红苔黄腻,脉濡数。一指禅推腹部,摩腹,点揉脾俞、胃俞、足三里及丰隆等穴。

(3)瘀血内阻:腰背痛剧烈,痛有定处,转侧不能夜间尤甚,晨起时腰背僵硬感明显或有关节屈曲变性,舌质暗或有瘀点瘀斑,苔薄白,脉弦涩。以弹拨法、点压法施于阳性反应点或敏感点。

(4)肝肾亏虚:腰骶部、背脊、髋部、颈项部酸痛,隐痛,喜按喜揉,久行久立后加重或关节僵直、屈伸不利或伴腿膝酸软无力或肌肉萎缩或畏寒肢冷,舌淡,苔薄白,脉沉细。以院内冬青膏为介质,平推两侧膀胱经、督脉及华佗夹脊穴,横擦肾俞-命门-肾俞,大肠俞-腰阳关-大肠俞,反复3～5遍,以皮肤变红,透热为度。

(五)转归与预后

AS的病程演变差异较大,其特征是自发缓解和加重交替出现,大部分预后较好,轻型患者存活期和一般人无异。但若并发脊柱骨折、心血管系统疾病等严重并发症的患者对生存质量造成巨大影响。

(六)预防与调护

(1)注意脊柱姿势正确。

(2)功能锻炼,游泳时最好锻炼方式。

(3)鼓励患者树立信心。

(4)晚期预防外伤,防止骨折。

（七）疗效判定标准

1.治愈

腰背痛和临床症状体征消失,恢复发病前的劳动力水平。

2.有效

腰背痛和临床症状体征明显好转,劳动力较发病前降低。

3.未愈

腰背痛和临床症状体征无明显好转或恶化,劳动力散失。

第二节 四肢关节疾病

一、肩关节周围炎

肩周炎的全称叫做肩关节周围炎,是肩关节周围肌肉、韧带、肌腱、滑囊等软组织损伤或退变而引起的关节囊和周围软组织的一种慢性无菌性炎症,以肩关节疼痛和运动功能障碍为主要症状。一般发于单侧,女性多于男性,发病年龄主要在 50 岁左右,故有"五十肩"之称。若本病的发生与感受风寒湿邪等因素有关者,称为漏肩风("漏"即"露"之意)。若发病日久,肩如冻结之状,又可称为"冻结肩""肩凝症"。常由于肝肾亏虚、劳损、风寒湿邪等引起本病。

（一）诊断

1.临床表现

(1)急性期:也称为早期或炎症期,起病较急,疼痛剧烈,肌肉痉挛,关节活动受限,疼痛常在夜间加重,半夜痛醒。

(2)慢性黏连期:此时症状相对急性期减轻,但压痛范围仍广泛。由于急性期肩关节肌肉痉挛,造成肩关节活动严重受限。病程越长症状越显著。

(3)功能恢复期:也称末期、晚期或者解冻期。肩部疼痛逐渐缓解,肩关节活动度改善,但有一部分人未经过正规治疗导致肌肉萎缩或者肩关节功能受限者,需要很长时间使肩关节恢复正常。

2.检查

(1)肩关节周围压痛:压痛点广泛,压痛点可分布在喙突部、肩锋下部位、肱骨小结节部、肱骨大结节部、结节间沟部。

(2)活动受限:轻者主要以外展、上举、后伸为主。严重者各个方向均受限,可出现"扛肩"现象。

(3)肌肉萎缩:可出现三角肌、冈上肌、冈下肌等肌肉萎缩。

(4)X线片:早期阴性,一般无明显异常改变,日久可显示有骨质疏松,关节间隙改变,偶有肩袖钙化,有时可见冈上肌腱钙化或大结节处有密度增高的阴影。

(5)MRI:可见肩部周围的滑囊及盂肱关节腔积液。

（二）鉴别诊断

1.肱二头肌长头肌腱炎

压痛点主要在肱骨结节间沟处和其上下方的肱二头肌长头肌腱处。肱二头肌抗阻力试验阳性和肩关节内旋试验阳性。

2.冈上肌肌腱炎

主要以外展受限为主，并出现疼痛弧试验阳性，当肩关节外展到 60°～120°范围时出现疼痛受限，当外展角度超过 120°疼痛反而减轻或者消失。

3.肩峰下滑囊炎

以疼痛、活动受限（但以外展外旋为主）、局限性压痛（主要在肩峰下、大结节部）为主，而肩周炎各个方向均受限，压痛点广泛。

4.喙突炎

主要以喙突部压痛明显，被动外旋受限。但外展和上举无明显受限。喙突部封闭效果明显，而肩周炎压痛广泛可与之鉴别。

（三）治疗

早期以舒筋通络、活血止痛为主；中期以松解粘连、止痛为主；晚期以滑利关节为主。

1.推拿治疗

部位及取穴：肩部周围，阿是穴、肩井、大椎、中府、肩髃、肩贞、臂臑、天宗、曲池、阳陵泉、听宫、养老等。

手法：拿法、揉法、弹拨法、擦法、一指禅推法、按揉法、点法、搓法、抖法及托肘摇肩法、拔伸法等活动关节类手法。

操作：患者取端坐位。医者站于患者身后，嘱患者肩部主动运动，从而明确受限方向及损伤部位。肩周炎的治疗也根据具体三期分期而定。

（1）急性期：医者在患者肩部运用拿、揉手法、充分放松肩部紧张肌肉，操作时间约为 5～10 分钟。遵循轻重轻的原则并找出以喙突、肩峰下、大小结节及结节间沟等处的压痛点作为治疗的重点部位，施以弹拨法及一指禅推法，充分松解局部紧张肌肉，以活血止痛、促进局部炎症物质的吸收。急性期手法不宜过重。按揉肩部阿是穴、肩井、大椎、中府、肩髃、肩贞等穴位以起到舒筋通络的效果。

（2）黏连期：医者采用大面积的拿、揉手法充分松解肩关节周围紧张肌肉，并施以擦法或弹拨法，明确压痛点后，施以一指禅推法，以充分松解黏连以缓解疼痛，时间约为 15 分钟。待肩关节肌肉充分松解后施以运动关节类手法，医者一边按听宫穴或养老穴一边嘱患者主动摇肩，患者若不敢活动，医者也可采用托肘摇肩法、合掌按肩、旋肩摇臂法等手法以松解黏连、增加活动度。操作时切忌暴力，幅度由小到大、频率由慢到快，循序渐进，操作时间约 5 分钟。根据活动受限方向，分别采用外展、上举、内旋、外旋位进行拔伸、扳法等约 5 分钟。采用主动运动与被动运用相结合手法，疗效显著。最后以抖法放松肌肉结束整个操作。

（3）恢复期：医者采用肩部拿、揉法松解肩部肌肉，用一指禅推法点按肩部压痛点，点按肩井、大椎、中府、肩髃、肩贞、臂臑、天宗、曲池约 5 分钟。做托肘摇肩法活动肩关节。做肩关节各个方向活动，增加肩关节活动度。做牵抖法结束操作。如果后期有肌肉萎缩的患者需结合患者主动运动以恢复患者肌肉力量。

2.其他治疗

(1)刺络拔罐:取肿胀局部及阿是穴、浅表瘀阻部位。皮肤针局部中强度叩刺,使局部皮肤微微渗血,加拔火罐;亦可用三棱针点刺致少量出血,加拔火罐,每周2次。

(2)耳针:取肩、肩关节、锁骨、神门。毫针刺,每日1次;或用压丸法,3天更换1次。

(四)功能锻炼

1.后划臂运动

患者取站立位,双脚与肩部同宽,腰部向前微屈,双手臂自然下落,同时做向后划水动作,反复做10余次,一天做10组。

2.“爬”墙运动法

患者站立,患侧面朝墙壁,患手臂逐渐向上爬行,直至因疼痛而不能再向上,刻画记号,维持20秒左右,并使身体尽量向前压手,以达到最大限度,如此反复。次日再向上爬,切忌被动强力牵伸。

3.弯腰晃肩法

弯腰伸臂,做肩关节环转运动,动作由小到大、由慢到快,循序渐进,往返多次。

4.体后拉手法

患者站立、双手放在后背,让健侧手拉住患侧腕部,渐渐向上拉,反复进行。以患者有牵拉感且能耐受为宜,每次6组,每天练习多次。

5.内收托肩法

患者站立位,使肩关节处于屈曲内收位,手搭于健侧肩部、健侧手托于患肘部并向对侧肩部牵拉,以有牵拉感为度,维持一段时间,往返交替,如此反复多次。

(五)注意事项与按语

(1)注意生活习惯和纠正不良姿势,避免肩部急慢性损伤。

(2)加强体育锻炼,增强身体素质,提高抗病能力最重要。

(3)注意肩部保暖,避免风寒湿邪侵袭,夏天少吹空调,避免淋雨。

(4)睡眠饮食规律,保持心情舒畅,从而达到气血经络的畅通。

(5)根据患者的情况积极配合功能锻炼,贵在坚持,便能取得良好的疗效。

(6)针灸推拿治疗是一种安全、舒适、绿色的疗法,在肩周炎的恢复中能起到很好的疗效,医者明确诊断肩周炎的分期、制定最合适的治疗方案是本病的关键。医者选择最合适的治疗方法并嘱患者积极的做肩关节的主动功能锻炼是最重要的,肩周炎的恢复是一个持久而又痛苦的过程,因此,肩周炎的恢复需要医患合作、动静结合才能取得最好的疗效。

二、冈上肌肌腱炎

冈上肌肌腱炎又称“冈上肌腱综合征”“外展综合征”,是指由外伤、劳损或风寒湿邪侵袭使冈上肌肌腱产生炎性肿胀,出现肩外侧疼痛及活动受限的一种病症。以40岁以上肩部过度活动者居多,多见于长期从事体力劳动者和运动健身者,是肩部常见疾病。本病是由于肝肾亏虚,气血不足,筋脉失去濡养,肩部组织受损而无法快速修复所致。

(一)诊断

1.临床表现

(1)肩部疼痛:肩峰、大结节及三角肌止点处多见疼痛,可沿肩上部向上放射到颈部,向下放射到肘部、前臂以及手指,肩部外展活动时疼痛剧烈,劳累及阴雨天症状加重。

(2)活动受限:肩部主动外展时在60°～120°时疼痛加重且受限,在此范围外正常,常称为"疼痛弧"。冈上肌肌腱钙化者,肩关节的外展活动严重受限。

(3)肌肉萎缩:病久者可见冈上肌、冈下肌、三角肌后部肌张力下降,出现废用性肌萎缩。

2.检查

(1)大结节顶部与冈上肌肌腱抵止处有明确的压痛点。

(2)肩疼痛弧试验阳性。

(3)上肢外展外旋抗阻试验阳性。

(4)X线片检查无明显异常改变,冈上肌肌腱有钙化者,可见片状不均匀的高密度影。

(二)治疗

疏筋通络、活血化瘀。

1.推拿治疗

取穴:肩井、秉风、肩髃、肩贞、肩髎、天宗、阿是穴。

手法:一指禅推法、按揉法、拿法、滚法、按法、弹拨法、摇法、搓法、抖法、擦法。

操作:患者坐位。医者用一指禅推法、按揉法、拿法在肩胛骨内上角起沿冈上肌至肩峰往返操作5分钟。滚法在肩外侧及肩胛冈周围操作5分钟。按曲垣、肩井、肩髎、肩贞、肩髃、天宗、阿是穴等穴,每穴1分钟。沿冈上肌肌腱往返弹拨数次。用托肘摇法摇肩关节1分钟。搓肩部、抖肩及上肢共1分钟。用小鱼际擦法擦冈上肌、大结节2分钟,透热为度。

2.其他治疗

(1)穴位注射法:取阿是穴。用维生素B_1注射液或当归注射液,每穴选注一种药液1mL,每日注射1次。

(2)火针:取阿是穴。隔日1次,共2～3次。

(3)刺络拔罐:取阿是穴。用梅花针叩刺或三棱针点刺加拔罐,出血5～20mL,1周1次,共2～3次。

(4)耳针:取相应的肩区敏感点、神门、皮质下、肾上腺。用压丸法,2天更换1次,每日按压3～5次,每次5～10分钟。

(三)注意事项与按语

(1)注意局部保暖。疼痛剧烈阶段应减少运动,避免用力、活动及搬提重物等。

(2)疼痛缓解后为使组织修复和肌肉功能恢复,应适度作肩关节功能锻炼。可自行进行肩部上举、外展、后伸、内收等方向动作,每日2次,每次15分钟。

(3)推拿治疗手法要轻柔缓和,防止力量过重、时间过长而加重损伤。

(4)推拿局部操作时,操作体位为肩关节保持外展45°左右,使肌腱暴露在肩峰外才能使力量达到病变部位,产生疗效。

(5)本病的发生与身体体质下降有关,采用增强体质的中药和理疗方法可缩短疗程,增加疗效。

三、肩峰下滑囊炎

肩峰下滑囊炎是由于各种急、慢性损伤,导致肩峰下滑囊炎性渗出,从而引起肩外侧部疼痛和运动受限为主症的一种病证;又称为"三角肌下滑囊炎"。本病属中医学"肩痛病"范畴。

(一)病因病理

急性损伤、慢性劳损均可使肩部所行经筋受损,筋肌挛急,气滞血瘀,渗液积聚,肿胀疼痛,久滞不散,则筋肌失荣,牵掣作痛。

本病与下列因素有关。

1.外伤

肩峰下滑囊炎可分为原发病变和继发病变两种。原发病变发生极少,主要由直接外伤所致,大多为继发病变。临床常继发于肩峰下滑囊周围邻近组织的外伤、劳损或退变,尤以冈上肌肌腱炎与本病的关系密切。这是因为冈上肌肌腱在肩峰下滑囊的底部,当冈上肌肌腱发生急、慢性损伤时,滑囊也同时受损,从而继发肩峰下滑囊的非特异性炎症。

2.退行性改变

随着年龄的增长,滑囊本身发生退行性改变,滑液减少,滑囊壁增厚而引起局部疼痛。

(二)临床表现

1.疼痛

肩外侧深部疼痛,并向三角肌止点放射。疼痛一般为昼轻夜重,可因疼痛而夜寐不安。

2.压痛

肩关节外侧肩峰下和大结节处有明显的局限性压痛。

3.运动受限

肩关节运动明显受限,尤以外展、外旋受限更甚。

(三)检查

(1)肩关节外侧肩峰下和大结节处有明显的局限性压痛。

(2)急性期由于滑囊的充血、水肿,在肩关节前方可触及肿胀的滑囊。

(3)急性期的功能障碍多因疼痛所致;慢性期的功能障碍则因滑囊壁逐渐炎性变、增厚,且与肌腱袖粘连所致。尤以外展、外旋为甚。

(4)早期可出现轻度冈上肌、冈下肌萎缩;晚期则出现三角肌萎缩。

(5)X线片后期可见冈上肌腱内有钙盐沉积。

(四)诊断与鉴别诊断

1.诊断依据

(1)有肩部急、慢性损伤史或继发于冈上肌肌腱炎等。

(2)肩外侧深部疼痛,并向三角肌止点放射,肩关节运动受限以外展、外旋为甚。

2.鉴别诊断

冈上肌肌腱炎:疼痛部位在肩外侧冈上肌止点处,肩关节外展的疼痛弧是诊断的重要依据。

（五）推拿治疗

1.治疗原则

急性期宜活血化瘀,解痉止痛,手法宜轻柔;慢性期宜舒筋通络,滑利关节。

2.取穴及部位

肩井、肩髃、肩髎、臂臑及阿是穴等。

3.主要手法

㨰、按揉、拿捏、弹拨、摇、搓抖、擦等手法。

4.操作方法

(1)急性期:患者坐位。医生站于患侧,用揉法施术于肩外侧,重点在肩峰下及三角肌部位,同时施以拿捏法,以加快局部血液循环,并配合肩部小范围的运动。然后在三角肌及其周围做㨰法。

(2)慢性期:患者坐位。医生站于患侧,用一手托患肢于外展位,另一手在肩关节周围用㨰法治疗,重点在肩外侧,然后拿揉及弹拨变性、增厚的组织,同时配合肩部的适当运动。最后摇肩及搓抖上肢。

（六）其他疗法

1.封闭治疗

在肩外侧肩峰下行封闭治疗,可取 0.2％利多卡因 3mL、泼尼松龙 2mL、0.9％氯化钠注射液 6～8mL 配制混悬液,适量注射。

2.针刺治疗

取肩井、肩髎、肩髃、臂臑、阿是穴、曲池、手三里、合谷等穴,可用针刺法、火针法、电针法及拔罐等治疗。

（七）预防调护

(1)注意局部保暖。

(2)患肩不可过分强调制动,急性期适当减少运动,慢性期则应加强适当的功能锻炼。

（八）按语

从解剖特点看,冈上肌肌腱在肩峰下滑囊的底部,当冈上肌肌腱发病时,势必累及肩峰下滑囊。当肩峰下滑囊炎发生时,冈上肌肌腱炎事实上早已存在。急性损伤所致的肩峰下滑囊炎,一般伤后数日才出现症状。治疗时急性期手法宜轻柔,切不可用力过重,以免加重滑囊损伤;慢性期手法可稍重,但在用弹拨手法时,用力也不可重滞。

四、肱骨外上髁炎

肱骨外上髁炎是由外力或过劳等因素,产生无菌性炎症,引起肘部外侧疼痛和关节活动障碍的一种病症;又称为"网球肘"。本病好发于前臂劳动强度较大的人,如网球、羽毛球、乒乓球运动员及木匠、铁匠等。本病属中医学"肘劳"范畴。

（一）病因病理

中医认为本病多由气血虚弱,血不荣筋,肌肉失于温煦,筋骨失于濡养,加上前臂伸肌总腱在肱骨外上髁受到长期反复牵拉刺激所致。损伤后瘀血留滞,气血运行不畅或陈伤瘀血未去,经络不通造成疼痛。

本病与下列因素有关:

1.急性损伤

前臂在旋前位时,腕关节突然做猛力主动背伸动作,使前臂伸腕肌强烈收缩,伸腕肌起点处引起骨膜下撕裂、出血、形成小血肿,形成急性刺痛;血肿钙化,形成一钙化性小结,受伸腕肌群经常性牵拉刺激而产生慢性酸痛。此外,在屈肘位时突然用力做前臂旋前伸腕、伸肘运动,肘关节囊的滑膜可嵌入肱桡关节间隙而发生本病。

2.慢性损伤

由于前臂长期处于过度旋前、伸腕姿势,使桡侧伸长、短伸肌经常处于紧张状态,牵拉周围软组织引起痉挛,从而牵拉该处肌肉,挤压血管、神经纤维而引起疼痛。

病理组织切片检查,为透明样变性缺血,故又称缺血性炎症。有时伴有肘部关节囊撕裂,关节滑膜因长期受肌肉的牵拉刺激而增生肥厚。当腕关节屈伸和前臂旋转时滑膜可能被嵌入肱桡关节面之间。亦可发生肱桡韧带及尺桡环状韧带松弛、尺桡近端关节轻度分离,直至桡骨小头半脱位。这些病理上的变化,可引起相关肌肉的痉挛,局部疼痛或沿伸腕肌向前臂放射性窜痛。

(二)临床表现

(1)急性扭伤,多发生于青壮年男性;慢性损伤,常见于中老年人。急性损伤多有明显外伤史,慢性损伤可无明显外伤史,但与特殊的职业、工种有密切关系。

(2)肘外侧疼痛,以肱骨外上髁局限性慢性酸痛为主要症状,在旋转背伸、提拉、端、推等动作时更为剧烈,如拧衣、扫地、端茶壶、倒水等。同时沿前臂伸肌向下放射;有的可反复发作,前臂旋转及握物无力,局部可微肿胀。

(三)检查

(1)压痛可在肱骨外上髁、环状韧带、肱桡关节间隙处,以及沿前臂伸肌走行方向广泛压痛。

(2)肱骨外上髁炎试验、抗阻力伸腕试验、抗阻力前臂外旋试验,均可出现阳性。

(3)理化检查:X线检查可见肱骨外上髁粗糙或钙化阴影。

(四)诊断与鉴别诊断

依据急慢性损伤病史,肘部外侧疼痛不适的症状和肘外侧压痛明显、前臂伸腕抗阻力试验及肱骨外上髁炎试验阳性的检查结果,即可对本病做出明确诊断,亦不难与肘部其他伤病相鉴别。

(五)推拿治疗

1.治疗原则

舒筋通络,活血止痛。

2.部位及取穴

患肘外侧及前臂背面桡侧。缺盆、肘髎、曲池、手三里、合谷手部第二掌骨桡侧上肢穴区,足部肘反射区之痛点。

3.主要手法

滚、按、揉、拿、弹拨、擦等手法。

4.操作方法

(1)滚揉舒筋法:患者坐位或仰卧位。医生位于患侧,用滚法从肘部沿前臂伸肌群治疗,以舒筋通络,时间约5分钟。

(2)点穴拿筋法:用拇指按揉曲池、手三里、合谷等穴,以局部酸胀为度,同时往返提拿前臂伸肌群,时间为5~8分钟。

(3)关节活动法:以右侧为例,医生右手持患者右腕部呈前臂旋后位,左手拇指端压于肱骨外上髁前方,其他四指放于肘关节内侧。先使肘关节屈曲至最大限度,再逐渐伸直肘关节,此时医生左手拇指随肘关节伸直做沿桡骨头前外侧向后外侧弹拨前臂伸肌起点;然后医生一手握肱骨下端,一手握腕部做对抗拔伸,握腕部的手同时做轻度的前臂旋转,屈伸肘关节运动,握肱骨下端的一手拇指同时按揉肱骨小头(图5-24)。

(4)按揉止痛法:将患侧前臂旋前位置于治疗台上,肘下垫物。医生用拇指按揉肱骨外上髁、环状韧带、肱桡关节间隙处及前臂伸肌,时间约3分钟。

(5)结束手法:用擦法沿伸腕肌治疗,以透热为度。

(六)其他疗法

1.封闭治疗

在肱骨外上髁处行封闭治疗,可取0.2%利多卡因2mL、泼尼松龙1mL、0.9%氯化钠注射液4mL配制混悬液,适量注射。

2.针刀治疗

常规消毒后,在痛点处进针并松解,以解除局部软组织粘连或肌肉挛缩。

(七)预防调护

(1)适当减轻前臂工作强度,疼痛较重时需制动。

(2)注意保暖,局部热敷。

(八)按语

急性起病者,推拿宜采用轻柔刺激,以免产生新的损伤。近年来,国内外学者认为肱骨外上髁炎的疼痛与颈神经根通路受卡压关系密切,特别是顽固性肱骨外上髁的疼痛,并主张同时治疗颈部疾病,可取得明显的疗效。

五、肱骨内上髁炎

肱骨内上髁炎是指由于急、慢性损伤等原因引起肱骨内上髁处损伤,产生无菌性炎症,导致局部疼痛和功能障碍的一种病症;又称为"学生肘""高尔夫球肘"。本病属中医学"肘劳"范畴。

(一)病因病理

中医认为肘内廉为手太阳经所过,凡磕碰扭挫、过度摩擦、频繁屈伸损及筋膜,气滞血瘀,筋肌失荣,筋络拘急而痛。

本病与下列因素有关：

1.急性损伤

在腕关节背伸、前臂外展、旋前位姿势下跌仆受伤，往往引起肱骨内上髁肌肉起点撕裂伤，产生小血肿和局部创伤性炎症、肿胀，挤压尺神经皮支引起疼痛。若治疗不当或治疗不及时，则血肿机化，可造成局部粘连，甚至纤维瘢痕化，在屈腕时则可因损伤的肌腱受到牵拉而疼痛。

2.慢性损伤

肱骨内上髁是前臂屈肌及旋前圆肌的总腱附着处，由于某种工作需反复屈腕、伸腕、前臂旋前的动作，使前臂屈腕肌群牵拉或书写时肱骨内上髁与桌面长时间反复摩擦，引起肱骨内上髁肌腱附着处的积累性损伤，产生慢性无菌性炎症而发病。

本病主要病理改变为屈腕肌总腱附着点出血形成小血肿，并逐渐转化为无菌性炎症，挤压肱骨内上髁穿出的前臂屈肌总腱的神经、血管束及尺神经皮支。

（二）临床表现

（1）急性损伤者较少见，一般无急性损伤史；多有反复屈伸腕关节和前臂旋前动作的慢性劳损病史。

（2）患者肱骨内上髁处及其附近疼痛，尤其是前臂旋前、主动屈腕关节时，疼痛加剧，可放射到前臂掌侧，屈腕无力。

（三）检查

（1）肘关节局部有明显的固定压痛点。肱骨内上髁处及尺侧腕屈肌、指浅屈肌部有明显压痛点。

（2）肘关节过度伸屈试验、握拳抗阻力屈腕试验，抗阻力前臂旋前试验及高尔夫球肘试验阳性。

（3）理化检查：X线检查一般无异常显示。少数病程较长的病例，可提示肱骨内上髁处骨膜增厚影像。

（四）诊断与鉴别诊断

1.诊断依据

（1）前臂内上髁处疼痛、压痛。

（2）腕屈肌紧张试验阳性。

2.鉴别诊断

肘关节尺侧副韧带损伤：外展、外旋应力常伤及本韧带的前束及后束，合并滑膜损伤，关节肿胀，内侧间隙压痛，伸肘、屈肘、外翻痛阳性，X线片检查间隙增大。

（五）推拿治疗

1.治疗原则

舒筋通络，活血止痛。

2.部位与取穴

肱骨内上髁部及前臂掌面。小海、少海、青灵、阿是穴等。

3.主要手法

㨰、安、揉、拿、弹拨、擦等手法。

4.操作方法

(1)滚拿舒筋法:患者坐位或仰卧位。医生坐于患侧,用滚法,从肘部沿前臂尺侧治疗,往返 10 次左右,以舒筋通络;而后用双手上下往返捏拿前臂屈腕肌数遍,以达到活血化瘀之目的。

(2)按揉止痛法:用拇指按揉肘部内侧的少海、小海、青灵、阿是穴,以局部酸胀为度,同时配合拿法沿腕屈肌往返提拿 10 次。

(3)弹拨通络法:可将前臂旋后位,放置桌上,肘下垫物。医生用拇指从肱骨内上髁部弹拨屈腕肌腱,反复 10 次,弹拨范围可上下移动。

(4)结束手法:用搓法沿腕屈肌腱治疗,以透热为度。

(六)其他疗法

1.封闭治疗

在肱骨内上髁处行封闭治疗,可取 0.2%利多卡因 1mL、泼尼松龙 1.5mL、0.9%氯化钠注射液 3mL 配制混悬液,适量注射。

2.物理治疗

用红外线局部照射,时间 30 分钟。

(七)预防调护

(1)治疗期间,避免用力屈腕。

(2)注意休息,局部保暖。

(八)按语

运用搓法前,先涂以润滑剂,以防止皮肤破损。

六、腕管综合征

腕管综合征是指腕管绝对或相对狭窄,使腕管内压增高,内容物压迫腕管内正中神经的一组综合症状。以桡侧手指麻木、刺痛、感觉异常为主要表现,又称腕管卡压综合征、正中神经受压症。女性多于男性,右侧多于左侧。本病属中医学"筋伤"范畴。

(一)应用解剖

1.腕管的构成

腕管是腕部的一个骨纤维管道,由背侧腕骨和掌侧腕横韧带构成。腕骨有 8 块,分近侧及远侧两列,每列各 4 块,近侧自桡侧至尺侧依次为舟骨、月状骨、三角骨、豌豆骨,远端自桡侧至尺侧为大多角骨、小多角骨、头状骨和钩骨。

2.腕横韧带

腕横韧带横架于大多角骨和钩骨之间,为宽广的致密腱性组织。腕横韧带与腕骨沟构成骨纤维性的腕管,腕管横断面呈略圆的三角形,三角尖朝向桡侧,底面朝向尺侧,具有保护管内组织的作用。

3.腕管内组织

腕管内组织有位于最浅层正中神经和屈拇长肌腱、屈指浅肌腱(4 根)、屈指深肌腱(4 根)

通过。当管内压增高时,由管内通过的组织受卡压而产生相应的临床症状。

腕关节韧带的损伤程度主要取决于以下几种情况:①腕部的三个活动链主要部位的负荷情况;②负荷量的大小及持续时间;③腕部的活动范围。

(二)病因病机

在正常情况下,因腕管有一定的容积,屈指肌腱在腕管内滑动,不会影响正中神经的功能,但当腕管内容物体积增大或腕管缩小时,就会挤压腕管内肌腱及正中神经而出现症状。引起管内容积变小的主要原因有:①腕管绝对狭窄:桡骨远端骨折,腕骨骨折脱位,腕骨骨质增生,腕横韧带增厚,脂肪瘤、腱鞘囊肿、钝性创伤所致局部血肿,导致腕管绝对的狭窄,正中神经被卡压而发生神经压迫症状。②腕管相对狭窄:指屈浅、深肌腱无菌性炎症,使肌腱肿胀,导致腕管相对的狭窄,刺激压迫正中神经而发生神经压迫症状。③职业因素:长期从事手工作业者,如 IT 行业、电脑操作员等,容易引起腕部劳损。

当神经纤维受到机械卡压、刺激后,神经外膜血供持续减少,神经鞘膜内、外膜间逐渐产生压力差,最终可导致神经内膜与外膜的水肿,轴浆转运障碍,内膜毛细血管壁通透性增高,蛋白外漏至组织中,导致水肿加重,引发恶性循环。因神经束膜可耐受高张力,水肿被限制于内膜内难以释放压力,其结果是神经组织、细胞的完整性被破坏,功能受损。

中医认为,若因跌仆、闪挫或牵伸过度,损伤腕部筋络,气血瘀滞于腕,致使经筋拘挛而痛急;或伤经络,血瘀内积,气机逆乱,而走窜痛麻;或寒湿淫筋,气滞血凝,阻塞经络,筋肌失荣而麻木,废萎失用。

(三)诊断

1.症状

(1)有急性损伤或慢性劳损史,大多发病缓慢。

(2)早期表现:手腕桡侧三个半手指(拇、食、中指及无名指桡侧半指)感觉麻木、刺痛,但用力甩动手指,症状可缓解。

(3)后期表现:患手的大鱼际肌萎缩及肌力减弱或拇指、食指、中指及无名指桡侧半指感觉消失,拇指手掌的一侧不能与掌面垂直。

2.体征

(1)压痛:挤压大陵穴(腕横纹中央),症状会加剧。

(2)肌肉萎:缩大鱼际肌萎缩,拇指对掌、外展功能受限。

(3)感觉障碍:正中神经支配区域感觉大多减弱或消失,但掌部刺痛感觉存在。

(4)特殊检查:腕管叩击试验阳性,屈腕试验阳性。

3.辅助检查

腕部 X 线检查可发现腕部陈旧性骨折、骨质增生及关节脱位等改变。肌电图检查可明确神经损伤定位及性质。

(四)鉴别诊断

1.旋前圆肌综合征

以前臂或肘部掌侧不明原因的疼痛,拇长屈肌和拇短展肌无力为特征。肌电图检查可明确神经损伤定位。

2.肘部正中神经损伤

以拇指和食指不能屈曲，握拳时拇指和食指仍处于伸直状态为特征，可合并灼性神经痛。

3.神经根型颈椎病

以上肢放射性麻木、疼痛为特征。臂丛神经牵拉试验阳性，压头试验阳性，影像检查可明确诊断。

（五）治疗

1.治疗原则

舒筋通络，活血化瘀。

2.手法

一指禅推法、按揉法、弹拨法、拔伸法、摇法、擦法等。

3.取穴与部位

内关、大陵、鱼际、劳宫穴和前臂、腕部。

4.操作

（1）患者取坐位，医者用一指禅推法推前臂，沿手厥阴心包经往返治疗，重点在腕管及鱼际处，手法先轻后重，时间约5分钟，以活血化瘀。

（2）继上势，医者用按揉法在腕管部做重点治疗；然后按揉内关、大陵、鱼际、劳宫等穴，时间约5分钟，以舒筋通络。

（3）继上势，医者用拇指在腕管处顺肌腱做垂直方向的轻柔弹拨，配合揉法操作，时间约3分钟，以分解粘连。

（4）继上势，医者手握患者掌部，另一手握住上臂拔伸腕关节5~8次，然后用拇指按压腕部做背伸、掌屈，左右旋转5~8次。

（5）继上势，医者沿腕管顺肌腱平行方向用掌擦法操作，以透热为度；然后患者屈肘45°，医者自腕管向前臂方向施掌推法，将渗出液推挤到前臂以缓解管内压力。局部可加用湿热敷。

（六）注意事项

（1）本病以桡侧手指麻木、刺痛、感觉异常为诊断要点。

（2）治疗前应通过检查排除骨折、脱位及占位性病变。

（3）治疗期间，腕部避免用力，必要时可应用护腕保护或制动休息。

（4）指导患者进行手部功能锻炼，促进功能康复。

七、弹响指

弹响指又称扳机指、手指屈肌腱腱鞘炎，是指手指屈肌腱在其环形纤维腱鞘与掌骨头构成的纤维性骨管中受到束缚而发生的病证。临床好发于掌侧，以拇指、食指、中指、无名指的屈指肌腱鞘多见，表现为患指疼痛、发僵、活动时有弹响。可发生于任何年龄，以妇女及手工操作者多见。本病属中医"筋伤"范畴。

（一）应用解剖

掌骨头掌面与手指屈肌腱腱鞘构成狭窄的骨性纤维管道，手指屈肌腱从骨性纤维管道内通过。手指腱鞘由包绕肌腱的滑液鞘及包绕于滑液鞘外的纤维鞘构成。手指腱滑液鞘为双层圆筒状,内层紧贴于肌腱表面,外层贴附于纤维鞘内面,两层之间的腔内有少量滑液,以减少肌腱运动时的摩擦,在靠指骨掌面,腱滑液鞘内、外两层互相移行处形成双层的膜系膜,有供应肌腱的血管通过。腱滑液鞘的外围,由深筋膜增厚形成管状腱纤维鞘,纤维鞘附着于指骨骨膜和指间关节囊的两侧,形成骨性纤维管,以约束腱滑液鞘。

在骨性纤维管道内的肌腱由于摩擦变粗,形成一个球状的膨大,当它通过狭窄的腱鞘时则遇到暂时性的阻碍,则指间关节活动受限,一旦强行通过时,弹响由此产生。

(二)病因病机

1.指部急性损伤

如跌倒损伤、手指的扭挫伤等,导致指部腱鞘炎症、水肿。

2.慢性劳损

由于指部长期的职业活动,肌腱在腱鞘内长期、反复和快速用力活动,导致早期腱鞘充血、水肿及渗出增多,反复损伤,迁延日久,则肌腱和腱鞘发生慢性结缔组织增生肥厚、肉芽组织形成、透明性变和粘连等病理变化。腱鞘水肿和增生使骨纤维管道狭窄,压迫水肿和增生的肌腱形成葫芦样肿大,限制肌腱的滑动。腱鞘的厚度可由正常的 0.1cm 增至 0.3cm。肿大的肌腱通过狭窄的腱鞘时,可发生弹拨动作和响声。

3.其他因素

类风湿性或风湿病、先天性肌腱异常等可导致指部腱鞘炎的发生。

中医认为,手指频繁劳作过度伤筋或受凉而致气血凝滞,经筋失于濡润而致关节屈伸不利;涩滞不行,筋腱失荣,壅聚而挛结,指动筋掣而交锁,动则弹响,发为本病。

(三)诊断

1.症状

(1)起病缓慢,有手指过度劳作史。

(2)初期掌指关节掌侧面局限性酸痛,劳作或晨起加重,活动受限不明显,疼痛可向腕部及指端放射。

(3)后期上述症状进一步加重,屈伸功能受限明显并产生弹响,重者手指不能主动屈曲或交锁于屈曲位不能伸直。

2.体征

(1)功能障碍:患指活动受限,严重时手指常活动到某一位置时不能主动屈伸或交锁在屈曲位不能伸直或交锁在伸直位而不能屈曲,用劲屈伸时呈扳机状。

(2)活动弹响:掌指关节掌侧压痛,可触及痛性结节,手指屈伸时有弹响。

(3)摩擦感:掌指关节屈伸活动时可扪及痛性结节在腱鞘内摩擦,突然从狭窄处滑过跳动,弹响由此产生。

(四)鉴别诊断

1.类风湿性关节炎

多见于 25～45 岁的青壮年,起病缓慢,常于手指小关节起病,并逐渐累及骶髂部和其他关节。初始指间关节出现梭形肿胀、疼痛、屈伸活动受限,久之关节呈爪形畸形或强直。

2.指间关节炎

多因外伤或持续慢性劳损引起手指关节软骨损伤或发生退行性变,表现为患病关节肿、痛及运动障碍,但无关节畸形。

（五）治疗

1.治疗原则

舒筋活血,消肿止痛。

2.手法

捻法、捏法、搓法、摇法、拔伸法、擦法等。

3.取穴与部位

阿是穴及患指结节处。

4.操作

(1)患者坐位或仰卧位,腕部下垫软枕,手掌面朝上,医者先在患指用搓法、捏法操作,重点在结节处,时间约5分钟,以舒筋活血。

(2)继上势,医者沿患指肌腱,用轻快柔和的捻法上、下往返操作,然后在患指结节处向掌面方向做拇指单方向的推挤法操作,时间约5分钟,以消肿止痛。

(3)继上势,医者以一手握住患腕,另一手握其患指做拔伸法,同时配合做患指指节的外伸、内收活动,并缓缓摇动患指关节。时间约3分钟,以舒筋消肿。

(4)继上势,医者在患指结节处涂上介质做指擦法,以透热为度。可配合热敷。

（六）注意事项

(1)早期局部封闭治疗。局部注射曲安奈德,有助于炎性渗出物的吸收,减少粘连,按规定剂量及方法进行,严格无菌操作技术,药物应准确注入鞘管内。1～3次为1个疗程。

(2)治疗期间应避免或减少患指活动,局部可用热敷或中药液浸泡;后期应进行主动功能锻炼。

（七）疗效评定

1.治愈

指掌侧部无肿痛,无压痛,屈伸活动正常,无弹响声及交锁现象。

2.好转

局部肿痛减轻,活动时仍有轻微疼痛或有弹响声,但无交锁现象。

3.未愈

症状无改善。

八、指关节扭伤

指关节扭伤是指掌指关节和指间关节因过伸、侧向或旋转暴力,导致相应关节囊、伸肌腱、屈肌腱、侧副韧带损伤,严重时可伴有关节囊撕裂,甚至关节脱位。球类项目(如篮球、排球)运动员和手工作业者最易损伤。损伤以尺侧副韧带多见,拇指的损伤概率较大。本病属中医"筋伤"范畴。

（一）应用解剖

1.掌指关节

是由掌骨头与近节指骨底构成,属球窝关节。第 2～5 掌指关节的关节囊较松弛,附于关节面的周缘。两侧由侧副韧带加强,侧副韧带起于掌骨头的两侧,由近背侧斜向远掌侧,至于近节指骨底的侧方。侧副韧带在掌指关节伸直时松弛,屈曲时紧张。拇指掌骨头尺侧与第 2 掌骨头桡侧之间没有掌骨深横韧带,故二者间有较大的活动度。

2.指间关节

是由相邻指骨近端与远端构成,是单轴向滑车关节。拇指只有一个指间关节,其他四指有近侧和远侧两个指间关节。指间关节的关节囊松弛,两侧有侧副韧带,掌侧有掌板、指深屈肌腱,背侧有指背腱膜加强。

（二）病因病机

手指突然遭受外来暴力撞击或因过伸、侧向或旋转暴力,致使掌指关节、指间关节关节囊、伸肌腱、屈肌腱、侧副韧带损伤。侧向暴力作用常造成侧副韧带损伤;指过伸暴力常造成掌侧关节囊、屈指肌腱损伤;指过屈暴力常造成背侧关节囊、伸指肌腱损伤;旋转暴力常造成关节囊和侧副韧带同时损伤。损伤后轻者局部充血、水肿、渗出,重者即出现瘀血、肿胀,日久可有粘连和韧带挛缩,导致掌指、指间关节功能障碍。

中医认为,本病多因指节挫伤或过度拉伸、旋扭,致使筋腱撕裂损伤,筋伤节错,瘀阻筋络,气血凝滞,不通则痛。

（三）诊断

1.症状

(1)有明显的指关节撞击、扭伤史。

(2)伤后指关节剧痛,迅速肿胀,关节屈伸活动障碍,关节囊破裂时皮下瘀紫明显。

(3)伸肌腱损伤时,掌屈受限;屈肌腱损伤时,背伸受限;侧副韧带损伤时,相应关节桡侧偏或尺侧偏受限。

(4)损伤后期肿痛减轻,但功能仍存在不同程度的受限,较长时间不能任意活动。

2.体征

(1)压痛:损伤侧明显压痛,常有被动侧向异常动度。

(2)功能障碍:多以指屈、指伸功能障碍明显。

(3)特殊检查:损伤关节侧向试验阳性。

3.辅助检查

X 线检查可排除指关节有无侧方移位和骨折。

（四）鉴别诊断

(1)与相应关节的骨折、脱位、骨结核或肿瘤相鉴别。

(2)与类风湿性关节炎、痛风性关节炎相鉴别。

（五）治疗

1.治疗原则

急性期:活血散瘀,消肿止痛;非急性期:舒筋通络,滑利关节。

2.手法

按揉法、捻法、㨰法、抹法、拔伸法等。

3.取穴与部位

阿是穴及损伤部位。

4.操作

患者取坐位,患手置于治疗台上,医者与患者相对操作。

(1)急性期:①在损伤的肌腱、韧带、关节部位用按揉法、捻法操作,先从损伤部位的周围开始,再对损伤部位进行操作,手法先轻柔后深沉,以患者能忍受为度。②再在损伤部位涂上介质,用㨰法、抹法交替施术,以透热为度。时间约 10 分钟,以活血散瘀,消肿止痛。

(2)非急性期:①以按揉法、捻法在损伤的肌腱、韧带、关节的两侧远端反复操作,于患指节处以揉捏法配合拔伸法操作,手法宜深沉缓和。②再在损伤部位涂上介质,用㨰法操作,以透热为度。时间约 10 分钟,以舒筋通络,滑利关节。

(六)注意事项

(1)推拿治疗必须在排除骨折的情况下才能进行。

(2)损伤出血时即刻予以冰敷或冷敷止血,应视出血程度在伤后 24～48 小时才能推拿。

(3)急性损伤期,手法宜轻;非急性期,可适当增加手法操作力度与治疗时间。

(七)疗效评定

1.治愈

伤指肿痛消失,关节活动自如。

2.好转

伤指肿痛减轻,指屈伸活动轻度受限。

3.未愈

症状无改善,关节活动障碍。

九、髋关节滑囊炎

髋关节滑囊很多,位于髋关节肌腱和关节周围。滑囊内含有少量滑液,起到减小摩擦、缓冲震荡的作用。因滑囊过度摩擦刺激、化学反应及类风湿病变或急、慢性创伤而引起感染,使髋关节周围滑囊积液增多、肿胀和出现炎性反应者,称为髋关节滑囊炎。常见的有坐骨结节滑囊炎、股骨大转子滑囊炎、髂耻滑囊炎等。本病多见于 3～10 岁儿童,中老年人劳动强度过大或关节松弛也容易发生本病。

(一)应用解剖

1.髋关节

髋关节由股骨头和髋臼组成,为多轴性球窝状关节,能做屈伸、收展、旋转及环转运动(图 6-1)。

2.髋关节滑囊

关节滑囊可分为外面的纤维层和内面的滑膜层。纤维层由致密的结缔组织构成,其松紧厚薄随关节的部位和运动的情况而不同,此层有丰富的血管、神经和淋巴管分布。滑膜层柔润而薄,以薄层疏松结缔组织为构成基础,内面衬以单层扁平上皮,周缘与关节软骨相连续。滑膜上皮可分泌滑液,滑液是透明的蛋清样液体,略呈碱性,除具润滑作用外,还是关节及软骨等进行物质代谢的媒介。

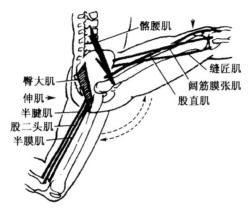

图 6-1 髋关节构成示意图

3.髋关节滑囊的分布

(1)股骨大转子滑囊:股骨大转子滑囊是位于臀大肌肌腱移行于髂胫束处的腱膜与大转子之间的滑囊,左、右各一个。该滑囊是 3 个滑囊中位置最表浅的一个,易与股骨大转子产生摩擦损伤。

(2)坐骨结节滑囊:坐骨结节滑囊是位于臀大肌与坐骨结节的坐骨突之间的臀大肌坐骨滑囊,左、右各一个,易受挤压摩擦损伤。

(3)髂耻滑囊:髂耻滑囊位于髂腰肌和骨盆之间,其上方为髂耻隆凸,下方为髋关节囊,内侧为股神经和血管,是髂部最大的滑囊,80%与关节囊相通。

上述滑囊包在关节的周围,两端附着于与关节面周缘相邻的骨面,有助于髋关节活动,减少摩擦。

(二)病因病机

1.股骨大转子滑囊炎

由于该滑囊位置表浅,凡该部位的直接或间接的外伤或髋关节的过度活动摩擦,均是导致股骨大转子滑囊炎的主要原因。损伤后出现滑囊积液增多、肿胀和炎性反应的症状。早期主要为囊内浆液性渗出增加,形成局限性肿胀,日久则滑囊壁变厚,渗出液的吸收受到阻碍,活动时可产生弹响。

2.坐骨结节滑囊炎

坐骨结节滑囊炎好发于从事文职人员,尤其是臀部肌肉瘦弱者。久坐硬凳,坐骨结节滑囊长期受压和摩擦,是导致坐骨结节滑囊炎的主要原因。

3.髂耻滑囊炎

髂耻滑囊与髋关节囊相通,故凡髋关节的损伤均可引起局部无菌性炎症,滑囊分泌滑液增多,流入髂耻滑囊,继发性引起髂耻滑囊炎。

中医认为,髋关节过度劳累或损伤或为风寒湿邪所侵,导致气血凝滞,津液输布受阻,瘀滞为肿,筋肌拘挛为痛,发为本病。

(三)诊断

1.症状

患者跛行,髋部疼痛,疼痛可位于髋关节外侧、腹股沟部、臀部,病变滑囊处肿胀,关节活动受限,患肢常处于强迫体位。患肢假性变长在2cm以内,"4"字试验阳性,重者髋关节屈曲挛缩试验阳性。

(1)股骨大转子滑囊炎:行走时股骨大转子有弹响声。患者不能向患侧卧,髋关节内旋可使疼痛加剧,患肢常呈外展、外旋位。

(2)坐骨结节滑囊炎:患者坐骨结节部疼痛、肿胀,久坐不能,坐硬板凳时疼痛加剧,臀肌收缩时可产生疼痛并向臀部放射,坐骨神经受刺激时,可出现坐骨神经痛。

(3)髂耻滑囊炎:髂腰肌收缩、屈曲髋关节或臀大肌收缩、伸直髋关节时疼痛加剧,疼痛可沿大腿前侧放射至小腿内侧。

2.体征

髋关节活动受限;滑囊炎部位压痛明显;患部可触及一较硬、大小不定、界线清楚的圆形或椭圆形肿块。

(1)股骨大转子滑囊炎:股骨大转子的后方及上方可有压痛和肿胀,局部可摸到肿块,有时有波动感;髋关节被动活动不受限,可有双下肢不等长,"4"字试验阳性。

(2)坐骨结节滑囊炎:可在坐骨结节部较深层摸到边缘较清晰的椭圆形的囊性肿胀,并与坐骨结节粘连,压痛明显。

(3)髂耻滑囊炎:股三角外侧疼痛和压痛,过度肿胀时腹股沟的正常凹陷消失或隆起,髋关节活动受阻,疼痛可沿大腿前侧放射至小腿内侧,双下肢不等长,"4"字试验阳性。

3.辅助检查

(1)X线检查:有时可见骨盆轻度倾斜,如关节积液多时,关节间隙增宽,但股骨头无骨质破坏。

(2)滑囊穿刺:在慢性期一般滑液清晰,急性期时可见血性液体。

(四)鉴别诊断

本病应与股骨头骨骺炎、化脓性髋关节炎、髋关节结核相鉴别(表6-1)。

表6-1 髋关节滑囊炎、股骨头骨骺炎、化脓性髋关节炎、髋关节结核相鉴别

	髋关节滑囊炎	股骨头骨骺炎	化脓性髋关节炎	髋关节结核
强迫体位	有	常无	可有	有
跛行	有	有	有	有
压痛部位	腹股沟、大转子处	腹股沟韧带下	腹股沟韧带下	腹股沟韧带下
肿胀	有	无	可有红肿	无或漫肿色白
局部皮温	可高	不高	高	不高
WBC	常不高	常不高	高	常不高

	髋关节滑囊炎	股骨头骨骺炎	化脓性髋关节炎	髋关节结核
ESR	不高	不高	可高	高
结核菌素试验	阴性	阴性	阴性	阳性
肺 TB	无	无	无	可有
髋部 X 线	可有关节囊肿胀	骨骺炎改变	可有关节囊肿胀	因滑膜结核致关节间隙增宽,骨结核可有骨脱钙、空洞

(五)治疗

1.治疗原则

舒筋通络,活血化瘀,消肿止痛。

2.手法

滚法、按揉法、摇法、弹拨法、擦法等。

3.取穴与部位

阿是穴、髋关节周围及臀部。

4.操作

(1)股骨大转子滑囊炎:①患者取侧卧位,患侧在上,医者用滚法、按揉法以放松髋部外侧肌肉,时间约8分钟。②在股骨大转子局部阿是穴施弹拨法、按揉法操作,手法宜深沉缓和;再做髋关节摇法,时间约5分钟。③在股骨大转子滑囊部做纵向擦法,以透热为度。

(2)坐骨结节滑囊炎:①患者取俯卧位,医者用滚法、按揉法等松解类手法作用于坐骨结节部及其周围,时间约8分钟。②在坐骨结节局部阿是穴施弹拨法、按揉法操作,手法宜深沉缓和,时间约5分钟。③患者取侧卧位,患肢屈膝屈髋,在坐骨结节部用擦法治疗,以透热为度。

(3)髂耻滑囊炎:①患者取仰卧位,膝、髋关节稍屈曲,医者用按揉法于腹股沟区治疗,时间约8分钟。②医者将患者双腿伸直,一手扶髋部前方,另一手握住小腿,轻轻摇晃髋关节,同时配合做髋关节屈伸运动。③在股三角外侧部阿是穴施弹拨法、按揉法操作,手法宜深沉缓和,时间约5分钟。④在髋关节前侧和外侧用擦法治疗,以透热为度。

(六)注意事项

(1)髋关节滑囊炎发生的部位不同,治疗时的部位也有区别,被动运动髋关节时要适度。

(2)在使用弹拨手法时,力量宜柔和,以免引起患者的强烈疼痛。

(3)患者应尽量性避免进行使疾病加重的活动,如上下楼、跑步等,当疼痛减轻后,可逐渐开始恢复运动。

(七)疗效评定

1.治愈

无跛行,步行无痛,下蹲正常,"4"字试验和旋转屈髋试验阴性,双下肢等长,无复发者。

2.好转

症状、体征改善,仍有轻度跛行。

3.未愈

症状、体征无改善。

十、梨状肌综合征

梨状肌综合征又称梨状肌损伤、梨状肌孔狭窄综合征,是指间接外力(如闪、扭、下蹲、跨越等)使梨状肌受到牵拉损伤,引起局部充血、水肿、肌痉挛,进而刺激或压迫坐骨神经,产生局部疼痛、活动受限和下肢放射性痛、麻等的一组综合症状。好发于青壮年,男性多于女性。

(一)应用解剖

1.梨状肌体表投影

梨状肌位于臀大肌的深面和臀中肌的下方,起于骶骨盆面第2~4骶前孔外侧,经坐骨大孔出盆腔,止于股骨大转子。由髂后上棘到尾骨尖画一连线,在连线上距髂后上棘2cm处做一标点,此点至股骨大转子的连线,即为梨状肌的体表投影。梨状肌收缩可使髋关节外旋、外展,受梨状肌神经支配。

2.梨状肌孔

梨状肌由内上向外下横跨于坐骨大孔,将坐骨大孔分成梨状肌上孔和梨状肌下孔。上、下孔中均有神经、血管进出骨盆。正常情况下坐骨神经从梨状肌下孔穿出。

3.坐骨神经

坐骨神经由腰神经和骶神经组成。由腰$_4$~腰$_5$神经和骶$_1$~骶$_3$神经根组成坐骨神经干,从梨状肌下孔出骨盆到臀部,在臀大肌深面向下行,约在腘窝上10cm处分为胫神经和腓总神经。腓总神经于腓骨小头内下方又分为腓浅神经和腓深神经,腓浅神经支配小腿前外侧皮肤,腓深神经支配小腿外侧伸肌群;胫神经支配除腓总神经支配外的小腿及足的全部肌肉及皮肤。

4.坐骨神经变异

坐骨神经在穿越梨状肌的变异较大。解剖发现坐骨神经以总干形式从梨状肌下孔穿出的约占62%,而坐骨神经高位分支穿越梨状肌的约占38%。这种变异表现为:一是坐骨神经在骨盆内就分支为腓总神经和胫神经,腓总神经从梨状肌肌腹中穿出,而胫神经从梨状肌下孔穿出的约占35%;二是坐骨神经总干从梨状肌肌腹中穿出或从梨状肌上孔穿出,约占3%。

(二)病因病机

1.损伤

本病多由于髋臀部闪、扭、下蹲、跨越等间接外力所致,尤其在下肢外展、外旋位突然用力或外展、外旋蹲位突然起立;在负重情况下,髋关节突然内收、内旋,使梨状肌受到过度牵拉而损伤。其病理表现为:梨状肌撕裂、出血、渗出,肌肉呈保护性痉挛。日久,局部粘连,损伤经久不愈,刺激坐骨神经而出现下肢放射性疼痛、麻木。

2.变异

坐骨神经各种变异与临床上梨状肌综合征有关。由于坐骨神经变异,当臀部受风寒湿邪侵袭,可导致梨状肌痉挛、增粗,局部充血、水肿。引起无菌性炎症,使局部张力增高,刺激或压迫穿越其肌腹的坐骨神经和血管而出现一系列临床症状。

中医认为,本病为足少阳经筋病。骶尻部为足少阳经筋所络,凡闪、扭、蹲起、跨越等损伤或受风寒湿邪侵袭,日久而致气血瘀滞,经气不通,经筋失于条达,出现循足少阳经筋的挛急疼痛。若累及足太阳经筋则出现循足太阳经筋的腿痛。

(三)诊断

1.症状

(1)有髋部闪扭或蹲位负重起立损伤史或臀部受凉史。

(2)患侧臀部深层疼痛,呈牵拉样、刀割样或蹦跳样疼痛,且有紧缩感,多数患者可出现沿坐骨神经分布区域的放射痛。偶有小腿外侧麻木,会阴部下坠不适。

(3)患侧下肢不能伸直,自觉下肢短缩,步履跛行或呈鸭步移行。髋关节外展、外旋活动受限。

(4)咳嗽、解便、喷嚏时疼痛加剧。

2.体征

(1)压痛:沿梨状肌体表投影区深层有明显压痛,有时沿坐骨神经分布区域出现放射性痛、麻等。

(2)肌痉挛:在梨状肌体表投影处可触及条索样痉挛或弥漫性肿胀的肌束隆起,日久可出现臀部肌肉松弛、无力,重者可出现萎缩。

(3)功能障碍:患侧下肢直腿抬高在60°以前疼痛明显,超过60°时疼痛反而减轻。

(4)特殊检查:梨状肌紧张试验阳性。

3.辅助检查

X线摄片检查可排除髋关节骨性病变。

(四)鉴别诊断

1.腰椎间盘突出症

多发于20～40岁的青壮年,以下腰部疼痛伴一侧下肢放射性疼痛、麻木为主要特点。椎间盘突出相应的椎旁有明显压痛并伴下肢放射性痛、麻,直腿抬高试验阳性。CT、MRI检查可明确诊断。

2.臀上皮神经损伤

以一侧臀部及大腿后外侧疼痛为主,一般痛不过膝,在髂嵴中点下方2cm处有一压痛明显的条索状物,梨状肌紧张试验阴性。

(五)治疗

1.治疗原则

舒筋活血,通络止痛。

2.手法

滚法、按揉法、弹拨法、点按法、拨揉法、推法、擦法及运动关节类手法等。

3.取穴与部位

环跳、承扶、秩边、风市、阳陵泉、委中、承山等穴,梨状肌体表投影区及下肢后外侧等。

4.操作

(1)患者俯卧位,医者站于患侧,先用柔和而深沉的滚法沿梨状肌体表投影区往返施术,一再用掌按揉法于患处操作,然后在患侧大腿后侧、小腿前外侧施擦法和按揉法,时间约5分钟,以活血通络,使臀部及大腿后外侧肌肉充分放松。

(2)继上势,医者用拇指弹拨法与梨状肌肌腹呈垂直方向弹拨治疗,点按环跳、承扶、秩边、风市、阳陵泉、委中、承山等穴,以酸胀为度,时间约5分钟,以舒通经络,活血止痛。

(3)继上势,医者在梨状肌体表投影区施掌推法或掌按法,做深层按压操作,再以肘尖拨揉深层梨状肌,然后顺肌纤维方向用肘反复推压5~8次,力达深层,时间约5分钟,以舒筋止痛,缓解肌痉挛。

(4)继上势,医者一手扶按髋臀部,一手托扶患侧下肢,做患髋后伸、外展及外旋等被动运动数次,以舒筋通络,松解粘连。

(5)继上势,医者在梨状肌体表投影区沿肌纤维方向施擦法,以深部透热为度。

(六)注意事项

(1)本病以梨状肌痉挛、炎症水肿为病理特点,推拿治疗的关键是缓解梨状肌痉挛,解除对神经、血管的压迫;同时加速血液循环,促进新陈代谢,有利于损伤组织的修复。

(2)急性损伤期应注意休息,手法宜轻柔;恢复期手法可稍重,并配合弹拨法。注意局部保暖,避免风寒刺激,以利损伤组织的修复。

(3)因梨状肌位置较深,临床常用按揉法和弹拨法操作,但不能因为位置深而用蛮力,以免造成新的损伤。

(七)疗效评定

1.治愈

臀腿痛消失,梨状肌无压痛,功能恢复正常。

2.好转

臀腿痛缓解,梨状肌压痛减轻,但长时间行走仍痛。

3.未愈

症状、体征无改善。

十一、腕关节扭伤

腕关节因间接暴力而造成的关节周围韧带、肌肉、关节囊等软组织受到过度牵拉而发生的损伤称为腕关节扭伤,包括撕裂、出血、肌腱脱位,可发生于任何年龄。腕关节扭伤除需了解是否有脱位以外,还常合并骨折,所以必须明确是否存在腕骨骨折及桡骨尺骨下端骨折等。

(一)病因病机

腕部结构复杂,既有前臂的长肌腱,亦有很多起自腕骨和掌骨处的短小手肌。上有下桡尺关节,下有尺桡韧带、三角纤维软骨,中有腕关节(包括桡腕关节、腕骨间关节、腕掌关节)。掌侧有腕掌侧韧带,背侧有腕背侧韧带。桡侧有桡侧副韧带,尺侧有尺侧副韧带,各韧带都有加强稳定腕关节的作用。此外,还有通过腕关节的伸腕、屈腕肌腱和伸屈指肌腱。

1.急性损伤

由于不慎跌仆,手掌猛力撑地或因持物而突然旋转或伸屈腕关节,造成关节周围肌腱、韧带的撕裂伤,当暴力过大时可合并撕脱骨折和脱位。

2.慢性劳损

腕关节过度劳累及腕关节长期反复劳作积累,使某一肌肉、韧带、肌腱长时间处于紧张状态而损伤。损伤后,软组织撕裂,局部渗出或出血,肌腱移位,日久可致粘连。

中医认为,上述原因致筋脉受损,气血凝滞而致本病。《诸病源候论》说:腕关节损伤"皆是卒然致损,故气血隔绝,不能周荣……按摩导引,令其血气复也"。

(二)辨病

1.症状

(1)急性损伤:腕部疼痛,活动时更甚,腕关节功能受限。

(2)慢性劳损:腕关节疼痛程度不重,大幅度活动时,伤处可有较明显的痛感,腕部常感乏力、不灵活。

腕关节扭伤因损伤部位不同,其疼痛的表现一般有以下规律:腕背侧韧带与伸指肌腱损伤:腕关节用力掌屈时,在背侧发生疼痛;腕掌侧韧带与屈指肌腱损伤:腕关节用力背屈时,在掌侧发生疼痛;桡侧副韧带损伤:腕关节做尺偏运动时,在桡骨茎突部发生疼痛;尺侧副韧带损伤:当腕关节做桡偏运动时,尺骨小头处疼痛。

腕关节扭伤亦可出现复合损伤,即两个及两个以上方向运动时皆有疼痛,且活动明显受限。

2.体征

(1)受伤部位有明显的压痛及肿胀,腕关节活动受限。

(2)分离(拉伸)试验阳性:即作受累肌腱、韧带相反方向的被动活动,在损伤部位可出现明显的疼痛。

3.辅助检查

X 线检查:单纯腕关节扭伤,X 线片可见局部软组织肿胀阴影,其余无明显发现。

(三)鉴别诊断

1.腕舟骨骨折

桡偏腕关节或叩击第 2、3 掌骨头部,腕部桡侧有剧烈疼痛,而腕关节尺偏或牵拉时疼痛无明显加重,X 线片一般可以确诊。

2.尺桡骨远端骨折(无移位)

本病压痛点在尺桡骨远端周围,有环状压痛和纵轴,X 片可以确诊。

(四)中医论治

1.治疗原则

舒筋活血,通络止痛。

2.推拿治疗

(1)取穴与部位:推拿部位:根据损伤部位选取手三阴、手三阳经腕部循行部位、穴位及其周围,其重点在伤处。取大陵、阳溪、太渊、神门、内关、外关、鱼际、后溪、养老、手三里等穴。

(2)手法:一指禅推法、点、按、揉、弹拨、拔伸、摇、擦法。

(3)操作:急性损伤手法宜轻柔,慢性损伤可适当着力。肿胀明显者,损伤局部操作时间不宜长,应以远端循经治疗为主。

患者坐位,①在伤处附近选取相应经络上的适当穴位,于伤处及周围施一指禅推法、揉法约5分钟,然后在伤处施揉法5分钟。②自上而下按揉或点揉所选穴位,可轻柔弹拨。③拔伸腕关节,同时配合摇腕。④擦法施于患处,透热为度。

(五)预后

本病如治疗护理得当,多有良好的疗效,预后好。

(六)预防与调护

(1)治疗期间注意休息,避免腕部过度用力,注意患部保暖。

(2)治疗期间可用"护腕"保护。

(3)有骨折、脱位者,应在骨折愈合、关节复位后,方可行推拿治疗。

(4)嘱患者进行功能锻炼,在疼痛减轻后进行。功能锻炼循序渐进,避免再次损伤。

(七)疗效判定标准

1.治愈

症状体征消失,恢复发病前的劳动力水平。

2.有效

症状体征明显好转,劳动力较发病前降低。

3.未愈

症状体征无明显好转或恶化,劳动力丧失。

十二、膝关节侧副韧带损伤

膝关节侧副韧带损伤是一种常见的临床疾患。膝关节是人体的第二大关节,也是人体主要的负重关节,但其位置表浅,结构复杂,常易发生损伤,膝关节侧副韧带对膝关节有稳定作用。当暴力超过韧带或其附着点所能承受的限制时,即会产生韧带损伤。韧带损伤可导致膝关节失稳,影响膝关节的功能,大大地降低了患者的生活质量。

(一)病因病机

中医学属于"膝缝伤筋"的范畴。《难经》《仙授理伤续断秘方》《医宗金鉴·正骨心法要旨》《伤科补要》等有相关记载。本病病因为筋断筋伤,瘀血阻络,筋脉失养或伤后迁延日久,感受寒湿,痹阻经络。

1.气滞血瘀

膝关节急慢性损伤,脉络受损,血溢脉外,形成瘀血,筋脉瘀阻,气血不通,而致膝关节疼痛,屈伸不利。

2.寒湿阻络

膝关节损伤后,迁延日久,复又久居湿地或汗出当风或睡卧受冷等,受寒湿之邪侵袭,寒湿之邪阻滞局部经脉,气血运行不畅,而致膝关节疼痛,屈伸障碍。

3.气血亏虚

膝关节损伤后,日久气血亏虚,筋脉失养,而致膝关节疼痛,屈伸障碍。

腓外侧副韧带为条索状,深层是关节囊韧带,后 1/3 为弓形韧带。腓外侧副韧带可防止膝关节过度内翻。腓外侧副韧带损伤多为膝关节内翻引起。由于受到对侧下肢的保护及腓侧髂胫束的有力保护,单独腓外侧副韧带损伤较胫内侧少见。一旦内翻暴力足够大,致使腓侧副韧带断裂时,常合并腓骨头的骨折,严重者可使髂胫束及腓总神经受损。

长期患有膝关节骨性关节炎的老年患者,关节结构发生改变,甚至处于半脱位状,膝周韧带长时间处于不正常的张力状态,久则劳损易出现损伤情况。

(二)辨病

1.病史

本病常有小腿急骤外展或内收外伤史,多发生于多发生于青壮年体力劳动者、体育运动者。

2.症状

本病有膝关节肿胀疼痛,功能受限,膝关节呈半屈曲位或皮下瘀斑。

3.体征

本病有膝关节或外侧压痛,侧副韧带分离试验阳性。完全断裂时关节不稳。抽屉试验阳性。

4.辅助检查

X 线片示:上述试验应力下摄片,伤侧关节间隙增宽或轻度错位或伸撕脱性骨折。

(三)鉴别诊断

1.交叉韧带损伤

患者多有较严重的膝部外伤史,膝关节肿胀严重,疼痛剧烈,膝关节偏内侧肿胀压痛,前抽屉试验阳性为前交叉韧带损伤,膝关节内外侧疼痛不明显,后抽屉试验阳性为后交叉韧带损伤。

2.半月板损伤

本病有外伤史,多在半月板边缘和前角按压时疼痛,膝关节有交锁现象和弹响音,股四头肌萎缩,麦氏征阳性。

3.膝关节滑囊炎

本病膝部内侧局部肿胀,反复发作,一般疼痛不严重。

4.骨关节结核

本病 X 线提示有骨破坏的现象。

(四)中医论治

1.推拿治疗

(1)治疗原则:舒筋通络,活血散瘀,消肿止痛。

(2)施术部位及取穴:施术部位在膝部及患侧下肢。取穴:血海、阴陵泉、阳陵泉、足三里、阿是穴等。

(3)手法:一指禅推法、弹拨法、按揉法、擦法。

(4)操作:①患者取仰卧位,患膝下垫枕,施一指禅推法施于膝关节,约5分钟,重点在膝关节内外侧。②患者仰卧位。以拇指弹拨压痛点3~5次,再以拇指按揉血海、阳陵泉、阴陵泉、委中、足三里及阿是穴,掌按揉膝关节。③患者仰卧位,以院内冬青膏为介质,施擦法于膝关节内外侧,以透热为度。

2.分证论治

(1)气滞血瘀型:伤后肿胀严重,剧烈疼痛,皮下瘀斑,膝关节松弛,屈伸障碍。舌暗瘀斑,脉脉弦或涩。以按揉法、弹拨法施于痛性反应点或敏感点。

(2)寒湿阻络型:伤后日久,肿胀反复,时轻时重,酸楚胀痛或见筋粗筋结,屈伸不利。舌淡胖,苔白滑,脉沉弦或滑。用擦法施于膝部,以透热为度。

(3)气血亏虚型:伤后迁延,肿胀未消,钝痛酸痛,喜揉喜按,肌肉萎缩,膝软无力,上下台阶有错落感。舌淡无苔,脉细。一指禅推法施于腹部,摩腹,按揉脾俞、胃俞、足三里等操作。

(五)预后

本病预后较好,经治疗大多能减轻或消除疼痛,但若损伤为韧带完全断裂或膝关节损伤三联征(半月板损伤合并交叉韧带损伤、侧副韧带损伤)者则手法治疗无效,应早期手术治疗。

(六)预防与调护

(1)避免劳累,勿久站,避免膝关节负重,勿从事剧烈运动。

(2)注意膝关节防寒保暖。

(3)坚持功能锻炼。早期练习股四头肌收缩活动,逐渐增加锻炼次数,然后练习直腿抬举,后期进行膝关节屈伸活动。

(七)疗效判定标准

1.治愈

肿胀疼痛压痛消失,膝关节功能完全或基本恢复。

2.有效

关节疼痛减轻,功能改善,关节有轻度不稳。

3.未愈

膝关节疼痛无减轻,关节不稳定,功能障碍。

十三、膝关节骨性关节炎

膝关节骨性关节炎是一种慢性疾病,以膝部关节软骨变性、关节软骨面反应性增生、骨刺形成为主要病理表现,好发于中老年人,故又称为"增生性骨关节炎""退行性关节炎""肥大性关节炎""老年性关节炎"。本病在全身骨性关节炎中发病率最高,女性多于男性。

(一)病因病机

中医学属于"膝痹病"的范畴。《难经》《仙授理伤续断秘方》《医宗金鉴·正骨心法要旨》《伤科补要》等有相关记载。中医认为本病的发生是由于机体正气不足,腠理不密,卫外不固,感受风、寒、湿、热之邪,导致膝部肌肉、关节、经络痹阻不通,气血运行不畅,临床上以膝部疼痛乏力、活动欠利为主症,好发于中老年肥胖女性。

1.气滞血瘀型

膝关节急慢性损伤,脉络受损,血溢脉外,形成瘀血,筋脉瘀阻,气血不通,而致膝关节疼痛,屈伸不利。

2.寒湿痹阻型

膝关节损伤后,迁延日久,复又久居湿地或汗出当风或睡卧受冷等,受寒湿之邪侵袭,寒湿之邪阻滞局部经脉,气血运行不畅,而致膝关节疼痛,屈伸障碍。

3.湿热阻络型

膝关节损伤后,迁延日久,复又久居湿地,受湿热之邪侵袭,湿热之邪阻滞局部经脉,气血运行不畅,而致膝关节疼痛,屈伸障碍。

4.肝肾亏虚型

膝关节损伤后,迁延日久,日久肝肾亏虚,筋脉失养,而致下肢痿软无力,膝关节疼痛,屈伸不利,关节肿大、僵硬、变形,肌肉萎缩,筋脉拘紧,腰脊酸软,不能久立,遇劳更甚,常反复发作。

(二)辨病

1.病史

本病发病缓慢,多见于中老年肥胖女性,有慢性劳损史或外伤史。

2.症状

(1)膝关节疼痛:膝关节内侧或外侧局限性疼痛、肿胀,可出现皮下瘀斑。膝关节活动时疼痛,其特点是初起疼痛为发作性,后为持续性,劳累及夜间更甚,上下楼梯疼痛明显,疼痛与天气变化有关。

(2)活动受限:膝关节活动受限,负重功能及运动功能均可受限。

3.体征

(1)视诊:膝关节活动受限,部分患者可出现关节肿胀,股四头肌萎缩;膝关节畸形可有可无,轻重不一。临床常见有"O"型腿、"X"型腿、"K"型腿。有时还可见膝关节屈曲挛缩、过伸畸形。

(2)触诊:部分患者可出现关节肿胀,股四头肌萎缩,肌肉、韧带附着处有压痛。

(3)特殊检查:关节摩擦音,膝关节运动时,关节内可发出摩擦音。

4.辅助检查

(1)膝部正侧位片显示非对称性关节间隙变窄,软骨下骨硬化和囊性变,关节边缘骨质增生和骨赘形成;关节内游离体,关节变形及半脱位。

(2)实验室检查:血、尿常规均正常,血沉正常,抗"O"及类风湿因子阴性,关节液为非炎性。

(三)鉴别诊断

1.交叉韧带损伤

患者多有较严重的膝部外伤史,膝关节肿胀严重,疼痛剧烈,膝关节偏内侧肿胀压痛,前抽屉试验阳性为前交叉韧带损伤,膝关节内外侧疼痛不明显,后抽屉试验阳性为后交叉韧带损伤。

2.半月板损伤

本病有外伤史,多在半月板边缘和前角按压时疼痛,膝关节有交锁现象和弹响音,股四头肌萎缩,麦氏征阳性。

3.膝关节滑囊炎

本病膝部内侧局部肿胀,反复发作,一般疼痛不严重。

4.骨关节结核

本病 X 线提示有骨破坏的现象。

(四)中医论治

1.推拿治疗

(1)治疗原则:舒筋活血,通络止痛。

(2)取穴:取犊鼻、血海、鹤顶、梁丘、阳陵泉、阴陵泉、足三里、委中、承筋、承山等穴。

(3)手法:一指禅推法、㨰法、按揉法、擦法。

(4)操作:①患者仰卧位(膝关节下垫枕,患膝微屈),医者用一指禅推法施于犊鼻、血海、梁丘、鹤顶、阳陵泉、足三里诸穴,仰卧位㨰法施于髌骨周围及股四头肌,俯卧位㨰法施于腘窝部。②患膝屈曲约90°,医者用拇指依次点压阳陵泉、阴陵泉、鹤顶、足三里、委中、承筋、承山及阿是穴,每穴 1 分钟,在点压穴位时加以按揉,以产生酸、麻、胀感觉为度。③被动屈伸膝关节,动作轻柔徐缓。④施擦法于患部,以透热为度。

2.推拿分证论治

(1)气滞血瘀型:以关节刺痛、固定不移,活动后可以缓解为主症,舌紫,脉沉涩。手法操作加按揉法、弹拨法施于痛性反应点或敏感点。

(2)寒湿痹阻型:关节疼痛较剧、痛有定处,得热痛减,遇寒加重为特征。舌淡,苔薄白或薄腻、脉弦紧或濡缓。手法操作加用㨰法施于背部督脉、膀胱经,以透热为度。

(3)湿热阻络型:关节红、肿、热、痛,屈伸不利,甚至痛不可触,以得冷则舒为特征。舌红,苔黄燥,脉滑数。手法操作加一指禅推法施于腹部,摩腹,按揉脾俞、胃俞、足三里和丰隆等操作。

(4)肝肾亏虚型:下肢痿软无力,膝关节疼痛,屈伸不利,关节肿大、僵硬、变形,肌肉萎缩,筋脉拘紧,腰脊酸软,不能久立,遇劳更甚,常反复发作。舌红,少苔,脉沉细数。手法操作加横擦肾俞、腰阳关,斜擦八髎。

(五)预后

手法治疗膝关节骨性关节炎效果较好,但后期膝关节畸形、功能活动障碍严重者符合手术治疗指征者建议及早进行手术治疗(人工膝关节置换),以有效提高生活质量。

(六)预防与调护

(1)膝关节肿痛严重,应卧床休息。

(2)注意膝部防寒保暖。

(3)坚持功能锻炼。主动锻炼膝关节伸屈活动,以改进膝关节活动范围与增加股四头肌力量。

(4)肥胖患者节制饮食,控制体重,减轻膝关节的负荷。

(七)疗效判定标准

1.治愈

膝部疼痛消失,膝关节功能完全或基本恢复。

2.好转

膝部疼痛减轻,膝关节功能改善。

3.未愈

症状无改善。

十四、踝关节扭伤

踝关节扭伤为踝关节内或向外翻转所造成的踝部内、外侧副韧带扭伤,临床上以踝部疼痛、肿胀和活动受限为主要表现,是骨伤科的常见病、多发病。陈旧性踝关节扭伤系踝关节急性损伤治疗不及时、不彻底或积劳成疾所致踝关节不稳定、局部轻中度肿胀、反复疼痛及功能障碍为主要表现的劳损性疾病。

(一)病因病机

中医认为踝关节扭伤属于"筋伤戳脚"范畴,称之为"筋出槽、骨错缝",外伤是其发病的直接原因,寒邪外伤后较为常见的病因。

1.气滞血瘀

外伤致使筋肉受损,气血不痛,血离经妄行,痹阻经脉,不痛则痛。

2.寒凝血瘀

外伤后气滞血瘀,局部筋肉失于濡养,经脉失于温煦,风寒之邪侵袭,留滞关节经脉,故而发病。

(二)辨病

1.病史

本病有明确踝关节外伤史。急性踝关节扭伤损伤时间不超过 1 周。

2.症状

本病损伤后踝关节即出现疼痛,局部肿胀,内翻和外翻困难,行走不利,损伤严重者整个踝关节均肿胀,皮下可出现瘀斑,行走困难。

3.体征

外侧副韧带损伤时踝关节前下方压痛明显,内侧副韧带损伤时内踝下方压痛明显;内外翻试验(＋):若内翻扭伤者,将足作内翻动作时,外踝前下方剧痛;若外翻扭伤者,将足作外翻动作时,内踝前下方剧痛。

4.辅助检查

踝关节正侧位片排除踝部骨折及脱位。

(三)鉴别诊断

踝部骨折:局部压痛明显,有骨畸形,骨擦音,踝关节 X 片可资鉴别。

(四)中医治疗

1.推拿治疗

(1)治疗原则:急性期活血化瘀,消肿止痛;恢复期舒筋通络,理筋整复。

(2)施术部位:施术部位在踝关节周围。

（3）取穴：阿是穴；外侧副韧带损伤加丘墟、解溪、申脉、阳陵泉、昆仑；内侧副韧带损伤加商丘、照海、太溪。

（4）手法：一指禅推法、擦法、点按法、揉法、拔伸法。

（5）操作：急性期（24～48小时）应冷敷和敷药，手法轻巧柔活，以免加重损伤出血；恢复期手法稍重，可用弹拨法松解粘连，以恢复其功能。①患者坐立屈膝屈髋位或患肢伸直位，踝关节自然放松，医者以一指禅推法或小鱼际擦法施术于损伤周围。②外侧副韧带损伤者依次点按丘墟、解溪、申脉、阳陵泉、昆仑穴；内侧副韧带损伤者点按商丘、照海、太溪。③医者左手托住足跟，右手握住足背，两手对抗牵引拔伸，在拔伸时轻轻摇动踝关节，外侧损伤患者配合足部向内翻牵伸，然后再做外翻动作；内侧损伤者则在足部向外翻牵伸后做内翻动作。④以院内冬青膏为介质，在损伤周围施以擦法，以透热为度。

2.推拿分证论治

气滞血瘀型若整个踝部肿胀明显，出血量大，则宜先行冰敷，待24～48小时候再行手法治疗，手法宜轻柔；寒凝血瘀型予院内冬青膏为介质，在踝部施予一指禅推法、小鱼际擦法和揉法，局部透热明显，肤温增高为佳。

（五）转归与预后

本病预后较好，经治疗大多能减轻或消除疼痛，但愈后如反复损伤、劳累、负重、久坐，则较易再发。陈旧性踝关节扭伤是急性扭伤后因重视不够，没有及时治疗，伤后仍长期负重活动，而导致踝关节酸痛无力、不能久行、功能受限的一种常见病。因症状缠绵不愈，严重影响日常生活和工作。

（六）预防与调护

对于踝关节损伤的预防，首先要养成正确的落地姿势，具体动作是膝关节微屈，踝关节紧张，注意控制身体的重心；其次，注意加强保护和学会一些自我保护方法，在遇到意外情况发生时身体应敏捷的顺势侧倒、滚翻，以减轻损伤程度；再次，运动之前应做好热身运动，放松肌肉韧带，增加关节的灵活性，以免损伤的发生。对于伤后，康复训练很重要，适当的关节力量、柔韧性、灵活性的练习，可加强踝关节周围肌肉及肌腱的力量，增加关节的稳定性。

（七）疗效判定标准

1.治愈

局部肿胀、疼痛、压痛消失，关节功能恢复，行走自如。

2.显效

局部肿胀、疼痛消失，患处仅有轻度压痛，关节功能基本恢复，能正常行走，但有时因受力不均会有不适感。

3.有效

局部肿胀、疼痛基本消失，压痛有所减轻，关节功能有一定程度的改善，但不能正常行走。

4.无效

治疗前后无变化。

第三节 内科疾病

一、感冒

感冒是由于感受风邪,邪犯卫表而出现的鼻塞、咳嗽、头痛、恶寒发热等为主要表现的外感性疾病。病情轻者称为伤风;重者多感受非时之邪气,称重伤风;在某一时期内流行,病情类似的称为时行感冒。

(一)诊断

1.风寒证

恶寒重发热轻,头痛,无汗,鼻塞或鼻痒喷嚏,周身酸痛,流清涕,咽痒,咳嗽,痰稀薄色白,口不渴,舌苔薄白,脉浮紧。

2.风热证

发热重恶寒轻,头胀痛,有汗,面赤,咳嗽,咽痛,痰黄稠,口渴欲饮,流黄浊涕,舌边尖红,脉浮数。一夹湿者头重如裹,胸闷纳呆;夹暑者汗出不畅,心烦口渴。

(二)治疗

祛风解表。风寒者,治以祛风散寒;风热者,治以祛风散热;夹湿者治以祛风化湿;夹暑者治以祛风解暑。

1.推拿治疗

部位及取穴:前额、颞部、颈项、颈肩部,印堂、太阳、前顶、风池、风府、天柱、肩井、肺俞、风门、曲池、迎香。

手法:一指禅推法、按揉法、滚法、拿法、抹法、扫散法、点按法。

操作:患者取坐位。医者用拇指按揉或点按太阳、迎香、风池、肺俞,合谷、迎香每穴1分钟。从印堂用抹法至太阳往返3~5遍。拿肩井、颈项部约2分钟。用滚法在颈肩部、肩背部操作3分钟。风寒者,加扫散前额、颞部,按揉风府、天柱2分钟;风热者,加按揉曲池1分钟,拿肩井1分钟;夹湿者,配合摩腹部2分钟;夹暑者,加按揉内关1分钟。

2.其他治疗

(1)耳针:选肺、鼻、额、下屏尖。毫针刺,每日1次;或用压丸法,3天更换1次。

(2)拔罐:选肩井、大椎、肩中俞、风门、肺俞。时间据拔罐的气压而定,一般留罐5~10分钟或在介质配合下循背部两侧膀胱经予游走罐治疗,以皮肤发红为度。

(三)注意事项与按语

(1)感冒后多饮水,注意休息。

(2)感冒与某些传染性疾病的早期症状类似,需注意鉴别。

(3)适当参加体育锻炼,增强体质。

(4)应排除流脑、麻疹、猩红热、百日咳、白喉等急性传染性疾病。

(5)感冒高热持续不退,应以药物治疗,以防并发症;对时行感冒,需做好隔离工作。

二、咳嗽

咳嗽是指有痰有声的一种肺系疾病,可分为外感咳嗽和内伤咳嗽两大类。外感咳嗽乃感受外邪所致;内伤多因脏腑功能失调所致。

(一)诊断

1.外感风寒

起病较急,咳嗽声重或喉痒,痰液稀白,恶寒发热,肢体酸楚,头痛,鼻塞流清涕,舌苔薄白,脉浮紧。

2.外感风热

气粗,咽干,咳痰黏稠,身热,汗出恶风,口渴欲饮,舌苔薄黄,脉浮数。

3.痰湿侵肺

咳嗽,痰多黏稠,喉中痰鸣,胸脘痞闷,舌白,苔薄白,脉滑。

4.肝火灼肺

气逆咳嗽,引胁作痛,痰少而粘,咽干面红,舌黄,少津,脉弦数。

5.肺阴亏虚

干咳,咳声短促,少痰或喉中带血,盗汗,形体消瘦,两颧潮红,舌红,苔少,脉细数。

(二)治疗

外感咳嗽治以祛风解表,宣肺止咳;内伤咳嗽治以宣肺理气,止咳化痰。

1.推拿治疗

部位及取穴:颈项部、胸背部、膀胱经、胁肋等;中府、风池、风府、肩井、定喘、大椎、肺俞、肾俞、天突、尺泽、中脘、足三里、丰隆、气海、太溪。

手法:一指禅推法、揉法、㨰法、推法、按法、拿法、擦法、点揉法、按揉法等。

操作:患者取坐位或仰卧位,医者以一指禅推法结合中指揉法,在天突、肺俞穴操作,每穴1分钟。以两拇指自胸骨剑突沿肋弓分推两胁肋部3～5遍。循手太阴肺经施予㨰法。风寒袭肺者,加指按风池、风府穴,每穴2～3分钟,擦背部膀胱经,拿颈项部及肩井3分钟;风热犯肺者,加按揉大椎、尺泽各3分钟;痰浊侵肺者,加摩腹部3分钟,点揉足三里、丰隆穴各1分钟;肝火犯肺者,加点揉行间、鱼际各1分钟;肺阴亏虚者,加按揉膏肓、太溪各1分钟。

2.其他治疗

(1)耳针:选肺、肾、下屏尖、皮质下。毫针刺,每日1次;或用压丸法,3天更换1次。

(2)穴位注射法:选定喘、大杼、风门、肺俞。用核酪注射液,每次每穴注射药液0.5～1mL,每日注射1次,适用于内伤咳嗽。

(三)注意事项与按语

(1)本病见于多种疾病,待症状缓解后,需积极治疗原发病。

(2)注意防寒保暖。

(3)严重咳嗽或症状持续不缓解,需积极配合药物治疗。

三、头痛

头痛是一个自觉症状,临床上较为常见。中医学认为头为"诸阳之会""清阳之府",五脏六腑之气血及全身十四经脉皆会于头部。故外邪入侵,上犯巅顶,阻抑清阳,阳气不得舒展,可致头痛;内伤诸疾,气血不足或逆乱,瘀阻经脉,髓海失养而致头痛。古人称之为"头风""脑风"。

(一)病因病机

引起头痛的原因很多,归纳起来可分为外感与内伤两类,而外感又有外感风寒、外感风热、外感暑湿等,其中临床上以外感风寒引起的头痛为多见;内伤有肝阳头痛、痰浊头痛、血虚头痛、肾亏头痛、瘀血头痛等,其中以肝阳头痛为多见。

1.外感头痛

风寒侵袭于表,先入太阳,经脉之气受阻,疼痛即作;热为阳邪,其性上炎,上扰神明,故面红头痛;外感暑湿,则湿邪弥漫,蒙蔽清阳,使清窍阻塞,清阳不升、浊阴不降而头痛。

2.内伤头痛

情志不舒,郁而化火,肝阳上亢,清阳被扰,心神不宁,头痛而眩;久病体虚,元气未复,则阴血不足,髓海失养而头痛;中焦阻塞,则脾失健运,痰浊内生,阻遏清阳,清阳不升,浊阴不降而头痛;禀赋不足,肾精久亏,髓海空虚而头痛。

(二)临床表现

1.外感

(1)外感风寒头痛:多由吹风受寒之后而引起头痛,有时痛连项背,恶风寒,喜裹头,口不渴,苔薄白,脉浮紧。

(2)外感风热头痛:头胀痛如裂,恶风发热,面红目赤,口渴欲饮,咽红肿痛,尿黄或便秘,苔薄黄或舌尖红,脉浮数。

(3)外感暑湿头痛:头痛如裹,脘闷纳呆,肢体倦怠,身热汗出,心烦口渴,苔腻,脉濡数。

2.内伤

(1)肝阳头痛:头痛眩晕,烦躁易怒,睡眠不安,面红口干,苔薄黄或舌红少苔,脉弦或弦细数。

(2)痰浊头痛:头痛头胀,胸膈痞满,纳呆,倦怠,口吐涎沫,恶心,苔白腻,脉滑。

(3)血虚头痛:头痛头晕,神疲乏力,面色少华,心悸气短,舌淡,脉细无力或涩。

(4)肾虚头痛:头脑空痛,耳鸣目眩,腰酸腿软,男子遗精,女子带下。阳虚者四肢作冷,舌淡胖,脉细沉无力。阴虚者口干少津,舌质红,脉细数。

(5)瘀血头痛:头痛时作,经久不愈,痛处固定,痛如锥刺,舌有瘀斑,脉涩。

(三)推拿治疗

1.治疗原则

调和气血,通络止痛。风寒头痛者治以祛风散寒;风热头痛者治以解表清热;暑湿头痛者宜清热利湿;肝阳头痛者治以平肝潜阳;痰浊头痛者当健脾化湿;血虚头痛须健脾以助生化;肾阳衰微而致头痛当配合温肾壮阳之法;肾阴亏损头痛则养阴补肾;瘀血头痛治以活血祛瘀。

2.常用穴位

肩井、风池、印堂、太阳、曲鬓、率谷、百会、外关等穴。

3.手法选择

拿、揉、一指禅推、抹、扫散法、擦、按、弹拨等法。

4.具体操作

（1）头面部：患者坐位或卧位，医者立于前侧，先用推抹法自印堂至上星，继而用一指禅推法自印堂沿上额及眉弓推到太阳、率谷，配合抹法及揉法；按揉阳白、鱼腰、睛明、太阳、率谷，然后用扫散法施于头部两侧，最后拿五经并提拿风池。

（2）项背部：患者坐位，医者立于后侧，先用一指禅推法或按揉法施于风池、风府及颈项部；然后擦颈肩部与上背部；最后拿风池、肩井并按揉之。

推抹印堂以安神定志；推并按揉与抹印堂、上额部及头部诸穴，有通调气血、通络止痛之作用；扫散法能清利头目兼泻肝胆之火；拿五经可疏通诸经之气血；配以拿风池及风府则祛风止痛之效更著；擦颈肩背部及拿按肩井，可增强疏经通络、调和气血之功。

5.加减

风寒头痛加按揉肺俞、风门，拿合谷并擦背部两侧膀胱经；风热头痛加按揉大椎、曲池、合谷，再拿两侧肩井，动作宜柔和轻快；暑湿头痛加按揉大椎、曲池，拿肩井、合谷，拍击背部两侧膀胱经，以皮肤微红为度，提捏印堂及项部皮肤，以皮肤透红为度；肝阳头痛，加推桥弓，弹拨曲鬓穴，按揉两侧太冲、行间以酸胀为度，再擦两侧涌泉，以透热为度；痰浊头痛，用一指禅推法及摩法在腹部治疗，重点在中脘、天枢穴，按揉脾俞、胃俞、大肠俞及两侧足三里、丰隆、内关穴；血虚头痛，加摩腹，以中脘、关元、气海为重点，擦背部督脉，以透热为度，按、揉两侧心俞、膈俞、足三里、三阴交，以微微酸胀为度；肾虚头痛，加摩腹，以中脘、气海、关元为重点，横擦背部督脉、肾俞、命门及腰骶部，以透热为度；瘀血头痛，按、揉、抹两侧太阳、攒竹穴及前额，以及头两侧胆经循行部位。

（四）注意事项

（1）引起头痛的原因较为复杂，治疗时必须审证求因，辨证施治。

（2）在治疗期间，症状可能反复，必须对患者讲清楚。

四、心悸

心悸是指患者自觉心中悸动，惊惕不安，甚则不能自主的一种病证。临床多呈反复发作性，每因情志刺激或劳累而发作，且常伴胸闷、气短、失眠、健忘、眩晕、耳鸣等症。病情较轻者为惊悸，病情较重者为怔忡，可呈持续性。

现代医学中各种原因所致心律失常，如心动过速、心动过缓、房颤、室颤、房扑、室扑、房室传导阻滞、预激综合征、病态窦房结综合征以及心功能不全、心肌炎、心脏神经官能症等，凡以心悸为主要临床表现时，均可参照本病辨证治疗。

（一）病因病机

1.体质虚弱

禀赋不足，素体虚弱或久病失养，劳欲过度，气血阴阳亏虚，以致心失所养，发为心悸。

2.饮食劳倦

嗜食膏粱厚味,煎炸炙烤之品,蕴热化火生痰或伤脾滋生痰浊,痰火扰心而致心悸;或劳倦太过,气阴暗耗,心神失养而心悸。

3.七情所伤

平素心虚胆怯,突遇惊恐,忤犯心神,心神动摇,不能自主而心悸;或长期忧思不解,肝气郁结,化火生痰,痰火扰心,心神不宁而心悸;此外,如大怒伤肝,大恐伤肾,怒则气逆,恐则精却,阴虚于下,火逆于上,动撼心神而发惊悸。

4.感受外邪

风、寒、湿三气杂至,合而为痹,痹证日久,复感外邪,内舍于心,痹阻心脉,心之气血运行受阻,而发心悸;风、寒、湿、热之邪,由血脉内侵于心,耗伤心之气血阴阳,亦可引起心悸。如温病、疫毒均可灼伤营阴,心失所养而发心悸。或邪毒内扰心神,心神不安,也可发为心悸,如春温、风温、暑温、白喉、梅毒等病,往往伴见心悸。

有些患者可由于颈椎、胸椎小关节紊乱引发心悸。

(二)临床表现

心悸的基本证候特点是自觉发作性心慌不安,心跳剧烈,不能自主或一过性、阵发性或持续时间较长或一日数次发作或数日一次发作。就临床表现不同,可分为以下几型:

1.心虚胆怯

心悸,善惊易恐,坐卧不安,少寐多梦,舌苔薄白或如常,脉象动数或虚弦。

2.心血不足

心悸头晕,面色不华,倦怠乏力,舌质淡红,脉象细弱。

3.阴虚火旺

心悸不宁,心烦少寐,头晕目眩,手足心热,耳鸣腰酸,舌质红,少苔或无苔,脉象细数。

4.心阳不振

心悸不安,胸闷气短,面色苍白,大汗淋漓,形寒肢冷,舌质淡白,脉象虚弱或沉细而数。

5.水饮凌心

心悸眩晕,胸脘痞满,形寒肢冷,小便短少或下肢浮肿,渴不欲饮,恶心吐涎,舌苔白滑,脉象弦滑。

6.心血瘀阻

心悸不安,胸闷不舒,心痛时作或见唇甲青紫,舌质紫黯或有瘀斑,脉涩或结代。

心悸多为本虚标实证,其本为气血不足,阴阳亏损,其标是气滞、血瘀、痰浊、水饮,临床表现多为虚实夹杂。

(三)诊断与鉴别诊断

1.诊断依据

常因情志刺激、惊恐、紧张、劳倦过度等发病。以自觉心慌不安,心跳剧烈,神情紧张,不能自主,心跳不规律,呈阵发性或持续性为主症。兼见胸闷不舒,易激动,心烦,少寐多汗,颤动,头晕乏力。脉象数、缓、促、结、代、沉、迟等。

2.鉴别诊断

(1)真心痛:症见心痛剧烈不止,伴有面色苍白,唇甲青紫或手足青冷至节,呼吸急促,大汗淋漓直至晕厥,病情危笃。

(2)奔豚:发作之时,亦觉心胸躁动不安。心悸为心中剧烈跳动,发自于心;奔豚乃上下冲逆,发自少腹。《难经·五十六难》:"发于小腹,上至心下,若豚状或上或下无时。"称之为肾积。《金匮要略·奔豚气病脉证治第八》:"奔豚病从少腹起,上冲咽喉,发作欲死,复还止,皆从惊恐得之。"

(四)推拿治疗

1.治疗原则

养心,安神,定悸。心虚胆怯治以安神定志,调理气机;心血不足治以补益心气,养血安神;阴虚火旺治以滋阴降火,调理心神;心阳不振治以振奋心阳,镇心安神;心血瘀阻治以活血通络,宁心安神;关节紊乱者治以整复错缝。

2.基本治法

(1)头面部操作

①取穴及部位:印堂、风池、百会、眉弓、桥弓、头面部。

②主要手法:推、揉、按等手法。

③操作方法:推印堂、眉弓5～10遍。自上而下推桥弓,左右交替,每侧1分钟,然后按揉百会、风池,每穴2分钟。同时测脉搏,以脉搏90次/分钟以下为度。

(2)胸背部操作

①取穴及部位:心俞、肺俞、膈俞、膻中、中府、云门,背部。

②主要手法:揉、摩、一指禅推等手法。

③操作方法:一指禅推心俞、肺俞、膈俞,揉膻中,摩中府、云门,共10分钟。

(3)上肢部操作

①取穴及部位:内关、神门,双上肢。

②主要手法:按、揉、拿等手法。

③操作方法:按揉双内关、神门,拿双上肢。共6分钟。

3.辨证加减

(1)心胆虚怯

①延长按揉神门时间,加按巨阙,拿风池、玉枕。

②用小鱼际沿胸骨正中分别向左右腋中线推运至两胁部3～5分钟,以心悸减轻为度。

(2)心血不足

①加揉中脘,拿血海、足三里,延长推脾俞、胃俞时间。

②双手掌重叠按揉或用一指禅推心俞、华佗夹脊穴,时间约5分钟。

(3)阴虚火旺

①加推肾俞、太阳、听宫、听会、耳门,拿太冲、行间。

②按揉翳风,拿风池,按哑门。

（4）水饮凌心

①加按揉章门、期门,搓两胁。

②梳中府、膻中各 2 分钟,运腹部约 5 分钟。

（5）阳气衰弱

①摩小腹,按中极,推关元、气海、中极。

②揉八髎、肾俞、命门,拿三阴交。

（6）心血瘀阻

①按揉大包、京门、膈俞、三阴交,以透热为度。

②右手掌或右手拇指、示指按摩头项部及背部膀胱经第 1 侧线,时间 3 分钟。

（五）其他疗法

1.耳针疗法

取穴心、皮质下、交感、神门等。每次选 2～3 穴,捻转轻刺激,留针 15 分钟。

2.针刺疗法

以内关、神门、心俞、巨阙为主穴,并随症加减。用平补平泻法。

（六）预防调护

应做到生活有规律,起居有时。要注意气候的变化,避免风、寒、湿、热等外邪侵袭。低脂饮食,少进咸、辣饮食、浓茶、咖啡以及酒烟等。

（七）按语

心悸常见于多种心脏疾病中,首先分清疾病的性质,找出发病原因。若是功能性的疾病,呈阵发性,经推拿治疗很快缓解,预后良好;若是器质性病变所致的心悸,在推拿治疗的同时应积极配合药物治疗,以免贻误病情。

五、中风

中风是以突然昏倒,不省人事,伴口角歪斜,言语不利,半身不遂;或仅以口僻,半身不遂,偏身麻木为主要临床表现的一种病证。依据脑髓神经功能受损程度的不同,有中经络、中脏腑之分。本病多见于中老年人,大多数有高血压病病史。四季皆可发病,但以冬春两季最为多见。

现代医学的缺血性脑血管病和出血性脑血管病,如脑出血、脑血栓形成、脑栓塞、蛛网膜下隙出血等脑血管意外所出现的各种症状,均可辨证治疗。

（一）病因病机

1.积损正衰

年老体弱或久病气血亏损,元气耗伤,脑脉失养。气虚则运血无力,血流不畅,而致脑脉瘀滞不通;阴血亏虚则阴不制阳,内风动越,夹痰浊、瘀血上扰清窍,突发本病。

2.劳倦内伤

"阳气者,烦劳则张"。烦劳过度,阴不制阳,易使阳气升张,引动风阳,内风扰动,则气火俱浮或兼夹痰浊、瘀血上壅清窍脉络。因肝阳暴涨,血气上涌骤然而中风者,病情多重。

3.脾失健运

过食肥甘醇酒,致使脾胃受伤,脾失运化,痰浊内生,郁久化热,痰热互结,壅滞经脉,上蒙清窍;或素体肝旺,气机郁结,克伐脾土,痰浊内生;或肝郁化火,烁津成痰,痰郁互结,夹风阳之邪,窜扰经脉,发为本病。即《丹溪心法·中风》所谓"湿土生痰,痰生热,热生风也"。

4.情志过极

七情失调,肝失条达,气机郁滞,血行不畅,瘀结脑脉;暴怒伤肝,则肝阳暴涨或心火暴盛,风火相煽,血随气逆,上冲犯脑。凡此种种,均易引起气血逆乱,上扰脑窍而发为中风。尤以暴怒引发本病者最为多见。

本病病位在脑,与心、肾、肝、脾密切相关。其病机有虚(阴虚、气虚)、火(肝火、心火)、风(肝风、外风)、痰(风痰、湿痰)、气(气逆)、血(血瘀)六端,并多在一定条件下相互影响,相互作用。病性多为本虚标实,上盛下虚。在本为肝肾阴虚,气血衰少,在标为风火相煽,痰湿壅盛,瘀血阻滞,气血逆乱。而其基本病机为气血逆乱,上犯于脑。

(二)临床表现

临床根据脑髓神经受损的程度与有无神志昏蒙分为中经络与中脏腑两大类型。

1.中经络

中络系偏身或一侧手足麻木或兼有一侧肢体力弱或兼有口眼歪斜者;中经则以半身不遂、口眼歪斜、舌强语謇或不语、偏身麻木为主症,中络、中经合称中经络,为无神志昏蒙者。

2.中脏腑

中腑是以半身不遂、口眼歪斜、舌强言语謇或不语、偏身麻木、神志恍惚或迷蒙为主症者;中脏则必有神昏或昏愦,并见半身不遂、口眼歪斜、舌强语謇或不语等症,中腑、中脏合称中脏腑。

在疾病的演变过程中,中经络和中脏腑是可以互相转化的。中风病的急性期是指发病后两周以内,中脏腑最长病期可至1个月;恢复期为发病两周或1个月至半年以内。

(三)诊断与鉴别诊断

1.诊断要点

以突然昏仆,不省人事,半身不遂,偏身麻木,口眼歪斜,言语不利等为主要临床表现。轻症仅见眩晕,偏身麻木,口眼歪斜,半身不遂等。多急性起病,中老年人多发。

2.鉴别诊断

(1)厥证:也有突然昏仆、不省人事的临床表现,但厥证神昏时间短暂,发作时常伴有四肢逆冷,移时多可自行苏醒,醒后无半身不遂,口眼歪斜,言语不利等表现。

(2)痉证:以四肢抽搐,颈背强直,甚至角弓反张为主症,发病时可伴有神昏,多出现在抽搐之后,持续时间长,无半身不遂、口眼歪斜、半身不遂等表现;中风患者多在起病时即有神昏,而后可以出现抽搐,持续时间短,有半身不遂、口眼歪斜、半身不遂等表现。

(四)推拿治疗

1.治疗原则

疏通经脉,调和气血,促进功能恢复。中脏腑者应综合抢救治疗。

2.基本治法

(1)头面部操作

①取穴及部位:印堂、神庭、睛明、太阳、阳白、鱼腰、迎香、下关、颊车、地仓、人中,头侧部。

②主要手法:推、按、揉、扫散、拿、擦、一指禅推等手法。

③操作方法:患者仰卧位,医生坐于头顶侧。先推印堂至神庭,继之一指禅推印堂依次至睛明、阳白、鱼腰、太阳、四白、迎香、下关、颊车、地仓、人中等,往返推之1~2遍。然后推百会1分钟,并从百会横行推到耳郭上方发际,往返数次,强度要大,以微有胀痛感为宜。揉风池1分钟。同时掌根轻揉痉挛一侧的面颊部。最后扫散头部两侧(重点在少阳经),拿五经,擦面部。

(2)上肢部操作

①取穴及部位:肩髃、臂臑、曲池、手三里,上肢部。

②主要手法:滚、揉、按、摇、抖、搓、拿、捏、捻等手法。

③操作方法:患者侧卧位,医生立于患侧。先拿揉肩关节前后侧,继之滚肩关节周围,再移至上肢,依次滚上肢的后侧、外侧与前侧(从肩到腕上),往返滚之2~3遍;然后按揉肩髃、臂臑、曲池、曲泽、手三里等上肢诸穴,注意加强刺激阴经腧穴,每穴1分钟;轻摇肩关节、肘关节及腕关节,拿捏全上肢5遍;最后搓、抖上肢,捻五指。

(3)腰背部及下肢后侧操作

①取穴及部位:八髎、环跳、承扶、殷门、委中、承山,背、腰、骶、下肢后侧部。

②主要手法:推、滚、拍打、擦、按、揉、拿等手法。

③操作方法:患者俯卧位,医生立于患侧。先推督脉与膀胱经(用八字推法)至骶尾部,继之施以滚法于膀胱经夹脊穴及八髎、环跳、承扶、殷门、委中、曲泉、承山等穴,注意加强刺激阴经腧穴;轻快拍打腰骶部及背部;擦背部、腰骶部及下肢后侧,拿风池,按肩井。

(4)下肢前、外侧操作

①取穴及部位:髀关、伏兔、风市、梁丘、血海、膝眼、足三里、三阴交、太冲,下肢前、外侧部。

②主要手法:滚、按、揉、捻、搓、摇、拿、捏等手法。

③操作方法:患者仰卧,医生立于患侧。先滚患肢外侧(髀关至足三里、解溪)、前侧(腹股沟至髌上)、内侧(腹股沟至血海),往返滚之,2~3遍;然后按揉髀关、风市、伏兔、血海、梁丘、膝眼、足三里、三阴交、解溪、太冲等,每穴1分钟;轻摇髋、膝、踝等关节;拿捏大腿、小腿肌肉5遍;最后搓下肢,捻五趾。

3.辨证加减

(1)语言謇涩者,重点按揉廉泉、通里、风府。

(2)口眼歪斜者,推抹瘫痪一侧面部,时间3~5分钟,然后重按颧髎、下关、瞳子髎。

(3)口角流涎者,按揉面部一侧与口角部,再推摩承浆。

(五)其他疗法

1.穴位注射

取曲池、手三里、足三里、丰隆等穴。每次选用2~4穴,用复方当归注射液合维生素B_{12}混合液3mL进行注射,每穴注入1~2mL,适用于中经络证。

2.耳压疗法

取心、肝、脑干、膀胱、交感、耳尖等,毫针刺激或王不留行籽按压。

3.现代康复疗

法可配合现代康复疗法,以循序渐进方式进行康复训练,由床上正确体位摆放→床上运动→坐起训练→坐位平衡训练→站立平衡训练→步行训练的顺序进行,并配合运动治疗,作业治疗。

(六)预防调护

控制高血压、心脏病、糖尿病、短暂性脑缺血等内科疾病是预防中风的重点;保持情绪平稳,少做或不做易引起情绪激动的事;清淡饮食,戒烟酒,适度运动,保持大便通畅;注意防治压疮,保持呼吸道通畅。若出现血压升高、波动、头痛头晕、手脚麻木无力等中风的先兆征象,须尽早采取干预措施,立即就诊。

(七)按语

早期干预有利于本病的恢复,待病情基本稳定后48～72小时后便可接受推拿治疗及康复治疗。本病的治疗重点在手、足阳明经,其次是膀胱经、厥阴经。恢复期间,可根据患者病情,进行综合评估后,结合现代康复疗法进行临床恢复性治疗。

六、胃脘痛

胃脘痛又称胃痛,是指上腹胃脘部近心窝处经常发生疼痛为主症,同时常兼见泛恶、脘闷、嗳气、大便不调等症。胃脘痛之名最早记载于《黄帝内经》,如《灵枢·经脉》篇曰:"脾足大阴之脉……入腹属脾络胃……是动则病舌本强,食则呕,胃脘痛,腹胀善噫。"《内经》首先提出胃痛的发生与肝、脾有关,还提出寒邪、伤食致病说。唐宋以前文献多把属于胃脘痛的心痛和属于心经本身病变的心痛混为一谈,直至金元时代《兰室秘藏》首立"胃脘痛"一门,将胃脘痛明确区分于心痛,使胃痛成为独立的病证。明清时代进一步提出了胃痛的治疗大法,《医学正传》说:"古方九种心痛……详其所由,皆在胃脘,而实不在于心也""气在上者涌之,清气在下者提之,寒者温之,热者寒之,虚者培之,实者泻之,结者散之,留者行之"。《医学真传·心腹痛》还指出了要从辨证去理解和运用"通则不痛"之法。

西医学中急性胃炎、慢性胃炎、胃溃疡、十二指肠溃疡、功能性消化不良、胃黏膜脱垂等病以上腹部疼痛为主要症状者,属于中医学胃脘痛范畴。

(一)病因病机

胃脘痛病因,初则多由外邪、饮食、情志不遂所致,病因多单一,病机也单纯,常见寒邪客胃、饮食停滞、肝气犯胃、肝胃郁热、脾胃湿热等证候,表现为实证;久则常见由实转虚,如寒邪日久损伤脾阳,热邪日久耗伤胃阴,多见脾胃虚寒、胃阴不足等证候,则属虚证。因实致虚或因虚致实,皆可形成虚实并见证,如胃热兼有阴虚,脾胃阳虚兼见内寒,以及兼夹瘀、食、气滞、痰饮等。本病的病位在胃,与肝脾关系密切,也与胆肾有关。基本病机为胃气阻滞,胃络瘀阻,胃失所养,不通则痛。分证病机如下:

1.寒邪客胃

寒属阴邪,其性凝滞收引。胃脘上部以口与外界相通,气候寒冷,寒邪由口吸入或脘腹受凉,寒邪直中,内客于胃或服药苦寒太过或寒食伤中,致使寒凝气滞,胃气失和,胃气阻滞,不通则痛。正如《素问·举痛论》所说:"寒气客于肠胃之间,膜原之下,血不得散,小络急引,故痛。"

2.饮食伤胃

胃主受纳腐熟水谷,其气以和降为顺,故胃痛的发生与饮食不节关系最为密切。若饮食不节,暴饮暴食,损伤脾胃,饮食停滞,致使胃气失和,胃中气机阻滞,不通则痛;或五味过极,辛辣无度或恣食肥甘厚味或饮酒如浆,则伤脾碍胃,蕴湿生热,阻滞气机,以致胃气阻滞,不通则痛,皆可导致胃脘痛。故《素问·痹论》曰:"饮食自倍,肠胃乃伤。"《医学正传·胃脘痛》曰:"初致病之由,多因纵恣口腹,喜好辛酸,恣饮热酒煎爝,复餐寒凉生冷,朝伤暮损,日积月深……故胃脘疼痛。"

3.肝气犯胃

脾胃的受纳运化,中焦气机的升降,有赖于肝之疏泄,《素问·宝命全形论》所说的"土得木而达"即是这个意思。所以病理上就会出现木旺克土或土虚木乘之变。忧思恼怒,情志不遂,肝失疏泄,肝郁气滞,横逆犯胃,以致胃气失和,胃气阻滞,即可发为胃痛。所以《杂病源源犀烛·胃病源流》谓:"胃痛,邪干胃脘病也……唯肝气相乘为尤甚,以木性暴,且正克也。"肝郁日久,又可化火生热,邪热犯胃,导致肝胃郁热而痛。

若肝失疏泄,气机不畅,血行瘀滞,又可形成血瘀,兼见瘀血胃痛。胆与肝相表里,皆属木。胆之通降,有助于脾之运化及胃之和降。《灵枢·四时气》曰:"邪在胆,逆在胃。"若胆病失于疏泄,胆腑通降失常,胆气不降,逆行犯胃,致胃气失和,肝胆胃气机阻滞,也可发生胃脘痛。

4.脾胃虚弱

脾与胃相表里,同居中焦,共奏受纳运化水谷之功。脾气主升,胃气主降,胃之受纳腐熟,赖脾之运化升清,所以胃病常累及于脾,脾病常累及于胃。若素体不足或劳倦过度或饮食所伤或过服寒凉药物或久病脾胃受损,均可引起脾胃虚弱,中焦虚寒,致使胃失温养,发生胃脘痛。若是热病伤阴或胃热火郁,灼伤胃阴或久服香燥理气之品,耗伤胃阴,胃失濡养,也可引起胃脘痛。肾为先天之本,阴阳之根,脾胃之阳,全赖肾阳之温煦;脾胃之阴,全赖肾阴之滋养。若肾阳不足,火不暖土,可致脾阳虚,而成脾肾阳虚,胃失温养之胃痛;若肾阴亏虚,肾水不能上济胃阴,可致胃阴虚,而成胃肾阴虚。胃失濡养之胃痛。

(二)辨病

1.症状

本病以上腹近心窝处胃脘部发生疼痛为特征,其疼痛有胀痛、刺痛、隐痛、剧痛等不同的性质,常伴食欲减退,恶心呕吐,嘈杂泛酸,嗳气吞腐等上消化道症状。发病特点:以中青年居多,多有反复发作病史,发病前多有明显的诱因,如天气变化、恼怒、劳累、暴饮暴食、饥饿、进食生冷干硬辛辣醇酒或服用有损脾胃的药物等。

2.体征

本病有上腹胃脘部压痛。

3.辅助检查

（1）上消化道钡餐、X线检查、纤维胃镜及组织病理活检等，可见胃、十二指肠黏膜炎症、溃疡等病变。

（2）大便或呕吐物隐血试验强阳性者，提示并发消化道出血。

（3）B超、肝功能、胆道X线造影有助于鉴别诊断。

（三）鉴别诊断

1.痞满

痞满胃痛与痞满的病位皆在胃脘部，且胃痛常兼胀满，痞满时有隐痛，应加以鉴别。胃痛以疼痛为主，痞满以痞塞满闷为主；胃痛者胃脘部可有压痛，痞满者则无压痛。

2.真心痛

真心痛是心经病变所引起的心痛证。多见于老年人，为当胸而痛，其多刺痛，动辄加重，痛引肩背，常伴心悸气短、汗出肢冷，病情危急，正如《灵枢·厥论》曰："真心痛手足青至节，心痛甚，且发夕死，夕发旦死。"其病变部位、疼痛程度与特征、伴有症状及其预后等方面，与胃痛有明显区别。

3.胁痛

胁痛是以胁部疼痛为主症，可伴发热恶寒或目黄肤黄或胸闷太息，极少伴嘈杂泛酸、嗳气吐腐。肝气犯胃的胃痛有时亦可攻痛连胁，但仍以胃脘部疼痛为主症。两者具有明显的区别。

（四）中医论治

1.治疗原则

本病以理气和胃止痛为基本原则。旨在疏通气机，恢复胃腑和顺通降之性，通则不痛，从而达到止痛的目的。胃痛属实者，治以祛邪为主，根据寒凝、食停、气滞、郁热、血瘀、湿热之不同，分别用温胃散寒、消食导滞、疏肝理气、泄热和胃、活血化瘀、清热化湿诸法；属虚者，治以扶正为主，根据虚寒、阴虚之异，分别用温中益气、养阴益胃之法。虚实并见者，则扶正祛邪之法兼而用之。

2.常规推拿治疗

（1）取穴：取穴：脾俞、胃俞、三焦俞。

（2）手法：一指禅推法、摩法、按法、揉法、擦法。

（3）操作：①患者仰卧位：一指禅推、摩胃脘部约6分钟；按、揉中脘、气海、天枢、足三里各1分钟；从上脘至气海，用拇指往返推5～6遍。②患者俯卧位：一指禅推背部脊柱两旁膀胱经循行路线至三焦俞，往返4～5遍；较重按、揉肝俞、脾俞、胃俞、三焦俞、大肠俞各1分钟。③患者坐位：拿肩井循臂肘而下，在手三里、内关、合谷等穴做较强的刺激；搓肩臂；由上而下搓抹两胁，往返5～6次。

3.推拿分证论治

（1）寒邪犯胃：症状：胃痛暴作，甚则拘急作痛，得热痛减，遇寒痛增，口淡不渴或喜热饮，苔薄白，脉弦紧。

推拿治疗以温胃散寒、理气止痛为法，推拿常规治疗后，加摩腹约6分钟；擦左侧背部（$T_{2\sim12}$），以透热为度；较重点、按脾俞、胃俞各1分钟。

(2)饮食停滞:症状:暴饮暴食后,胃脘疼痛,胀满不消,疼痛拒按,得食更甚,嗳腐吞酸或呕吐不消化食物,其味腐臭,吐后痛减,不思饮食或厌食,大便不爽,得矢气及便后稍舒,舌苔厚腻,脉滑有力。

推拿治疗以消食导滞、和胃止痛为法,推拿常规治疗后,以中脘、天枢为重点,顺时针方向摩腹5分钟;按、揉神阙1分钟;按、揉脾俞、胃俞、三焦俞、大肠俞、八髎、足三里、梁门、章门、滑肉门、公孙各1分钟。

(3)肝气犯胃:症状:胃脘胀满,攻撑作痛,脘痛连胁,胸闷嗳气,喜长叹息,大便不畅,得嗳气、矢气则舒,遇烦恼郁怒则痛作或痛甚,苔薄白,脉弦。

推拿治疗以疏肝理气、和胃止痛为法,推拿常规治疗后,以一指禅推或揉天突至气海约2分钟,重点在膻中;按、揉两侧章门、期门、肝俞、胆俞、膈俞、阳陵泉、太冲各1分钟;斜擦两胁。

(4)脾胃虚弱:症状:胃痛隐隐,绵绵不休,冷痛不适,喜温喜按,空腹痛甚,得食则缓,劳累或食冷或受凉后疼痛发作或加重,泛吐清水,食少,神疲乏力,手足不温,大便溏薄,舌淡苔白,脉虚弱。

推拿治疗以温中健脾、和胃止痛为法,推拿常规治疗后,按揉气海、关元、足三里各1分钟,气海穴治疗时间可适当延长;直擦背部督脉,横擦左侧背部(T7~12)及腰部肾俞、命门,以透热为度;捏脊3~5遍。

(5)疼痛剧烈者,先用较重手法点、按背部脾俞、胃俞及压痛点,并微微拨动,连续刺激2分钟,并掐内关约2分钟,待疼痛缓解后,再辨证施治。

(五)转归与预后

胃脘痛预后一般较好,实证治疗较易,邪气去则胃气安;虚实并见者则治疗难度较大,且经常反复发作。若影响进食,化源不足,则正气日衰,形体消瘦。若伴有吐血、便血,量大难止,兼见大汗淋漓,四肢不温,脉微欲绝者,为气随血脱的危急之候,如不及时救治,亦可危及生命。

(六)预防与调护

(1)患者生活要有规律,饮食有节,切忌暴饮暴食,饥饱不匀,应少食多餐。忌烟酒、酸辣或冰冷刺激物,以及油炸等难消化食物。疼痛持续不已者,应在一定时间内进流质或半流质食物,并卧床休息。

(2)调节情志,保持心情开朗;注意休息,勿过度疲劳。

(3)胃、十二指肠溃疡出血期或胃脘部出现肌紧张者,禁用手法治疗,以免加重出血倾向。

(4)长期粪潜血阳性,伴消瘦、低热等症状,应警惕恶变。

(七)疗效判定标准

1.治愈

胃脘痛及其他症状消失,X线钡餐造影或胃镜检查正常。

2.有效

胃痛缓解,发作次数减少,其他症状减轻,X线钡餐造影或胃镜检查有好转。

3.未愈

症状无改善,X线钡餐造影或胃镜检查无变化。

七、泄泻

泄泻又称腹泻,是指排便次数增多,便量增加,粪质稀薄的一种病证。古代中医对泄和泻分别做出定义,认为大便溏薄而势缓者为泄;大便清稀如水而直下者为泻,两者性质类同,故总名之曰泄泻。

(一)病因病机

泄泻的主要病变在于脾胃与大小肠,致病原因,有感受外邪,饮食所伤,情志不调,以及久病脏腑虚弱等。主要病机有脾虚湿盛,脾胃运化功能失调,肠腑分清泌浊、传导功能失司等。

1.感受外邪

六淫之邪均可引起泄泻,其中以湿邪为最为常见。脾为阴土,喜燥恶湿,湿邪困阻脾阳,致脾失健运,脾胃升降失司,清浊不分,水食相夹并走大肠而成泄泻。寒邪和暑热之邪,亦可侵袭皮毛肺卫,从表入里,使脾胃升降失司,运化失常,发为泄泻。《杂病源流犀烛·泄泻源流》曰:"是泄虽有风、寒、热、虚之不同,要未有不源于湿者也"。

2.饮食所伤

饮食过量,宿食停滞不化;或过食肥甘辛辣,致湿热内蕴;或多食生冷,寒气伤中;或误食不洁之物,使脾胃受伤,均能致使脾胃受损,传导失职,升降失调,而发生泄泻。

3.情志失调

忧郁恼怒,易致肝气郁结,木郁不达,横逆乘脾;思虑过度,则易伤脾,土虚木乘,使脾失健运,气机升降失常,而成泄泻。

4.脾胃虚弱

脾主运化,胃主受纳,若因长期饮食失调,劳倦内伤,久病缠绵,均可导致脾胃虚弱,不能受纳水谷和运化精微,水谷停滞,清浊不分,混杂而下,遂成泄泻。

5.肾阳虚衰

久病失治,脾胃受伤,日久及肾;或年老体衰,阳气不足,脾失温煦,运化失职,水谷不化,积谷为滞,湿滞内生,而致泄泻。

(二)辨病

1.病史

本病多有受寒湿或暴饮暴食和不洁食物史。

2.症状

本病起病或急或缓,大便粪质稀溏或完谷不化或粪如水样,大便次数增加,常兼有腹胀、腹痛、肠鸣、纳呆。

3.体征

本病重点在腹部体格检查,注意有无腹部压痛点,压痛位置,有无反跳痛,有无板状腹等急腹症表现。

4.辅助检查

粪便检查对本病的诊断非常重要,是常规实验室检查,一些腹泻经粪便常规检查就可以做出病因诊断。慢性腹泻可行钡剂灌肠、全消化道钡餐或肠道内镜检查,必要时可做腹部 B 超检查。

(三)鉴别诊断

推拿治疗之泄泻当与霍乱等急性、烈性疾病相鉴别。霍乱是一种上吐下泻并作的疾病,发病急骤,变化迅速,病情凶险,起病时先突然腹痛,继则吐泻交作,所吐之物均为未消化之食物,气味酸腐,所泻之物多为黄色粪水或吐下如米泔水,常伴恶寒、发热,部分患者在吐泻之后津液耗伤,迅速消瘦,发生转筋,腹中绞痛。若吐泻剧烈,可致面色苍白,目眶凹陷,汗出肢冷等津竭阳衰之危候。

(四)中医论治

1.治疗原则

泄泻的治疗总则为运脾化湿。根据病症之表里虚寒,予以健脾和胃、温肾壮阳、疏肝理气等治法。

2.常规推拿治疗

(1)取穴及部位:取中脘、神阙、天枢、脾俞、胃俞、膈俞、足三里、内关、合谷等穴,推拿部位在腹部。

(2)手法:一指禅推法、摩法、点按、按揉。

(3)操作:①患者取仰卧位,双下肢微屈曲,医者站或坐于其右侧,首先以一指禅推法施术于中脘、天枢、气海、关元穴,往返操作 2~3 遍;然后用摩法,以脐为中心顺时针方向摩腹 5~8 分钟,然后掌振腹部 2~3 分组。②患者取俯卧位,医者施一指禅推法于脾俞、胃俞、大肠俞、上髎、次髎穴约 5 分钟,然后用按揉法于上述诸穴。以酸胀感应为度,横擦大肠俞、八髎部透热为度。③患者取正坐位或仰卧位,医者施按法于行间、足三里穴,以酸胀感应为度。

3.推拿分证论治

(1)脾胃虚弱:症状:湿邪侵袭:症见发病急骤,大便稀薄或夹黏液,每日数次或 10 余次,腹痛肠鸣,泻后痛止,肢体酸痛,苔黄腻或白腻,脉濡或滑数。

推拿治疗以健脾益气、和中止泻为法,在常规推拿治疗的基础上,去一指禅推法,用摩法于中脘、天枢、气海、关元穴 5~10 分钟,再摩胃脘及下腹部各 5 分钟。坐位擦脾胃俞、肾俞、大肠俞以热为度。

(2)肾虚泄泻:症状:黎明前发脐周腹痛,肠鸣漉漉有声,痛发即泻,泻后痛减,口渴,形寒肢冷,腰膝酸软,舌苔薄白,脉沉细。

推拿治疗以温肾健脾、固涩止泻为法,在常规推拿治疗的基础上,加横擦气海、关元部。直擦督脉命门穴,横擦肾俞、命门,逐渐下降到大肠俞、八髎部,以透热为度,按揉涌泉后,再擦涌泉穴以引火归元。

(3)肝气郁滞:症状:泄泻每因情绪波动时发作,平时感觉胸胁胀满,肠鸣腹痛,心烦不寐,嗳气纳少,舌苔淡红舌尖绛,脉弦。

推拿治疗以疏肝理气为法,在常规推拿治疗的基础上,加推拿膻中、期门、章门、按揉肝俞、膈俞、行间、太冲、内关穴以酸胀为度,擦两胁部至透热,达疏肝理气之功。

(4)湿邪侵袭:症状:症见发病急骤,大便稀薄或夹黏液,每日数次或 10 余次,腹痛肠鸣,泻后痛止,肢体酸痛,苔黄腻或白腻,脉濡或滑数。

推拿治疗以化湿运脾、理气止泻为法,在常规推拿治疗的基础上,加按摩天枢、气海、关元,重按内关、足三里穴,横擦八髎穴。

(5)伤食泄泻:症状:发病突然,脘腹胀痛,泻后痛减,嗳腐吞酸,舌苔垢腻,脉滑数。

推拿治疗以消食导滞、和中止泻为法,在常规推拿治疗的基础上,去一指禅推法,加掌摩脘腹部,顺时针方向操作 15~20 分钟,重按足三里,直擦大肠俞、八髎穴。

(五)转归与预后

急性泄泻如正气未损,治疗及时得当,可以取得良好的治疗效果,若失治误治,则可能耗伤津液,转化成慢性泄泻,甚或转为危急重症。慢性泄泻治疗多疗程较久,需配合适当饮食调护,徐徐调养,亦能取效。

(六)预防与调护

(1)维持良好的饮食卫生习惯,不过食生冷,不暴饮暴食,不过食肥甘厚味。

(2)对慢性泄泻者,可结合食疗健脾益胃。对部分急性泄泻患者可暂禁食,以利于病情的恢复;对重度泄泻者,应注意防止津液亏损,及时补充体液,可给予流质或半流质饮食。

(七)疗效判定标准

1.治愈

大便成形,全身症状消失。大便镜检无异常,病原学检查阴性。

2.有效

大便次数及水分减少,全身症状改善。大便镜检脂肪球或红、白细胞偶见。

3.未愈

大便次数及水分未改善或症状加重。

八、呕吐

呕吐是指胃内容物返流入食管,经口吐出的一种反射动作。一般有物有声称呕,有物无声称吐,无物有声称干呕。呕吐可将胃内的有害物质吐出,是机体的一种防御反应,有一定的保护作用,但频繁而剧烈地呕吐可引起脱水、电解质紊乱等并发症。

(一)病因病机

中医认为脾主升清、胃主降浊,若胃失和降、气逆于上,则发为呕吐。呕吐的发病与肝、脾、胃等脏腑相关。其致病原因有外邪犯胃、饮食不节、情志失调、脾胃虚弱等。主要病机是胃失和降、气逆于上。分证病机如下:

1.外邪犯胃

外感六淫之邪或秽浊之气,邪气犯胃,致胃腑气机不利,胃失和降,水谷随逆气上冲,而发呕吐。如《素问·举痛论》曰:"寒气客于肠胃,厥逆上出,故痛而呕也。"

2.饮食不节

暴饮暴食,寒温失宜或恣食肥甘厚味或食不洁之物,致使脾胃损伤,饮食内停,胃失和降,气逆于上,发为呕吐。《重订严氏济生方·呕吐论治》曰:"饮食失节,温凉失调或喜餐腥脍乳酪或贪食生冷肥腻,露卧湿处,当风取凉,动扰于胃,胃既病矣,则脾气停滞,清浊不分,中焦为之痞塞,遂成呕吐之患焉。"

3.情志失调

恼怒抑郁,肝气郁结,横逆犯胃,脾失健运,饮食难化,而发呕吐。《景岳全书·呕吐》曰:"气逆作呕者,多因郁怒致动肝气,胃受肝邪,所以作呕。"

4.脾胃虚弱

久病体虚或脾胃素虚,劳倦过度,耗伤中气,胃虚不能受纳水谷,脾虚不能运化精微,饮食停滞,上逆呕吐。《古今医统大全·呕吐哕》:"久病吐者,胃气虚不纳谷也"。

(二)辨病

1.病史

本病多有感受六淫之邪、饮食不节、不洁史或有脾胃素虚。

2.症状

本病常有恶心之先兆,其作或有声而无物吐出或吐物而无声或吐物伴有声音;或食后即吐或良久复出;或呕而无力或呕吐如喷;或呕吐新入之食或呕吐不消化之宿食或呕吐涎沫或呕吐黄绿苦水;呕吐之物有多有少。呕吐常有诱因,如饮食不节,情志不遂,寒暖失宜,以及闻及不良气味等因素,皆可诱发呕吐或使呕吐加重。

3.体征

本病腹部体征应注意有无胃型、胃肠蠕动波、振水声等幽门梗阻表现有无肠鸣音亢进、肠型等急性肠梗阻表现;有无腹肌紧张、压痛、反跳痛等急腹症表现,此外,还应注意有无腹部肿块、疝等。

4.辅助检查

本病辅助检查主要包括与血细胞分析、血生化等相关实验室检查。必要时可予消化系彩超、X线、胃镜、内镜、CT等特殊检查以确定诊断。

(三)鉴别诊断

噎膈虽有呕吐症状,但其病位在食管、贲门,病机为食管、贲门狭窄,贲门不纳,症状特点是饮食咽下过程中梗塞不顺,初起并无呕吐,后期格拒时出现呕吐,系饮食不下或食入即吐,呕吐与进食时间关系密切,因食停食管,并未入胃,故吐出量较小,多伴胸膈疼痛,噎膈病情较重,病程较长,治疗困难,预后不良;呕吐病位在胃,病机为胃失和降,胃气上逆,症状特点是进食顺利,食已入胃,呕吐与进食无明确的时间关系,呕吐量有大有小,可伴胃脘疼痛。

(四)中医论治

1.治疗原则

推拿治疗的总则为降逆止呕,根据疾病之表里虚实,采用祛邪解表、消食化滞、疏肝和胃、健脾和胃等法。

2.常规推拿治疗

(1)取穴及部位:取穴:中脘、神阙、天枢、脾俞、胃俞、膈俞、足三里、内关、合谷等,施术部位在腹部。

(2)手法:一指禅推法、摩法、点按、按揉。

（3）操作：①患者屈膝屈髋仰卧，医者一指禅推法沿腹部任脉自上向下往返施术，约 5 分钟，重点在中脘穴；顺时针摩腹 3 分钟；点按中脘、神阙、天枢，每穴 1～2 分钟；②患者俯卧，医者以一指禅推法于背部两侧膀胱经往返施术 5～8 遍；指揉脾俞、胃俞、膈俞等穴位，每穴 1～2 分钟；③按揉足三里、内关、合谷穴，每穴 1～2 分钟。

3.推拿分证论治

（1）外邪犯胃：症状：呕吐食物，吐出有力，突然发生，起病较急，常伴有恶寒发热，胸脘满闷，不思饮食，舌苔白，脉濡缓。

推拿治疗以疏邪解表、和胃降逆为法，在常规推拿治疗的基础上，掌揉上腹部 2～3 分钟，运脘腹部，以透热为度。

（2）饮食停滞：症状：呕吐物酸腐，脘腹胀满拒按，嗳气厌食，得食更甚，吐后反快，大便或溏或结，气味臭秽，苔厚腻，脉滑实。

推拿治疗以消食化滞、和胃降逆为法，在常规推拿治疗的基础上，掌揉上腹部 2～3 分钟，按揉足三里、丰隆、天枢、下脘等穴，每穴 1～2 分钟。

（3）肝气犯胃：症状：呕吐吞酸，嗳气频作，胸胁胀满，烦闷不舒，每因情志不遂而呕吐吞酸更甚，舌边红，苔薄白，脉弦。

推拿治疗以疏肝理气、和胃降逆为法，在常规推拿治疗的基础上，分推两侧胁肋部，往返操作 5～8 分钟，按揉太冲、章门、肝俞，每穴 1～2 分钟。

（4）脾胃虚弱：症状：饮食稍有不慎或稍有劳倦，即易呕吐，时作时止，胃纳不佳，脘腹痞闷，口淡不渴，面白少华，倦怠乏力，舌质淡，苔薄白，脉濡弱。

推拿治疗以益气健脾、和胃降逆为法，在常规推拿治疗的基础上，擦脾胃区，透热为度；按揉足三里、关元、气海，每穴 1～2 分钟。

（五）转归与预后

一般来说，实证呕吐，正气未衰，易治愈；虚证及虚实并见者，正气不足，则病程长，反复发作，时作时止，较为难治。若失治误治，由轻转重，久病久吐，脾胃衰败，化源不足，易生变证。所以，呕吐应及时诊治，防止后天之本受损。

（六）预防与调护

避免外邪侵袭，饮食有节，不可暴饮暴食，忌过食生冷辛辣香燥之品，适当进行导引锻炼，增强脾胃功能，以利疾病恢复。

（七）疗效判定标准

1.治愈

呕吐控制，症状消失，实验室检查正常。

2.有效

呕吐次数减少或间歇时间延长，部分症状消失，实验室检查有改善。

3.未愈

症状无改善或加重。

九、面瘫

面瘫是人体正气不足,络脉空虚,卫外不固,风、寒、热等外邪侵袭面部经络,导致人体气血痹阻、经筋缓纵不收而引起的一种病证。临床以一侧额纹消失,眼睑闭合不全,鼻唇沟变浅,口角㖞斜或出现患侧舌前 2/3 味觉减退或丧失等为主要症状。面瘫亦称口眼㖞斜、面神经麻痹,俗称"歪嘴巴"。本病可分为周围性与中枢性两类。可发生于任何年龄、任何季节,多数患者为 20～40 岁。

(一)病因病机

中医认为,本病的病因病机为正气不足,络脉空虚,卫外不固,风、寒、热等外邪侵袭面部经络,导致人体气血痹阻、经筋缓纵不收而致病。虽有风邪夹寒、夹热之分,但多数寒热现象不显著。

现代医学认为,周围性面瘫多由于急性非化脓性茎乳突孔内的面神经炎引起,常因夜间工作疲劳,面部受冷风侵袭而诱发;中枢性面瘫因脑血管疾病或脑肿瘤等原因而发生。

(二)辨证论治

1.基本治法

(1)手法:一指禅推法、抹法、按法、按揉法、拿法、擦法。

(2)操作

①患者取坐位,医者站在患者身前。治疗顺序为先患侧再健侧。用一指禅推法自印堂穴开始,经阳白、太阳、四白、睛明、迎香、地仓、颧髎、下关至颊车穴,往返治疗 5～6 遍。

②采用双手拇指抹法,自印堂穴向上抹至神庭穴,从印堂穴向左、右抹至两侧太阳穴,从印堂穴向左、右抹上、下眼眶,自睛明穴沿两侧颧骨抹向耳前听宫穴,再从迎香穴沿两侧颧骨抹向耳前听宫穴,以患者感觉酸胀温热为度。

③拇指按揉牵正、承浆、翳风,每穴 1 分钟。

④用大鱼际揉面部前额、颊部 3 分钟。

⑤在患者颜面部用擦法治疗,以透热为度。

⑥用拿法拿风池、合谷各 1 分钟。

2.随证加减

(1)风寒证:起病急,一侧额纹消失,眼睑闭合不全,鼻唇沟变浅,口角㖞斜或可出现患侧舌前 2/3 味觉减退或丧失等症。面部多有吹风受寒史,恶风寒,肢体酸痛。舌质淡,苔白,脉浮紧。

①治法:疏风散寒,通经活络。

②手法:在基本治法基础上,加推法。

③取穴与部位:在基本治法基础上,加背部膀胱经穴位。

④操作:患者俯卧位,医者站在患者身侧,在背部膀胱经行推法,时间 2～3 分钟。令其微发汗为佳。

(2)风热证:起病急,一侧额纹消失,眼睑闭合不全,鼻唇沟变浅,口角㖞斜或可出现患侧舌前2/3味觉减退或丧失等症。常伴咽痛,汗出。舌质红,苔薄黄,脉浮数。

①治法:疏风清热,通经活络。

②手法:同基本治法。

③取穴与部位:在基本治法基础上,加曲池、大椎。

④操作:a.按揉大椎1分钟。b.按揉曲池1分钟。

(3)气血不足:一侧额纹消失,眼睑闭合不全,鼻唇沟变浅,口角㖞斜或可出现患侧舌前2/3味觉减退或丧失等症。常伴肢软无力,面色无华。舌质淡,脉细。

①治法:补益气血,疏经通络。

②手法:同基本治法。

③取穴与部位:在基本治法基础上,加肝俞、肾俞。

④操作:患者俯卧位,医者站在患者身侧,用按揉法治疗背部膀胱经的肝俞、肾俞,然后腰部用横擦法,以透热为度,时间2～3分钟。

(三)注意事项

(1)手法操作宜轻柔,避免颜面部皮肤破损。早期禁止在翳风、颊车等处施术,因其深层内部正是面神经干通过之处,此时神经处于水肿、变性状态,不能承受推拿的直接压力。如果误推该处,可能会加重病情或延缓治愈时间。

(2)早期面部表情肌的功能锻炼对于缩短疗程有着重要意义。嘱患者应尽早进行皱眉、蹙额、闭眼、露齿、鼓腮、吹口哨等动作训练,每日可进行数次,每次数分钟。每日2～3次,10次/疗程,连用2～3个疗程。

(3)嘱患者生活有规律,注意保暖,防止受风寒刺激,保持情志舒畅,不可过于紧张。

(4)嘱患者平时应用湿毛巾或热水袋热敷患侧耳下方。病程达20天以上者,鼓励患者做自我推拿。方法为单手在额部、颊部做来回摩擦,以透热为度。

十、面肌痉挛

面肌痉挛是风寒之邪侵袭,导致面部筋脉眴动、拘急或因脏腑失调,风邪内动,导致面肌痉挛的一种病证。临床症状主要是一侧或两侧面部不自主地阵挛性抽搐,多从一侧眼睑开始,逐渐扩展到同侧面颊、口周。

(一)病因病机

《灵枢·经筋》曰:"颊筋有寒,则急引颊移口。"本病的病因有外感六淫、正气不足等。病机为风寒之邪乘虚而入,风性善动,入络走窜,引动肌肉,寒性收引,郁闭阳气,阳气内鼓,肌肉眴动;除外感风寒外,内风亦可使面肌痉挛发病,内风多因脾气虚弱,化源不足,气血亏虚,血虚生风;或年老体衰,肝肾阴虚,阴虚风动;或肝气郁结,郁而化热,热极生风。本病可分为外感风寒、脾虚生风、血虚生风、肝风内动、肝郁气滞5种证型。

(二)辨证论治

1.基本治法

(1)手法:揉法、抹法、推法、拿法、按法、搓法、擦法。

(2)操作

①患者取坐位,医者站在患者身侧,在印堂穴行揉法1分钟,自印堂穴开始抹前额,经阳白、太阳、四白、睛明穴,往返治疗5～6遍。分推两颞,推揉迎香1分钟,按揉风池1分钟。

②拿按合谷、外关、阳陵泉各1分钟。

③搓擦涌泉,以透热为度,按揉太冲1分钟。

2.随证加减

(1)外感风寒:一侧或两侧面部不自主地阵挛性抽搐,多兼恶寒发热等表证。舌质淡,苔薄白,脉浮紧。

①治法:祛风散寒,通络止痉。

②手法:同基本治法。

③取穴与部位:在基本治法基础上,加背部膀胱经穴位。

④操作:患者俯卧位,医者站在患者身侧,在背部膀胱经行推法,时间2～3分钟。令其微发汗为佳。

(2)脾虚生风:一侧或两侧面部不自主地阵挛性抽搐,眩晕,痰多,便溏。舌体胖大有齿痕,舌质淡,苔水滑,脉弦缓。

①治法:健脾抑肝,息风止痉。

②手法:同基本治法。

③取穴与部位:在基本治法基础上,加脾俞、胃俞、中脘、丰隆。

④操作:a.患者取坐位,医者站在患者身侧,在基本治法基础上,按揉丰隆穴2分钟。b.患者仰卧位,医者站在患者身侧,按揉腹部中脘穴2分钟。c.患者俯卧位,医者站在患者身侧,按揉脾俞、胃俞各2分钟。

(3)血虚生风:一侧或两侧面部不自主地阵挛性抽搐,时发时止,劳累或休息不佳时加重,常伴面色无华,四肢乏力。舌质淡,苔薄白,脉细弱。

①治法:养血柔筋,息风止痉。

②手法:同基本治法。

③取穴与部位:在基本治法基础上,加脾俞、胃俞、关元、三阴交。

④操作:a.患者取坐位,医者站在患者身侧,在基本治法基础上,按揉三阴交穴2分钟。b.患者仰卧位,医者站在患者身侧,按揉腹部关元穴2分钟。c.患者俯卧位,医者站在患者身侧,按揉脾俞、胃俞各2分钟。

(4)肝风内动:一侧或两侧面部不自主地阵挛性抽搐,心烦易怒,面色红,口苦,伴情绪波动则加重。舌质红,苔黄,脉弦数。

①治法:滋阴潜阳,息风止痉。

②手法:同基本治法。

③取穴与部位:在基本治法基础上,加肝俞、脾俞、肾俞。

④操作患者俯卧位,医者站在患者身侧,按揉肝俞、脾俞、肾俞各2分钟。

(5)肝郁气滞:一侧或两侧面部不自主地阵挛性抽搐,头晕耳鸣,伴胁痛,善太息。舌质淡红,苔薄白,脉弦。

①治法:疏肝解郁,息风止痉。

②手法:同基本治法。

③取穴与部位:在基本治法基础上,加神门、章门、气海、内关。

④操作:a.患者取坐位,医者站在患者身侧,在基本治法基础上,按揉神门、内关穴各2分钟。b.患者仰卧位,医者站在患者身侧,按揉气海、章门各2分钟。

(三)注意事项

(1)耐心向患者解释并安慰患者,缓解其不良情绪,使患者身心处于一个平稳的状态,有利于疾病的康复。

(2)嘱患者生活作息规律,注意休息,保证充足的睡眠时间,适当锻炼身体以增强体质。

(3)嘱患者避免用手反复刺激局部痉挛部位,用温水洗脸,避免冷水和冷风直接刺激面部。

(4)嘱患者饮食要有规律,多吃富含B族维生素的食物,同时避免饮用茶、咖啡、可乐,少食辛辣等刺激性食物。

第四节　妇科疾病

一、月经不调

月经不调是指月经的经期、经量、经色、经质等发生异常并(或)伴有其他症状的一种疾病,又称经血不调。临床上包括月经先期、月经后期、月经先后无定期、月经过多、月经过少等症。其中,月经周期缩短,经行提前7天以上,甚至10余日一行者,称月经先期。月经周期延长,经行错后7天以上,甚至3~5个月一行者,称月经后期。月经周期延长或缩短,即经行或提前或错后7天以上,先后不定者,称月经先后无定期。

(一)病因病机

1.月经先期

(1)血热:素体内热或阴虚阳盛或忧思郁结、久郁化火或偏食辛辣食物,过服暖宫之药物,热蕴胞宫,血热妄行,先期而下。

(2)气虚:饮食失节,劳倦过度或思虑过极,损伤脾气,脾虚而中气不足,统摄无权,冲任不固,可导致经行先期。

2.月经后期

(1)血寒:由于经行后,外感寒凉或过食生冷、冒雨涉水,寒邪乘虚搏于冲任,留滞胞宫,血海不能按时而满,导致经行后期。

(2)血虚:大病久病,长期失血,耗伤阴血,以致冲任血虚,血海不足而致经行后期。

(3)气滞:情志抑郁,气机不畅,气滞血瘀,血行受阻,血海不能满盈,均可发生经行后期。

3.月经先后无定期

(1)肝郁:多因情志抑郁或恼怒伤肝,气郁不舒,以致肝失疏泄,气机逆乱,导致血海蓄溢失常则经行先后无定期。

（2）肾虚：先天禀赋素弱或房劳过度，肾气不足，冲任虚损，以致肾气不守，闭藏失职，血海蓄溢失常，可出现经行先后无定期。

月经先期主要由于气虚不固或热扰冲任。气虚则统摄无权，冲任失固；血热则流行散溢，以致月经提前而至。月经后期有实有虚。实者或因寒凝血瘀、冲任不畅或因气郁血滞、冲任受阻，致使经期延后；虚者因营血亏损或因阳气虚衰，以致血源不足，血海不能按时满溢。月经先后无定期主要责之于冲任气血不调，血海蓄溢失常，多由肝气郁滞或肾气虚衰所致。本病与肝、脾、肾三脏及冲、任二脉关系密切。

（二）临床表现

主要表现在月经的经期、经量、经色、经质等异常；经期的异常表现为经期缩短、延长、先后不定期等；经量的异常表现为过多或过少；经色的异常可表现为颜色的深浅；经质的异常有稠黏、清稀、有瘀块、气味臭秽等；可伴随有少腹不适，胀满疼痛，乳房或胁肋胀满疼痛；头痛、恶心、呕吐、二便失常等症状。

1.月经先期

（1）血热：经期提前7天以上，甚则一月经行两次。量多，色紫黏稠，心胸烦闷，舌苔薄黄，脉浮数为血热；或量少，色红，颧赤，手心热，舌红苔黄，脉细数。

（2）气虚：量少、色淡、质清稀，神疲气短、心悸、小腹空坠感，舌质淡，苔薄，脉虚。

2.月经后期

（1）血寒：经期延后7天以上，甚至四五十日一至，量少色黯红，小腹绞痛，得热痛减，面青肢冷，舌苔薄白，脉沉紧；或量少色淡，腹痛喜按喜暖，面色苍白，舌淡苔白，脉沉迟无力。

（2）血虚：小腹空痛，面色萎黄，皮肤不润，眼花，心悸，舌淡苔薄，脉虚细。

（3）气滞：经量少，小腹胀痛，精神郁闷，胸痞不舒、嗳气稍减，舌苔黄，脉弦涩。

3.月经先后无定期

（1）肝郁：月经不按周期来潮或提前或延后7天以上经期或先或后，若行而不畅，胸胁、乳房、小腹胀痛，精神抑郁，胸闷不舒，常叹息，脉弦。

（2）肾虚：量少，色淡质清稀，面色晦黯，头晕耳鸣，腰膝酸软，夜尿多，舌淡苔薄，脉沉弱。

（三）诊断与鉴别诊断

1.诊断依据

原发性月经不调为排除性诊断，需要排除的病症包括：与妊娠相关的出血，生殖系统发育畸形、肿瘤及感染，血液病及肝肾疾病，甲状腺疾病，外源性激素及异物引起的异常子宫出血。依据患者经期、量、色、质的改变可做出排除性诊断。

2.鉴别诊断

（1）月经先期与经间期出血：经间期出血即在两次月经中间发生阴道出血，有规律，量少，极少达到月经量。

（2）月经后期与早孕：早孕则由月经正常而突然停闭，并伴有早孕反应等。

（3）月经先后无定期与绝经前后诸证：鉴别要点主要在于患者年龄，绝经期前后诸证多发生于45~55岁之间，经期紊乱先后不定，同时伴有头晕耳鸣，烦热易怒，烘热汗出，五心烦热，甚至情志失常等。

（四）推拿治疗

1.治疗原则

以调理肝、脾、肾三脏及冲、任二脉为主。血热则清热凉血；气虚则补气摄血调经；血寒宜温经散寒调经；血虚则养血调经；气滞则理气调经；肝郁宜疏肝解郁；肾虚宜补肾调经。

2.基本治法

（1）腹部操作

①取穴及部位：中脘、关元、气海、中极、气冲及阿是穴。

②主要手法：一指禅推、按揉、拿、点按、摩等手法。

③操作方法：患者仰卧位。先用按揉、拿法等作用于局部，以放松肌肉；再用一指禅推或点按法作用于中脘、气海、关元、中极、气冲及阿是穴等穴，以得气为度或每穴操作约1分钟；然后摩腹，实证顺摩，虚证逆摩，时间5分钟。

（2）腰背部操作

①取穴及部位：脾俞、肝俞、肾俞、华佗夹脊穴、八髎及阿是穴等。

②主要手法：按揉、一指禅推、滚、点按、弹拨、擦、拍打等手法。

③操作方法：患者俯卧位。先用按揉、滚等手法作用于腰背部，尤其是背部两侧膀胱经，以放松局部肌肉；再用一指禅推或点按、弹拨等施术于以上诸穴，以得气为度；然后用竖擦腰背部，横擦肾俞至命门一线，横擦八髎，以透热为度。

（3）下肢部操作

①取穴及部位：血海、足三里、阴陵泉、阳陵泉、三阴交、太冲、太溪等。

②主要手法：按揉、拿、滚、点按、弹拨、拍打等手法。

③操作方法：患者仰卧位。先用按揉、拿、滚等手法作用于下肢部，以放松局部肌肉；再用点按、弹拨等施术于以上诸穴，以得气为度；然后再放松下肢部。最后以拿肩井、拿风池、拍打法结束。

3.辨证加减

（1）血热：重点点按、弹拨曲池、血海、大敦、行间、解溪等穴，每穴操作约1分钟。

（2）气虚：重点按揉、弹拨膻中、气海、关元、足三里等穴，每穴操作约1分钟。也可以用掌振法施术于腹部5分钟。

（3）血寒：用掌按法施术于神阙穴，持续按压0.5～1分钟，连续操作3～5次，使患者下腹部出现热感为度。也可以竖擦膀胱经，横擦肾俞-命门-肾俞一线，横擦八髎，以皮肤透热为度。

（4）血虚：用拇指重点按揉、弹拨足三里、三阴交、脾俞、胃俞等，每穴约1分钟。在患者腹部用掌按法，施术于患者中脘、气海，每穴持续按压约1分钟，连续操作3～5次，使腹部出现热感。

（5）肝郁气滞：用拇指重点按揉、弹拨膻中、章门、期门、气海、膈俞、肝俞等，每穴约1分钟。按弦走搓摩法施术于患者胁肋部，5～10次。

（6）肾虚：用拇指重点按揉、弹拨肾俞、命门、八髎（尤其是次髎）等，每穴约1分钟。用掌按法施术于关元穴约1分钟，重复操作3～5次，直至腹部透热为度。用拇指按揉双侧涌泉穴，持续施术 1 分钟,然后沿足底纵轴用掌擦法,以透热为度。用擦法施术于背部华佗夹脊穴和足太阳膀胱经两侧,然后横擦肾俞-命门-肾俞一线,横擦八髎穴,均以透热为度。

(五)其他疗法

1.针刺治疗

取穴膻中、中脘、气海、关元、膈俞、肝俞、脾俞、肾俞、次髎、足三里、阴陵泉、三阴交、太冲及阿是穴等,以上诸穴平补平泻,留针 30 分钟,10 次为 1 疗程。

2.热敏灸疗法

取穴神阙、气海、关元、肾俞、命门、八髎及阿是穴等,以上诸穴以循经灸、往返灸、雀啄灸、定灸 4 个步骤施灸,至灸感消失为度。每天 1 次,10 次为 1 疗程。

3.耳针疗法

可选用内分泌、子宫、肾、肝、脾等穴,每次选穴 2～4 个;或者选用上述穴位,用磁珠进行按贴。

(六)预防调护

患者注意调节饮食,避免暴饮暴食或过食肥甘厚味、生冷寒凉、辛辣之品。患者保持心情舒畅,避免情志过极、扰及冲任而发本病。经期注意休息,不宜过度疲劳或剧烈运动,避免情志过极或受寒凉。

(七)按语

月经不调若治疗及时得当,多易痊愈。若不治或治疗失宜,可发展至崩漏、闭经等病,使病情反复,治疗困难。推拿治疗原发性月经不调宜在经期前后进行,操作时动作宜从容和缓,循序渐进,切忌手法粗暴,急于求成。对继发性月经不调者,应当积极治疗原发病后,可以推拿进行辅助治疗。另外,对于月经不调的治疗,要注意月经周期,在月经来潮前 7～10 天开始治疗,以活血化瘀法为主,直至月经的第 3 天;第 4 天到月经结束这段时间停止治疗;月经结束后开始到下次月经来潮前 7～10 天,治疗以疏肝理气,补益脾肾为主,活血化瘀为辅;经间期可以暂停治疗。疗程为 3 个月经周期。

二、痛经

妇女在经期或经期前后,小腹及腰部疼痛或剧痛难忍,甚至出现虚脱状态,并随着月经周期而发作,称为"痛经",又称"经行腹痛"。

(一)病因病机

1.气滞血瘀

多因情志失调,肝气郁结,气机不利,冲任受阻,经血运行不畅,滞于胞中而作痛。

2.寒湿凝滞

由于经期受寒、淋雨、涉水、过食生冷或坐卧湿地,寒湿伤于下焦,客于胞宫,经血为寒湿所凝,运行不畅,滞而作痛。

3.气血虚弱

素体虚弱或因大病、久病之后,气血两亏、胞脉失养而致痛经。或阳气不振,运血无力,经行滞而不畅,导致痛经。

(二)临床表现

1.气滞血瘀

经前或经期小腹剧烈胀痛,拒按,经行量少或滞而不行,经血紫暗有瘀块,块下则痛减,多伴胸胁乳房胀痛,舌质紫暗,舌边或舌尖有瘀点或瘀斑,脉沉弦。

2.寒湿凝滞

经前或经期小腹冷痛,甚则痛连腰背,得热则舒,按之痛甚,色黯有血块,手足欠温,便溏,舌边紫,苔白腻,脉沉紧。

3.气血虚弱

经期或月经净后,小腹疼痛绵绵,按之痛减,有空坠感,月经量少,质清稀,面色苍白或萎黄,精神倦怠,舌淡苔薄,脉细弱。

(三)推拿治疗

1.治疗原则

以通调气血为主。气滞血瘀者理气活血;寒湿凝滞者温经散寒;气血不足者益气补血。

2.常用穴位

肝俞、脾俞、膈俞、肾俞、八髎、关元、血海、三阴交等。

3.手法选择

点、按、揉、一指禅推、摩、擦等。

4.具体操作

(1)腹痛剧烈者,先进行俯卧位操作。在肝俞、膈俞、脾俞、肾俞、八髎等部位找到压痛敏感点,然后施用点、按手法进行治疗。

(2)腹痛缓解后,进行仰卧位操作。摩小腹(约5分钟);一指禅推气海、关元、中极往返3～5遍;按揉气海、关元;拿揉血海、三阴交。

5.加减

气滞血瘀者,加按揉章门、期门、肝俞;寒湿凝滞者加擦腰骶部(以透热为度);气血不足者,加按揉胃俞、足三里、揉中脘、振胃脘部及关元。

(四)注意事项

(1)推拿治疗痛经,一般在月经前1周(或10天)开始进行治疗,经期则应停止治疗。

(2)平时特别是在月经前期和经期要保持心情愉快,避免争吵和精神刺激。

(3)消除对痛经的紧张和恐惧心理。

(4)加强体质锻炼,注意经期卫生。

(5)经期注意适当休息,不要过度疲劳。

(6)经期要保暖,避免受凉。

三、闭 经

发育正常的女子,一般在14岁左右开始有月经来潮。如逾18岁月经仍未来潮或来潮后又连续停经 3 个月以上者,称为闭经。西医学称前者为原发性闭经,后者为继发性闭经。妊娠期、哺乳期和绝经期以后的停经,均属生理现象。"并月""居经""避年"这些比较特殊的生理现象均不需要进行治疗。至于先天性无子宫、无卵巢、无阴道或处女膜闭锁等器质性病变所致的闭经,非推拿治疗所能奏效,故不属本文讨论范围。

(一)病因病机

1.气血虚弱

饮食劳倦,损伤脾气,生化之源不足;或因大病、久病或产后失血伤津;或久患虫疾伤血,均可致冲任血少,血海空虚,发为闭经。

2.肝肾亏损

先天肾气不足,天癸未充或多产房劳,损及肝肾,以致经亏血少,遂成闭经。

3.气滞血瘀

郁怒伤肝,肝气郁结,气机不畅,血滞不行,冲任受阻而致闭经。

4.痰湿阻滞

又称"躯脂闭经"。形体肥胖之人,多痰多湿;或脾阳不振,湿聚成痰,痰湿滞于冲任,令胞脉闭塞而致经水不行。

(二)临床表现

1.气血虚弱

经期延后量少,月经色淡质薄,渐至停闭,面色苍白或萎黄,心悸气短,头晕目眩,神倦肢软,短气懒言,纳少便溏,唇舌色淡,苔薄白,脉细弱。

2.肝肾亏损

月经超龄未至或初潮较迟,量少色淡,多伴有头昏耳鸣,腰膝酸软。偏肝肾阴虚者,身体消瘦,口干咽燥,五心烦热,潮热汗出,面色黯淡或两颧潮红,舌质红或舌淡苔少,脉细数;偏肾阳虚者,畏寒肢冷,神倦纳差,大便不实,舌胖嫩质淡,苔白,脉沉迟。

3.气滞血瘀

月经数月不行,精神抑郁,烦躁易怒,胸胁胀满,小腹胀痛,舌边紫黯或有瘀点,脉沉弦。

4.痰湿阻滞

形体肥胖,月经量少,渐至闭经,呕恶痰多,胸胁满闷,神疲倦怠,带下多而色白,苔白腻,脉滑缓。

(三)推拿治疗

1.治疗原则

推拿治疗本证,以理气活血为主,并遵循"虚者补之,实者泻之"的原则进行辨证治疗。

2.常用穴位

关元、气海、血海、足三里、三阴交、肝俞、脾俞、胃俞、肾俞、命门等。

3.手法选择

一指禅推法、按法、揉法、擦法等。

4.具体操作

(1)患者仰卧位,医者立于一侧。按、揉、一指禅推关元、气海并摩之;按、揉血海、足三里、三阴交。

（2）患者俯卧位，医者立于一侧。按、揉肝俞、脾俞、肾俞、命门，一指禅推脊柱两侧膀胱经，往返数次，重点在肝俞、脾俞、肾俞等穴。

5.加减

气血虚弱、肝肾亏损者加擦前胸中府、云门；擦背部脾胃区及腰骶部，并振腰骶部。气滞血瘀者，加按揉章门、期门，按、掐太冲、行间，以患者有酸胀感为度。痰湿阻滞者，加按揉八髎、丰隆，以出现酸胀感为度，横擦左侧背部及腰骶部，以透热为度。

（四）注意事项

（1）注意精神调摄，保持情绪乐观，消除忧虑。

（2）注意风寒、饮食生冷的影响。

（3）经常自我按揉小腹部。

四、不孕症

不孕症是指育龄妇女有正常的性生活，未采取任何避孕措施，与配偶同居 1 年以上，而未受孕者；或曾有过孕育史，而后未采取避孕措施，连续 1 年以上未再受孕者。前者称"原发性不孕症"，后者称"继发性不孕症"。不孕症是一种常见的疾病，大约影响到至少 10％～15％ 的育龄夫妇。

（一）诊断

1.肾虚证

婚久不孕，月经量少，甚至停经，腰膝酸软。肾气虚者，月经不调，色暗淡，神疲乏力，小便清长，舌淡苔薄，脉沉细；肾阴虚者，月经提前，经色鲜红，形体消瘦，头晕耳鸣，五心烦热，心悸失眠，舌红，苔少，脉细数；肾阳虚者，月经迟发，经色暗淡，性欲冷淡，带下量多，清稀如水样，小腹冷痛，夜尿频，舌淡暗，苔白，脉沉细尺弱。

2.肝气郁结证

婚久不孕，月经先后不定期，量或多或少，色紫暗有血块，经前乳房及胸胁胀痛，烦躁易怒或精神忧郁，舌暗或舌边有瘀斑，脉弦细。

3.冲任血虚证

婚久不孕，月经延后、量少、色淡，甚至停经，面色少华，神疲乏力，少气懒言，头晕眼花，失眠多梦，舌淡，苔薄，脉沉细而弱。

4.痰湿阻滞证

婚久不孕，形体多为肥胖，月经延后，量或多或少，甚至停经，带下量多、色白质黏无臭，胸闷呕恶，肢体昏重，舌淡胖，苔白腻，脉滑。

（二）治疗

调理冲任。肾虚者，治宜补肾益精；肝气郁结者，治宜疏肝理气；冲任血虚者，治宜益气养血、调理冲任；痰湿阻滞者，治宜化痰祛湿通络。

1.推拿治疗

部位及取穴：腰背部、腹部、百会、天突、膻中、章门、期门、神阙、气海、关元、子宫、归来、大赫、气冲、四满、膈俞、脾俞、胃俞、肝俞、肾俞、命门、腰阳关、关元俞、八髎、血海、合谷、内关、足三里、昆仑、地机、三阴交、丰隆、太溪、然谷、太冲。

手法：一指禅推法、按揉法、揉法、㨰法、推法、掐揉法、振法、颤法。

操作：患者仰卧位。医者用一指禅推法推或用按揉法按揉气海、关元、足三里、三阴交穴各约 1 分钟。指推任脉，自天突至神阙穴，约 2 分钟。掌揉子宫、归来、大赫穴约 5 分钟。以神阙穴为中心，施以掌振颤法 2～3 分钟。患者俯卧位。按揉肾俞、气海俞、关元俞穴各约 1 分钟。掌推腰部脊柱两侧的膀胱经，自肾俞至关元俞，约 5 分钟。横擦命门、腰阳关、八髎穴，以透热为度。肾气虚者，加按揉肾俞、气海、然谷穴各约 1 分钟。肾阴虚者，按揉百会、地机、太溪穴各约 1 分钟。肾阳虚者，加按揉命门、腰阳关、昆仑穴各约 1 分钟。肝气郁结证：按揉章门、期门、膻中、太冲、肝俞、膈俞穴各约 1 分钟。冲任血虚者，加按揉血海、足三里、三阴交、脾俞、胃俞、肾俞穴各约 1 分钟。痰湿阻滞者，加按揉丰隆、气冲、四满、次髎穴各约 1 分钟。掐揉合谷、内关穴各约 1 分钟。

2.其他治疗

(1)耳针：取内分泌、皮质下、内生殖器、肝、脾、肾。每次选 3～5 穴，毫针刺法或埋针法或压丸法，每日 1 次，3 天更换 1 次。

(2)穴位注射法：选脾俞、肾俞、三阴交、血海、关元。每次 2～3 穴，用 5% 当归注射液或者胎盘注射液，每穴注射 0.5mL，从月经第 12 天开始，每日一次，连续治疗 5 次。

（三）注意事项与按语

(1)婚后不育，夫妇都应进行检查。

(2)分析病因，辨证施治。

(3)治疗应持之以恒。治疗时间宜早不宜晚。

(4)房事有节制，起居规律，保持心情舒畅。

五、带下病

带下病是指女性白带明显增多，色、质、味异常的一种病症。带下病的发生常与感受湿邪、饮食劳倦、素体虚弱等因素有关。

（一）诊断

1.脾虚湿困证

带下量多，色白或淡黄，质稀薄或如涕如唾，绵绵不断，无臭，面色㿠白或萎黄，四肢乏力，脘闷不舒，食少便溏，四肢浮肿，舌淡胖，苔白或腻，脉细缓。

2.湿热下注证

带下量多，色黄或成脓性，质粘稠，有臭气或色白、质黏稠，呈豆腐渣样，外阴瘙痒，有秽臭，口腻口苦，胸闷纳呆，小腹作痛，小便短赤，舌红，苔黄腻，脉滑。

3.肾虚不固证

带下量多，色黄或赤白相间，质稠，有气味，阴部灼热感或瘙痒，腰膝酸软，头晕耳鸣，五心烦热，失眠多梦，口燥咽干，舌质红，少苔，脉细数。

（二）治疗

脾虚湿困者,治宜健脾化湿;肾虚不固者,治宜补肾益精;湿热下注者,治宜清利湿热。

1.推拿治疗

部位及取穴:腹部、背部督脉和脊柱两侧膀胱经、下肢足厥阴肝经,中脘、气海、关元、梁门、气冲、肝俞、脾俞、胃俞、肾俞、气海俞、关元俞、白环俞、八髎等。

手法:一指禅推法、按揉法、擦法、㨰法、摩法、弹拨法、推法、叩法等。

操作:患者仰卧位。医者掌摩腹部约3分钟。用一指禅推法推中脘、气海、关元穴各约1分钟。按揉双侧梁门穴至气冲穴约3分钟。用掌心劳宫穴对准神阙穴,施以震颤法,约2分钟。患者俯卧位。用㨰法、弹拨法、推法在腰部脊柱两侧的膀胱经上操作,从肾俞穴开始向下至白环俞穴为止,约5分钟,以微发热为宜。用一指禅推肝俞、肾俞、气海俞、关元俞、白环俞穴各约1分钟。用掌按揉法、叩法施于整个背部约2分钟。掌横擦八髎穴,以透热为度。

2.其他治疗

(1)耳针选肾、肝、脾、内生殖器、内分泌。毫针刺,每日1次;或用压丸法,3天更换1次。

(2)穴位注射法选中极、血海、水道、关元、三阴交、肾俞。用当归注射液,每次选2~3穴,每穴注射0.5mL,每日1次。

（三）注意事项与按语

(1)嘱患者保持心情舒畅,平时饮食宜清淡,注意生活起居的调适。

(2)带下过多经及时治疗,多可痊愈,预后良好,注意排除宫颈及宫内的恶性病变。带下过少非器质性的病变者,经及时正确治疗,一般可好转,预后良好。

六、子宫脱垂

子宫脱垂是指子宫从正常解剖位置下降,宫颈外口达坐骨棘水平以下,甚至子宫全部脱出于阴道口外,常伴有阴道前、后壁的膨出,属于中医学"阴挺"的范畴,亦称"阴脱""阴菌",好发于多产妇女。子宫脱垂属冲任与带脉功能失常,但与脾肾关系密切。

（一）诊断

1.气虚下陷证

自觉有物下垂或脱出阴户之外,小腹及会阴部有下坠感,动则加重,面色少华,神疲气短,倦怠乏力,小便频数,带下量多、色淡、质稀,舌淡,苔白,脉缓弱。

2.肾虚不固证

子宫脱垂,日久不愈,腰膝酸软,头晕耳鸣,小腹下坠,小便频数,夜间尤甚,带下质稀,舌淡红,脉沉弱。

3.湿热下注证

子宫脱出阴户外,红肿灼热或已溃烂,小腹下坠,带下黏色黄,口干烦热,小便短赤,大便干结,舌苔黄腻,脉滑数。

（二）治疗

以固摄胞宫为原则。气虚者,治宜补中益气、升阳举陷;肾虚者,治宜补肾固脱、益气升提;

湿热者,治宜补气健脾、清热祛湿。

1.推拿治疗

部位及取穴:腹部、背部、腰骶部,百会、神阙、气海、关元、脾俞、肾俞、气海俞、大肠俞、关元俞、小肠俞、命门、八髎、足三里、三阴交、太溪、丰隆、阴陵泉、太冲、涌泉、维道、带脉。

手法:一指禅推法、按揉法、摩法、按法、擦法、推法、叩法等。

操作:患者仰卧位。医者用掌按揉脐部约2分钟。在小腹部做逆时针方向摩腹3分钟。用一指禅推法推气海、关元穴各约2分钟。用拇指按揉百会、维道、带脉穴各约1分钟。患者俯卧位。用按法、拨法、平推法在脊柱两侧的膀胱经上操作,自脾俞至小肠俞,约5分钟。用一指禅推法推脾俞、肾俞、气海俞、大肠俞、关元俞、小肠俞各约1分钟。用擦法横擦命门、八髎穴,直擦督脉,均以透热为度。气虚下陷者,加按揉百会、足三里、涌泉穴各约1分钟。医者双手擦热,烫熨神阙穴约3分钟。肾虚不固者,加按揉足三里、三阴交、太溪、涌泉穴各约1分钟。用拇指推法或掌推法平推,从脾俞至小肠俞穴,约2分钟。湿热下注者,加按揉丰隆、阴陵泉、三阴交、太冲穴各约1分钟。轻叩脊柱两侧及腰骶部约1分钟。

2.其他治疗

(1)耳针:选肝、脾、肾、交感、内生殖器、皮质下。毫针刺法或用压丸法,每日1次,3天更换1次。

(2)穴位注射法:选足三里、三阴交。用三七注射液或当归注射液,每次每穴2~3mL,每日1次。

(三)注意事项与按语

(1)本病受心理因素影响很大,须对患者做好解释工作,消除紧张情绪,注意生活起居的调适。

(2)坚持新法接生,注意产褥期卫生保健,保持大便通畅,避免重体力活动。

(3)坚持卫生保健,配合中药治疗,患者坚持配合呼吸做收腹提肛运动,病情可好转或治愈。对于病程长,反复发作,保守治疗无效或病情严重者,可选择适当的手术方式治疗。

七、围绝经期综合征

妇女在绝经前后由于精神、心理、神经、内分泌和代谢变化而出现月经紊乱、情绪不定、烦躁易怒、潮热汗出、眩晕耳鸣、心悸失眠等症状,称为围绝经期综合征。属于经断前后诸证范畴,又称更年期综合征,常见于49岁左右的妇女。属于中医学"绝经前后诸证"的范畴。

(一)诊断

1.心肾不交证

绝经前后,月经紊乱,量或多或少,惊悸怔忡,失眠多梦,烦躁健忘,潮热汗出,头晕耳鸣,腰膝酸软,口干唇燥或见口舌生疮,舌红而干,苔少或无苔,脉细数。

2.肝肾阴虚证

绝经前后,月经紊乱,经量或少或多或淋漓不尽,色淡质稀,头晕目眩,耳鸣,心烦易怒,潮热汗出,五心烦热,心悸不安,记忆减退,腰膝酸软,倦怠乏力,情志异常,恐惧不安,胸闷胁胀或皮肤瘙痒如蚁爬,口燥咽干,小便短赤,大便干结,舌红,少苔或无苔,脉细数。

3.脾肾阳虚证

绝经前后,白带清稀量多,月经量多或淋漓不尽,色淡质稀,面色晦暗,精神不振,头昏作胀,形寒肢冷,腰膝酸冷,腰酸如折,面浮肢肿,纳少便溏,小便清长而频,舌胖大,苔白滑,边有齿印,脉沉迟无力。

4.气郁痰结证

情绪不稳,精神忧郁,善疑多虑,失眠,胸部闷塞,喉中异物感,吞之不下,咯之不出,体胖乏力,嗳气频作,腹胀不适,舌淡,苔白腻,脉弦滑。

(二)治疗

心肾不交者,治宜滋阴降火、交通心肾;肝肾阴虚者,治宜滋肾柔肝、育阴潜阳;脾肾阳虚者,治宜温肾健脾;气郁痰结者,治宜解郁化痰、行气散结。

1.推拿治疗

部位及取穴:头面部、腹部、腰部、脊柱两侧膀胱经,百会、风池、太阳、攒竹、四白、支沟、肩井、天突、膻中、期门、中脘、天枢、气海、关元、中极、心俞、肝俞、脾俞、胃俞、肾俞、命门、八髎、合谷、内关、曲池、血海、足三里、阳陵泉、阴陵泉、丰隆、三阴交、悬钟、太溪、太冲、涌泉、桥弓等。

手法:按揉法、一指禅推法、拿法、揉法、抹法、弹拨法、摩法、擦法、搓法、按揉法等。

操作:患者仰卧位。医者用鱼际揉法施于前额,约3分钟。用分抹法施于前额、眼眶和鼻翼两旁,约2分钟。用拇指按揉太阳、攒竹、四白穴各约1分钟。用一指禅推法推膻中、中脘、气海、关元、中极穴各约1分钟。患者俯卧位。拿风池、肩井各约1分钟。用一指禅推法或拇指按揉法施于心俞、肝俞、脾俞、胃俞、肾俞、命门、八髎穴各约1分钟。用弹拨法在腰部脊柱两侧的膀胱经上操作约2分钟。患者坐位。用拇指按揉百会穴约1分钟。拿五经约2分钟。心肾不交者,加指按揉合谷、内关、血海、足三里、三阴交、太溪、涌泉、肺俞、肾俞、心俞穴各约1分钟。用拇指推法或掌推法平推,从心俞至肾俞穴,约2分钟。搓擦涌泉,以透热为度。肝肾阴虚者,加指按揉血海、阴陵泉、三阴交、太溪、太冲穴各约1分钟。以神阙为中心,用掌摩法顺时针或逆时针方向摩腹约3分钟。推桥弓穴约1分钟。脾肾阳虚者,加掌振关元穴约2分钟。按揉三阴交、太溪穴各约2分钟。用掌横擦命门、八髎穴,以透热为度。气郁痰结者,加按揉天突、膻中、期门、足三里、丰隆、太冲穴各约1分钟。横擦八髎穴,斜擦涌泉,以透热为度。

2.其他治疗

耳针选肾、神门、交感、内生殖器、皮质下、内分泌。毫针刺,每日1次;或用压丸法,3天更换1次。

(三)注意事项与按语

(1)做好心理疏导,调节情绪。

(2)嘱患者注意起居的调适,劳逸结合,保证睡眠充足,舒畅情志,避免受寒,饮食有节,加强锻炼,增强体质。

(3)定期咨询妇女围绝经期门诊,进行体格检查、妇科检查,以便及时治疗和预防器质性病变。

(4)对于40岁之前的妇女出现月经后期量少甚至闭经者,要警惕卵巢早衰,及早治疗。

（5）围绝经期是妇女正常的生理过程。因此，围绝经期妇女应建立良好的心态，客观、积极对待这一生理过程，消除忧虑。

（6）针灸推拿治疗对本病疗效明显，适合围绝经期出现的各种植物神经功能紊乱症状。

八、产后身痛

产后身痛是指妇女在产褥期内出现肢体酸痛、麻木、重着的一种病证，是分娩后的常见症状之一。产后身痛具有多虚夹瘀的特点。

（一）病因病机

本病主要由于产后血虚、风寒或肾虚致胞脉失养。血虚者因产后失血或血少气弱，筋脉关节失于濡养，致肢体麻木，甚或疼痛；风寒者因产后百节开张，气血俱虚，营卫失调，若起居不慎，风、寒、湿邪乘虚而入，客于经络、关节、肌肉，使气血运行受阻，瘀滞作痛；肾虚者因素体肾虚，产后伤动脏腑，精血俱虚或失血过多，致胞脉失养，胞脉虚则肾气亦虚，导致疼痛。

（二）辨证论治

1.基本治法

（1）手法：摩法、一指禅推法、拿法、按揉法、推法、㨰法、捏脊法等。

（2）操作

①患者仰卧位，医者坐于其身侧，用一指禅推法或按揉法在中脘、气海、关元穴操作，每穴1分钟。

②继上势，用掌摩法在小腹部操作，时间3～5分钟，以腹部透热为度。

③继上势，用按揉法在曲池、手三里、合谷穴操作，每穴1分钟；拿上肢、屈伸活动上肢关节约2分钟。

④继上势，用按揉法在血海、足三里、三阴交穴操作，每穴1分钟；然后拿下肢、屈伸活动下肢关节约2分钟。

⑤患者俯卧位，医者站于患者身侧，用拿法在风池穴操作；用一指禅推法或按揉法在肺俞、膈俞、肝俞、脾俞、胃俞、肾俞穴操作，每穴1分钟。

⑥继上势，用推法在膀胱经、督脉操作，横擦命门、八髎，以透热为度。

⑦继上势，用捏脊法由下至上操作5～7遍。

2.随证加减

（1）血虚：产后全身关节疼痛，屈伸不利，关节酸楚、麻木，伴面色苍白，头晕眼花，心悸怔忡，体倦乏力。舌淡红，少苔，脉细无力。

①治法：养血益气。

②手法：同基本治法。

③取穴：与部位在基本治法基础上，加百会、神庭、内关、劳宫、太冲。

④操作：a.患者仰卧位，医者坐于其身侧，用一指禅推法或按揉法在百会、神庭、内关、劳宫、太冲穴施术，每穴1分钟。b.患者俯卧位，医者站于患者身侧，用叩法在脊柱两侧及腰骶部操作。

(2)风寒:产后遍身疼痛或痛无定处或疼痛剧烈,宛如锥刺,关节屈伸不利,项背不舒,恶寒拘急或肢体肿胀,麻木重着,步履艰难,得热则舒,纳少,少腹时痛。舌淡,苔薄白,脉细缓。

①治法:散寒除湿。

②手法:同基本治法。

③取穴:与部位在基本治法基础上,加风府、风门。

④操作:a.患者俯卧位,医者站于患者身侧,用按揉法在风府、风门穴施术,每穴1分钟。b.继上势,用掌擦法擦督脉和膀胱经,以透热为度。

(3)肾虚:产后腰膝酸痛,下肢乏力或足跟痛,伴见头晕、耳鸣耳聋。舌淡红,苔薄,脉沉细。

①治法:补肾壮筋。

②手法:同基本治法。

③取穴与部位:在基本治法基础上,加命门、腰阳关、八髎、太溪、涌泉。

④操作:a.患者俯卧位,医者站于患者身侧,用按揉法在命门、腰阳关、太溪穴操作,每穴1分钟。b.继上势,横擦腰骶部,擦涌泉穴,以透热为度。

(三)注意事项

(1)嘱患者注意产褥期护理,注意保暖。

(2)做好心理调适,保持心情舒畅。

(3)嘱患者加强营养,饮食宜清淡。

(4)推拿以对症治疗为主,疗效确切,治疗方便。

第五节　儿科疾病

一、发热

发热是指体温高于正常范围,为小儿常见病症。常因风寒风热等邪气太盛或小儿体质偏弱,致邪气侵袭体表,卫阳被郁导致发热;或由于外感误治失治或乳食所伤,肺胃壅实而致发热;或因小儿先天不足、后天失养或素体虚弱、重病久病,气阴耗伤而致发热。

(一)诊断

1.外感风寒证

发热,无汗,头痛,恶寒,鼻塞,喷嚏,流清涕,舌淡,苔薄白,指纹浮红,脉浮紧。

2.外感风热证

发热,微汗,头痛,口干,咽痛,鼻塞,喷嚏,流浊涕,舌红,苔薄黄,指纹浮紫,脉浮数。

3.肺胃实热证

高热,气促,面赤,烦躁,不思饮食,口渴喜饮,便秘,舌红,苔黄燥,指纹紫滞,脉数有力。

4.阴虚发热证

午后发热,手足心热,盗汗,食欲不佳,形瘦,舌红,苔少或花剥,指纹淡紫,脉细数。

（二）治疗

清热为主,兼解表宣肺、泻热消食、益气滋阴。

1.推拿治疗

(1)外感发热:处方开天门、推坎官、揉太阳、清肺经、清天河水。风寒加推三关、掐揉二扇门、拿风池;风热加推脊、掐少商。

(2)肺胃实热:处方清肺经、清胃经、清大肠、揉板门、运内八卦、打马过天河、退六腑、摩腹(顺时针)、推下七节骨、揉龟尾。

(3)阴虚发热:处方补脾经、补肺经、补肾经、揉二人上马、清天河水、水底捞月、揉足三里、擦涌泉。

兼咳嗽者,加揉天突、推揉膻中、分推肺俞;有痰者加运内八卦、揉丰隆;脘腹胀满者,加揉板门、揉中脘、分推腹阴阳;呕吐者,加推天柱骨、横纹推板门;烦躁者,加清心经、清肝经、掐揉小天心、掐揉五指节。

2.其他治疗

(1)拔罐:选大椎、风门、肺俞。拔罐后留罐10～15分钟。

(2)耳针:选用肾上腺、神门、肺和耳尖。毫针刺法或用压丸法,强刺激;亦可单独耳尖放血。

（三）注意事项与按语

(1)小儿发热针灸推拿效果良好。高热者可每日推拿2次,一般发热者每日1次治疗。若出现高热持续难退,宜综合治疗。

(2)发热期间的饮食应易消化且富含营养,避免肥甘厚腻之品。

(3)鼓励少量频频饮水的方式。

(4)注意休息,衣着宽松,室内空气流通,温度适宜。

二、咳嗽

咳嗽是肺脏疾病的主要证候之一,为临床所常见,多种疾病如感冒、肺炎均可引起咳嗽。本处着重讨论以咳嗽为主症的急、慢性支气管炎。

（一）病因病机

1.外感咳嗽

外邪侵袭,首当犯肺,风寒或风热之邪外束肌表,伤及肺卫,肺气不宣,清肃失职,发为咳嗽。

2.内伤咳嗽

多因平素体弱或久病体虚,致使肺脏虚损,肃降无权,气逆而咳或脾胃虚寒,健运失职,痰湿内生,上扰肺络而致咳嗽。

（二）临床表现

1.外感咳嗽

咳嗽,流涕,恶寒,头痛,苔薄,脉浮。如为风寒咳嗽则见痰涕清稀色白,恶寒重,无汗,苔薄白,脉浮紧,指纹淡红;若是风热咳嗽则见痰涕黄稠,恶寒轻、发热重,微汗出,口渴,咽痛,苔薄黄,脉浮数,指纹鲜红。

2.内伤咳嗽

肺虚、阴伤引起的咳嗽,见干咳无痰或痰少粘稠,口燥咽干,喉痒声嘶,舌质红,脉细数;脾失健运所致咳嗽可见咳嗽痰多,食欲减退,神疲乏力,舌淡苔白,脉缓无力。

(三)推拿治疗

1.外感咳嗽

(1)治疗原则:疏风解表,宣肺止咳。

(2)推拿处方:开天门、推坎宫、揉太阳、推揉膻中、运内八卦、推肺经、揉乳旁、揉乳根、揉肺俞、分推肩胛骨。

(3)作用原理:开天门、推坎宫、揉太阳以疏风解表;推揉膻中、运八卦以宽胸理气、化痰止咳;推肺经、揉乳旁、揉乳根、揉肺俞、分推肩胛骨以宣肺化痰止咳。

(4)加减:风寒咳嗽加推三关或揉外劳宫,风热咳嗽加清天河水;咳嗽痰多,有干湿啰音者加推小横纹,揉掌小横纹。

2.内伤咳嗽

(1)治疗原则:健脾养肺,止咳化痰。

(2)推拿处方:补脾经、补肺经、推揉膻中、运内八卦、揉乳旁、揉乳根、揉肺俞、揉中脘、按揉足三里。

(3)作用原理:补脾经、补肺经健脾养肺;推揉膻中、运内八卦宽胸理气、化痰止咳;揉乳根、乳旁、肺俞宣肺止咳;揉中脘、按揉足三里健脾胃、助运化。

(4)加减:久咳体虚者加捏脊、补肾经、推三关;虚热咳嗽加揉上马;痰壅胸闷、痰吐不利者加揉天突、丰隆。

(四)注意事项

(1)对于肺炎、肺结核等疾病引起的咳嗽,应以其他方法进行治疗,推拿主要适用于以咳嗽为主症的急、慢性支气管炎。

(2)注意保暖,以防风寒侵袭,加重病情。

三、婴幼儿腹泻

婴幼儿腹泻也称消化不良,是儿科临床上最常见的一种疾患,本病以大便次数增多、粪便稀薄或呈水样、带有不消化乳食及黏液为特征。一年四季均可发生,但以夏、秋两季为多。若治不及时或治疗失当,可致伤阴、伤阳或阴阳两伤等危重变证;如迁延日久,可影响小儿的营养、生长和发育,进一步可导致疳证、慢惊风等病,临床必须引起高度重视。

(一)病因病机

引起婴幼儿腹泻的原因以感受外邪、内伤乳食和脾胃虚弱为多见。

1.感受外邪

小儿肌肉柔嫩,易于感受外邪,寒、湿、暑、热之邪皆可引起腹泻,而尤以湿邪为多,脾喜燥恶湿,湿困脾阳,脾失健运,可致腹泻。

2.内伤乳食

小儿脾胃发育尚未完善,若调护失宜,乳食不当,饮食失节或过食生冷、油腻或饮食不洁,脾胃损伤,运化失职,水谷不化,可致腹泻。

3.脾胃虚弱

先天禀赋不足或久病迁延不愈,皆可导致脾胃虚弱。脾虚则健运失司,胃弱则不能腐熟水谷,因而水反为湿,谷反为滞,清阳不升,合污而下,可致腹泻。

(二)临床表现

1.寒湿泻

腹痛,肠鸣,泄泻,大便稀,多泡沫,色淡,臭味较轻,口淡不渴,舌苔白腻,脉濡缓,指纹浮红。

2.湿热泻

起病急暴,腹痛即泻,粪色黄褐而臭,口渴,肛门灼热发红,小便短赤,舌苔黄腻,脉滑数,指纹紫滞。

3.伤食泻

腹痛腹胀,痛则欲泻,泻后痛减,粪便酸臭或臭如败卵,恶心呕吐,不思乳食,舌苔垢腻或微黄,脉滑有力,指纹紫滞。

4.脾虚泻

久泻不愈,大便稀溏,反复发作,多见食后作泻,粪便带有奶块或不消化的食物残渣,面色萎黄,神疲乏力,食欲减退,舌淡苔白,脉缓弱,指纹色淡。

(三)推拿治疗

1.寒湿泻

(1)治疗原则:温中散寒,化湿止泻。

(2)推拿处方:推三关、揉外劳、补脾经、揉脐、按揉足三里、补大肠、推上七节骨、揉龟尾。

(3)作用原理:推三关、揉外劳、补脾经、补大肠温阳散寒;揉脐、推上七节骨、揉龟尾温中调肠止泻;按揉足三里健脾化湿。

(4)加减:腹痛肠鸣者加掐揉一窝风、拿肚角。

2.湿热泻

(1)治疗原则:清热利湿,调中止泻。

(2)推拿处方:清脾经、清胃经、清大肠、揉天枢、退六腑、清小肠、揉龟尾。

(3)作用原理:清脾经、清胃经以清中焦之湿热;清大肠、揉天枢清利肠腑湿热积滞;退六腑、清小肠利尿清热除湿;揉龟尾理肠止泻。

(4)加减:热重者加清天河水。

3.伤食泻

(1)治疗原则:消食导滞,健脾和中。

(2)推拿处方:补脾经、揉中脘、运内八卦、揉板门、摩腹、清大肠、揉天枢、揉龟尾。

(3)作用原理:补脾经、揉中脘、运内八卦、揉板门、摩腹健脾和胃;清大肠、揉天枢疏调胃肠积滞;揉龟尾理肠止泻。

4.脾虚泻

(1)治疗原则:健脾益气,温阳止泻。

(2)推拿处方:补脾经、补大肠、推三关、摩腹、揉脐、捏脊、推上七节骨、揉龟尾。

(3)作用原理:补脾经、补大肠健脾益气、固肠止泻;推三关、摩腹、揉脐、捏脊温阳补中;推上七节骨、揉龟尾理肠止泻。

(4)加减:肾阳虚者加补肾经、揉外劳宫;久泻不止者加揉百会;腹胀者加运内八卦、分腹阴阳。

(四)注意事项

(1)急性腹泻症状较重者,应考虑西医治疗,以防病情加重。

(2)提倡母乳喂养,适当控制饮食,养成良好喂养习惯。

(3)注意寒温调节,勿使小儿受凉或感受暑热之邪。

(4)注意保持清洁,勤换尿布,每次大便后要用温水冲洗臀部,拭干后,扑上滑石粉,防止皮肤糜烂。

四、呕吐

呕吐是小儿常见的一种证候,可由各种原因引起,但总属胃失和降、胃气上逆所致。婴幼儿哺乳后,有时乳汁自口角溢出,称为"溢乳",多由哺乳方法不当或吮乳较快较多所致,并非病态。

(一)病因病机

1.伤乳、伤食吐

因喂养不当或乳食过多或过食滋腻,乳食积滞中脘,胃气受伤,失于和降,胃气上逆而为呕吐。

2.寒吐

小儿脾胃素虚或因乳母过食寒凉生冷,乳汁寒薄,儿食其乳或因小儿过食生冷之品,寒凝中脘或因过服寒凉攻伐之药或外感寒邪,皆可导致脾胃受寒,寒邪上逆,发为呕吐。

3.热吐

由于小儿脾胃蕴热或乳母过食椒、姜辛辣之品,以致乳汁蕴热,儿食母乳,热积于中或较大儿童过食辛热之品,热蕴胃肠或外感温热、暑湿之邪,均可损伤胃气,胃失和降而呕吐。

(二)临床表现

1.伤乳、伤食吐

呕吐物多为酸臭或不消化食物。嗳气口臭,厌食恶心,脘腹胀满,大便秘结或泻下酸臭,舌苔厚腻,脉滑有力,指纹紫滞。

2.寒吐

起病较缓或稍多食即吐,呕吐不消化乳食或清稀黏液,面色苍白,四肢欠温,腹痛喜暖,大便溏薄,舌淡苔白,指纹淡红。

3.热吐

食入即吐,吐物酸臭,口渴喜饮,身热烦躁,大便臭秽或秘结不通,小便黄少,苔黄,脉数,指纹色紫。

(三)推拿治疗

1.伤乳、伤食吐

(1)治疗原则:消食导滞,和中降逆。

(2)推拿处方:补脾经、揉板门、横纹推向板门、运内八卦、揉中脘、推天柱骨、分腹阴阳。

(3)作用原理:补脾经、揉中脘、按揉足三里健脾和胃以助运化;揉板门、运内八卦宽胸理气、消食导滞;横纹推向板门、推天柱骨降逆止呕。

2.寒吐

(1)治疗原则:温中散寒,和胃降逆。

(2)推拿处方:补脾经、横纹推向板门、揉外劳、推三关、推天柱骨、揉中脘。

(3)作用原理:推天柱骨和胃降逆、祛寒止呕,补脾经、揉中脘健脾和胃、温中散寒,降逆止呕;推三关、揉外劳温阳散寒以增强温中作用;配横纹推向板门善止一切呕吐。

3.热吐

(1)治疗原则:清热和胃,降逆止呕。

(2)推拿处方:清胃经、清脾经、清大肠、退六腑、推天柱骨、横纹推向板门、运内八卦、推天柱骨、推下七节骨。

(3)作用原理:清胃经、清脾经配推天柱骨清中焦积热,和胃降逆以止呕吐;运内八卦、横纹推向板门宽胸理气、和胃止呕;退六腑以增强清热作用;清大肠、推下七节骨泄热通便,使胃气下行。

(四)注意事项

(1)呕吐一症可见于多种疾病中,又常常是某些急性传染病、急腹症和食物中毒等的先兆症状,这些非推拿治疗可以奏效,临床必须注意鉴别。

(2)加强患儿的护理,呕吐时应注意将患儿头置于侧位,避免呕吐物吸入气管。

(3)注意呕吐物的量、气味与次数。对呕吐频频不止,突然面色苍白,四肢发冷,汗出,脉细欲绝者,应急救处理。

五、夜啼

小儿白天能安静入睡,入夜则啼哭不安,时哭时止或每夜定时啼哭,甚则通宵达旦,称为夜啼。本病多见于6个月内的小儿。《诸病源候论·小儿杂病诸候·夜啼候》云:"小儿夜啼者,脏冷也"。

(一)病因病机

本病主要因脾寒、心热、惊恐所致。

1.脾寒

常由孕母素体虚寒、恣食生冷,胎禀不足,脾寒内生。或因护理不当,腹部中寒或用冷乳哺食,中阳不振,以致寒邪内侵,凝滞气机,不通则痛,因痛而啼。由于夜间属阴,脾为至阴,阴盛则脾寒愈甚,腹中有寒,故入夜腹中作痛而啼。

2.心热

若孕母脾气急躁或平素恣食香燥炙烤之物或过服温热药物,蕴蓄之热遗于胎儿。出生后将养过温,受火热之气熏灼,心火上炎,积热上扰,则心神不安而啼哭不止。由于心火过亢,阴不能潜阳,故夜间不寐而啼哭不宁。彻夜啼哭之后,阳气耗损,无力抗争,故白天入寐;正气未复,入夜又啼。周而复始,循环不已。

3.惊恐

心主惊而藏神,小儿神气怯弱,智慧未充,若见异常之物或闻特异声响,而致惊恐。惊则伤神,恐则伤志,致使心神不宁,神志不安,寐中惊惕,因惊而啼。

(二)辨病

患儿不明原因的入夜啼哭不安,时哭时止或每夜定时啼哭,甚则通宵达旦,而白天如常。通过询问病史、体格检查及相关实验室检查,排除外界因素及其他疾病引起的啼哭。

(三)鉴别诊断

1.生理性啼哭

生理性啼器,又称拗哭。小儿夜间若哺食不足或过饱,尿布潮湿,环境及衣被过冷或过热,褓褓中夹有异物等,均可引起其不适而啼哭,采取相应措施后啼哭即止。这类啼哭均为生理性啼哭,哭时声调一致,余无其他症状。

2.病理性啼哭

凡能引起身体不适或疼痛的任何疾病均可导致小儿哭闹不安,在排除生理性啼哭之后,若小儿长时间反复啼哭不止,应考虑病理性啼哭。常见于:中枢神经系统疾病、腹痛、感染、损伤、佝偻病等。

(四)推拿治疗

1.治则

按照病机之寒热虚实,分别施以温清补泻。因脾寒气滞者,治以温脾行气;因心经积热者,治以清心导赤;因惊恐伤神者,治以镇惊安神。

2.中医分证论治

(1)脾寒气滞:哭声低弱,时哭时止,睡喜蜷曲,腹喜摩按。四肢欠温,吮乳无力,胃纳欠佳,大便溏薄,小便较清,面色青白,唇色淡红,舌苔薄白,指纹多淡红。

治则:温中健脾。

操作:补脾经,揉外劳,揉一窝风,掐揉小天心,掐揉五指节,推三关,摩腹,揉中脘。

(2)心经积热:哭声较响,见灯尤甚,哭时面赤唇红,烦躁不宁,身腹俱暖,大便秘结,小便短赤,舌尖红,苔薄黄,指纹多紫。

治则:清心降火。

操作:清心经,清肝经,清小肠,掐揉小天心,掐揉五指节,揉内劳宫,揉总筋。

(3)惊恐伤神:夜间突然啼哭,似见异物状,神情不安,时作惊惕,紧偎母怀,面色乍青乍白,哭声时高时低,时急时缓,舌苔正常,指纹色紫,脉数。

治则：镇惊安神。

操作：清肝经，清心经，清肺经，补脾经，运内八卦，掐揉小天心，掐揉五指节。

（五）转归与预后

本病预后良好，经辨证给予小儿推拿治疗后多能取得良好效果。

（六）预防与调护

（1）要注意防寒保暖，但也勿衣被过暖。

（2）孕妇及乳母不可过食寒凉及辛辣刺激食物。

（3）睡前应平静，勿受惊吓刺激。

（4）勿将婴儿抱在怀中睡眠，不通宵开启灯具，减少夜间哺乳次数，养成良好的睡眠习惯。

（七）疗效判定标准

1.治愈

啼哭休止，夜寐正常。

2.好转

入夜啼哭次数减少，程度减轻，稍哄即止。

3.未愈

夜啼如前，未能休止。

六、遗尿

遗尿又称尿床，是指 3 周岁以上的小儿睡中小便自遗，醒后方觉的一种病证。3 岁以下的儿童，由于脑髓未充，智力未健或正常的排尿习惯尚未养成，而产生尿床不属于病理现象。若 3 岁以上夜间仍不能自主控制排尿而经常尿床，就是遗尿症。本病多见于 10 岁以下的儿童。遗尿症必须及早治疗，如病延日久，就会妨碍儿童的身心健康，影响发育。

（一）病因病机

遗尿多与膀胱和肾的功能失调有关，其中尤以肾气不足，膀胱虚寒为主。

1.肾气不足

肾为先天，职司二便；膀胱主藏尿液，与肾相为表里。尿液能贮藏于膀胱而不漏泄，须依靠肾气的固摄；尿液能排出体外，则是靠肾的通利。肾的开阖主要靠肾的气化功能来调节。肾气不足，就会导致下焦虚寒，气化功能失调，闭藏失司，不能约束水道而遗尿。

2.肺脾气虚

肺主敷布津液，脾主运化水湿。肺脾二脏共同维持正常水液代谢。若肺脾气虚则水道制约无权，所谓"上虚不能制下"。因此，此症又常见于屡受外感，哮喘频发，喂养不当，消瘦羸弱的患儿。

亦有由于对小儿照顾不周，训练不当，小儿时多用尿不湿，有尿随时随地尿，日久天长影响膀胱贮藏存量，影响膀胱泌尿反应的形成，影响排尿习惯的形成，这也是遗尿原因之一。

（二）辨病

1.症状

本病发病年龄在 3 岁以上，寐中小便自出，醒后方觉。睡眠较深，不易唤醒，每夜或者隔几天发生尿床,甚至每夜遗尿1~2次以上。

2.体征

本病无明显异常体征。

3.辅助检查

本病尿常规及尿培养无异常发现。部分患儿腰骶部 X 线摄片显示隐形脊柱裂。

(三)鉴别诊断

热淋(尿路感染):尿频急、疼痛,白天清醒时小便也急迫难忍而尿出,裤裆常湿。小便常规检查有白细胞或脓细胞。

(四)中医论治

1.推拿治疗

(1)治则:温补脾肾,固涩下元。

(2)操作:患儿取仰卧位,医者位于患儿一侧,手取五经穴,补脾经、补肾经、揉板门,推三关,揉外劳宫。摩腹3~5分钟。按揉百会穴。患儿取俯卧位,按揉肾俞、脾俞、膀胱俞。横擦腰骶部八髎。按揉三阴交。

(3)推拿分证论治

①肾气不足:夜间遗尿,白天小便次数多,怕冷喜热,面色㿠白,体弱多病,夜间不易叫醒,小便清长,舌淡。

治疗原则:补益肾气,温肾散寒。

操作:加揉丹田。

②肺脾气虚:白天小便次数多,面色㿠白无光泽,易感冒,体弱无力,患儿爱出长气,食欲差,腹胀,大便偏稀或有脱肛,舌淡。

治疗原则:健脾益气。

操作:加横擦肺俞,以温热为度,揉足三里。

(五)转归与预后

此证预后良好,但应尽早治疗。若不能及早治疗,如病延日久,就会妨碍儿童的身心健康,影响发育。

(六)预防与调护

预防:勿使小儿白天玩耍过度,睡前饮水太多;幼儿每晚按时唤醒排尿,逐渐养成自控排尿习惯。

调护:夜间尿湿后要及时更换裤褥,保持干燥及外阴清洁,白天可饮水,晚餐不进稀饭、汤水,睡前尽量不喝水,中药汤剂也不要在夜间服用。要严格要求,但不能对患儿打骂体罚,积极配合治疗,做好心理调护。

(七)疗效判定标准

1.治愈

经治疗后未再遗尿,兼证消失。

2.好转

遗尿次数明显减少,兼证减轻。

3.无效

较治疗前无改变，兼证仍然存在。

七、小儿脑瘫

脑瘫是出生前至出生后 1 个月内受各种因素影响所致的非进行性脑损伤综合征，主要表现为中枢性运动障碍和姿势异常，部分伴有神经反射异常。严重病例可有智力低下，癫痫，听、视及语言能力障碍和行为异常。

（一）病因病机

中医认为脑瘫属于"五迟""五软""五硬""痿证""内风""胎怯"等范畴，多与"风""痰""瘀""火""痫""经络闭阻"等因素有关。中医学认为本病的病因病机，主要有两个方面：

1.先天因素

由于先天不足、肝肾亏虚，肝血不濡筋膜，筋失所养，可见关节屈伸不利或痿弱不用等症状；肾精不足可致五脏失养，髓海亏虚，可见筋骨不坚，元神失聪等症状。

2.后天因素

小儿初生，脏气怯弱，乳养失调，以致脾胃虚损，气血生化无源，则肌肉四肢失却濡养而不仁不用。此外，若感受风寒暑湿、时行疫毒之邪，使肺热津伤，不能敷布或湿热浸淫、气血不运亦可产生痿废不用之五硬、五软证。

（二）辨病

1.病史

本病多有孕期、围产期、新生儿期异常病史。

2.症状

本病常表现为肌张力及异常姿势、运动发育落后、自主运动减少、反射异常。可以伴有癫痫、智力低下、感觉障碍、行为障碍等。根据其临床特点可分为痉挛型、手足徐动型、强直型、共济失调型、震颤型、肌张力低下型、混合型等。其中痉挛型的发生率最高。占该病总发病的 62.2％。根据受累的肢体分布，分为单瘫、偏瘫、双瘫、三肢瘫和四肢瘫等类型。

3.体征

本病有运动发育落后、姿势异常、中枢性运动障碍等体征。

4.辅助检查

脑电图可协助诊断癫痫、脑超声及头颅 CT、MRI 等检查可了解脑有无结构异常。

（三）鉴别诊断

1.遗传性脑白质病

本病是因某些遗传因素、酶类缺陷或遗传性基因突变引起髓鞘形成障碍导致脑白质营养不良，有运动障碍，智力、语言、行为异常，在婴儿期和幼小儿童期起病。如异染性脑白质营养不良（mLD）、球形细胞脑白质营养不良（Krabb 病）、佩利措伊斯-梅茨巴赫病（PMD）、纤维蛋白样脑白质营养不良（Alexander 病）等。颅脑 MRI 可明确诊断。

2.颅内外疾病

本病是出生1个月以后颅内外疾病所引起的运动障碍。

（四）中医论治

1.推拿治疗

(1)治疗原则:开窍益智,强筋健骨。

(2)操作:①患儿取俯卧位:由上而下摩整个脊柱3～5遍;由上而下按揉足太阳膀胱经背部第一侧线和第二侧线3～5遍;擦肾俞、命门和八髎穴,以热为度;振命门1～2分钟。②患儿取仰卧位:用一指禅推法从印堂推至百会5～8遍;开天门100次,推坎宫100次,揉太阳100次;点按攒竹、太阳、阳白、神庭、头维、玉枕、风池、天柱、风府、哑门、肩井、缺盆等头面颈项部穴位,每穴约半分钟;按揉瘫痪上肢或下肢10分钟,上肢以肩井、肩髃、曲池、手三里、合谷等穴为主,下肢以环跳、阳陵泉、丰隆、昆仑、涌泉等穴为主。

2.分型论治

脑瘫的临床分型较多,推拿可在基本操作基础上随症加减。

(1)痉挛型和强直型:患儿肌张力较高,在四肢操作时手法力求轻柔,另外可根据脊神经解剖学原理,确定痉挛型瘫痪单瘫、双瘫、三肢瘫、四肢瘫或偏瘫、截瘫的脊神经后根体表投影点,用按法重点进行刺激5～10分钟。若伴有手足畸形者,应先调节有关肌群的张力,再用矫正性手法或辅助器械矫正。

(2)共济失调型和震颤型:增加头面部操作,如按揉百会100次,一指禅推头面部督脉及两侧膀胱经循行路线,从前向后3～5遍;扫散法作用于脑运动区和语言区2分钟;振百会1分钟;拿风池、天柱、肩井各10次。

(3)手足徐动型和肌张力低下型:增加腹部操作,如摩腹5～10分钟,揉中脘100次,揉脐及丹田100次,振腹1分钟;延长瘫痪肢体的按揉时间至15分钟,并搓抖肢体结束治疗。

（五）转归与预后

推拿对本病具有较好的疗效,但要立足于早期治疗和长期治疗,一般来说,年龄越小,疗效越好。

（六）预防与调护

(1)合理安排患儿的饮食起居,鼓励患儿积极进行主动运动,培养生活自理能力。

(2)加强智力培训。鼓励患儿树立战胜疾病的信心,并较好地配合医师治疗,切忌歧视、责骂或处罚。伴语言障碍者,需进行语言训练。

(3)加强护理,防止意外伤害。

参考文献

1.王道瑞.中医临证对药大全.北京:中国中医药出版社,2019.

2.吴中朝,王彤.中医舌诊速查.北京:中国科学技术出版社,2018.

3.马可迅.零基础学中医.南京:江苏科学技术出版社,2017.

4.周仲瑛,周学平.中医病机辨证学.北京:中国中医药出版社,2015.

5.郑洪新.中医基础理论.北京:中国中医药出版社,2016.

6.朱进忠.中医临证经验与方法.太原:山西科学技术出版社,2018.

7.高希言,朱平生.中医大辞典.太原:山西科学技术出版社,2019.

8.杨剑.中医基础知识自学入门.北京:中国医药科技出版社,2016.

9.李灿东.中医诊断学.北京:中国中医药出版社,2018.

10.陈家旭.中医诊断学.北京:中国中医药出版社,2015.

11.邓铁涛.中医诊断学.上海:上海科学技术出版社,2018.

12.朱文锋.中医诊断学.北京:中国中医药出版社,2019.

13.陈家旭,邹小娟.中医诊断学.3版.北京:人民卫生出版社,2016.

14.朱文锋.中医诊断学.上海:上海科学技术出版社,2018.

15.吴承玉,王天芳.中医诊断学.3版.上海:上海科学技术出版社,2018.

16.李峰,董昌武.中医诊断学.北京:科学出版社,2019.

17.王农银.中医诊断学.北京:中国中医药出版社,2018.

18.范恒.中医诊断学.北京:科学出版社,2019.

19.邓铁涛,陈群.实用中医诊断学.北京:科学出版社,2019.

20.陈金水.中医学.9版.北京:人民卫生出版社,2018.

21.谢宁,张国霞.中医学基础.北京:中国中医药出版社,2016.

22.杨柱.中医学.北京:中国医药科技出版社,2016.

23.师承.中医学基础.北京:中国中医药出版社,2018.

24.李宇铭.仲景医学原理:古中医学理论与应用.北京:中国中医药出版社,2019.

25.吴勉华,王新月.中医内科学.北京:中国中医药出版社,2018.

26.张伯臾,董建华,周仲瑛.中医内科学.上海:上海科学技术出版社,2018.

27.赵进喜,李继安.中医内科学实用新教程.北京:中国中医药出版社,2018.

28.薛博瑜,吴伟.中医内科学.3版.北京:人民卫生出版社,2016.

29.王永炎.中医内科学.上海:上海科学技术出版社,2018.

30.薛博瑜,吴伟.中医内科学临床研究.2版.北京:人民卫生出版社,2017.

31.余小萍,方祝元.中医内科学.3版.上海:上海科学技术出版社,2018.

32.周仲瑛.中医内科护理学.北京:中国中医药出版社,2018.

33.侯瑞祥.实用中医内科临证手册.北京:中国中医药出版社,2013.

34.罗仁,曹文富.中医内科学.2版.北京:科学出版社,2019.

35.何清湖,秦国政.中医外科学.3版.北京:人民卫生出版社,2016.

36.吕艳.中医护理.北京:中国中医药出版社,2018.

37.张雅丽.实用中医护理.上海:上海科学技术出版社,2015.

38.王丽芹,王东梅.中医护理思路与方法.北京:科学出版社,2018.